实用骨科疾病手术治疗进展

主编　许立平　曹丕健　任志远　孙洪涛
　　　房　光　潘　伟　高　峰

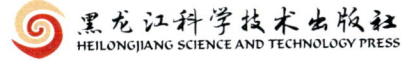
黑龙江科学技术出版社
HEILONGJIANG SCIENCE AND TECHNOLOGY PRESS

图书在版编目(CIP)数据

实用骨科疾病手术治疗进展 / 许立平等主编.

哈尔滨：黑龙江科学技术出版社，2024.7. -- ISBN 978-7-5719-2493-5

Ⅰ．R687.3

中国国家版本馆CIP数据核字第2024RZ7787号

实用骨科疾病手术治疗进展

SHIYONG GUKE JIBING SHOUSHU ZHILIAO JINZHAN

主　　编　许立平　曹丕健　任志远　孙洪涛　房　光　潘　伟　高　峰

责任编辑　包金丹

封面设计　宗　宁

出　　版　黑龙江科学技术出版社

　　　　　地址：哈尔滨市南岗区公安街70-2号　邮编：150007

　　　　　电话：(0451) 53642106　传真：(0451) 53642143

　　　　　网址：www.lkcbs.cn

发　　行　全国新华书店

印　　刷　黑龙江龙江传媒有限责任公司

开　　本　787 mm×1092 mm　1/16

印　　张　23

字　　数　582千字

版　　次　2024年7月第1版

印　　次　2024年7月第1次印刷

书　　号　ISBN 978-7-5719-2493-5

定　　价　198.00元

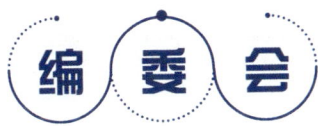

◎ **主　编**

许立平　曹丕健　任志远　孙洪涛

房　光　潘　伟　高　峰

◎ **副主编**

徐向彦　岳　涛　邢汉兵　刘海恩

杨　佳　罗　石

◎ **编　委**（按姓氏笔画排序）

邢汉兵（山东省济宁市汶上县中医院）

任志远（巨野县人民医院）

刘海恩（宁阳县第一人民医院）

许立平（东营市人民医院）

孙洪涛（淄博广电医院）

杨　佳（眉山市中医医院）

罗　石（钟祥市人民医院）

岳　涛（烟台市牟平区整骨医院）

房　光（山东省济宁市兖州区人民医院）

徐向彦（山东省第二人民医院）

高　峰（菏泽市第三人民医院）

曹丕健（菏泽市牡丹人民医院）

潘　伟（山东省曹县第二人民医院）

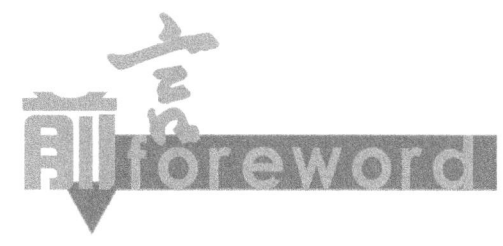

前言 foreword

骨科学是重要的临床学科之一,是一门专门研究骨骼肌肉系统的解剖、生理和病理的学科。骨骼是身体的支架,关节是日常活动的连接点,因此,这一领域的研究和治疗显得尤为重要。随着人口老龄化的加剧,在日常活动中人们越来越重视骨与关节的健康。骨科学在保障人类健康、促进生活质量、支持机体运动,以及应对老龄化社会等方面都具有重要的意义。现代医学的进步使得骨科学的发展日新月异,随着基础理论研究的日益深入,临床治疗新方法、新材料、新器械层出不穷,临床医师必须不断学习新知识才能对疾病做出准确的判断并提出合理的治疗方案。为了更好地整合与更新骨科疾病的手术治疗新进展,提高骨科医师的临床技术水平,我们特邀请多位骨科领域的专家共同编写了《实用骨科疾病手术治疗进展》一书。

本书紧扣临床需要,注重理论与实践的统一。在内容编写上,首先介绍了骨科手术基础;然后重点阐述了肩部损伤、上臂损伤、肘部及前臂损伤等临床常见骨科疾病的病因、临床表现、诊断与鉴别诊断、治疗及预防等相关内容。最后简述了骨科护理的知识,涵盖了护理诊断、护理评估、护理措施等。本书内容翔实、图文并茂,是一本集科学性、指导性、实用性于一体的骨科学专著。本书可作为临床骨科医师的参考工具书,也可供医学院校学生学习参考。

由于骨科学知识繁杂、内容更新速度快,加之编者的编写时间紧迫、写作风格不一,书中难免存在疏漏和不足之处,望广大读者不吝指正,以期本书再版时得到完善。

《实用骨科疾病手术治疗进展》编委会
2024 年 3 月

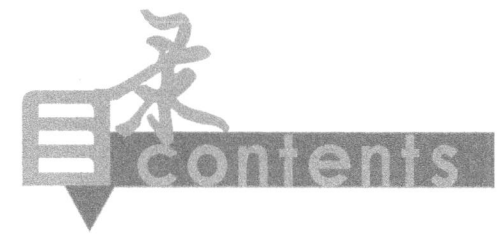

第一章

骨科手术基础

第一节　骨科手术原理及技术进展

一、骨科手术微创化

微创治疗是指采用对全身和局部尽可能小的创伤,达到治愈病损的目的。与传统的手术方法相比,它不是单纯地追求更小的手术切口,而是注意对病损和/或其周围环境的保护,避免全身性反应或使其最小化,防止并发症的发生,缩短康复时间。简言之,就是以最小的代价换取最佳的治疗效果。

微创概念的形成和发展,在骨科手术治疗领域具有里程碑式的意义。这种新理念的形成带来了几乎所有骨科手术技术的更新,包括手术方式的改变、手术器械的革新、术前准备及术后护理的调整,甚至医患之间的相互认知和医院机构与人员结构的改变。与微创概念相对应的微创技术有着比内镜技术、腔镜技术、介入技术、显微外科技术更广泛的内涵,其形式也随着影像学、信息学、计算机技术的发展而更加丰富,出现了计算机辅助手术、机器人手术、异地手术、不用手术刀的手术以及集成式(一体化)手术工作室等革命性医疗模式与理念。

(一)骨折手术微创化

1.理论基础

骨折内固定治疗的近代观念发生了两次重大转变。从早期偏重简单外固定到广泛应用的通过手术达到解剖学复位和坚强内固定,再到今天逐渐为人们所接受的生物学固定理念。这不仅仅是手术方式的转变,更是对骨折愈合过程的再认识和对影响骨折愈合与功能恢复条件的重新权衡。第一次转变大大提高了骨折的治愈率,降低了因长期制动造成的失用性肌肉萎缩、骨量丢失、关节僵硬等并发症的发生,但并未杜绝诸如骨折不愈合、延迟愈合、感染、再骨折等情况的发生。特别对于严重的粉碎性骨折,广泛的剥离与内固定手术并不一定能带来满意的骨折愈合与功能恢复。这引起了人们的重新思考。通过实验发现,接骨板造成的板下缺血和进而导致的骨坏死,是引起哈佛系统加速重塑的主要原因。血供不足不仅影响骨折愈合与塑形,而且导致局部免疫能力下降,使感染难以治愈,且容易形成死骨。由此引发了以保护血供为主的生物学固定理论体系的形成。它强调采用闭合或间接复位,不要求以牺牲局部血供为代价的精确复位,不要求固定物与骨之间的紧密接触,不要求骨折断端间的绝对稳定,这为微创技术在骨折治疗领域的应用提供了理论和实践基础。同时,人们也意识到内固定对骨折部的应力遮挡作用,虽有利于防止骨折移位,但也导致了局部骨质疏松,这对内固定的材料与设计提出了力学相容性方面的要求。

2.技术改进

以生物学固定理论为基础,带来了一系列手术原理、技术以及器械的改进。

(1)微创内固定技术:微创经皮接骨术是体现微创化概念的一种骨折内固定模式,采用间接或闭合复位、经皮插入技术完成接骨板内固定。其产生与"内固定支架"理论的形成有关。

"内固定支架"的工作原理与外固定支架相同,借固定于骨折段的螺钉或钢针,与不直接接触骨骼的连接杆构成的机械构架固定骨折。不同的是"内固定支架"全部埋藏在体内,连接杆类似于接骨板但不接触或有限接触骨折段。传统的接骨板被螺钉紧密压迫在骨面,产生巨大摩擦力来维持固定,接骨板下的血供不可避免地遭到破坏。内固定支架技术改变了这种压迫固定方式,采用以保护骨膜血供为目的的支架固定方式。接骨板上的螺孔有螺纹与螺钉尾部的锁定,实现了接骨板与骨的不接触或有限接触。轴向应力通过螺钉与接骨板形成的"一体化"支架传导,因此不需要将接骨板紧密压迫在骨面上。在皮质骨质量良好的骨干部位,还允许使用只通过一侧皮质的骨螺钉。

目前基于微创、内固定支架等理论设计并应用于临床的内固定系统,有早期的点接触式内固定系统以及后来出现的微创固定系统和锁定加压接骨板系统。经许多医院应用与随访,其疗效得到了肯定。

(2)联合固定及间接复位技术:联合固定是针对某一复杂骨折,一期或分期应用两种或两种以上的微创固定,在尽可能减少局部再损伤的基础上达到最佳治疗效果,是微创理念的又一体现。微创概念还包括复位技术的改进。直接切开复位是造成局部骨折块失血管化的主要原因,因此应多采用间接复位技术,不暴露骨折端,利用牵开和复位器械,借周围软组织的"合页""夹板"作用达到骨折复位的目的,以有效保留骨折块的血供。

此外,借助关节镜或影像导航系统进行骨折复位固定,是骨折治疗微创化的又一手段。利用辅助设备达到手术的微创和可视化,不需要完全暴露骨折部位即可准确完成骨折复位和精确固定。目前,这类方法主要用于治疗累及关节或结构复杂部位的骨折。

(二)脊柱手术微创化

1.经皮穿刺技术

经皮穿刺技术最初是在 X 线透视下,将蛋白酶注入椎间盘行化学融核。以后又出现了运用特殊器械经皮切除髓核,以及应用激光技术气化髓核等方法。

射频消融髓核成形术是近年来出现的较新的治疗椎间盘突出症的微创技术。其原理是通过冷融切技术将组织细胞的分子链(肽键)击断,以移除大部分病变组织而不引起周围正常组织的不可逆损伤。与传统电烧、激光等热切割(300~600 ℃)方式比较,冷融切过程是一种低温(40~70 ℃)处理过程。髓核成形术是利用冷融切的低温(约 40 ℃)气化技术,移除部分髓核组织而完成椎间盘内的髓核组织重塑,并利用加温(约 70 ℃)技术使髓核内的胶原纤维气化、收缩和固化,缩小椎间盘的总体积,达到降低椎间盘内压的目的。手术主要适用于椎间盘源性疼痛和轻、中度椎间盘突出症,纤维环尚未完全破裂者。Yeung 对 400 例腰椎间盘突出症患者实施射频治疗,总有效率86.4%。

经皮椎体成形术是在影像学技术支持下经皮经椎弓根将骨水泥等生物材料注入椎体,以缓解疼痛、防止椎体进一步塌陷的新技术。目前已用于涉及骨质疏松、创伤及骨肿瘤引起的椎体骨折及疼痛的治疗。在维持椎体形态、改善生活质量方面取得了显著疗效，成为传统开放式手术的补充。在原有成形术的基础上，美国研制出一种可膨胀球囊，操作时先经皮经椎弓根将球囊送入椎体，膨胀球囊使椎体复位，放气退出球囊，注入骨水泥，称为脊柱后凸成形术。理论上该技术可以较好地恢复椎体高度，改善后凸畸形，并有效避免经皮椎体成形术引起的骨水泥渗漏。目前，人们正着重研究具有足够强度的生物型可注射材料，以及复合生长因子的具有骨诱导特性的生物型可注射材料，以替代传统的骨水泥。

2.内镜技术

目前使用内镜技术可以完成神经根减压、椎间盘切除、椎体间融合、组织活检、脊柱畸形矫正、脓肿引流、椎间隙融合等多种手术，并可与激光等技术结合使用。

Mack 等首次报道用胸腔镜进行脊柱外科手术。自此，胸腔镜手术逐渐用于胸椎间盘切除、脊柱畸形的前路松解、截骨及固定、椎体肿瘤切除、椎体骨折的前方减压、重建等手术中。在胸腔镜下进行交感神经切除也被不少医师采用，并且发展了多入路、双入路、单入路等多种术式。

Obenchain 首次使用腹腔镜进行腰椎间盘切除术。随后，Mathews、Zucherman、Kumar 等人先后报道了使用腹腔镜进行前路腰椎融合的初步临床结果。与传统的开放手术相比，使用腹腔镜具有创伤小、并发症少、手术操作较容易等优点。腹腔镜除了经腹腔入路外也可经后腹膜入路，采用后腹膜入路不需要腹腔充气，且可避免损伤腹膜大血管及下肢神经丛。经腹膜外镜下放置椎体间融合器是新近发展的一项新的微创技术，在 McAfee 所做的临床研究中效果满意。

显微内镜下行椎间盘切除、神经根减压，也是脊柱手术微创化的典型术式。应用最广泛的是在内镜监视下行腰椎间盘切除术，该方法通过术前影像学准确定位，在不到 2 cm 的切口下建立工作通道，进行侧隐窝清理及髓核摘除，在不干扰脊柱正常生物力学结构的基础上完成神经根减压。目前该术式已在国内广泛展开。内镜手术也逐渐扩展至颈椎手术，在颈椎后路"钥匙孔"椎间盘切除术的基础上，发展出颈椎后路内镜下侧方椎间盘切除神经根管减压术，与传统的开放椎板神经根管减压术比较，两者的减压效果无显著差异，但出血、术后疼痛前者更少。近年有人尝试在内镜下行颈椎前路手术，因报道较少，疗效还待观察。

3.关节置换微创化

微创概念在创伤和脊柱领域已普遍为人们所接受，近来有人提倡微创化人工关节置换术。所谓微创化人工关节置换，简言之就是指通过较小的手术径路进行人工关节置换的方法。手术入路可以是原入路的缩小或另行设计的小切口入路。这些切口的特点不仅在于切口短小，而且均不横断任何重要的肌肉、肌腱或韧带，并借助专门设计的器械和灵巧、娴熟的技术完成手术。如由 Sculco 提出的髋关节单切口入路，切口经髋关节后外侧，平均长 8.8 cm。由 Berger 提出的双切口入路为两个小切口的联合，通过 5 cm 以内的前方切口切除股骨头，安装髋臼假体，通过 3 cm 以内的侧方切口安装股骨假体。通过 6～14 cm 的切口进行全膝置换术，在国内外也有较多报道。

与更小化手术切口相应发展的是手术技术和手术器械的改进。有学者总结了微创化人工膝关节置换术中的若干手术技巧，包括：①通过膝关节的屈伸增加术野显露；②协调交错使用牵开器；③采用股四头肌微侵袭入路；④髌股关节囊上、下方松解；⑤原位股骨、胫骨截骨而不使之脱位；⑥使用小型化手术器械；⑦分块取出截骨块等。

提出人工关节置换微创化的目的是通过手术入路的改进减少软组织创伤,由此减少术中出血、缓解术后疼痛、加速术后康复、缩短住院时间,并改善手术部位的外观。但由于缺乏大宗病例的长期随访以及有效的对照研究,上述优越性仍被质疑。有研究表明,缩小切口并未减少术后输血量,在缓解疼痛及改善功能方面较传统术式也无明显差异。另外,有学者认为缩小的手术切口影响了手术视野的显露,增加了保护神经血管以及正确判断假体固定位置的难度,延长了手术时间。正如 Wright 所说:"目前的研究表明,缩小的手术切口除了外观的改善,尚未体现出较传统术式更明显的优势。"

微创切口是优是劣尚无定论,但对于微创术式的研究将有助于传统术式的改良。切口位置的选择可以帮助缩小其长度;牵开器、截骨及假体安装器械的改进有助于减少术中软组织损伤;对于微创手术后改进的康复治疗,可同样加速传统术式的术后康复。不需要将微创技术与传统术式完全分开甚至对立起来,而应使二者的发展相辅相成、相互促进。

二、骨科手术个体化

个体化治疗是根据个体的具体情况,提出并实施具有针对性的治疗方案。近几十年来个体化治疗已被逐渐引入骨科手术领域,其中最具代表性的是个体化人工关节或称定制型人工关节的设计应用。其制作过程大体分三步:①首先利用 CT、MRI 或 X 线等影像学信息重建骨骼的三维结构,用以分析和设计假体、模拟和评估手术过程。②对部分复杂病例应用快速原型技术制造三维模型,帮助手术医师建立复杂部位的立体印象,并成为设计、制造假体和体外模拟手术的模型,以验证和完成计算机辅助设计。③通过加工中心完成假体的制作。定制型人工关节的初衷是针对特殊患者如骨关节肿瘤、严重先天性畸形等,在切除或修复病损的同时重建关节功能。但随着个体化假体的研究和计算机技术及现代影像技术的发展,有人已尝试着将个体化假体用于普通患者,在体外测试与临床应用中已初步显示了其潜在的优越性。

(一)理论依据

人工关节的发展至今已有近百年的历史,假体材料不断更新、固定方式不断改进使手术效果明显提高,但有限的使用寿命是限制其进一步发展的"障碍"。因此,如何延长假体使用寿命是人工关节研究的主要目的。有实验表明,提高假体与骨之间的解剖匹配度可显著改善关节置换的疗效,但人的骨骼结构存在很大差异,标准假体不能适用于所有的患者,这推动了人工关节个体化的发展。人工关节植入后,局部骨骼的负荷传递与应力分布情况直接影响假体的长期稳定性。高于或低于正常的负荷传递会影响骨的塑形与改建,导致骨吸收与骨丢失。只有达到假体与骨的精密匹配与合理的个体化设计,才能使骨的负荷传递接近正常。普通的标准假体与骨髓腔内壁的间隙较大,在受力时会产生明显的微动,造成骨小梁破坏,间隙进一步加大,并加快局部磨损。同时,关节内的磨损颗粒也可进入假体-骨间隙,进而导致骨吸收,假体松动。非骨水泥股骨假体微动试验研究显示,假体与股骨之间的精确匹配可以有效地控制两者间的微动,特别是垂直微动,减少因微动带来的不良后果。

(二)临床应用

目前利用 CAD/CAM 技术已可制作包括半骨盆、肱骨近端及骶髂关节等多处复杂结构的假体,在初期的临床应用报告中效果满意。近年来,定制人工关节假体在国内也得到了蓬勃发展。定制型人工关节由髋关节发展到膝、肩、肘、腕、踝关节,并为肿瘤保肢患者制成了带膝关节、带髋关节的假体,并结合快速原型技术实现了半骨盆假体的个体化制作,随访 1～6 年的效果良好,远期疗效尚待观察。

尽管个体化假体体现了上述诸多优势,但仍存在许多问题有待解决。包括如何降低生产成本和缩短设计制作周期,如何获取更准确的 CT 等影像学信息,避免诸如金属等已植入体内的内植物造成的图像伪迹,以及射线束硬化、部分容积效应等造成的扫描误差,如何将三维 CT 数据与数控机床连接、随时生产所需的假体等。随着学科间更为广泛的交流与合作,相信这些问题有望在不久的将来得到解决。

需要个体化对待的还应包括多种复杂的创伤病例,如为满足治疗需要的超长或异形接骨板、环抱器等,目前也已进入个体化设计与定制的渠道。

三、骨科手术智能化

计算机技术的迅速发展促进了可视化技术的进步,它与日益完善的影像学技术结合,在骨科领域形成了一种新的技术手段——计算机辅助骨科手术,从而开始和加快了骨科手术向智能化(可视化/数字化)方向的发展。

(一)分型及工作原理

目前主要有两种计算机辅助骨科手术系统正在研究和应用中:主动系统和被动系统。

被动系统在术前和/或术中起导航作用,该系统可以实时地反映手术工具的空间运动轨迹,手术操作靠医师来完成。被动系统可分为三种类型:基于 CT 和 MRI 系统、基于荧光透视系统和通过运动学或解剖学标志获取数据的非影像学系统。手术过程包括以下三个步骤:①术前计划:主要是术前影像或定位信息采集;②术中注册:包括手术部位的空间注册、影像信息注册和手术器械注册;③示踪:显示手术器械在患者体内的相对位置、空间走向及运动轨迹等信息。其中,示踪技术即空间定位技术是其核心。实现该技术的方法主要有超声波定位法、电磁定位法和光学定位法。光学定位法是目前使用最广泛、精度最高的一种方法,计算机通过追踪器同时接受手术部位与手术器械发出的光信号,以获取两者的相对位置信息,将此信息与手术开始前获得的图像信息结合,根据立体视觉原理重建目标的空间位置信息。

主动系统可以自动完成某些手术步骤,如前交叉韧带重建中的钻孔、髋关节置换中的股骨扩髓等。主要由两部分组成:计划工作站和机器人控制单元。首先利用影像设备获取计划工作站所需的数据信息,计划工作站可以展示手术部位的三维影像、确定必要的解剖标记和移植物的空间走向等。然后此信息被输入机器人控制单元,以控制机器人进行某些手术操作。手术过程中机器人通过特制的钳夹器械固定于手术部位,在医师的监视下完成指定任务。

另外,一种新型的计算机辅助骨科手术系统正在实验研究阶段,即半主动系统。它属于第二代医用机器人手术系统,允许医师在机器人控制的安全范围内随意移动手术工具,既有机器人的精确性,又有人手的灵活性。

(二)临床应用

一直以来,计算机辅助手术的临床应用主要集中在主动和被动两大系统内。在医用机器人研究方面,新型主动机器人系统已能完成关节置换术中扩髓和前交叉韧带重建术中建立隧道等操作。在一系列研究中证实计算机辅助外科手术中应用新型主动机器人系统具有较高的准确性,但机器人固定的稳固性及术前和术中并发症的发生率仍有待改善。

在手术操作可视化研究方面,计算机辅助技术帮助医师从计算机屏幕上获得手术的模拟仿真及手术操作的实时反馈。该技术在神经外科领域首先获得了广泛应用,随后在脊柱的椎弓根

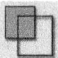

植入术中得到应用,并开发了相应的导航系统。早期的研究大都是术前对手术区进行 CT 扫描,在此基础上制订手术计划,即基于 CT 的导航手术。典型的系统有 DiGioia 等开发的 HipNav 系统、Langlotz 等开发的脊柱导航系统。如今,新的研究热点是基于荧光透视的导航系统和不需要任何影像学检查的开放式手术导航系统。典型的系统有瑞士的 Medvision 系统、美国的 Medtronic 系统、德国的 OrthoPilot 系统等。我国自行开发的安科 ASA-630V 手术导航系统也已投入临床使用,其特点除具有足够的精确性和可操作性外,尚能一机多用,可用于脊柱与四肢内固定。

Amiot 等对手术导航系统与传统方法进行胸、腰、骶椎椎弓根钉植入的准确性进行比较,结果显示使用导航系统的安全性和准确性更高。

在骨折的治疗中,目前多使用基于荧光透视的导航系统,主要用于复杂结构的置钉和髓内钉固定时辅助选择进钉点、插入锁钉等。治疗范围包括骶骨骨折、骶髂关节分离、髋臼骨折、耻骨骨折、股骨颈骨折及长管骨骨折等。使用该技术可以避免对骨折部位的显露,从而保持骨折部的血供和降低出血、感染等并发症的发生。而且术中不需要不断进行 X 线透视,大大减少了术者和患者在 X 线下的暴露时间。通过计算机获取的信息,还可精确地选择进钉、预测内固定的走向和长度,以进行实时调整,在微创的基础上提高手术的准确性和安全性。Kahler 报道了运用该技术置入 55 枚骶髂螺钉,平均偏差仅 1.9mm。

近年来,在计算机辅助下进行胫骨高位截骨及骨盆肿瘤切除的报道层出不穷。可以预见,随着该技术的日益成熟,其适用范围将不断扩展。

(许立平)

第二节　骨科常用手术器械及使用方法

骨科手术器械比较复杂,种类繁多,骨科医师必须对每种器械都熟悉,这样在手术时才会充分发挥其作用。

一、止血带

在四肢手术时,使用止血带可以给手术带来诸多便利。但是,止血带是一种存在潜在危险的器械,因此每个骨科医师和手术室护士必须了解如何正确使用止血带。

(一)止血带的适应证和禁忌证

(1)止血带仅用于四肢手术。

(2)使用止血带时必须有充分的麻醉。

(3)患肢有血栓闭塞性脉管炎、静脉栓塞、严重动脉硬化及其他血管疾病者禁用。

(4)橡皮管止血带仅用于成年患者的大腿上部,儿童患者或上肢不宜使用。

(二)使用止血带的注意事项

(1)上止血带的部位要准确,缠在伤口的近端。上肢在上臂上 1/3,下肢在大腿中上段,手指在指根部。与皮肤之间应加衬垫,在绑扎止血带的部位必须先用数层小单或其他衬垫缠绕肢体,然后将止血带缠绕其上。衬垫必须平整、无皱褶。

（2）止血带的松紧要合适，以远端出血停止、不能摸到动脉搏动为宜。过松动脉供血未压住，静脉回流受阻，反使出血加重；过紧容易发生组织坏死。

（3）为了尽量减少止血带的时间，充气式气压止血带必须在手术前开始充气。灭菌的橡皮管止血带也应在手术开始前绑扎。

（4）在消毒时不要将消毒液流入止血带下，以免引起皮肤化学烧伤。

（5）使用止血带前通常需要驱血，但在恶性肿瘤或炎症性疾病时禁止驱血。

（6）止血带的时间达到 1 小时后，应通知手术医师，一般连续使用止血带的时间不宜超过 1.5 小时。否则应于 1～1.5 小时放松 1 次，使血液流通 5～10 分钟。充气式气压止血带应予以妥善保存，所有的气阀及压力表应常规定期检查。非液压压力表应定期校准，如果校准时止血带压力表与测试压力表的差值＞2.7 kPa(20 mmHg)，该止血带应予以检修。止血带压力不准确，通常是造成止血带损伤的重要原因。压力表上应悬挂说明卡片。

（三）止血带瘫痪的原因

（1）止血带压力过高。

（2）压力不足导致止血带的部位被动充血，从而导致神经周围出血压迫。

（3）止血带应用时间过长。止血带应用时间的长短尚无准确规定，随患者年龄和肢体血液供应情况而定，原则上，对于 50 岁以下的健康成年人用止血带的最长时间不应超过 2 小时。如果下肢手术时间超过 2 小时，则应尽可能快地结束手术，这样比术中放气 10 分钟后再充气的手术效果要好。研究表明，延长止血带使用时间后，组织需要 40 分钟才能恢复正常，以往认为止血带放气 10 分钟后组织恢复正常的看法是错误的。

（4）未考虑局部解剖。

二、骨科基本手术器械

（一）牵开器

牵开器的作用是更好地显露手术视野，使手术易于进行，并保护组织，避免意外伤害。常用的有自动牵开器、Hohmann 牵开器、Volkman 牵开器、Legenback 牵开器、Bristow 牵开器、直角牵开器、皮肤拉钩、尖拉钩等（图 1-1）。

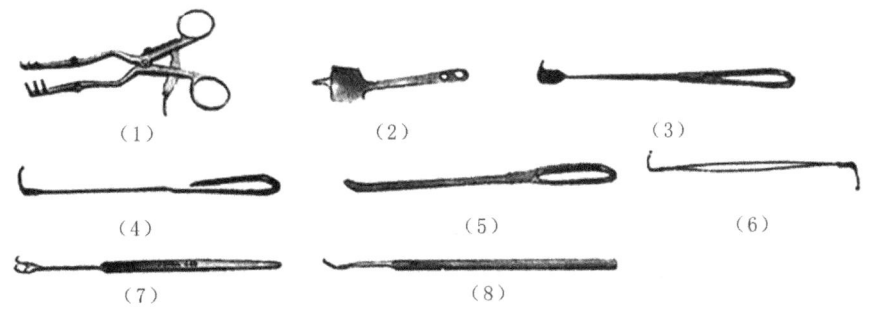

图 1-1　各种牵开器

（1）自动牵开器；（2）Hohmann 牵开器；（3）Volkman 牵开器；（4）Legenback 牵开器；（5）Bristow 牵开器；（6）直角牵开器；（7）皮肤拉钩；（8）尖拉钩

（二）持骨钳

持骨钳用以夹住骨折端，使之复位并保持复位后的位置，以便于进行内固定。持骨钳种类较多，有速度锁定型锯齿状复位钳、复位钳、速度锁定型点式复位钳、Lowman 骨夹等（图 1-2）。

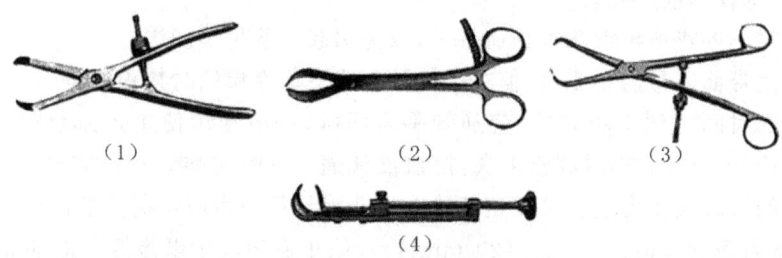

（1）　　　　　　　（2）　　　　　　　（3）

（4）

图 1-2　各种持骨钳

（1）速度锁定型锯齿状复位钳；（2）复位钳；（3）速度
锁定型点式复位钳；（4）Lowman 骨夹

（三）骨钻与钻头

骨钻分手动钻、电动钻和气动钻三种。手动钻只能用于在骨上钻孔。电动钻和气动钻除可用于钻孔外，还可以连接锯片等附件，成为电动锯或气动锯，可用于采取植骨片和截骨等。

（四）骨切割工具

骨切割工具包括咬骨钳、骨剪、骨凿、骨刀、刮匙、骨膜剥离器等。

（1）咬骨钳和骨剪用于修剪骨端，除有各种不同角度的宽度外，也有单、双关节之分（图 1-3）。

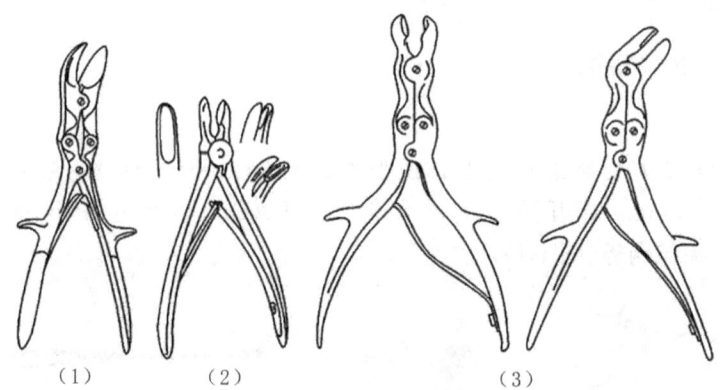

（1）　　　　　（2）　　　　　　　　　　（3）

图 1-3　骨剪和咬骨钳

（1）双关节骨剪；（2）单关节咬骨钳；（3）不同角度和宽度的双关节咬骨钳

（2）骨凿与骨刀用于截骨与切割骨。骨凿头部仅为一个斜坡形的刃面，骨刀头部为两个坡度相等的刃面。有各种形状和宽度的骨凿与骨刀（图 1-4）。

（3）刮匙用于刮除骨组织、肉芽组织等。

（4）骨膜剥离器可用于剥离骨组织表面的骨膜或软组织等（图 1-5）。

（5）截肢锯可用于切断骨。

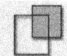

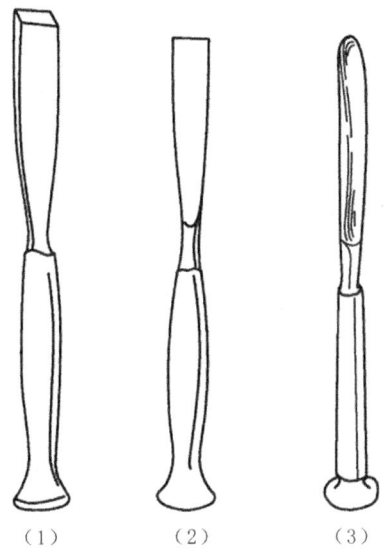

（1）　　　　（2）　　　　（3）

图 1-4　骨凿与骨刀

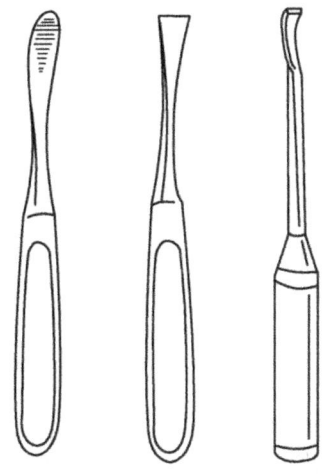

图 1-5　各种形式的骨膜剥离器

三、创伤骨科手术器械

创伤骨科的常用手术器械:钻头、骨丝攻、螺丝改锥、接骨板折弯器、深度测量器、钻孔套管、钻孔与丝攻联合套管、空心钻、钢丝引导器等(图 1-6)。

四、脊柱内固定基本手术器械

脊柱内固定手术分为前路手术及后路手术,按部位又可分为颈段、胸段、胸腰段、腰段及腰骶段等,因此脊柱内固定涉及的手术相对复杂繁多,在此只介绍其中比较常用的手术器械,如加压钳、撑开钳、持棒钳、断棒器、弯棒钳、椎弓根开路器、椎弓根开路锥以及球形头探针等(图 1-7)。

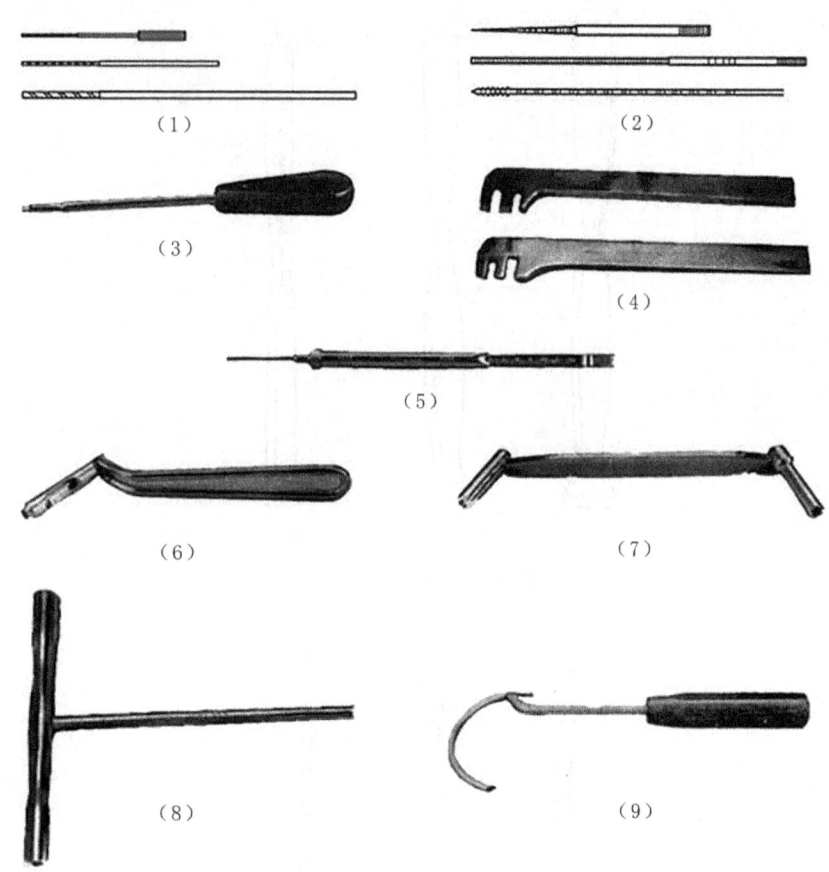

图 1-6　创伤骨科常用手术器械

(1)钻头；(2)骨丝攻；(3)螺丝改锥；(4)接骨板折弯器；(5)深度测量器 (6)、(7)钻孔保护套管；(8)空心钻；(9)钢丝引导器

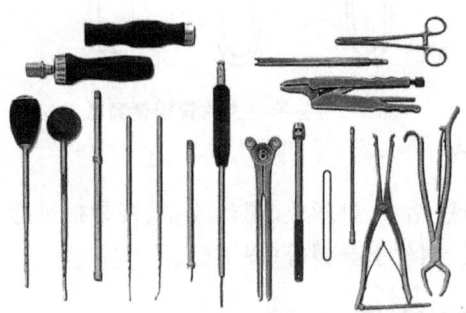

图 1-7 常见脊柱内固定手术器械

五、骨科一般用具

目前骨科牵引床(图 1-8)具有以下特点：床头与床尾防滑；可调节床头与床尾高度；附带牵引架、引流袋固定架、静脉输液固定架、秋千吊架等，以便于施行各种牵引，同时便于护理等。

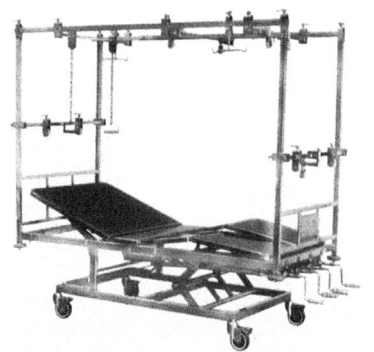

图 1-8　骨科牵引床

六、牵引用具

牵引用具主要包括牵引架、牵引绳、牵引重量、牵引扩张板、床脚垫、牵引弓、牵引针和进针器具等。

(一)牵引架

临床应用的牵引架有很多种类型,尽管它们的形状各异,但目的都是为了使患肢的关节置于功能位和在肌肉松弛状态下进行牵引,如布朗式架、托马斯架等,可根据患者的病情选择应用。

(1)布朗式架可用铁质的,可附加多个滑车,可使下肢患侧各关节处于功能位,并可防止患者向牵引侧下滑。其缺点是滑车不能多方向调节(图 1-9)。

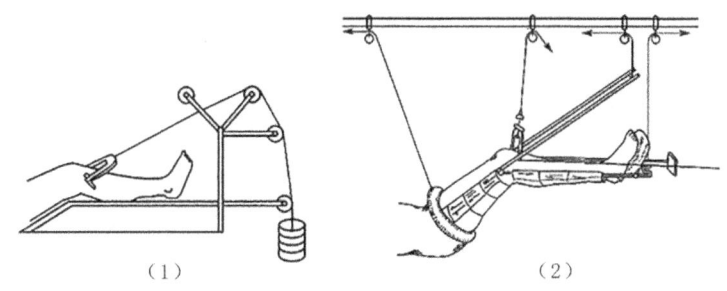

(1)　　　　　　　　　　(2)

图 1-9　牵引架

(1)布朗式架;(2)托马斯架

(2)托马斯架可使患肢下面悬空,便于下面创面换药及伤口愈合;使患肢各关节置于功能位,利用腹股沟处的对抗牵引圈可防止患者向牵引侧下滑(图 1-9)。

(二)牵引绳

牵引绳以光滑、结实的尼龙绳和塑料绳为宜。长短应合适,过短使牵引锤悬吊过高,容易脱落砸伤人;过长易造成牵引锤触及地面,影响牵引效果。

(三)滑车

滑车要求转动灵活,有深沟槽,牵引绳可在槽内滑动而不脱出沟槽,便于牵引。

(四)牵引重量

牵引重量可选用 0.5 kg、1.0 kg、2.0 kg 和 5.0 kg 重的牵引锤或沙袋,根据患者的病情变化进行牵引重量的增减。牵引锤必须有重量标记,以利于计算牵引总重量(图 1-10)。

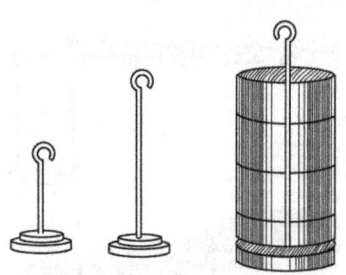

图 1-10　做牵引力用的铁质重锤及三种长度的吊钩

(五)牵引弓

牵引弓有斯氏针牵引弓、克氏针张力牵引弓、冰钳式牵引弓和颅骨牵引弓,可根据病情的需要进行选择。一般马蹄铁式张力牵引弓用于克氏针骨牵引,普通牵引弓多用于斯氏针骨牵引(图 1-11)。

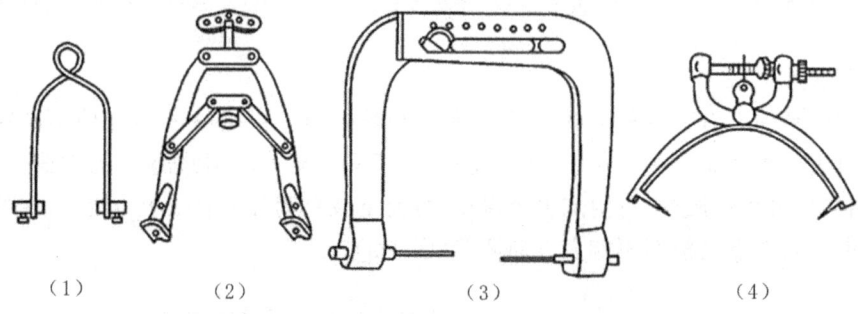

图 1-11　牵引弓
(1)斯氏针牵引弓;(2)克氏针张力牵引弓;(3)冰钳式牵引弓;(4)颅骨牵引弓

(六)牵引针

牵引针有斯氏针(或称骨圆针)和克氏针 2 种。

(1)斯氏针为较粗的不锈钢针,直径 3～6 mm,不易折弯,不易滑动,可承受较重的牵引重量。适用于成人和较粗大骨骼的牵引。

(2)克氏针为较细的不锈钢针,直径 3 mm 以下,易折弯,长时间牵引易拉伤骨骼,产生滑动。适用于儿童和较细小骨骼的牵引。

(七)进针器具

进针器具有手摇钻、电钻和骨锤等。一般锤子仅用于斯氏针在松质骨部位的进针,皮质骨部位严禁用锤击进针。克氏针较细,一般只能用手摇钻或电钻钻入。

(八)床脚垫和靠背架

如无特制的骨科牵引床,可将普通病床床脚垫高,利用身体重量作为对抗牵引。床脚垫的高度有 10 cm、15 cm、20 cm 和 30 cm 等多种。其顶部有圆形窝槽,垫高时将床脚放入窝槽内,以免床脚滑脱。为了便于患者变换卧位和半卧位,可在头侧褥垫下放置靠背架。根据患者的需要调节靠背架的支撑角度,直到患者感到舒适为宜。还可使髋关节肌肉松弛,有利于骨折复位。

七、石膏

医用石膏是由天然石膏加热煅至 100 ℃以上,使之脱去结晶水而成为不透明的白色粉末,即熟石膏。当其遇到水分时可重新结晶而硬化,热量产生的多少与石膏用量和水温有关。石膏分子之间的交锁形成决定了石膏固定的强度和硬度,在石膏聚合过程中如果活动将影响交锁的过程,可使石膏固定力量减少77%。石膏聚合过程发生在石膏乳脂状期,开始变得有点弹性,逐渐变干、变亮。石膏干化的过程和环境的温度、湿度及通风程度有关。厚的石膏干化过程更长些,随着干化过程的进行,石膏逐渐变得强硬起来。利用石膏的上述特性可制作各种石膏模型,从而达到骨折固定和制动肢体的目的。

石膏绷带是常用的外固定材料,含脱水硫酸钙粉末,吸水后具有很强的塑形性,能在短时间内逐渐结晶、变硬,维持住原塑形形状,起到固定作用。

八、石膏切割工具

拆开管型石膏需要切割石膏的工具,主要有以下几种:摆动电动石膏切割锯、Engel 石膏锯、Bergman 石膏锯、Böhler 石膏剪、石膏撑开器、绷带剪等(图 1-12)。

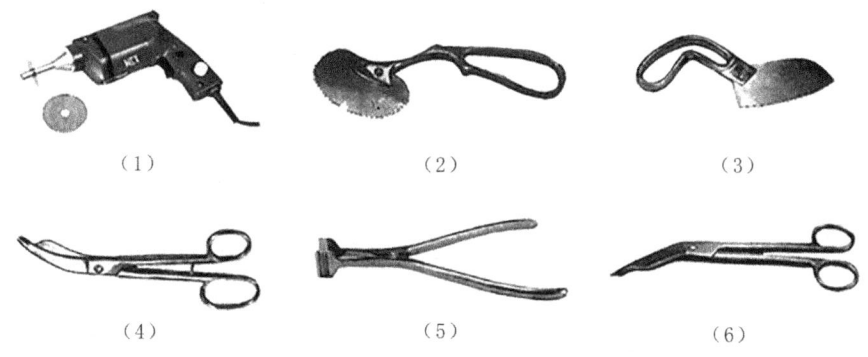

（1）　　　　　　　　（2）　　　　　　　　（3）

（4）　　　　　　　　（5）　　　　　　　　（6）

图 1-12　石膏切割工具

(1)摆动电动石膏切割锯;(2)Engel 石膏锯;(3)Bergman
石膏锯;(4)Böhler 石膏剪;(5)石膏撑开器;(6)绷带剪

九、骨科影像设备

(一)移动式 C 形臂机

移动式 C 形臂机是供手术中透视和拍片的 X 线机,常用于骨科手术。医师可以通过控制台上的监视器看到 X 线透视部位的图像,可以将感兴趣的图像冻结在荧光屏上,也可以拍 X 线,帮助医师在手术中定位。移动 C 形臂机外设多种接口,可以连接图像打印机、光盘机等。由于是可移动性的,方便手术室之间共用。

骨科适用范围:骨折复位与固定;椎间盘造影与治疗;脊柱手术术中定位、椎体定位、观察椎弓根的螺钉位置等。

X 线扫描系统虽有广泛用途,但其本身固有的缺点却不容忽视,最显著的缺点是职业性辐射,特别是骨科医师双手的 X 线暴露量。此外,术中应用 X 线透视系统辅助定位还存在其他限制。例如,只能同时观察到单平面视图,当需要在多平面视图上观察手术器械的位置时,手术过程中需不断重复调节 C 形臂机的位置进行扫描定位,造成手术中断,且费时费力。

(二)移动式 G 形臂机

微创手术是 21 世纪手术的发展方向,移动式 G 形臂机是完成骨科微创手术必不可少的设备。双向透视可大幅缩短手术时间。

双向定位数字化荧光影像电视系统,将创伤骨科、脊柱外科的实时手术定位与监控变为现实。通过 G 形臂机,整个系统可在不同区域随时提供两平面的图像信息,使得骨科定位更加准确,并为螺钉提供一个绝佳的方位。在手术中使用 G 形臂机术中透视机,不仅降低了操作难度,省去了不时旋转 C 形臂机的问题,而且提高了手术精确度,可节约手术时间 30% 以上。其主要优点如下:最小的手术风险;缩短手术时间,减少手术麻醉风险;减少患者恢复时间;手术一次到位;使医师和患者接受最小的放射线量。

(三)计算机辅助骨科手术系统

计算机技术、虚拟现实技术、医学成像技术、图像处理技术及机器人技术与外科手术相结合,产生了计算机辅助外科手术。计算机辅助外科手术是基于计算机对大量数据信息的高速处理及控制能力,通过虚拟手术环境为外科医师从技术上提供支援,使手术更安全、更准确的一门新技术。计算机辅助外科手术在骨科手术中的具体应用称为计算机辅助骨科手术,它综合了当今医学领域的先进设备:计算机体层摄影(CT)、磁共振成像(MRI)、正电子发射体层摄影、数字血管减影(DSA)、超声成像(US)以及医用机器人。它旨在利用 CT、MRI、PET、DSA 等的图像信息,并结合立体定位系统对人体肌肉骨骼解剖结构进行显示和定位,在骨科手术中利用计算机和医用机器人进行手术干预。计算机辅助骨科手术为骨科医师提供了强有力的工具和方法,在提高手术定位精度、减少手术损伤、实施复杂骨科手术、提高手术成功率方面有卓越的表现,虽应用时间较短,但应用日益广泛。计算机辅助骨科手术具有如下优点:①简化手术操作,缩短手术和麻醉时间,极大地减轻患者肉体上的痛苦;②缩短患者的住院时间,使患者早日回归社会(避免了高龄患者长期卧床,缩短了术后康复时间,降低了医疗费用等);③比传统骨科手术更安全、准确、方便;④使以往不能治疗或治疗困难的患者得以治愈,减少术后并发症;⑤扩大了不需要输血手术的应用对象,减少了输血感染事故;⑥减轻了医护人员身体、精神以及时间上的负担,极大幅度地减少了患者和医护人员的 X 线辐射;⑦防止肝炎、艾滋病等对医护人员的感染。

(房　光)

第三节　骨科无菌操作

医院汇集着各种各样的患者,被看作病原微生物的聚集中心。空气中浮游的致病菌种类多、浓度高,不但患者本身而且医护人员都有可能携带致病菌,进而成为病菌的传播者。医院内所有的人员都暴露在这样的环境中,随时随地受到交叉感染的威胁。患者在入院时并无某种疾病,如受到其他患者、医护人员、探望者携带病菌的感染,以及被仪器、设备、器械、敷料等直接感染,或经过院内空气途径间接感染等称为院内感染,它明显与住院前的状况无关。患者在外科手术中表皮或黏膜被划开,就失去了抵御病原微生物的最好屏障。无论何种途径带入的病菌都可长驱直入到机体内部,很容易引起感染。

通常认为手术切口的污染来源于内、外两个方面。①内部感染源是通过术前皮肤清洁不当引起患者自身感染;②外部感染源则直接接触未经消毒的器具、污染表面,或与患者接触的院内人员产生的医源性扩散;空气中的液滴和灰尘,把微生物粒子传播到手术切口。可见手术环境的潜在危害最大,其控制的要求也理应最高。

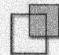

一、手术室环境

手术环境最核心的就是手术室的环境,要求保持最大限度的无菌环境。手术环境需要各种工种、各种设施的支撑,但是,完全依赖化学灭菌是不行的,同样完全依赖建筑及其设施设计也是不行的。这需要一个综合性保障措施,即最大限度地消除或避免各种途径带入的病原微生物,降低致病菌浓度以及隔离致病菌与手术切口接触等,其中空气净化措施是消灭隐患、建立良好环境控制或质量保证的一个重要手段。

手术室是为患者提供手术及抢救的场所,是医院的重要技术部门,应设立在安静、清洁、便于和相关科室联络的位置(如与中心供应室、外科病房、集中治疗室、急诊、临床检验室、病理科、放射科等邻近)。

现代化的手术室是利用新技术和新材料设计适合未来发展需求的高标准手术室,应用先进的层流技术达到空气洁净,进行除菌、温湿度调节、新风调节等系列处理,使手术室保持洁净、温湿度适宜,同时达到一定的细菌浓度和空气洁净度级别。不同级别的层流手术室其空气洁净度标准不同(表1-1),例如,美国联邦标准1 000级为每立方尺空气中≥0.5 μm的尘粒数,≤1 000颗或每升空气中≤35颗。10 000级层流手术室的标准为每立方尺空气中≥0.5 μm的尘粒数,≤10 000颗或每升空气中≤350颗。以此类推,同时按净化的不同级别分别为百级手术间、千级手术间、万级手术间,不同级别的手术间有着不同用途。百级手术间用于关节置换、神经外科、心脏手术;千级手术间用于骨科、普外科、整形外科中的一类伤口手术;万级手术间用于胸外科、耳鼻咽喉科、泌尿外科手术和普外科中除一类伤口的手术;正负压切换的手术间可用于特殊感染手术的开展。这种层流技术的成功应用,净化空调在防止感染和保证手术成功方面起着不可替代的作用,是手术室中不可缺少的配套技术。高水平手术室要求高质量的净化空调,而高质量的净化空调才能保证手术室的高水平。净化技术通过正压净化送风气流控制洁净度来达到无菌的目的。目前最常用的是层流系统。层流系统利用分布均匀和流速适当的气流,将微粒、尘埃通过回风口带出手术室,不产生涡流,故没有浮动的尘埃,净化度随换气次数的增加而提高,适用于美国宇航局标准中100级的手术室。

表1-1 层流手术室分级

等级	手术室名称	适用手术类型
I	特别洁净(手术区100级,周边区1 000级)	关节置换手术、器官移植手术、脑外科、心脏外科及眼科手术中的无菌手术
II	标准洁净(手术区1 000级,周边区10 000级)	胸外科、整形外科、泌尿外科、肝胆胰外科、骨外科和普外科中的一类切口无菌手术
III	一般洁净(手术区10 000级,周边区100 000级)	普外科(除去一类切口手术)、妇产科等手术
IV	准洁净(300 000级)	肛肠外科及污染类等手术

目前,现代化手术室内基础设施配置:手术床1台、无影灯2部、麻醉机1台、监护仪、电刀、自体血回收机以及手术显微镜、移动影像设备、器械柜1台、麻醉柜1台、药品柜1台、观片灯1台、电源插座箱3台(其中1台带380 V插座)、书写台、多功能控制面盘1台、气体终端控制箱1台、送风天花1台、自动门1樘、手推门1樘、手术照明灯2部。部分百级手术室需配保温柜、

保冷柜各 1 台。随着科学技术的发展,新的手术工具不断涌现,如导航设备、立体定位系统、手术机器人等,手术室的发展会朝着更加安全、高效的综合型手术室发展。

手术室标准:①混合型手术室。②手术室相对集中,但功能完全独立。③既具有普遍性,能对应各种类型的手术,提高手术室的效率,又必须充分考虑各种特殊手术。如移植手术、放射治疗手术、当日手术等。④信息化、智能化、数字化。⑤安全性:包括空调系统安全、电气安全、医疗气体安全、放射线安全等。⑥经济性:降低成本,提高效率。⑦EBD(evidence based design):进行有科学依据的设计。

手术室先进设备多样性对手术室总体合理布局的要求增加,其设计原则要求流程分明、合理,防止交叉感染,缩短操作路线,减轻工作人员的劳动强度,提高手术质量。出入路线的布局设计需符合功能流程与洁污分区要求,应设三条出入路线,一为工作人员出入路线,二为伤患者出入路线,三为器械敷料等循环供应路线,尽量做到隔离,避免交叉感染。入手术室采用双通道方案,如无菌手术通道,包括医护人员通道、患者通道、洁净物品供应通道;非洁净处置通道,手术后器械、敷料的污物流线。还有抢救患者专用的绿色通道,可以使危重患者得到最及时的救治。

在控制手术室细菌的同时,必须尽可能减少细菌进入手术室。可以步行的患者,应该和医护人员一样,先到更衣室换好衣、鞋,戴好口罩、帽子后,再走入手术室。对不能步行的患者,目前普遍采用的方法是利用可以滑动的推床,从手术室推到各病区去接(送)患者。到手术室后,推到每一个手术间的手术台旁,将患者移上手术台。推床的四个轮子进出手术室未曾更换,可以将很多细菌带进手术室内。为此推床应备有两套下部的框架,其上安放可以搬动的担架,一套框架只在手术室内使用。做到在手术室运行的框架不出手术室,还要定期和手术台等大型用具一起消毒。

二、自体血回输

自体输血是指采集或收集患者自己的血液,经过适当处理、保存后回输给患者本人,以达到救治患者目的的输血方法。主要的优点是既可以节约库存血,又可以减少输血反应和疾病传播,而且不需检测血型和交叉配合实验。自体输血方式主要有预存式、稀释式、回收式三种。近年来自体输血技术在国内手术中应用也逐渐增多,如心血管手术、颅内肿瘤切除手术、骨科择期手术等越来越多地使用自体输血。

(一)预存式自体输血

预存式自体输血也称预存式自体库血。选择符合条件的择期手术患者,于手术前若干日内,定期反复采血贮存,然后在手术时或急需时输还患者。只要患者身体状况好,行择期手术,同意并签字,血红蛋白>110 g/L 或红细胞比容>0.3,都适合预存式自身输血。手术前 1 个月开始采取自体血,一次采血量不超过 500 mL,即总血量的 10%,相等于血库同种血供血者的采血量,两次间隔不少于 3 天。如患者无脱水,不需补充任何液体;如一次采血量达到 12%时,最好能适当补充晶体液。采取的血液可预存于血库内,时间一般不宜超过 10 天。如果去除血浆,将余下的压积红细胞保存在−80 ℃冰箱内,则冷冻的红细胞可保存数月至数年之久。在采血期间口服硫酸亚铁 200～300 mg、维生素 C 及叶酸等治疗,每天 3 次,对红细胞再生和防止贫血有一定作用。

(二)稀释式自体输血

稀释式自体输血又称急性等血液稀释。临手术前自体采血,用血浆增量剂去交换失血,使患者的血容量保持不变,而血液处于稀释状态。所采取的血,可在手术中或手术后补给。适量的血液稀释不会影响组织供氧和血凝机制,而有利于降低血液黏稠度,改善微循环等作用。只要没有禁忌证,血液稀释回输对预计术中失血为 1~2 L 的大多数手术都适用,具体方法是在麻醉后,手术开始前,开放两条静脉通路。一条静脉采血,采血量取决于患者状况和术中可能的失血量,一般为患者血容量的 20%~30%,以红细胞不低于 25%,清蛋白 30 g/L 以上,血红蛋白 100 g/L 左右为限,采血速度约为 5 分钟 200 mL。在采血同时,经另一条静脉滴注血浆增量剂,如电解质平衡代浆、羟乙基淀粉氯化钠羧甲淀粉和右旋糖酐氯化钠羧甲淀粉。在这个过程中,要保持患者的血容量正常。采集的血液可保存于 40 ℃冰箱内,如果手术时间短,也可保存于室温条件下。当手术中失血量超过 300 mL 时,可开始输给自体血。先输最后采取的血,因为最先采取的血液,最富于红细胞和凝血因子,宜留在最后输入。

(三)回收式自体输血

回收式自体输血常采用自体输血装置,抗凝和过滤后再回输给患者。可分为外伤时回收式自体输血、术中回收式自体输血和术后回收式自体输血。在下列情况适用:①腹腔或胸腔内出血,如脾破裂、异位妊娠破裂。②估计出血量在 500 mL 以上的大手术,如大血管手术、体外循环下心内直视手术、肝叶切除术等。③手术后引流血液回输,是近几年开展的新技术,回输时必须严格无菌操作,一般仅能回输术后 6 小时内的引流血液。自体失血回输的总量最好限制在 3 500 mL 内,大量回输时适当补充新鲜冷冻血浆或多血小板血浆。

自体输血的禁忌证:①血液已受胃肠道内容物、消化液、尿液、羊水、骨屑或含有消毒剂的灌洗液、凝固液等污染者;②血液可能受肿瘤细胞玷污;③肝肾功能不全者;④有脓毒症和菌血症者;⑤有血液疾病者,如镰状细胞贫血、地中海贫血;⑥长期服用罂粟碱者;⑦胸腔、腹腔开放性损伤超过 4 小时或在体腔中存留的血液超过 3 天者。

三、骨科无菌技术

无菌技术对任何手术都非常重要,对骨科手术尤其重要。骨科手术常需要置入各种与人体组织相容性好的异物,如人工关节、骨水泥、人造骨、各种内固定物等。这些异物在无菌条件下与人体组织是可以相安无事的。一旦发生感染,它们就成为人体组织不能相容的异物。如不取出,感染难以治愈。若去除将会导致肢体畸形,处理十分困难。肌腱、韧带等组织血供极差,抵抗力弱,术后如果发生感染,将会完全腐烂,丧失功能。经较长时间治疗后,炎症已静止,创口已闭合。如需再次手术,等待的时间也较长。因为局部骨组织内还遗留有细菌,机体要完全消灭这些细菌需要较长的时间,普通外科感染创口愈合后,再次手术要等待 3 个月,而骨科传统的常规是等待 1 年。因为创口虽已愈合,但再次手术可以使还未彻底消灭的细菌扩散,以致感染复燃,手术将再次失败。由于以上这些原因,所以骨科手术对无菌技术的要求更高。

(曹丕健)

第四节 骨科基本手术技术

一、骨膜剥离技术

骨膜属结缔组织,包绕着骨干,来源于中胚层,大多数管状骨包括肋骨都有骨膜,肌肉通过骨膜附着于骨干上。骨科手术基本上都在骨面上进行,只有剥离骨面上附着的骨膜才能显露出需要实施手术的部位,因而骨膜剥离是骨科手术中常用的操作方法,但针对不同的手术目的,对术中骨膜剥离方法的要求不尽相同。

(一)游离骨膜移植时骨膜的剥离和切取

骨膜生发层的间充质细胞(骨原细胞)既可分化为软骨细胞形成软骨,也可分化为骨细胞成骨,并具有终身分化的潜能。Ham从理论上提出胚胎时期骨膜的生发层细胞具有依据存在环境变化分化为软骨细胞和骨细胞的可能,而成年组织中这种细胞也具有未分化间叶细胞的潜能,但无实验证实。Fell的实验表明,在鸡胚胎发育过程中,从软骨膜衍化而来的骨膜能够生成软骨,研究也表明骨膜生发层的骨原细胞在低氧环境下可分化为软骨细胞。骨膜被移植到关节腔后,在低氧环境和滑液的营养及局部应力的作用下,原处于静止状态的细胞可迅速增殖分化为软骨母细胞,后者分泌细胞间质并被包埋而变为软骨细胞,最终成为软骨组织。骨膜生发层细胞是骨膜再生软骨的主要成分,单位面积上骨膜生发层细胞的数量及其活性是决定新生软骨厚度的基础,在同一环境下,单位面积上骨膜生发层细胞多、活性高,则新生软骨厚;反之,则较薄。骨膜成软骨与否,除理化因素和骨膜固定技术外,首先取决于骨膜剥离技术,仔细的锐性剥离,可使骨膜生发层细胞残留在骨面上的数量减少,骨膜上的生发层细胞数增多,有利于骨膜的成软骨。

(二)骨折患者的骨膜剥离

影响骨折愈合最主要的因素是局部血运和骨膜的完整性,骨膜完整可以限制骨折端血肿向周围软组织内扩散,促进血肿的机化和软骨内成骨,有利于膜内成骨的进行。骨膜剥离损伤了骨膜动脉,骨膜动脉在长骨中的供血量小,损伤后骨的其他动脉可很快扩张代偿,短期内通常即可恢复正常的血流量;同时骨膜组织很快增生,有大量血管从周围组织长入,也增加了骨的血流量。虽然骨膜对长骨的血供影响不大,随着时间的推移,长骨的血供可恢复至正常状态,但血供恢复时间越长,对骨组织修复越不利,因而在手术操作中应尽量减少操作带来的损伤。在骨折的治疗中,应注意根据受力方向和X线尽量在骨膜破坏侧剥离及放置接骨板,保证对侧骨膜的完整性,这样将有利于骨折的愈合,促进患者的恢复。

(三)常用的骨膜剥离方法

在具体的手术操作过程中,剥离骨膜时应使骨膜剥离器向骨间膜或肌纤维与其附着的骨干成锐角方向剥离、推进,否则易于进入肌纤维或骨间膜纤维中,造成出血和对组织的损伤。在剥离肋骨骨膜时,应根据肋间肌的附着特点,先在肋骨上剥离骨膜,由后向前剥离肋骨上缘,由前向后剥离肋骨下缘,即采用上顺下逆的方法,否则可能损伤胸膜而导致气胸。剥离脊柱的肌肉时应自下往上,顺着肌肉的附着点紧贴骨面进行剥离,如此可减少术中的出血。骨干部位应顺骨干纵形切开骨膜,在骨端或近关节处,为防止骨膜进入关节和骨骺板,可将其作L形或Z形切开,如此既可缩短纵形切开的长度,又可保证术中有足够的显露宽度。

二、肌腱固定技术

肌腱外科中有许多手术涉及肌腱的固定,肌腱牢固固定后患者可早期活动,有利于患者的功能恢复,肌腱的确切固定是取得满意疗效的关键。下面简要介绍一下几种常用的肌腱固定于骨面的方法。

(1)为使肌腱与骨面有效地愈合,肌腱固定于骨面时,首先应将与肌腱接触的骨面凿成粗糙面,再于固定骨上钻孔,将缝线穿过骨孔并抽紧,将肌腱有效地固定于骨的表面。对于细长的肌腱或筋膜条,可将肌腱、筋膜条穿过骨隧道,肌腱和筋膜条穿出骨隧道后,拉紧使肌腱断端对接、重叠缝合。

(2)不锈钢丝拉出缝合法:适用于跟腱、跗骨、指骨的肌腱固定。在骨面上开一骨槽,将穿好钢丝的肌腱近端置入骨槽,再将钢丝经骨钻孔从足底或手指掌侧皮肤穿出,固定于纽扣或橡皮管上。对于张力较大者,应将钢丝穿出石膏外,固定于石膏外的纽扣上,以免压迫皮肤,造成皮肤坏死。

(3)肌腱-骨瓣固定法:肌腱的早期主动活动可以防止粘连形成,但肌腱早期活动所增加的肌腱止点牵张力,易造成肌腱止点的撕脱或愈合延缓。而骨与骨之间的愈合明显快于骨与肌腱之间的愈合,且利于移植肌腱的早期活动。理论上骨-肌腱移植可早期进行主动活动,而不发生止点撕脱断裂。带有肌腱的骨瓣血管供血丰富、血运好,如带有骨片的股四头肌或髋关节外展肌群的转移等,均可通过此法达到良好的固定,但在固定时应将骨面凿成粗糙面,将带有肌腱的骨片以克氏针或螺丝钉固定于粗糙的骨面上,也可通过钢丝穿过骨孔环扎固定,对于一些力量较小的肌肉可以细丝线固定,可促进固定肌腱的愈合,有利于患者的早期康复。

(4)肌腱骨栓固定法:如腘绳肌腱结与骨栓嵌入固定法关节镜下重建后交叉韧带损伤,肌腱结和骨栓嵌入瓶颈样股骨隧道内,与隧道挤压紧密,术中可将自体松质骨同时植入隧道,可有效地防止骨道渗血和关节液浸入,有利于移植物与骨壁愈合。

三、骨牵引术

牵引术是矫形外科的常用技术,熟练掌握并正确应用是取得满意治疗效果的关键。牵引治疗的原理是应用持续的作用力与反作用力,来缓解软组织的紧张与回缩,使骨折、脱位得以整复,预防和矫正软组织的挛缩畸形或为某些疾病的手术治疗做术前准备和术后制动。此外,牵引术还有利于患肢的功能锻炼,可以促进患肢的血液循环,有效地防止关节僵硬和肌肉萎缩,促进骨折愈合,并可避免肢体的局部血栓形成;对感染关节或骨骼的牵引制动,可以防止感染扩散、减轻疼痛,避免病理骨折或脱位,在创伤救治过程中的牵引制动还便于伤员的急救与搬运。

牵引术可分为皮牵引及骨牵引两种,在此只讨论骨牵引技术。骨牵引是将钢针穿入骨骼,牵引力直接作用于骨骼上,具有阻力小、收效大的特点。通常是用骨圆针穿过骨骼进行牵引,能承受较大的牵引重量,可使移位的骨折迅速得到复位,恢复肢体的力线。骨牵引常用的器械有锤子、手摇钻、骨圆针和各种牵引弓,肢体骨折通常使用的牵引弓有普通牵引弓和张力牵引弓两种,使用较细的克氏针牵引时应使用张力牵引弓。

(一)骨牵引的适应证

(1)成人长骨不稳定性骨折(如斜形、螺旋形及粉碎性骨折)及肌肉强大容易移位的骨折(如股骨、胫骨、骨盆、颈椎)。

(2)骨折部位的皮肤损伤、擦伤、烧伤,部分软组织缺损或有伤口时。

(3)开放骨折感染或战伤骨折。

(4)伤员合并胸、腹或骨盆部损伤者,需密切观察而肢体不宜做其他固定者。

(5)肢体骨折合并血液循环障碍(如儿童肱骨髁上骨折)不宜行其他固定者。

(6)新鲜与陈旧性颈椎骨折脱位,以及颈椎减压或融合手术的术后固定。

（二）常用的骨牵引方法

1.颅骨牵引

双侧外耳道经顶部的连线与两眉弓外缘向枕部画线的交点，或经鼻梁正中至枕骨粗隆画一正中线，再绕过颅顶连接两侧乳突的横线，与正中线垂直交叉。颅骨牵引弓的钩尖与横线在头皮接触处即为颅骨钻孔部位，约距正中线5 cm。局麻后，在颅骨钻孔的两点各做长1 cm的横切口直达颅骨。用手摇钻将带有安全隔的颅骨钻头与颅骨面呈垂直方向钻透颅骨外板，然后将牵引器的钩尖分别插入颅骨钻孔内。旋紧牵引器螺丝钮，使钩尖紧紧扣住颅骨。

2.尺骨鹰嘴牵引

从尺骨鹰嘴顶端向其远侧画一与尺骨皮缘下相距1 cm的平行线，再从距尺骨鹰嘴顶端2 cm的尺骨皮缘处，向已画好的线作一垂线，两线的交点即为穿针部位。局部麻醉后，上肢外展60°，肘关节屈曲90°，术者将钢针由内向外与手术台平行并垂直于尺骨，刺入软组织直达骨质，使钢针穿通尺骨直至穿出对侧皮肤、钢针两侧皮外部分等长为止。小儿也可用大号无菌巾钳夹住尺骨上端的相应部位，以代替钢针及牵引弓。

3.胫骨结节牵引

穿针部位位于胫骨结节到腓骨头连线的中点，由外向内进针。穿针前将膝部皮肤稍向上牵拉，在预定的穿入和穿出部位注射局部麻醉剂直达骨膜。将钢针由上述穿针部位与胫骨纵轴呈垂直方向，且与手术台平行，由外侧刺入软组织直达骨皮质。旋动手摇钻使钢针穿过骨质并由对侧皮肤穿出，直至钢针两侧皮外部分等长为止。

4.股骨髁上骨牵引

股骨下端内收肌结节上方2 cm处为穿针部位，由内侧向外侧穿针；或通过髌骨上缘向外面画一横线，另自腓骨小头前缘向上述横线引一垂线，两线交点为钢针穿出部位。助手先将大腿下端皮肤向上牵拉，以免日后因钢针牵引而划伤或压迫皮肤。

5.跟骨牵引

穿针部位是从内踝尖端至足跟后下缘连线的中点，由内向外穿刺。伤肢用枕垫起，局部麻醉后将钢针与手术台平行，由内向外刺入软组织直达跟骨。然后用骨锤或手摇钻使其穿通跟骨，穿出对侧皮肤，并使钢针两侧皮外部分等长。

（三）注意事项

（1）术前征得患者同意，签手术知情同意书。

（2）熟悉穿针部位的神经血管走行。从有重要结构穿行的一侧穿针，这样可以较好地控制穿针，避免损伤这些重要结构，如尺骨鹰嘴牵引时，为防止尺神经损伤总是从内侧进针。

（3）皮肤准备严格遵循无菌操作原则，注意防止感染，通常使用碘酊、酒精消毒皮肤。

（4）麻醉骨牵引通常都是在局麻下完成，但完全将骨膜阻滞是困难的，操作时以1%利多卡因局部浸润皮肤、皮下，接着穿入骨膜下，注入足量局麻药，如果在穿刺过程中感到疼痛，可适量加用一些局麻药。穿入骨干约一半后，在对侧出针部位行局部麻醉。穿刺针要穿过骨干，但局麻时不能得到皮质间的骨髓麻醉，事先应告知患者穿针过程中可能会有疼痛，但随着穿刺的完成，疼痛也就会停止。

（5）皮肤切口穿针前，可以11号刀片在皮肤上先做一小切口。如果让针直接穿过皮肤，皮肤紧贴在穿刺针上容易感染。

（6）操作时最好使用手摇钻，不要使用动力钻。虽然动力钻的速度快，但在钻孔过程中会产

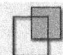

热,容易造成穿针周围的骨坏死。在钻孔时手臂一定不能晃动,否则会造成患者的疼痛加剧。

(7)穿刺针最好位于干骺端,根据患者年龄和不同部位,选择粗细相宜的骨圆针,但要避免损伤儿童的骨骺,否则会造成骨骼生长停滞。如在胫骨结节处,<14岁的女孩和<16岁的男孩,骨骺板呈开放状态,如在此穿针,容易损伤骺板,应特别注意。斯氏针一般用于厚的皮质骨和粗的骨干。理想的穿针是只穿过皮肤、皮下和骨骼,而避开肌肉和肌腱结构。

(8)尽量不要将穿刺针穿过骨折血肿,否则破坏骨折血肿后就等于人为地将闭合性骨折转成开放性骨折。

(9)避免将牵引针穿入关节内,否则容易造成化脓性关节炎的发生;股骨远端骨牵引时,应避免将牵引针穿入髌上囊。

(10)其他根据骨折的部位和特点选择合适的牵引弓;穿刺过程中针不要弯曲;穿刺完成后夹紧牵引针以防产生划痕和旋转,造成金属腐蚀和骨切割;牵引完成后应于牵引针的两侧套上橡皮塞或小药瓶,以便于术后的管理和避免外露的牵引针刺破被子。牵引的力线应与骨折近端的轴线一致;牵引重量一般在上肢为体重的1/12,下肢为体重的1/9~1/7。牵引的前1~2周内经常测量肢体的长度或X线检查,一般应在牵引后1~2周内达到骨折脱位的复位,骨折复位后应及时改为维持重量牵引。一旦发现伤肢长于健侧肢体,应减轻牵引重量,并拍摄床头X线复查。牵引针通过的皮肤针孔处要每天点75%乙醇2~3次,以预防感染。牵引过程中如果针眼处有脓肿形成,应及时扩创引流。

四、支具与石膏固定

(一)支具治疗

支具又称矫形器,是一种以减轻四肢、脊柱骨骼肌肉系统功能障碍为目的的体外支撑装置。随着康复医学的普及,低温、高温热塑性板材和树脂材料的不断问世,应用生物力学以及支具设计理论的完善,现代康复支具完全可以满足手术前后制动、功能康复及恢复肢体本体感觉等康复治疗的需要。

1.支具的作用

稳定与支撑;固定功能;保护功能;助动(行)功能;预防矫正畸形;承重功能;有利于功能锻炼。

2.常用支具

支具根据使用的部位不同,可分为脊柱、肩、肘、腕、髋、膝、踝八大类,其中以膝、肩、肘、踝支具的应用最为广泛。

常用的肩关节支具:万向轴肩外展支具和肩关节护具;肘关节支具分为动态肘关节支具、静态肘关节支具和肘关节护具;踝关节支具根据其作用分为固定、康复行走位和踝关节护具,对术后早期制动、关节功能恢复以及控制关节的有害运动,具有良好的治疗和康复作用。

(1)上肢常用支具主要用于保持不稳定的肢体于功能位,提供牵引力以防止关节挛缩,预防或矫正肢体畸形以及补偿损伤失去的肌力,帮助无力的肢体运动等。上肢矫形器按其功能分为固定性和功能性两大类。前者没有运动装置,用于固定、支持、制动;后者有运动装置,可允许机体活动或能控制、帮助肢体运动,促进运动功能的恢复。①腕托:稳定腕关节。在腕托基础上附加弹性装置,使手指或腕关节被动伸直,可用于神经、肌腱损伤者的功能锻炼。②上肢外展架:多用于肩部瘫痪引起上肢不能外展和肩部骨折患者手术前后的固定。③肘关节支具:保护肘关节以及肘关节在保护控制下的活动。

（2）下肢常用支具的主要作用是支撑体重、辅助或替代肢体的功能、预防和矫正畸形。近年来由于新材料和新工艺的应用，下肢矫形器增加了许多新品种。根据其结构和适用范围，下肢矫形器可分为用于神经肌肉疾病和用于骨关节功能障碍两大类。用于神经肌肉疾病的矫形器包括踝足矫形器、膝踝足矫形器、髋膝踝足矫形器、膝关节矫形器、截瘫支具、髋关节矫形器等。①长腿支具或护膝装置：稳定膝关节，防止畸形。②踝足支具：稳定踝关节，防止畸形。③矫形鞋：矫正足部畸形，稳定踝关节，补偿下肢短缩

（3）脊柱常用支具分为颈椎矫形器、固定式脊柱矫形器和矫正式脊柱矫形器三大类。主要作用是限制脊柱的前屈、后伸、侧屈、旋转运动和减少脊柱的载荷。①颈椎支具：常用塑料围领或头颅环装置，用于颈椎骨折脱位、颈椎不稳或颈椎术后固定。②胸腰椎支具：常用硬塑料制作，用于脊柱侧凸矫形、维持脊柱的稳定性以及脊柱矫形的维持。适用于胸、腰椎损伤及肿瘤术后的固定、轻中型脊柱侧凸的矫正等。

支具对骨骼肌肉系统疾病的治疗具有积极作用，但长期配戴会使肌力减退，产生心理依赖，配戴方法不正确可能会导致皮肤压伤、破溃和神经受损，因而应注意合理适时地应用支具并加以适当的护理。

（二）石膏固定

1.石膏的功能及应用

（1）骨折整复及关节脱位复位后的固定。

（2）肢体严重软组织损伤的固定。

（3）周围神经、血管、肌腱断裂或损伤手术后的固定。

（4）预防、矫正畸形以及骨科矫形手术后的固定。

（5）骨、关节急慢性感染及肢体软组织急性炎症的局部制动。

（6）通过石膏的重力行局部牵引治疗。

（7）制造各种石膏模型。

2.石膏固定的适应证

（1）用于骨折、脱位、韧带损伤和关节感染性疾病，用来缓解疼痛，促进愈合。

（2）用于稳定脊柱和下肢骨折，早期活动。

（3）用来稳定固定关节，改善功能，比如桡神经损伤引起的腕下垂等。

（4）矫正畸形，比如用于畸形足和关节挛缩的治疗。

（5）预防畸形，用于神经肌肉不平衡和脊柱侧凸的患者。

（6）保护患病部位，减轻或消除患肢负重，有助于炎症的治疗。

3.石膏固定的禁忌证

（1）全身情况差，心、肺、肾功能不全或患有进行性腹水等。

（2）局部伤口疑有厌氧菌感染。

（3）妊娠妇女忌做腹部石膏固定。

（4）年龄过大体力虚弱者，忌用巨型石膏。

（5）年龄过小。

4.石膏固定原则

（1）三点固定原则：术者在肢体的两端用力塑形，第三个点则位于石膏固定点的对侧，如

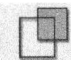

图 1-13所示。骨膜和其他软组织一般要求位于石膏夹板的凸侧,以增加石膏的稳定性。

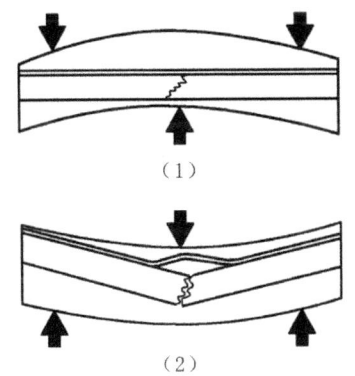

（1）

（2）

图 1-13　三点固定原则
（1）正确应用三点固定原则；（2）错误应用三点固定原则

（2）水压原则:如果一桶水放在一个坚硬的容器内,容器可克服水自身的重力而保持水的高度不变。在胫骨骨折时,如果石膏强度足够,在复位固定后,利用水压原则长度就不会丢失了。

5.注意事项

（1）内置薄层内衬,保护骨突起部位。

（2）水温适宜,以 25～30 ℃最佳。

（3）待气泡完全停止排逸再排水,手握石膏绷带两端向中间挤,减少石膏丢失。

（4）石膏绷带贴着肢体向前推缠,边缠边抹,松紧适宜;在关节部位石膏固定时,应对石膏进行适当的修整,使之适合肢体形状而不致在肢体上形成皱褶。

（5）石膏厚度根据石膏绷带的质量和性能而定,应掌握厚薄适宜。

（6）石膏固定应包括邻近的上、下关节,避免过长或过短。

（7）留出肢体末端观察血液循环。

（8）一般固定关节于功能位,个别骨折为了防止复位后的再移位,需要将关节固定于非功能位。根据具体的疾病或骨折类型,一般应于 2 周后将石膏更换为功能位固定,以免关节挛缩畸形的出现。

（9）石膏固定完毕,需在石膏上注明骨折的类型和固定日期;并向患者交代有关注意事项,抬高患肢,尽早锻炼未固定的关节及肌肉功能,以促进患肢的血液循环及患者的功能恢复。一旦出现肢体严重肿胀、剧烈疼痛、麻木或感觉异常,应及时随诊。

6.常用的石膏固定技术

石膏固定时应根据患者的病情及固定部位和目的,决定肢体或关节是固定在功能位或特殊的体位。在石膏的包扎过程中不要随意改变姿势,以免影响石膏包扎的质量及固定的效果。

（1）石膏托常用于四肢长管状骨折及四肢软组织损伤的临时固定,或四肢的不全骨折和裂缝骨折。

操作方法:首先将患者置于需要固定的体位或功能位,骨突部位垫棉垫。取宽 7～10 米的石膏绷带,根据肢体的长度不同制成 8～10 层厚的石膏条,从两端卷起,浸泡后挤出多余的水,在操作台上展平石膏条,上面敷以棉花或棉纸衬垫,将做好的石膏托置于伤肢所需的部位,再用绷带固定,使之达到固定肢体的目的。无特殊要求时,应将关节置于功能位。

前臂石膏托一般置于前臂和腕的背侧。上肢石膏固定的功能位为肘屈曲 90°、腕背屈 10°～15°，拇指位于对掌位。

下肢石膏托一般放于大腿、小腿的背侧和足底部。下肢石膏固定的功能位为患肢屈膝 15°、踝关节背屈 90°、足趾向上。

(2)管型石膏常用于四肢骨折或四肢骨折内固定术后。

操作方法：首先将患者置于需要固定的体位或功能位，患肢套上棉织套，骨突部位垫棉垫，长腿管型石膏固定时，应注意在腓骨小头处多放置衬垫物。可先用石膏前后托或上下托固定，再用浸湿的石膏卷自上而下将石膏带包缠在肢体上，缠绕过程中以手蘸少量的水将石膏绷带抹平整，缠绕 3～4 层后塑形；也可先以石膏卷缠绕-石膏条加固-缠绕石膏卷的方法。

注意将指(趾)末端露出，以便于末梢血运和活动的观察，注意对非矫形位的固定，应将患肢置于功能位。

(3)肩人字石膏常用于肩部、肘部及上臂部骨折或矫形手术后。

操作方法：患者多采用坐位，躯干及上肢穿好适宜的棉织套，在骨突部垫棉垫，特别在腋下、肘、腕部位多加衬垫，女性患者应防止乳房受压。肩关节外展 60°～70°，前屈 30°～45°，外旋 15°，肘关节屈曲 90°，腕背伸 30°，前臂呈中立位，手掌与口部相对。缠绕石膏绷带时应在患者腹部垫上棉垫，待石膏完成后取出，增加腹部与石膏之间的空间，避免影响腹部的活动。

操作步骤：首先放置上肢上、下托，然后在肩的两侧 8 字交叉加固，再从腋窝向下至髂嵴，最后用宽的石膏带缠绕躯干和患肢。在肘部与髋部之间用一木棍支撑，修整石膏边缘。

(4)石膏背心常用于 $T_{6～3}$ 的脊柱损伤、结核或脊柱融合术后。

操作方法：患者取站立、坐位或俯卧位(俯卧位多用于脊柱骨折复位或融合术后)。在站立时应直立，两上肢平伸并向两侧外展。给患者穿棉织套，前方上端于胸骨上凹至下端于耻骨联合；后方上端于肩胛下缘至下端于臀中线上；两侧上端于腋窝下至下端于大转子。在骨突部垫棉垫。

操作步骤：首先用 1 个石膏条包绕躯干；然后用 2 个石膏条分别从胸骨柄起向两侧腋下横过第 6、7 胸椎棘突，两端在后背中线重叠；再用 2 个石膏条分别从双侧腋下至大转子部位；再用 1 个石膏条由胸骨柄中线至耻骨，1 个石膏条由 T_6 中线至臀中线上；最后用石膏绷带缠绕 2～3 层并将边缘修平整。

(5)髋人字石膏常用于髋部和股骨上端骨折的患者及矫形术、股骨截骨术、髋关节融合术、髋关节病灶清除术等术后固定。

操作方法：患者仰卧在专用的石膏床上，躯干部及患肢穿好棉织套，骨突部位垫棉垫，在衬里与腹壁之间放一薄枕，待石膏硬固后将枕取出，使腹部与石膏有较大的空隙，以利患者的饮食和呼吸。将两脚固定于固定腿架上，髋关节置于功能位，外展 20°，稍外旋，膝关节屈曲 15°～20°，踝关节背屈 90°，足趾向上。

操作步骤：首先取 3 条石膏条由剑突下至耻骨绕腹部 1 周，两端在后背中线重叠；然后用长腿石膏前、后托固定患肢；后用 1 条石膏条由健侧髂前上棘开始，经下腹绕过患侧大转子和大腿，到达大腿下 1/3 内侧。再用 1 条石膏条由健侧髂前上棘经腰骶部绕过患侧大转子和大腿前侧，到达大腿下 1/3 内侧，以此交叉加固髋部的石膏硬度。最后用石膏卷缠绕达一定的厚度。臀部留一洞口，以便患者排便，并将石膏边缘修平整。

五、植骨术

(一)概述

临床上,植骨术是将骨组织移植到患者体内骨骼缺损处或骨关节需要加强固定部位融合的一种手术方法。根据患者的具体病情可采用皮质骨或松质骨移植。移植骨可取自患者本人或其他健康人,也可取自异种的动物骨骼。骨移植的种类有传统骨移植、带肌蒂骨(瓣)移植及带血管的骨移植。移植骨的来源有四种,为自体骨移植、异体骨移植、异种骨移植和人工骨移植。近年来,对人工骨(羟基磷灰石、磷酸三钙等)及生物材料的研究进展迅速,在临床上的应用也日益广泛。

1.骨组织生理

骨组织由骨细胞及骨基质构成。骨基质由有机物质胶原纤维及无机物质钙盐(磷酸钙、碳酸钙)结合而成,赋予骨骼一定的韧性及坚固性。星状的骨细胞散布于骨基质中间。松质骨像海绵一样,含有许多小空隙,储以骨骼;而皮质骨则坚实质密,其骨基质中有许多骨小管与骨外膜内层的毛细血管相通,皮质骨可借此得到部分血液供应。人体的皮质骨主要分布于长骨(股骨、肱骨、胫骨等)的骨干部分,松质骨主要分布于短骨及扁平骨(肋骨、盆骨、椎骨及手腕骨、足跗骨等),长骨两端膨大处也属于松质骨。

2.移植骨的转归

被移植的骨骼并不像金属或其他固定物那样仅起一种连接、支撑作用。而是经过一定时间后,与受区的骨骼坚固地融为一体、牢不可分。传统的观点认为,游离骨移植后骨块内的骨细胞失去活性,产生许多空隙,构成骨架。周围血肿首先机化,继而成骨细胞在血肿周围形成许多骨样组织,并呈条状小梁向内生长,占据全部血肿组织,使之钙化、骨化,与骨块接触并逐渐占据骨块的全部表面。与此同时,破骨细胞沿移植骨块的骨基质挺进并将其吞噬,而成骨细胞则紧跟其后,一部分停留来建立新的骨基质,一部分则跟随前进,为了输送营养物质、排出代谢废物,许多新生毛细血管、破骨细胞、成骨细胞的突起伸展到骨块中,并经哈弗管向纵深发展,边吞噬已死亡的骨细胞,边建立新的骨组织。最终,植骨块完全被吸收,代之以新的、有生命的骨组织,并与受体骨组织融为一体,即爬行替代作用。但近来的研究证明,移植骨能诱导宿主的间充质细胞转化为具有成骨能力的细胞,即移植骨有诱导成骨的作用。

人体的骨骼可分为两类:一类为皮质骨,如股骨、胫腓骨、肱骨、桡尺骨的骨干部分;一类为松质骨,如髂骨、脊椎骨、足跗骨、腕骨及长管状骨的两端。这两类骨在显微镜下的组织结构大致相同,都是在一片均匀的骨基质中间散布着许多星状的骨细胞。所不同的是皮质骨较致密,其活力依靠哈弗管中的血管系统维持,移植以后往往需要相当长的时间才能完全再生,而且必须在有了活的骨细胞产生后移植骨才坚实。松质骨非常疏松,像海绵一样有许多小空隙,所以又有海绵骨之称。松质骨的结构有利于营养物质的弥散及受区血管肉芽组织的长入,因而爬行替代作用易于完成,所以松质骨是植骨时最常选用的材料。但支持作用较差。相反,由于皮质骨的结构比较致密,上述两种作用受到一定的影响,因而爬行替代作用进行缓慢,但一旦完成,则可起到较坚强的支持固定作用。因而皮质骨及松质骨的移植各具优、缺点,临床应根据病情加以选用或二者并用。但无论是皮质骨还是松质骨,其爬行替代作用的进行均是逐渐的、缓慢的、持续不断的,其完成时间须以月计。

3.植骨适应证

(1)骨折断端硬化或骨质缺损引起的骨折不愈合、假关节形成。

(2)填充良性骨肿瘤或骨囊肿等肿瘤样疾病刮除后所遗留的空腔。

(3)修复骨肿瘤切除后形成的骨质缺损。

(4)脊椎的植骨融合术及促进关节的融合。

(5)重建大块骨缺损间的连续性。

(6)提供骨性阻挡以限制关节活动(关节限制术)。

(7)填充骨结核病灶清除术后遗留的空腔。

(8)促进延迟愈合、畸形愈合、新鲜骨折或截骨术的骨愈合,或填充术中的缺损。

4.植骨禁忌证

(1)取骨部位或手术部位有炎症时,须待炎症消退后方能植骨,以防感染。

(2)有开放伤口存在时,须待伤口完全愈合半年至一年后,才能进行植骨手术。但对经久不愈、伴有窦道的慢性骨髓炎或骨结核病灶清除术遗留的空洞,在彻底清创的基础上辅以有效的抗生素治疗,可进行Ⅰ期松质骨移植术。

(3)植骨处广泛瘢痕形成、血运不佳,须先行整形手术改善血运,方考虑植骨。

5.植骨的术前准备

(1)仔细检查患者,确定无感染病灶。

(2)自体取骨时应于取骨部位做好皮肤准备。术前3天开始,每天用肥皂水清洗取骨部位及其周围皮肤,清洗后以75%乙醇涂布1次,然后用无菌巾严密包扎。术前1天清洗后剃毛,并重复上述步骤。手术当日晨起再以75%乙醇消毒1次,更换无菌巾,包扎后送进手术室。这种方法与术前仅做1天皮肤消毒的备皮方法相比较,更为安全可靠。

(3)于髂骨或胫骨取骨时,因出血较多,应备好骨蜡,必要时做好输血准备。

(4)为预防感染,术前麻醉开始后予以适当的抗生素,对骨关节结核患者术前两周加用抗结核治疗。若为大块的同种骨或骨库骨移植,术前3~4天可予以抗过敏药物。

(5)很多需要植骨的患者都已经过多次手术或长期外固定,以致伤肢肌肉萎缩,骨质脱钙疏松,有不同程度的关节活动限制,血液循环不好,抗感染力低,组织生长能力也差。植骨术后必不可少的一段时间的外固定,将会造成肌萎缩与关节僵硬加重。因此,术前应进行一段时间的功能锻炼与理疗,对无移位的下肢骨折不愈合或骨缺损的患者,可在支架或外固定的保护下进行功能锻炼。

(6)术前做X线检查,了解病骨情况,根据病情设计手术(包括植骨部位、植骨片的大小和植骨方式)。如拟做吻合血管的骨移植,术前应对移植骨的全长摄正、侧位X线,以便选择植骨的部位和长度。

(7)吻合血管的骨移植术前,应当用超声血流仪探测供区和受区肢体的主要动脉是否存在及血流情况,以便设计手术。一般受区动脉多选用肢体主要动脉的分支做吻合,如股动脉的股深动脉、旋股内、外侧动脉等。如受区有2条主要动脉,如尺、桡动脉,胫前、后动脉,也可选用其中一条主要动脉作吻合,其先决条件必须是另一条主要动脉经超声血流仪或临床检查证实血供良好。受区的静脉一般多选用浅静脉作吻合,如头静脉,贵要静脉,大隐、小隐静脉及其分支。因此,术前应检查受区的浅静脉有无损伤或炎症,近期用作穿刺、输液的浅静脉不能用作接受静脉。

6.植骨术后的处理

植骨术后必须加用范围足够、固定确实的外固定,待移植骨的爬行替代作用全部完成、骨质愈合后方可拆除,因而应根据接受植骨的部位、内固定的强度以及采用的植骨方法选用石膏托、管型石膏或硬质支具外固定,以促进植骨的愈合。尽管植骨融合判定的"金标准"是手术中探查,但临床上对植骨过程完成的判定通常以 X 线检查为依据,因而术后必须定期复查 X 线。

(二)植骨术的取骨操作步骤

进行自体骨移植时,为了缩短手术时间,可将手术人员分为两组,手术同时进行。一组暴露受骨区,为植骨做好准备;另一组切取移植骨块,为植骨准备好材料。取整块骨条或骨块时,首先应选择胫骨,其次为髂嵴及腓骨,再次为肋骨。髋关节手术时,若仅需少量植骨时,可就近于股骨大转子或股骨上端取骨,这样可省去取骨切口。

取骨看来简单,实为一精细工作。所取骨块的大小、形状应与受骨部位的需要相符,过大则浪费,并给患者造成不必要的损伤;过小则不能应用。于肢体取骨时应尽量使用止血带,以减少出血。取骨后若切骨面渗血严重,可用骨蜡涂抹止血或用吸收性明胶海绵贴敷。

自体骨是最理想的植骨材料。当新鲜自体骨的来源受限时,如儿童的自体骨量有限,可结合应用新鲜或冷冻的同种异体骨移植,或单纯使用新鲜或冷冻的同种异体骨及其他生物植骨材料。但临床实践和动物实验证实,同种异体骨的成骨特性远不及新鲜自体骨优越,在骨移植治疗长骨干骨折不愈合的病例,自体骨移植的成功率比同种异体骨移植约高 18%。因而在尽可能的情况下,应多选用自体骨移植。

临床上需要植骨时,可自下列部位取骨:①胫骨;②髂骨;③腓骨;④肋骨。此外,有时也可从受区附近的骨端挖取少量松质骨移植,以填充较小的骨腔。

1.胫骨骨条的切取

切取胫骨骨条时,为避免术中出血过多,宜在大腿中部使用气囊止血带。

(1)切口:在小腿前内侧面做一略带弧形并避开胫骨嵴的纵切口,以免在胫骨嵴处形成疼痛性瘢痕。

(2)取骨:不要翻开皮瓣,沿皮肤切口切开骨膜直到骨骼,将骨膜向内、外侧剥离,显露胫骨嵴与胫骨内缘之间的整个胫骨面。为了更好地显露切口两端的骨骼,可在骨膜切口两端各做一短的横切口。在切骨之前,先在预定取骨区的四角各钻一小孔。用单片电锯稍斜向移植骨片中央方向锯开皮质骨,如此则可保留胫骨的前缘和内侧缘。若无电锯,则可在胫骨前内侧面的纵轴上凿刻出所需取骨的长度和宽度,再以骨钻在凿刻线上钻出一排小洞,然后用骨刀将这些小洞之间的皮质骨凿开。要求沿取骨线的全长逐渐深入,不可一次在一处凿进髓腔,以免移植骨片碎裂或胫骨骨折。儿童取骨时应注意勿损伤骨骺。

(3)缝合:取出移植骨条后,即将伤口缝合。儿童骨膜厚,可单独缝合。成人骨膜薄,则与皮下组织深层一起缝合,以覆盖取骨的缺损处。然后再缝合皮肤。

(4)术后处理:如取骨条较大,必须用石膏托固定该肢 2~3 个月。

2.髂骨块的切取

髂骨有丰富的松质骨,在髂嵴的前 1/3 分段纵形取骨块,可获取髂嵴的一小段坚硬的皮质骨和其下的一大段松质骨。如欲获得较坚硬的骨片,则横向取髂嵴前部或后部的长条骨块。在患者仰卧时,可取髂嵴的前 1/3 段;患者俯卧时,则取髂嵴的后 1/3 段。如希望保留髂嵴,则可仅取髂骨的外层皮质骨。

在切取髂骨时,应注意约有10％的股外侧皮神经,距髂前上棘后方越过髂嵴至股外侧皮肤。故在髂嵴前取骨时,切口应距髂前上棘后上方2 cm开始向后伸延至需要长度为止。但向后伸延不要逾越距髂后上棘前上方8 cm的髂嵴,因臀上皮神经穿腰背筋膜,在距髂后上棘前8 cm越髂嵴至臀部。无论前方或后方取髂骨时,均要注意避开该部位走行的皮神经,以免对其造成损伤。

儿童应将髂骨的骨骺及其附着的肌肉一并翻开,在其下的髂骨上取骨块,取完后将骨骺复回原处。

(1)切口:髂骨的显露较为容易,但可引起相当多的出血。从髂前上棘沿髂嵴的皮下缘向后做皮肤切口,沿髂嵴中线切开软组织,此切口正好在躯干肌和臀肌附着于髂嵴骨膜处。

(2)取骨:切开皮肤及皮下组织后即可径直切达骨骼,在骨膜下剥离以显露髂骨外板。若只需要包含一侧皮质骨的松质骨做移植,则根据受骨区所需要的大小凿取髂骨外侧皮质骨;若需要包含两侧皮质的髂骨全厚骨块,需将髂肌自髂骨内面做骨膜下剥离,然后用骨刀凿取相应大小的全厚髂骨块。骨块取下后,可用刮匙插入两层皮质骨之间,挖取多量的松质骨。

(3)缝合:完成取骨后,将翻下的臀肌缝回髂嵴原位。

3.腓骨的切取

(1)取腓骨时,应注意不要损伤腓总神经;为保持踝关节的稳定和儿童踝关节的正常发育,应保留腓骨的远侧1/4;避免切断腓骨长、短肌,以免影响踝部的动力性稳定。

(2)切口:通常切取腓骨干的中1/3或上1/2段做移植。采用Henry入路,从腓骨长肌和比目鱼肌之间进入。切口从腓骨小头上2 cm开始,沿腓骨外侧缘直行向下,至所需切取的长度。

(3)取骨:将腓骨长、短肌牵向前侧,比目鱼肌牵向后侧,显露腓骨,切开骨膜行骨膜下剥离,将腓骨长、短肌翻向前方。骨膜剥离应从远侧开始,逐渐剥向近侧,以使从腓骨斜向起始的肌纤维连同骨膜一并剥开。然后,在显露的腓骨干上判明准备截取的腓骨段,在其近端及远端各钻一排小孔,用骨刀将这些小孔分别一一凿断,最后连成一线而将腓骨凿断。避免不先钻孔而直接一次性将腓骨凿断,因为这样会使腓骨劈裂,也可用线锯或摆动锯锯断腓骨。有时,需要将从腓骨中段后侧面进入腓骨的滋养动脉予以结扎。若需切取腓骨上段以替代桡骨远端或腓骨远端时,在切口的近端要避免损伤腓总神经。首先在股二头肌腱远端的后内侧显露腓总神经,向远侧追踪到腓总神经围绕腓骨颈之处。在此处,腓总神经被腓骨长肌的起点所覆盖。用刀背对向此神经,以刀刃将架越神经的薄层腓骨长肌条索切断,然后将腓总神经牵向前方。继续做骨膜下分离时,注意勿损伤在腓骨和胫骨之间经过的胫前血管。

(4)缝合:先缝合深筋膜,再缝合皮下组织及皮肤。切取腓骨上段时,宜将股二头肌腱缝到邻近的软组织上。

4.肋骨的切取

(1)切口:沿拟切取的肋骨做一长切口。

(2)取骨:切开筋膜及肌肉直至肋骨。切开肋骨骨膜,用肋骨骨膜剥离器进行骨膜下剥离。用骨剪剪断肋骨,将其取出。

(3)缝合:分层缝合切口。当需一段肋骨植骨时,可切取游离的第十二肋骨。

(三)骨移植的方法

1.松质骨移植术

松质骨移植的优点是刺激成骨作用大,爬行代替过程快,抗感染力较强,且可制成碎骨片,填充于骨端间的任何裂隙,消除植骨空腔的形成。因此其应用范围较广,缺点是松质骨质地较软,内固定作用弱。故临床上常需与皮质骨移植或金属内固定合用,一般松质骨移植多用于骨肿瘤或炎症刮除后形成的骨腔填充、关节融合、骨折不愈合、骨缺损等。此外,在血供不良的骨折行切开复位(如胫骨下 1/3 骨折)时也可用松质骨碎片移植于骨折断端间,以促进骨折愈合。

髂骨有较多优质的松质骨,需用大量松质骨时可从髂骨采取;也可取自肋骨。需用少量松质骨时,则可在病骨邻近的骨端采取,但含脂肪较多,质量较差。

松质骨移植常与其他手术合用,用以填充骨腔缺损和促进骨的愈合,病灶显露后在其周围钻孔,只钻通一侧皮质骨,各个钻孔排成矩形,再用骨刀切开各孔间的骨质,即可取下一块皮质骨,将病变组织搔刮干净后,将松质骨填入。如病变位于负重区,应加用适量皮质骨移植,轻轻打压后,按层缝合。

2.皮质骨植骨术

上盖骨移植是取皮质骨板固定于两段病骨上、促使骨愈合的手术。皮质骨板坚硬,临床上多用于治疗长管骨骨干骨折不愈合、骨干缺损以及关节融合手术时的关节外植骨。这种植骨术除有刺激成骨作用外,主要利用其内固定作用。实际应用时常并用松质骨移植,以填充空隙及加强刺激成骨作用。上盖骨移植术的缺点是骨移植后受骨区的直径会增粗,伤口缝合困难,同时皮质骨的抗感染能力弱,有潜在感染的患者最好不用。

依病骨的部位选用合适的显露途径,显露病骨的两端,切除骨端的硬化骨质和瘢痕组织,凿通或钻通骨髓腔,使两骨端形成新的创面。然后将移植的皮质骨板置于承受骨的表面,植骨面应选在承受骨无弯曲或弯曲较小的一面,并将该面的皮质骨凿去一薄层,其面积应稍大于移植的皮质骨板,这样可使移植骨与承受骨密切接触,有利于固定和加速愈合。在骨端复位并放好移植的皮质骨后,用螺钉固定。然后,在骨缺损区和移植骨的周围,用松质骨碎块填充所有的缝隙和缺损,根据具体的操作方法可分为单片骨上盖骨移植术、双重骨上盖骨移植术及带松质骨骨上骨移植术。

3.嵌入骨移植术

融合关节时常在关节内融合的同时并用嵌入骨移植做关节外融合,以促进骨愈合和加强固定。关节内融合后将关节置于功能位,先在组成关节的短骨上凿一骨槽或骨隧道,再在组成关节的另一长骨上取一条等宽的、长度为短骨骨槽或隧道一倍的长条骨片,跨过关节嵌入骨槽或插入隧道。如在关节组成骨上不能采取骨片,也可单纯凿槽,另取自体或异体骨片嵌入,然后用螺钉做内固定。这一方法的优点是植骨后病骨的直径不增粗;其缺点是需要有一定的设备(如双锯片电锯),内固定作用不如上盖骨移植术可靠,有骨缺损者应用此手术则更不牢靠,因此多用于无骨质缺损的骨折不愈合及各种关节融合术。

4.支撑植骨术

以诱导骨生成的松质骨和起支撑作用的皮质骨充填病损区,促进血管再生和支撑软骨下骨,这种植骨术适用于椎体骨折、关节面塌陷骨折以及股骨头坏死后钻孔减压的支撑植骨。

5.吻合血管的骨移植

吻合血管的骨移植解决了传统方法难以治愈的大段骨缺损,同时可修复合并软组织广泛损伤的疑难疾病。缩短了移植骨的愈合时间,成功率高,比传统的骨移植有较大的优越性。即使带肌蒂骨块移植,也受骨块不能很大及不能远距离移植的限制。吻合血管的骨移植则不受这些条件所限,起到了过去传统骨移植方法不能起到的作用。在此基础上,目前还有应用吻合血管的骨膜移植术,治疗骨不愈合或骨缺损的疗效满意,吻合血管的骨移植保存了移植骨的血供,骨细胞和骨母细胞是成活的,使骨移植的愈合过程转化为一般的骨折愈合过程,不经过传统骨移植后死而复生的爬行替代过程,而且可同时带有皮瓣,用于合并软组织缺损的Ⅰ期修复。不足之处是术者必须熟悉显微外科技术,手术操作较复杂,手术时间长,有失败的可能,而且对供区的损害较大,甚至影响患者的外观。因而,不能完全取代传统的骨移植术,可应用于传统方法治疗有困难或治疗效果不满意的病例。例如先天性胫骨假关节经传统骨移植方法治疗失败者、创伤所致的大段骨缺损伴有软组织缺损者,特别是低度恶性肿瘤需连同部分正常骨和软组织一并切除者,较为适合吻合血管的骨或骨皮瓣移植。如受区有经久不愈的伤口,原则上应待伤口完全愈合后3～6个月时再施行吻合血管的骨移植。对受区因局部放射治疗、感染和严重创伤所致的血管条件差者,则应该慎重选用。

腓骨、髂骨和肋骨是常用的吻合血管的骨移植供区。根据其形状和结构的不同,在应用上又有所不同。例如腓骨是直的皮质骨,对于修复四肢长骨的缺损优于肋骨。对股骨可用双根带血运的腓骨移植。

6.组织工程修复

利用自身骨髓,经过体外培养及定向成骨诱导分化后,再种植到高孔隙率的可吸收支架材料上,形成生物活性"人造骨组织",然后再移植到体内修复大节段的骨缺损。经组织学切片、微循环造影等多项检测证明置入的"人造骨组织"与正常骨组织无异,形成了正常的哈佛系统,其微血管丰富,骨髓腔完全再通。

(四)植骨床的处理

仔细准备植骨床是保证植骨融合成功的关键,否则可能导致植骨融合的失败、假关节形成导致内固定的断裂及畸形的再发和加重。在术中除充分显露植骨床外,如骨干的骨折不连,需切除骨折断端及周围的瘢痕组织,咬除骨断端的硬化骨,用骨钻将髓腔钻通,植骨融合时,最好掀开植骨骨床或除去表层骨皮质,避免软组织混杂在植骨中,对于骨缺损的修复,应注意植骨条、块应排列紧密,避免空腔形成。而在脊柱植骨融合时则应注意:①不能仅行椎板外、椎板间植骨,应同时行关节突间及横突间植骨;②需有足够的植骨量;③彻底清除植骨部位的软组织;④椎体间植骨时应彻底刮除软骨板;⑤仔细准备植骨床。术中切除椎板背侧和棘突上所有的软组织,并以骨凿将椎板凿成鳞状的小骨瓣,以增加植骨床的面积,尽可能清除小关节的软骨面,使术后小关节可发生自发性融合。同时,应避免融合骨的生长过程受到异常的应力干扰,方能提高植骨的融合率。

六、微创技术

传统手术要求充分显露手术部位,以彻底切除病灶、恢复解剖结构和生理功能。但在充分显露的同时,也给患者带来了必然的创伤,包括皮肤的美容学损失、病灶邻近组织的破坏、出血、疼痛、受累组织结构功能丢失和需要康复期,以及一系列源于手术打击所造成的身体反应。从事传统手术的外科医师,一直期望着通过提高手术技术,减少手术损伤,降低手术并发症的发生率,骨科微创技术就是应其要求而应运而生。骨科微创技术不仅仅强调手术的小切口,而且强调在保证获得常规外科手术疗效的前提下,通过精确的定位技术,减少手术对周围组织造成的创伤和对患者生理功能的干扰,降低围术期并发症,促使患者早日康复。近年来,随着内镜技术、各种影像与导航技术及骨科器械的不断发展与更新,微创技术日益成熟,骨科微创技术在临床上得到了越来越广泛的应用,其涉及的领域和手术种类也不断得到拓展,一些微创手术已经比较成熟,并成

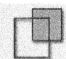

为骨科的定型手术。虽然通过微创技术治疗的患者可直接体会到快速的康复与良好的美容效果,但各种微创技术的开展必须具备相应的条件,并需经过专门的培训与考核后才可应用于临床,微创技术的适应证、长期疗效、经济性及临床应用价值还存在相当大的争议,但随着骨科器械的不断改进、新型固定材料与融合替代物的出现,还有内镜成像、计算机影像导航与立体定向以及电脑控制机械手臂等技术的不断完善,将会显著提高微创技术的准确性、成功率与临床疗效。

(一)关节疾病的微创手术治疗

关节镜在骨科的应用是外科内镜手术中起步较早的一种。特别是近 20 年来,随着各种关节镜下切割、缝合、固定等专用器械的开发,以及微型电动刨削系统、钬激光器、低温组织气化仪等高科技配套仪器的应用,使得关节镜手术的应用范围迅速扩大,其微创手术带来的优越性进一步得到体现和重视,成为骨科中发展最快的三大领域之一。关节镜技术显著深化了人们对关节局部解剖结构、生理及病理的认识,拓展了关节疾病的诊疗范围,极大地提高了关节疾病的诊治水平。

目前关节镜手术应用最多的是膝关节、肩关节和踝关节,其他如髋关节、肘关节、腕关节、掌指关节、指间关节、颞下颌关节及椎间关节等也均可应用。常见的镜下手术有各种关节炎的滑膜切除,滑膜瘤、软骨瘤的切除,关节内骨赘和游离体的摘除,老年性、创伤性关节炎的关节清理,各种半月板损伤的修补、部分切除或成形,交叉韧带损伤、肩袖或盂唇损伤的修补及重建,关节内骨折的复位固定,髌骨半脱位和肩关节脱位的松解或修补,腕关节三角纤维软骨损伤的修整,肩峰下撞击综合征、腕管综合征的减压和松解。近年来还开展了关节镜下关节软骨面的修复,包括软骨面的刨削、骨膜移植,软骨或骨软骨移植,细胞移植以及细胞因子和人造基质植入,异体半月板移植,目前除人工关节置换外几乎各种关节手术均可在关节镜下完成。

由于关节镜手术的创伤小,对骨关节正常结构的破坏干扰少,手术操作更为精细准确,可以最大限度地保留和修复关节内组织,大大减轻患者的痛苦,明显缩短康复周期,使关节功能得到更快、更好的恢复。由于关节镜技术的不断发展,使得各种关节病的诊断、治疗和疗效都发生了根本变化,关节镜外科已逐渐发展成为一门相对独立的分支学科,微创手术目前已成为运动性关节损伤的主要治疗手段,对提高运动员的竞技水平、延长国家优秀运动员最佳竞技状态的时间等都具有极为重要的意义。近年来四肢小关节诸如腕、指、趾、足距下等关节微创手术的开展,有效地提高了运动性小关节损伤的诊断和治疗水平,解决了运动损伤后长期踝、腕、趾、足距下关节疼痛的治疗问题。

随着关节外科的发展及医疗器械的技术革新,近年来出现了微创全髋和全膝关节置换新技术,微创全髋关节置换目前有两种方法:"单切口"技术与"两切口"技术。"单切口"技术采用常规的改良外侧入路或后入路,常规手术切口通常需要做 15～20 cm 的手术切口,而微创技术仅需 8～10 cm 的手术切口,通过特殊设计的拉钩与器械,减少对髋关节周围正常组织的解剖;"两切口"技术通过其中一个切口植入股骨假体,另外一个切口植入髋臼假体,手术过程中需用 C 形臂机或导航技术监视。两种手术技术都需要借助一些特殊的拉钩、手术工具来完成。微创全髋关节置换手术具有以下优点:周围组织创伤小、出血少、患者康复快、住院时间短,"两切口"手术 24 小时后患者即能出院。

(二)微创技术在脊柱外科的应用

脊柱微创技术是指应用于脊柱外科领域,并需借助医学影像、显微内镜等特殊仪器和手术器械对脊柱疾病进行诊治的方法和技术。应用于脊柱外科领域的微创技术主要分为两类:一是指经皮穿刺脊柱微创技术;二是指需借助内镜系统进行操作的脊柱微创技术,即通过内镜在镜下进行病变切除和椎管减压,从而达到直接切除病变并解除神经根压迫的目的。内镜系统辅助下的脊柱微创技术,主要是应用胸腔镜、腹腔镜、椎间盘镜及关节镜对颈、胸、腰、骶椎疾病进行治疗。颈椎微创技术已广泛应用于经颈前方、侧前方和后方椎板间隙及椎间孔入路的颈椎间盘切除、神经根管减压、颈髓内肿瘤切除、椎管内骨赘切除等。胸椎微创技术主要是在胸腔镜辅助下经胸腔及胸膜腔外行胸椎间盘切除、胸椎穿刺活检、胸椎及椎旁肿瘤切除、结核病灶清除、胸椎核心减压融合修复重建术,以及僵硬型脊柱侧凸前路松解、融合、胸廓内成形术和轻中型脊柱前路固定。内镜辅助下开展的腰椎微创技术主要有在腹腔镜辅助下开展的经腹腔及腹膜后入路腰椎间盘切除术、全腰椎间盘置换术、腰椎骨折前路减压融合术、显微内镜辅助下的腰椎板切除减压术、经椎间盘镜腰椎间盘切除术、腰椎骨折前路减压融合术、经关节镜腰椎间盘切除术以及计算机辅助下腰椎前路融合经椎板螺钉内固定术等。与开放性手术相比,脊柱微创技术的优点主要是术中出血少、麻醉耐受性好、术后镇痛药用量少、椎管手术入口周缘瘢痕形成小、康复快、住院时间短、脊柱稳定性好等。脊柱微创技术用于椎间盘疾病的治疗是较为成熟的技术,但目前对于椎间盘的最佳切除量、选择椎间融合、人工椎间盘置换还是人工髓核植入等,还没有一致的意见。

从脊柱微创技术应用之日起,该技术引起的并发症问题就引起骨科界的高度重视,尽管文献报道此类手术与开放性手术相比并发症的发生率显著降低,但相关并发症的报告仍见于微创技术的各个领域。如经皮椎体成形术治疗椎体骨质疏松性压缩性骨折注射骨水泥时,注射区域可出现骨水泥的热损伤,一旦骨水泥渗漏入椎旁肌肉,可引起局部疼痛和异物反应而导致活动受限;渗漏入椎间孔可引起神经根受压,症状严重者需手术减压;渗漏入静脉可引起全身毒性和/或变态反应;渗漏入下腔静脉可导致肺、脑栓塞等致命性的并发症出现。而内镜辅助下的颈椎微创手术可能发生椎动脉、胸导管损伤、硬脊膜撕裂等并发症;经胸腔镜辅助下经前路胸椎微创手术出现的并发症包括术后肋间神经痛、肺不张、肺大疱、气胸、皮下气肿、乳糜胸、椎体螺钉错位等;经腹腔镜腰椎微创术可能导致血管损伤出血、椎间盘炎、马尾神经损伤及输尿管损伤、逆向射精等。

(三)微创技术在骨折治疗中的应用

传统的骨折治疗强调解剖复位、坚强内固定的生物力学观点,客观上使内固定承受更大的应力。导致内固定失效的危险性加大,由于过分强调机械固定的效用,实践中应力遮挡、局部血运破坏影响骨折愈合、接骨板下骨质疏松、骨萎缩、骨愈合延迟、再骨折等问题屡屡发生。而人们在非直接复位内固定术中观察到:牵拉主要的骨折块,充分利用骨折块与软组织之间的联系可达到良好的轴线复位,由于不剥离软组织与骨膜从而减少了手术创伤,保护骨组织的生机。微创接骨板接骨术是近年骨折生物学内固定术的一个新进展,通过一小切口建立皮下隧道,用间接复位技术使骨折复位并作接骨板内固定。由于不做广泛的切口及广泛的软组织剥离,同时对髓腔内的血液循环产生较小的干扰,其最大限度地保持了骨折处的生物学完整性,生物学完整性即组织结构的维持与血液循环的保护,并据此提供稳定有效的力学结构——机械固定。临床应用显示其创伤小、操作简单并具有优良的效果。近年来,也有学者在关节镜下行关节骨折的治疗,通过镜下的操作减少了手术对关节的创伤,有利于患者术后的功能恢复,临床应用疗效满意。

尽管目前新型仪器设备性能的改善和手术技艺的提高已经大大促进了微创技术的发展,但整个骨科领域仍有很多疾病的治疗不能达到理想的微创要求,即使在先进的影像设备引导下,利用先进的关节镜或腔镜进行手术,虽然切口变小,但在患者体内操作的范围和显示仍不完全满意,同时其智能化程度较低,其所带来的创伤不能忽视。需要不断改进、发展相应的器械和技术,来推动微创技术的发展。微创技术的主要目标是最大限度地减小手术的侵袭性,但不能不加选择地盲目使用,如果在并发症和术中改行开放手术比率均较高的情况下应用,则无疑会增加患者的痛苦,而且丧失了微创手术的优越性。因此严格掌握微创手术的适应证,在具备相应技术和经验的前提下进行各种微创手术,是保证和提高微创手术疗效的关键。

（曹丕健）

第五节　骨科术前准备与术后处理

手术是骨科治疗的组成部分和重要手段,也是取得治疗效果的关键环节,但一次成功的手术,可以完全毁于术前准备的微小疏忽和失败于术后处理的不当。因此,骨科医师要像认真对待手术操作一样,重视骨科围术期的处理。

一、术前准备

术前准备的目的应该是使患者以最佳的状态接受手术。术前准备与手术的类型有密切关系。骨科手术种类繁多,但就手术急缓的程度大致可分为三大类。①择期手术:大多数需要骨科治疗的患者,病情发展均较缓慢,短时期内不会发生很大变化,手术时间可选择在患者的最佳状态下进行。如小儿麻痹后遗症的矫正手术等属于择期性手术。这类手术的特点是术前准备时间的长短不受疾病本身的限制,手术的迟早也不会影响治疗的效果,手术可选择在做好充分准备和条件成熟的情况下进行。②限期手术:有些疾病如恶性骨肿瘤等,手术前准备的时间不能任意延长,否则会失去手术的时机。为了取得较好的手术效果,要在相应的时间内有计划地完成各项准备工作,及时完成手术,这类疾病的手术称为限期手术。③急症手术:开放性骨折的清创缝合、断肢再植等,属于急症手术。这类患者病情发展快,只能在一些必要环节上分秒必争地完成准备工作,及时手术,否则将会延误治疗,造成严重后果。三种手术的术前准备基本相同,但急症手术因伤势较重,加之伤口污染、损伤严重继续出血等,通常需要在较短时间内完成必要的术前准备,而后二者可以从容不迫地做完必要检查,待条件适宜再行手术。急症手术因其紧迫的特殊性,以下单独列出。

（一）急症手术的术前准备

除特别紧急的情况,如呼吸道梗阻、心搏骤停、脑疝及大出血等外,大多数急诊室患者仍应争取时间完成必要的准备。首先在不延误病情发展的前提下,进行必要的检查,尽量作出正确的估计,拟订出较为切合实际的手术方案。其次要立即建立通畅的静脉通道,补充适量的液体和血液,如为不能控制的大出血,应在快速输血的同时进行手术止血。

骨科医师可按下列三个步骤处理,即首诊检查、再次检查及有效处理措施。

1.首诊检查

骨科急救的目的是抢救生命、保护患肢、迅速转移,以便尽快妥善处理。对于严重创伤及昏迷的患者,急救最主要任务是保护生命,处理好基础生命支持、高级心脏生命支持及心搏骤停后治疗的关系。其中基础生命支持是自主循环恢复的基础,如果基础生命支持不成功就不能实现心肺复苏的成功。心肺复苏的关键是初始的胸外按压和早期除颤。基础生命支持从过去的A-B-C原则,过渡到C-A-B,既从打开气道、人工呼吸、胸外按压过渡到胸外按压、打开气道、人工呼吸,这样做的目的是尽量减少由于呼吸浪费的时间。同时,医务人员检查脉搏有无时,时间应不得超过10秒。进行心肺复苏应尽早行胸外按压,减少胸外按压中断,只有不间断的胸外按压才能达到自主循环恢复。

基础生命支持是一个相互协调的系统动作,要求胸外按压要快,成人频率为100次/分,按压深度为5 cm,按压与通气比为30∶2,应用电除颤,双极电流为120～200 J,单极电流为360 J,电流大小应从低到高。儿童心肺复苏按压频率应不少于100次/分,但不超过120次/分,按压深度为儿童胸廓前后径的1/3,每次按压后胸廓应充分回弹,按压与通气比为15∶2,新生儿为3∶1,儿童及新生儿的电除颤大小为4 J/kg。只有三者相互协调统一,才能达到最佳基础生命支持目的。

需强调的是,医务人员在抢救患者时,应根据患者心搏骤停的最可能的原因而选择急救的顺序。如发现患者突然倒地,施救者证实该患者无意识、无呼吸或者是叹息样呼吸,应立即激活急救医疗服务体,用AED除颤并实施心肺复苏操作。对于淹溺或其他原因导致的窒息性心搏骤停患者,在呼叫激活急救医疗服务体系之前,先给予大约5个循环(大约2分钟)的传统心肺复苏(包括人工呼吸)。对于新生儿的心搏骤停,最可能的原因是呼吸因素导致,复苏程序应该为A-B-C。以下是基础生命支持的具体内容。

(1)循环功能支持(circulation,C):检查患者的生命体征,首先进行循环功能的评价和支持是必需的。控制外出血,加压包扎,抬高患肢,帮助减少静脉出血,增加静脉回心血量,而传统的头低位帮助不大。

(2)保持气道通畅(airway,A):在交通事故中,死亡最常见的原因为气道梗阻。急诊首诊医师首先要检查患者的呼吸道是否通畅,排除任何气道梗阻因素。

(3)呼吸支持(breathing,B):对患者的气道通气功能进行评价,危及生命的急症有张力性气胸、巨大血胸、反常呼吸及误吸等。张力性气胸可通过严重的气胸体征及胸膜腔正压引起的纵隔偏移、静脉回流减少而诊断,此时应立即行胸膜腔穿刺减轻症状。这需要在X线检查完成之前进行。反常性呼吸(连枷胸)表现为患者虽能自主通气,但患者有持续发绀和呼吸困难,可通过观察胸壁的反常运动而诊断,需要通气支持治疗。对于呕吐物、血块、脱落牙齿,需要及时清除,处理的措施有向前托起患者颜面部、经鼻腔或口腔气管插管和气管切开等,气管切开一般用于紧急情况,不能作为一种常规方法。另外,对急性窒息的患者还可行环甲膜穿刺,但注意一般不适用于12岁以下儿童。

(4)功能判定:对清醒的患者,进行快速规范的神经系统检查是必要的。对不清醒的患者,按照Glasgow评分,根据患者的光反应、肢体活动和痛觉刺激反应来评判患者的病情和预后。

2.再次检查

(1)病史:病史应包括外伤发生的时间、地点、损伤机制、患者伤后情况、治疗经过、转送过程及患者既往史,如患者神志不清,应询问转送人员和家属。为便于记忆,可按照"AMPLE"顺序进行:A:过敏史(allergies);M:药物(medications);P:过去患病(past illness);L:进食时间(last meal);E:外伤发生情况(events of accident)。

(2)详细的体格检查:体格检查应小心、全面,从头到脚依次进行。首先是神志情况,主要根据Glasgow评分;仔细检查头面部,注意检查可能隐藏在头发内的损伤;对于高位截瘫患者,要注意区分头外伤和颈髓损伤,常规 X 线检查是必需的,颈部在明确损伤前一定要固定;血胸、气胸是可预防性死亡的常见原因,注意要监测血压和肺通气功能,详细检查胸部,仔细阅读胸部 X 线;腹部损伤也是可预防性死亡的常见原因,仔细检查腹部体征和监测生命指征变化,必要时行腹腔穿刺和灌洗术。四肢外伤一般比较明显,但要注意多发伤和合并血管、神经损伤的可能性。

(3)对任何可疑骨折行 X 线检查:对所有的多发伤患者,在初次检查后,都应行胸片、颈椎侧位和骨盆像,如怀疑脊柱骨折,应行正侧位及颈椎张口位像,必要时进一步 CT 检查。对意识有问题的头部外伤患者,常规行头颅 CT 检查。

3.有效处理措施

在多发伤患者的诊治中,可能会包括许多专家参与的多次手术和操作。应该综合患者全身的病情,适时讨论手术时机、类型和手术操作范围。

(二)常规手术准备

在手术前应按以下流程:明确诊断,确定手术指征;术前综合评估患者情况;术前讨论,确定手术治疗方案;术前与患者及家属的交流;调整患者的健康状态最佳化;细化医师准备。

1.明确诊断,确定手术指征

术者必须全面掌握病史、临床表现和影像化验检查资料,将资料归纳分析后得出明确的诊断,并复验入院诊断是否正确,提出有力的手术指征。

2.术前综合评估

在确定患者是否需要手术治疗后,需要对患者进行术前综合评估,评价手术的风险,除外手术禁忌,这一阶段的主要目的在于确定患者能否接受手术治疗的问题。评估病史和有重点系统回顾的体格检查,然后决定是否需要进一步检查。根据患者的疾病程度、主要脏器功能状态以及全身健康状态,将手术危险分层化,可将患者对手术的耐受性分成二类四级(表 1-2)。对于第一类患者,经过一段时间的一般准备后即可进行手术。而对于第二类患者,由于其对手术的耐受性差,手术风险非常高,且有可能高于手术的益处,则需要多科室(例如麻醉科医师、内科医师等)会诊,请麻醉师及内科医师各自提出自己的见解,并最终确定是否存在手术禁忌。如果无手术禁忌,需要对主要脏器的功能进行认真检查,有针对性地做好细致的特殊准备后,才能考虑手术。如有必要可分期手术,暂时改善全身情况后再彻底地手术。

表 1-2　患者耐受性的分类、分级

患者情况	一类		二类	
	Ⅰ级	Ⅱ级	Ⅲ级	Ⅳ级
骨科疾病对机体的影响	局限,无或极小	较少,易纠正	较明显	严重
主要脏器功能变化	基本正常	早期,代偿期	轻度,失代偿期	严重,失代偿期
全身健康状况	良好	较好	差	极差

3.术前讨论

在明确患者诊断、确定其具备手术指征并除外手术禁忌后,应提请术前讨论。此阶段的主要目的在于解决手术方法的问题。

在术前讨论中,首先由主管医师介绍患者的病史、重要体征以及辅助检查等资料,做出诊断,提出强有力的手术指征,同时提出手术治疗的目的及手术方案(包括术前准备情况、手术操作步骤、需要准备的特殊器械、术后结果评价以及术后护理注意事项等)。科内医师对此提出建议及评价,首先需要再次确认诊断是否正确,是否需要进一步检查;其次,评价手术方案是否合理,例如手术途径是否合理等;最后,确定最终手术方案。

4.调整患者的健康状态最佳化

任何一种骨科手术,都需要将每个患者的手术前情况调整到最佳状态。这也是术前准备的目的。通常,手术前需要以下准备工作。

(1)患者心理方面的准备:手术对患者是一种极严重的心理应激,多数患者怀有恐惧感。患者住院后,由于生活环境的改变和工作、家庭联系的暂时中断,特别是对自身疾病的种种猜疑,患者的思想是很复杂的。对即将进行的手术治疗,怀着各种各样的顾虑。如害怕麻醉不满意而术中疼痛;担心手术后不能坚持工作和丧失劳动力;对肿瘤根治性手术的效果悲观失望等。因此,医护人员应和家属、亲友一起共同做过细的思想工作,有针对性地解除患者的各种忧虑,术前向患者本人及家属或单位交代清楚疾病的治疗原则、手术方案以及预后等。同时,与其协商治疗方案,使患者从心理上认清接受手术的必要性,对手术要达到的目的及可能发生的并发症与意外事项等有所了解,增强患者与疾病斗争的决心和坚定康复的信心。同时,诊疗过程中医师和护士要以优质的服务和满腔热忱、无微不至的关怀,使患者对手术充满信心,让患者从医护人员的言行中,建立起对手术的安全感和必胜的信念。

(2)适应性锻炼:长期吸烟者,住院后应立即戒烟。要求特殊体位下手术的患者(如颈椎前路手术,术中取头后仰、颈部过伸姿势),术前2~3天应在医师指导下进行相应的训练。术后病情需要较长时间卧床者,术前应进行卧床大、小便的练习。

(3)饮食的管理:中小手术的饮食一般不需严格限制,但必须在术前12小时禁食,术前6小时禁饮,以防麻醉和手术过程中发生呕吐而误吸入肺。

(4)肠道的处理:局麻下的一般手术,肠道不需要准备。需要全麻和硬膜外麻醉者,手术前一天晚灌肠一次,排出积存的粪块,可减轻术后的腹胀,并防止麻醉后肛门松弛粪便污染手术台。

(5)手术前用药:体质差伴营养不良的患者,术前数天可适当输入适量的清蛋白液、复方氨基酸等,并口服各种维生素。

(6)手术部位的皮肤准备:病情允许时,患者在手术前一天应洗澡、洗头和修剪指(趾)甲,并更换清洁的衣服;按各专科的要求剃去手术部位的毛发,清除皮肤污垢,范围一般应包括手术区周围5~20 cm,剃毛时应避免损伤皮肤。备皮的时间多数在手术前一天完成。手术前一天晚主管医师应该仔细检查皮肤准备情况,如发现切口附近皮肤有破损、毛囊炎,应推迟手术日期。

(7)如术前应用抗凝药物,则可停用抗凝药物,并复查出凝血时间。

(8)高血压、糖尿病患者应控制血压及血糖接近正常水平。

(9)术后功能锻炼,器械的学习与使用。由于骨科手术后患者大多需要配合康复锻炼,因此术前应指导患者学习使用。

(10)如预计要输血,应查血型,做交叉配血试验,备血、预存自体血或准备吸引-收集-过滤-回输装置。

(11)特殊患者的术前准备:术前慢性贫血、营养不良的患者,应给予高蛋白质及高糖饮食,并补给各种维生素,必要时多次少量输血或血浆。幽门梗阻的患者常伴有较严重的水与电解质紊乱,术前应加以纠正,同时每晚用温盐水洗胃1次,共3~5天,有利于胃黏膜炎症与水肿的改善。肝脏疾病的手术前准备应加强保肝措施,以增加肝糖原的储备。

婴幼儿有些器官发育不完善,基础代谢率高,糖原储备量较少,而且总血容量明显低于成年人。手术前应特别注意水、电解质失调的纠正;宜常规应用维生素 K,以纠正术中的出血倾向;即使是短时间禁食,术前也应静脉滴注 5%～10% 的葡萄糖溶液。

老年人的重要生命器官逐渐出现退行性变,代偿和应激能力较差,消化和吸收功能日益减弱。另外,老年人常伴慢性心血管疾病和肺气肿,对手术的耐受力相应较弱。术前应该特别注意改善心功能和肺功能,加强营养,纠正贫血,最大限度地增加手术的安全性。

5.细化医师准备

(1)术前测量与设计:术前有关的绘图、设计、测量等是术前必须做好的准备工作,例如股骨上端截骨术,截骨线的设计、矫正的角度及矫正后的固定措施等都必须在手术前通过描图、剪纸计划好,以期术中能够达到预期矫正的目的。

(2)手术径路的选择:骨科手术途径非常之多,选错途径将增加手术困难,并有损伤重要结构的可能。一般来说,以分开软组织少而能清楚显示病灶的手术途径为最佳途径。

(3)手术体位:手术体位与显露病灶的难易极有关系,为了显露满意,要慎重选择体位和铺无菌巾的方法。

(4)手术部位的定位:在术前要考虑周到,采用何种方法才能做到准确无误,特别是胸椎及胸腰段,如有变形或畸形,术中的定位标志常不明确,易发生错误,应该在术前找好标志,必要时应借助术中 X 线透视或照片定位。

(5)器械准备:骨科手术常需要一些特殊器械和内固定物,为了方便手术,有些器械需要术者亲自选好,交手术室护士灭菌备用。

(6)术中需要行放射线造影、特殊化验检查和冷冻切片检查时,主管医师应在手术前一天与有关科室取得联系。

(三)术前谈话的内容、目的、原则、注意事项及相关法律问题

手术前谈话目的是要通过此次医患间的交流,让患者及其家属了解以下内容。①患者病情诊疗情况及治疗方案的制订,同时介绍此病目前国际治疗水平和规范。②手术治疗的必要性,风险性。③让患者感觉到他已享受到最科学合理的疾病诊断和治疗。④赢得患者及其家属对临床医疗服务和医疗水平的信任。⑤消除对手术风险的恐惧心理,了解抵御风险的措施和能力,以及抵御风险能力的有限性。⑥综合和持续治疗的可能性。⑦手术治疗效果的迟后表现性和不可预测性。

谈话内容:患者疾病的诊断情况,手术治疗的必要性,手术方式选择依据,术中和术后可能出现的不良反应、并发症及意外情况,拟采取的预防术中和术后并发症及意外情况的有效措施,手术治疗的预后和经费估计等方面。

医师在谈话时既要做到全面、准确、自信,又要让患者充满信心,主要就要做到以下几点。

1.全面性

表现在诊断思路、预后及并发症判断的全面性。作为一个外科医师,为一个手术准备时,要对本手术的适应证,风险、医学技术局限性及手术可能遇到的困难和注意事项有一个全面的认识和掌握,有的放矢地把所有的问题都一一列出,并详细介绍给患者及其家属,让患者及家属充分了解病情,从而争取他们的理解、支持和配合,进而充分信任医师,保证医疗工作的顺利进行。

2.准确性

在谈话中,医师要准确清晰地介绍患者病情、诊断、制订的治疗方案及预后等相关情况,进一步增强患者及家属对医师的信任,加强其接受手术治疗的决心和信心。

3.客观性

在与患者谈话时不能有所隐瞒,必须实事求是地描述病情、治疗风险及可能的并发症,避免造成医患关系紧张和相互的不信任,减少并避免医疗纠纷的发生。

4.鼓励性

对于一个患者来说,在术前存在恐惧心理是完全正常的,他们对术中术后的担心是应该的,对其交代时要予以适当鼓励,让其减少或消除这种害怕的心理,用言语来减少可能的并发症的发生率。

5.回避性

对于有些病疾病如肿瘤,患者心理暂时可能不能承受,应该尽量避免当面告知患者病情,但需将详细病情告知其家属、亲戚朋友或监护人。

二、术后处理

手术的结束并不意味着治疗的结束,术后处理是手术治疗的重要组成部分之一,忽视术后处理往往会对手术效果产生负面影响。术后处理也有全身和局部之分,短期和长期之别。

(一)全身处理

与一般外科手术的术后处理基本相同,骨科手术后当天和短期内,须密切观察和及时处理手术创伤和失血反应、麻醉反应、手术并发症,以及观察是否继续失血、原有病情是否加重等。常规观察血压、脉搏、呼吸、体温、神志、液体出入量,治疗方面包括输液、镇痛及抗菌药物的应用等。需要强调以下几个问题。

1.麻醉后反应

骨科手术的麻醉,成人上肢常用臂丛神经阻滞,下肢常用硬脊膜外麻醉。脊柱手术或经胸手术的患者,在术后应重点护理。麻醉的改进并不意味着可以放松术后观察和处理。

2.输液与输血

禁食期间,每天应由外周静脉补入一定数量的葡萄糖、盐水和电解质。成年人每天补液总量为 2 500～3 500 mL,其中等渗盐水不超过 500 mL,其余液体由 5%和 10%的葡萄糖液补充。三天后仍不能进食者,每天可静脉补钾 3～4 g,如有大量的额外丢失,应如数补入。术后有严重低蛋白血症者,可间断补入复方氨基酸、人体清蛋白和血浆,以利于手术创口的愈合。慢性失血伴贫血的患者,术后应继续给予输血,以保证手术的成功。

3.饮食与营养

骨科手术很少干扰胃肠道,多从口服途径给液、给药和补充营养。一般情况下,局部麻醉后饮食不需严格的限制。较大的手术,进食的时间和饮食的种类取决于病变的性质和手术及麻醉的方式。由于手术创伤的影响、麻醉和镇痛药物的作用,术后短时间内患者的食欲有所减退。全身麻醉的患者有正常排气和排便后,开始正常进食。口服饮食的原则是先从容易消化吸收的流质开始,逐步过渡到半流质,最后恢复到正常的普通饮食。

4.抗感染

预防性应用抗生素大大防止了术后感染的发生,但是随便地预防性应用抗生素,非但不能减少感染的发生,反而有促进耐药菌株生长的危险,使医务人员忽视无菌术和手术基本操作的要求,错误地用抗生素来弥补无菌术和手术操作上的缺陷。

一般对于血运丰富的部位,如手部手术、一般软组织手术、时间短、不超过 2 小时的无菌手术,均不需预防性使用抗生素。但对于人工关节置换术、大关节开放手术、脊柱手术等较大的手术或使用内固定的手术,均需考虑预防性应用抗生素。使用的方法为在麻醉后或做切口前从静脉给予抗菌药物 1 个剂量,若手术时间长或污染严重,可在 4～6 小时后再给药 1 次。

一旦手术部位出现感染迹象,宜及时更换广谱、高效及敏感的抗生素,并给予全身支持疗法。当发现切口内有脓液时,宜及时切开引流或闭合冲洗。

5.止痛、镇静和催眠药物的应用

几乎所有的骨科急症患者都会有疼痛和焦虑,使患者情绪尽快稳定下来非常重要。用药应根据患者的体表面积、既往药物应用剂量和病情来决定。

理想的止痛、镇静药物用量应使患者保持规律的昼夜作息制度,即白天清醒无痛,夜间安然入眠。日间因可以分散注意力,轻度的疼痛不适可以忍受,而夜间不同,失眠可导致患者虚弱。可考虑在患者入院后应用非成瘾性止痛剂。

(1)止痛剂:应用前应了解患者疼痛的严重程度。有效的止痛方法是使用由患者控制的胃肠外途径鸦片类止痛剂。胃肠外应用止痛剂,可在避免毒性作用的同时保持血液中最低有效浓度。吗啡和哌替啶是最常用的药物。临床上常用的仍然是阿片类药物,一般在术后可用哌替啶 50～100 mg 或吗啡 5～10 mg,肌内注射,疼痛持续者必要时可以 4～6 小时重复 1 次。患者自控镇痛和椎管内给药镇痛法,如硬膜外注药镇痛是近年来发展的较新的镇痛技术,若使用得当,临床效果较好。

(2)麻醉剂:这些药物有共同的不良反应,持续应用 4 周后会产生成瘾性。药物的作用和不良反应都有个体差异,要通过试验性应用药物尽快找出适合患者的最有效的药物。注意:对于慢性疼痛病史的患者,麻醉剂不能有效地控制疼痛,一般要联合应用止痛剂。药物的不良反应包括抑制呼吸和咳嗽反射、降低膀胱的敏感性和结肠活动、恶心呕吐等,要及早采取干预措施。

(3)镇静催眠药物:对于过度焦虑的患者,镇静药联合止痛剂往往有效。如患者正在接受功能锻炼,要在当天避免使用肌肉松弛药。

6.预防静脉血栓

血栓栓塞是困扰每个手术者的棘手问题。老年人和卧床超过 1 天者都应采取预防措施,包括抬高患肢、鼓励患者做肌肉收缩功能锻炼改善循环,有条件时可应用弹力绷带和弹力袜或使用足底静脉泵。高危患者包括:既往有血栓病史;既往下肢手术史或慢性静脉曲张病史;口服避孕药;肿瘤;骨盆、股骨骨折;吸烟;下肢行关节置换后等。其中,骨科手术深静脉血栓发生率最高,尤以膝关节手术显著,对这些患者应常规预防性治疗,腰麻或硬膜外麻醉可能会减少深静脉血栓发生的概率。对于高危患者,术前应行多普勒超声检查。华法林及低分子量肝素和四肢静脉泵,均可应用于预防性治疗。按美国胸科医师学会(ACCP)指南建议,要给予患者低分子量肝素高危剂量预防,术前或术后要口服华法林,并使国际标准化比值达到 2.5,维持超过 10 天。因骨科手术易出血,建议术后 0～6 小时以高危预防量使用华法林,使国际标准化比值达到 2.0 即可,持续时间可延长为 14～30 天。在预防血栓治疗的同时,要注意抗凝引起的并发症(出血、感染等)。深静脉血栓的预防总原则如下。

(1)对有出血倾向的静脉血栓高危患者,应予以机械性预防,如穿弹力袜。

(2)不需用阿司匹林预防静脉血栓。

(3)低分子量肝素、戊聚糖和阿加曲班等抗凝药均经肾排泄,在应用时应考患者的肾功能状况,必要时应以普通肝素替代。

（4）神经阻滞麻醉时，预防性抗凝治疗需谨慎。

7.各种管道的处理

由于治疗上的需要，骨科手术后的患者常常带有各种管道，因放置管道的目的不同，各管道的拔出时间不尽相同。因此，必须认真管理，既要发挥各管道的治疗作用，又要防止因管道所产生的并发症。

（1）留置导尿管：肛门和盆腔手术后常留有导尿管，留管时间长短不等，少数可长达1～2周。留管期间应记录每天尿量，定时更换外接管和引流瓶，应防止尿管过早脱出。留置时间较长的导尿管，应用呋喃西林溶液冲洗膀胱，拔管前数天可先试夹管，每4小时开放1次，以促使膀胱功能的恢复。

（2）体腔引流管：手术后胸腔引流管等在治疗上有重要意义。术后应仔细观察引流物数量和性质方面的变化，定时更换外接管及引流瓶，保持清洁，防止脱出。引流管的留置时间差异较大，确实达到治疗目的后才能考虑拔管。

（3）切口引流的处理：部分手术为了防止术后切口内积血或积液，术毕于切口内留置有橡皮条或细橡皮管作为引流用，一般24～48小时后拔出。手术创面较大、渗出物较多时，可适当延长时间，但要经常更换已被浸透的敷料，防止切口污染。

（二）局部处理

1.患者的体位

手术后患者的卧床姿势取决于麻醉方法、手术部位和方式，以及患者的全身情况。全麻未清醒之前应平卧并将头转向一侧，以防呕吐物误吸。腰麻手术后应平卧6小时，可减少麻醉后并发症如头痛的发生。胸部、腹部和颈部的手术，如病情许可常采用半侧卧位，有利于呼吸和循环。脊柱或臀部手术后，常采用仰卧位或俯卧位。对于四肢手术，术后多需抬高患肢，其高度一般应超过心脏平面，以利于淋巴、静脉回流，减轻肢体水肿。

2.观察患肢血液循环

手术当天与以后几天密切观察患肢血液循环，是骨科术后处理的重要环节。其次，手术后用引流或负压吸引装置将伤口内的渗血渗液引出，对改善患肢血液循环和预防感染也极为重要。除负压吸引装置外，引流条的放置时间不可超过24小时，否则可增加伤口感染的机会。

3.预防压疮等并发症

患者手术后常需长期卧床休养，容易发生压疮、肺炎、尿路感染或结石等并发症，故定期翻身、协助四肢活动、鼓励起坐、主动活动、深呼吸、多饮水等，都是重要的预防措施。

4.手术切口的处理与观察

（1）无感染的缝合切口：缝合切口无感染时应按时拆除缝合线，并根据切口愈合情况，按统一的要求作出准确记录。①拆线的时间：经临床观察无任何感染迹象的切口，不应随意更换敷料。结合患者的年龄、营养状态、手术部位和切口大小等情况，决定缝线拆除的时间。颈部血运丰富，切口愈合较快，术后4～5天即可拆线；胸腹部切口需7～10天；下肢、腰背部切口需10～14天；腹部减张缝合线的拆除时间不得少于两周。切口一旦发生感染，拆线的时间应该提前。②切口的分类和愈合的记录：根据手术中的无菌程度，通常将缝合的切口分为三类，分别用罗马字Ⅰ、Ⅱ及Ⅲ来表示。而切口愈合的情况也分为三级，分别用甲、乙和丙来表示。每一个患者出院时都要对切口的愈合等级作出正确的记录。

（2）感染切口的处理：切口一旦发生感染，应及时拆除缝线，敞开伤口充分引流。交换敷料时,要仔细清除异物和坏死组织,脓性分泌物应做需氧菌和厌氧菌培养及药敏试验,以便能准确地选用有效的抗生素。若感染逐渐控制,肉芽组织迅速生长,可争取二期缝合,以缩短病程。

(3)观察创口出(渗)血:骨与关节手术后常因骨面继续渗血而创口流血。如渗血面积不大,应加压包扎,流血自止;如流血不止,则需手术探查,予以止血。

(4)观察创口感染:创口疼痛,体温上升,白细胞总数和中性粒细胞百分比上升,切口部位肿胀、波动和压痛等,显示有化脓性感染,治疗原则是有脓排脓。

5.石膏护理

石膏固定待石膏干硬后才能搬动,注意观察末梢血液循环情况,防止并发症,后期还应观察石膏有无松动或折断,防止固定失败。拆石膏的时间,则决定于所做的手术以及 X 线表现。

6.功能锻炼

功能锻炼可促进局部功能的恢复和全身健康,手术后应尽早活动,活动强度和幅度要循序渐进。早期活动可改善呼吸和循环,减少肺部并发症和下肢深静脉血栓形成的机会,也有利于胃肠道和膀胱功能的迅速恢复。

(三)手术后的对症处理

1.恶心、呕吐

手术后恶心、呕吐是麻醉恢复过程中常见的反应,也可能是吗啡一类镇痛剂的不良反应。随着麻醉药和镇痛药作用的消失,恶心和呕吐即可停止,不需要特殊处理。但频繁的呕吐也可能是某些并发症的早期症状之一,呕吐有阵发性腹痛时,应想到机械性肠梗阻的存在。处理上要有针对性,如果无特殊情况,给予适当的镇静剂或解痉药即可。

2.腹胀

腹部手术后胃肠道的蠕动功能暂时处于抑制状态,手术创伤愈大,持续时间愈长。胃肠道蠕动功能在术后 48～72 小时逐渐恢复,大致经过"无蠕动期-不规律蠕动期-规律蠕动期"三个阶段。胃肠道蠕动功能未能恢复之前,随着每一次呼吸所咽下的空气在消化道内大量积存,是引起腹胀的主要原因。严重的胃肠胀气可压迫膈肌影响肺的膨胀,压迫下腔静脉使下肢血液回流受阻,增加了深静脉血栓形成的机会。非胃肠道本身的手术,防治术后腹胀的主要措施是肌内注射新斯的明 0.5 mg,每 4 小时 1 次,能促进肠蠕动的恢复。

3.排尿困难

多发生于肛门、直肠和盆腔手术后的患者,全身麻醉或脊髓内麻醉后也可引起,前者系由于切口疼痛反射性引起膀胱括约肌痉挛,后者是由于排尿反射受到抑制。少数患者由于不习惯卧床排尿,下腹膨胀有排尿感,但无法排出。处理方法:病情允许时,可协助患者改变姿势(或侧卧或立位)后排尿,也可于膀胱区进行理疗、热敷和按摩,以促进排尿。一般措施无效时,应在无菌操作下予以导尿,并留置尿管 2～3 天后拔除。尿潴留:创伤或术后尿潴留并不少见,如果膀胱已经扩张,需要有数天时间才能恢复至正常的敏感性,因此如果患者需要导尿的话,应使用细尿管,5 mL 气囊,留置尿管接引流袋。尿管应放置到患者下地行走或白天不用麻醉剂治疗为止。

4.便秘

尽量采取有效的措施,保证患者的大便习惯不受影响,饮食习惯改变和止痛剂的应用常会引起便秘。如果患者正常进食后仍有便秘,可口服通便灵或麻仁润肠丸,必要时可用开塞露塞肛或灌肠。矿物油也会有所帮助,但会造成维生素吸收障碍。

5.肺炎

长期卧床的患者容易发生坠积性肺炎。术后鼓励患者咳嗽、雾化吸入、使用化痰药,防止术后肺不张。一旦发生肺炎,需要使用敏感的抗生素及有效地排痰。

6.压疮

压疮容易出现在高龄、重症疾病及神经系统疾病的患者中,好发部位为腰骶部、足跟、臀部等。压疮可以成为感染源,甚至危及生命。加强护理、经常变换体位、使用特殊床垫、积极治疗全身疾病及纠正营养不良是预防压疮的基本手段,一旦发生后,对严重程度达三度者应尽早行清创及肌皮瓣覆盖。

7.心血管系统并发症

对于老龄患者,术前许多人合并有心血管疾病,术后可以发生心律失常、心绞痛、心肌梗死,严重者可以发生心力衰竭、心搏骤停。术后宜加强监测,必要时送入重症监护室,一旦发生意外,需及时处理,并请内科会诊。

三、术后康复

骨科手术后康复治疗的目的是通过综合性康复治疗,巩固和扩展手术效果,改善和恢复功能,预防疾病的复发,使患者重返社会和改善生存质量。广义的术后康复治疗除了功能训练和假肢矫形器辅助治疗以外,还包括物理治疗、心理治疗、康复咨询、药物、护理等。

(一)功能锻炼

在骨科临床中常用的功能锻炼在康复医学中也称运动疗法,是利用运动锻炼,通过促进功能恢复或功能代偿来促进机体康复的方法。功能锻炼对预防并发症及保持整体健康有重要意义,为大部分骨科患者所必需,是骨科康复的基本方法,其他康复疗法则起辅助及补充作用。功能锻炼时的肢体和躯干运动,按运动方式分为主动运动、被动运动和助力运动。外力作用于人体某一部分所引起的动作称为被动运动,一般用于维持或增大已受限制的关节活动范围、防止肌肉萎缩和关节挛缩。依靠患者自身的肌力进行运动的方式称为主动运动,主要用于维持关节的活动范围、增强肌力和持久力以及增强肌肉间协调性的训练。助力运动在肌肉主动收缩的基础上施加被动助力,适用于肌力在三级以下或病体虚弱时完成运动,以保持和改善肌力及关节活动度。应用专用的器械,在一定的范围内做持续的被动运动,以改善关节及周围组织的血液和淋巴循环、改善组织营养的方法称为连续被动运动。当肌力和关节活动度恢复到一定程度后,还应通过进一步的功能锻炼,如跑步、行走、骑车、游泳、跳绳、踏车和平衡板等增进机体的运动耐力、运动敏捷性和协调性,为即将回到日常工作和运动中做最后的准备。这些锻炼同时能增进患者的耐力。

1.肌力锻炼

肌纤维按碱性染色的深浅分为Ⅰ型和Ⅱ型纤维。Ⅰ型统称为慢肌纤维,其收缩较慢,厌氧潜能很低,对抗疲劳的能力很大,是做低强度运动及休息时维持姿势的主要动力。Ⅱ型统称为快肌纤维,其中ⅡB型收缩快,厌氧潜能很高,产生张力高,易疲劳,是做高强度运动时的主要动力。不同的肌力锻炼方式,对运动单元募集率的程度及Ⅰ、Ⅱ型纤维的作用程度不同。一般而言,损伤后首先萎缩的是慢肌纤维,这可能主要是由于慢肌纤维容易反映正常本体感觉的消失,因此,应先做慢速功能的康复治疗,然后做快速功能的康复治疗。肌力锻炼时应正确掌握运动量与训练节奏,根据疲劳和超量恢复的规律,无明显疲劳时不会出现明显的超量恢复,故每次肌肉训练应引起一定的肌肉疲劳,但过大的运动量可引起肌肉急性劳损,过于频繁的练习易使疲劳积累,

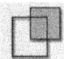

导致肌肉劳损。肌力锻炼时还应注意无痛锻炼,因为疼痛往往是引起或加重损伤的警告信号。有心血管疾病的患者,在锻炼时还需注意心血管反应和必要的监护。

(1)等长锻炼:等长锻炼是指肌肉收缩但肌肉长度和关节位置没有发生明显改变,是肢体被固定、关节活动度明显受限制或存在关节损伤等情况下防止肌肉萎缩、增强肌力的一种康复技术。优点是容易执行和重复,不需要特殊仪器和花费不多。缺点是有显著的角度和速度特异性,有报道认为这种锻炼对增强肌肉的耐力作用较差,同时对改善运动的精确性、协调性无明显帮助。通过选择一定的角度进行锻炼能最大限度地全面增强肌力,同时减少对组织愈合的影响。通过双侧肢体的锻炼,可最大限度地利用"交叉"效应,即健侧肢体锻炼同样能增强患肢的肌力(大约30%)。每次等长收缩的时间不宜过长,一般不超过10秒。对那些因为害怕疼痛而不愿做自主收缩者,可用经皮电神经刺激,刺激强度应介于其感觉和运动阈之间,每次治疗时间约为10分钟。

(2)等张锻炼:等张锻炼时肌纤维长度改变,张力基本不变,同时产生关节活动。根据肌肉在收缩中长度变化的不同,又分为向心性和离心性收缩。向心性收缩时肌肉两端相互靠近,是维持正常关节活动的主要方式;离心性收缩时肌肉被动拉长,主要用于姿势的维持。等张锻炼典型的方法是直接或通过滑轮举起重物的练习,如哑铃或沙袋等。其优点是容易执行,需要的器械很少,能够很好地提高肌肉的肌力和耐力;缺点是等张锻炼时肌力输出和所受的阻力,将随着不断改变的关节角度和力矩而变化,还受到运动加速及减速的影响,阻力负荷不能大于运动周期中最低的肌力输出,否则无法完成全幅度运动。这样,在每一个周期中大部分时间所承受的负荷偏低,影响锻炼效果。

渐进性抗阻训练是 Delorme 首先提出并逐渐发展起来的经典的等张收缩训练。其原理是基于大负荷、重复次数少的练习有利于发展肌力。先测得某一肌群重复10次所能完成的最大负荷,以此负荷量为基准分三段训练。第一段取50%的最大负荷量重复10次;第二段取75%的最大负荷量重复10次;第三段取100%的最大负荷量重复10次。每天完成三段训练1次。当在最大负荷量下能完成15次时,需提高最大负荷标准。

(3)等速锻炼:由 Hislop 和 James Perrine 提出等速运动的概念,被认为是肌力测试和训练技术的一项革命。等速收缩需依赖特殊的等速肌力仪,锻炼时关节的活动速度恒定,但阻力会随肌力而变化。肌纤维可缩短或拉长,产生明显的关节活动,类似肌肉等张收缩。运动中等速仪提供的是一种顺应性阻力,如果肌肉收缩产生过多的力则为设备所吸收,转化为阻力,阻力和肌肉收缩时产生的力相互适应,即在一定的范围内用力越大,阻力也越大,所以等速收缩兼有等张和等长收缩的某些特点或优点,可使肌肉在短时间内增强肌力。等速技术在临床上主要运用于对肌肉功能进行评定、对各种运动系统伤病后的肌肉进行针对性的康复训练、对康复治疗进行客观的疗效评定等。等速锻炼的优点是安全、客观、重复性好、锻炼效率高等。缺点是这种锻炼是非生理性的,而且设备昂贵,锻炼时花费时间较多,使用过程中最好有康复师指导。

2.关节活动度练习

疾病和手术后的关节活动障碍主要是因为关节韧带、关节囊和关节周围肌腱挛缩或关节内外粘连所致,属于纤维性挛缩。制动后肌肉发生萎缩,首先发生萎缩的是慢肌纤维,可能是由于慢肌纤维容易反映本体感觉的消失。在制动第5周,股四头肌大约萎缩40%。如果固定在肌肉短缩的位置,其萎缩的速率还可以加快。肌肉萎缩伴随着肌力下降。缺乏运动和负重的刺激,软骨细胞和纤维软骨细胞的营养就会受到影响。产生的废物也不能被消除,因而影响其正常的新陈代谢,表现为软骨细胞的异染性、含水量下降,细胞聚集成团,软骨受到破坏。这种变化超过8周就不可逆。成纤维细胞产生的胶原纤维循着应力方向排列,缺乏应力刺激其排列就会缺乏规律。在关节囊部位,这种变化加上原有胶原纤维的吸收会造成关节僵硬。对于韧带会造成韧带附着部位的吸收,韧带中胶原纤维顺应性和张力下降。制动8周后,韧带止点处的强度减少40%,刚度减少30%。由于制动产生不利于功能恢复的变化,而且制动6周后,这种变化的结果将非常严重,有些甚至是不可逆的,因此在条件允许的前提下,应该尽早进行主动或被动运动。

关节活动度练习的基本原则是逐步牵伸挛缩和粘连的纤维组织,需要注意的是及早地活动关节能防止关节组织的粘连和萎缩。大多数锻炼能够并且应该由患者单独完成,少数则需在康复师的指导下或借助特殊的器械来完成。应强调依据患者的个体情况决定活动开始的时间和活动范围。方法如下。

(1)主动运动:动作宜平稳缓慢,尽可能达到最大幅度,用力以引起轻度疼痛为度。多轴关节应依次进行各方向的运动。每个动作重复20~30次,每天进行2~4次。

(2)被动运动:按需要的方向进行关节被动运动,以牵伸挛缩、粘连的组织。但必须根据患者的疼痛感觉控制用力程度,以免引起新的损伤。

(3)助力运动:徒手或通过棍棒、绳索和滑轮装置等方式帮助患者运动,兼有主动和被动运动的特点。

(4)关节功能牵引法:利用持续一定时间的重力牵引,可以更好地牵伸挛缩和粘连的纤维组织,从而更有效地恢复关节活动度。

3.耐力锻炼

耐力是指有关肌肉持续进行某项特定任务的能力。特点是肌肉维持姿势及做较低强度的反复收缩,主要针对不易疲劳和中度耐疲劳的Ⅰ型和ⅡA型纤维。其能量消耗依靠糖原及脂肪酸的氧化分解来提供,而不同于大强度快速运动时依靠无氧酵解供能,故不易造成体内的乳酸积聚。耐力性运动涉及全身性大肌群时,机体的有氧代谢大大活跃,故也称为有氧运动。有氧代谢能力同呼吸系统的摄氧、循环系统的运氧和参与能量代谢的酶的活力有关,因此有氧训练实质上是一种增强呼吸、循环、代谢功能的方法,其运动强度为最大耗氧量的40%~70%。有氧运动锻炼可维持或提高患者的有氧运动能力,减少日常活动中的劳累程度,提高日常生活的活动能力,还可以改善心、肺及代谢功能,控制血脂及体重,对防止血管硬化及心血管疾病、提高远期生存率有重要作用。

4.持续被动锻炼

持续被动锻炼已成为关节外科康复中的一个重要内容。持续被动锻炼被证明能增进关节软骨的营养和代谢、促进关节软骨的修复和向正常的透明软骨转化、预防关节粘连、防止关节挛缩、促进韧带和肌腱修复、改善局部血液淋巴循环、预防静脉血栓、促进肿胀、疼痛等症状的消除等。持续被动锻炼需用专用的器械进行,关节活动度一般从无痛可动范围开始,以后酌情增加。运动速度一般选择每分钟1个周期。运动持续时间原为每天20小时,现多缩短为每天进行12小时、8小时、4小时,也有每天2次,每次1~2小时。持续被动锻炼适用于人工关节置换术或韧带重建术后,也适用于关节挛缩、粘连松解术或关节软骨损伤修复术后、自体游离骨膜或软骨膜移植修复术后、四肢骨折尤其是关节内或干骺端骨折切开复位内固定术后等康复锻炼。

（二）物理疗法

物理疗法简称理疗，是康复医学的重要组成部分，主要是利用各种物理因子作用于人体，预防和治疗疾病，促进机体康复。按作用的物理因子分类，一般分为两大类。第一类为自然的物理因子，包括矿泉疗法、气候疗法、日光疗法、空气疗法、海水疗法等；第二类为人工物理因子，包括电疗法、光疗法、超声疗法、磁疗法、冷疗法及水疗法等。骨科康复多采用人工物理因子，主要治疗作用包括消炎、镇痛、改善血液循环、兴奋神经及肌肉组织、促进组织再生、促进瘢痕软化吸收、促进粘连松解和调节中枢神经系统及自主神经系统功能等。

1.光疗法

光疗法是利用日光或人工光线（红外线、紫外线、激光）防治疾病和促进机体康复的方法。

（1）红外线疗法：应用光谱中波长为 $0.70\sim400\ \mu m$ 的辐射线照射人体治疗疾病，称为红外线疗法。红外线治疗作用的基础是温热效应。在红外线照射下，组织温度升高，毛细血管扩张，血流加快，物质代谢增强，组织细胞活力及再生能力提高。红外线治疗慢性炎症时，可改善血液循环，增加细胞的吞噬功能，消除肿胀，促进炎症消散。红外线可降低神经系统的兴奋性，有镇痛、解除横纹肌和平滑肌痉挛以及促进神经功能恢复等作用。红外线还经常用于治疗扭挫伤，促进组织水肿与血肿消散，减少术后粘连，促进瘢痕软化，减轻瘢痕挛缩等。红外线疗法在骨科多应用于亚急性或慢性损伤、扭伤、肌肉劳损、周围神经损伤、骨折、腱鞘炎、术后粘连等，但有高热、出血倾向及恶性肿瘤者都禁用红外线治疗。

（2）紫外线疗法：紫外线的光谱范围是 $400\sim100\ nm$ ，应用人工紫外线照射来防治疾病称为紫外线疗法。紫外线的治疗作用包括抗炎、镇痛、加速组织再生、调节神经、脱敏、增强免疫功能等。多适用于各种感染性疾病、术后感染、神经痛和神经炎等的防治，恶性肿瘤、红斑狼疮、光敏性皮炎、出血倾向等都禁用紫外线治疗。

（3）激光疗法：应用物体受激光辐射所产生的光能来治疗疾病，称为激光疗法。激光的生物学效应包括热效应、机械效应、光化学效应和电磁效应。激光的治疗作用为消炎、止痛和促进组织再生。在骨科可适用于伤口感染、扭挫伤、神经炎和肩周炎。

2.电疗法

（1）直流电疗法：直流电疗法使用低电压的平稳直流，通过人体的一定部位以治疗疾病，是最早应用的电疗方法之一。目前，单纯应用直流电疗法较少。但它是离子导入疗法和低频电疗法的基础。在直流电的作用下，局部小血管扩张，血液循环改善，加强组织的营养，提高细胞的生活能力，加速代谢产物的排除，因而直流电有促进炎症消散、提高组织功能、促进再生过程等作用。直流电可改变周围神经的兴奋性，并且有改善组织营养、促进神经纤维再生和消除炎症等作用，因此直流电常用以治疗神经炎、神经痛和神经损伤。断续直流电刺激神经干或骨骼肌时，在直流电通断的瞬间引起神经肌肉兴奋，而出现肌肉收缩反应。断续直流电可用以治疗神经传导功能失常和防治肌肉萎缩。直流电疗法在骨科适用于骨折、骨折延迟愈合、周围神经损伤、神经痛、神经炎、术后瘢痕粘连等的治疗。急性湿疹、急性化脓性炎症、出血倾向禁用。

（2）直流电药物离子导入疗法：在直流电场的作用下，使药物离子从皮肤黏膜进入体内以治疗疾病的方法，称为直流电离子导入疗法。该疗法的作用是直流电和药物的综合作用，适用于周围神经炎、神经痛、骨折、术后瘢痕粘连等。

3.超声波疗法

频率 $>20\ kHz$ 的高频声波对组织有温热和机械作用。与其他热疗作用一样，超声波也具有镇痛、缓解肌肉痉挛和加强组织代谢的作用。此外,还能促进骨痂生长。对新鲜的软组织损伤,超声波可以止痛、弥散血肿和软化瘢痕组织。在骨科可用于腕管综合征、急性腰扭伤、肩周炎、腱鞘炎、网球肘等,但若使用过量,可能会损伤组织,须格外小心。

4.传导热疗法

利用各种热源直接传给人体,达到防治疾病和康复目的的方法称为传导热疗法。以蜡疗常用。石蜡加热融化后涂布于体表,将热能传至机体。石蜡的温热作用能促进局部血液循环增快,使细胞通透性增强,有利于血肿吸收和水肿消散,提高局部新陈代谢,从而具有消炎作用。由于石蜡在冷却过程中凝固收缩,对皮肤产生柔和的机械压迫作用,能防止组织内的淋巴液和血液渗出,促进渗出液的吸收,并使热作用深而持久。此外,石蜡内含有油质,对皮肤和结缔组织有润滑、软化和恢复弹性的作用。适用于扭挫伤、肌肉劳损、关节功能障碍、瘢痕粘连及挛缩、局部循环障碍。但恶性肿瘤和有皮肤感染者禁用此法。

5.磁疗法

利用磁场作用于人体治疗疾病,称为磁疗法。不同强度的磁场具有镇痛、镇静、消肿和消炎作用。适用于软组织损伤、肌纤维组织炎、创伤及术后疼痛、肩周炎及网球肘等。

6.冷疗法

利用寒冷刺激人体皮肤和黏膜治疗疾病,称为冷疗法。冷疗法的作用为消炎止痛、抗高热和抗痉挛。低温可使细胞渗出降低,周围血管收缩,血流量减少,阻止水肿的产生。低温还可使神经传导速度降低,感觉敏感度减弱。常用的冷疗法是局部冰袋或冰水湿敷,还可用雾状冷却剂。适用于扭挫伤、撕拉伤、肩周炎、肌肉痉挛等。但有感觉缺失、闭塞性脉管炎、雷诺病、高血压时禁用。

(三)心理康复

骨科患者常伴有一定的心理障碍,他们悲观失望、情绪低落,甚至有轻生念头。对这些患者应做好心理康复工作。心理康复的原则是观察患者各阶段的心理反应,采取必要的对策。通过宣传解释、讨论交流、经常鼓励等方法,给予心理支持,使患者建立康复信心,提高功能锻炼的积极性,克服悲观、抑郁、消极情绪及各种思想负担。必要时使用行为疗法及抗抑郁、抗焦虑的药物治疗。

医师与患者之间应建立相互信任。对患者讲述病情和预后要简练、通俗,有说服力。避免模棱两可的意见或使用威胁性语气。目的是使患者了解病情,得到安慰和稳定情绪,增强战胜疾病的希望。在对患者解说病情和治疗方案时不应夸大其词,因为对疾病的过度忧虑往往会加重病情,甚致使患者产生逆反心理,拒绝治疗。心理康复要因人而异,对患有同一种疾病的不同患者,其心理治疗的方法是不同的。

此外,对严重功能障碍的患者应鼓励其参加力所能及的活动和工作。使他们感到自己是一个有用的人,这对心理康复也极有帮助。

(四)作业疗法

作业疗法是针对身体、精神、发育上有功能障碍或残疾,以致不同程度地丧失生活自理和原有职业能力的患者,进行个体化治疗和作业训练,使其恢复、改善和增强生活、学习和劳动能力,在家庭和社会中重获有意义的生活。作业疗法其实就是将脑力和体力综合运用在日常生活、游戏、运动和手工艺等活动中进行治疗。

作业疗法的适应证十分广泛。凡需要改善四肢与躯干运动功能(特别是日常生活活动和劳动能力)、身体感知觉功能、认知功能和情绪心理状态、需要适应生活、职业、社会环境者,都适宜作业疗法训练。骨科的许多疾病都是作业疗法的适应证,例如截瘫、肢体残缺、周围神经损伤、手外伤和老年性骨科疾病患者等。

专门的作业疗法活动:①教授日常生活技巧;②提高感觉-运动技巧,完善感觉功能;③进行就业前训练,帮助就业;④培养消遣娱乐技能;⑤设计、制作或应用矫形器、假肢或其他辅助器具;⑥应用特殊设计的手工艺和运动,来提高功能性行为能力;⑦进行肌力和关节活动锻炼和测试;⑧帮助残疾人适应环境等。

(五)假肢

对于伤残者可通过康复工程的方法和手段提供功能替代装置,促使功能恢复、重建或代偿。这类装置主要包括假肢、矫形器等。

假肢是为恢复原有四肢的形态和功能,以补偿截肢造成的肢体缺损而制作和装配的人工上、下肢。

1.上肢假肢

目的是在上肢截肢或缺失后,用类似于上肢外观的假体改善外观形象,并利用残存功能或借助外力代替部分功能。

上肢假肢包括假手指、掌部假肢、前臂假肢、肘离断假肢、上臂假肢、肩离断假肢。按动力来源可分为自身动力源与外部动力源假手,按手的使用目的分为功能手、装饰手和工具手。

(1)功能手:假肢有手的外表和基本功能,动力源来自自身关节运动,分随意开手、随意闭手二类。

(2)装饰手:假肢无自动活动功能,只为改善仪表或平衡重力。

(3)工具手:为了从事专业性劳动或日常生活而设计、制造的。由残肢控制与悬吊装置、工具连接器和专用工具构成,一般不强调其外观,但很实用。

(4)外部动力假手:分电动和气动两类。电动手以可重复充电的镍镉电池为能源、微型直流电机为动力驱动假手的开闭。按其控制方法可分为开关控制和肌电控制,后者即肌电假手或称生物电假手,其控制原理是利用残存的前臂屈肌、伸肌群收缩时产生的肌电讯号,由皮肤表面电极引出,经电子线路放大,滤波后控制直流电机的运动。肌电手开闭假手指随意、灵活,功能活动范围较大,但结构复杂,费用高,使用前应经较长时间的训练。

2.下肢假肢

目的是满足负重,保持双下肢等长和行走。下肢假肢除需模拟下肢一定的活动度外,要求有很好的承重及稳定性能,并坚固耐用。与上肢假肢相比,下肢假肢发展更早,使用更普遍。随着科学技术的进步,专家们提出了较完善、系统的假肢装配理论,使假肢学逐步成为涉及面颇广的一门学科,并不断地发展和完善。近几年在下肢假肢的研究中,值得注意的是不满足于使患者站立和行走这两个基本要求,而且发展了适应不同需要的、具有各种不同功能的假肢,以及直接与骨骼相连的种植型假肢。与此同时,围绕着改善患者步态、节省体力、适应不同截肢残端等要求,进行了大量的研发工作。

(六)矫形器的应用

矫形器又称辅助器,用于人体四肢、躯干等部位,通过外力作用以预防、矫正畸形,治疗骨关节及神经肌肉疾病并补偿其功能。

矫形器的主要作用:①通过限制关节的异常活动或运动范围,稳定关节,减轻疼痛或恢复承重功能;②通过对病变肢体或关节的固定促进病变痊愈;③防止畸形的发展或矫正畸形;④可减少肢体、躯干的轴向承重,减轻关节受力,保护关节。

1.脊柱矫形器

主要用于限制脊柱运动、稳定病变节段、减轻疼痛、减少椎体承重、促进病变愈合、保护麻痹的肌肉、预防和矫正畸形。可分为颈椎矫形器、固定式脊柱矫形器及矫正式脊柱矫形器。值得注意的是各型脊柱矫形器都具有制动作用,长久使用必然引起肌肉萎缩、脊柱僵硬等不良后果,故应掌握好适应证,尽可能避免长期使用。并注意使用期间配合主动运动锻炼。

2.上肢矫形器

主要作用是保护麻痹的肌肉,防止拮抗肌挛缩,防止或矫正关节畸形,改善功能。按其主要功能分固定性、矫正性和功能性三大类。

(1)固定性上肢矫形器的主要作用是局部相对制动,用于辅助治疗骨不连、关节炎或保护愈合组织等。

(2)矫正性上肢矫形器对某些关节的挛缩畸形起持续矫正作用,或限制关节的异常活动以防止畸形。

(3)功能性上肢矫形器可用于上肢肌肉瘫痪时,通过稳定松弛的关节来改善功能活动。

3.下肢矫形器

主要用于辅助治疗神经肌肉疾病、骨与关节疾病。按其功能分为承重性、稳定性和矫形性,按其覆盖范围分为足矫形器、踝足矫形器或称短腿支具、膝踝足矫形器或称长腿支具、带骨盆带的长腿支具等。

（潘　伟）

第二章

肩部损伤

第一节 锁骨骨折

锁骨骨折是临床常见的骨折之一,占全身骨折的6%左右,各种年龄均可发生,但青壮年及儿童多见。发病部位以中1/3处最多见。

一、病因、病机

(一)间接暴力

间接暴力是引起锁骨骨折最常见的暴力,如跌倒时,手掌、肘部或肩部触地,传导暴力冲击锁骨发生骨折,多为横断形或斜形骨折。骨折内侧因胸锁乳突肌的牵拉作用向后上移位,外侧因上肢的重力作用和胸大肌的牵拉作用向前下方移位图(图2-1)。

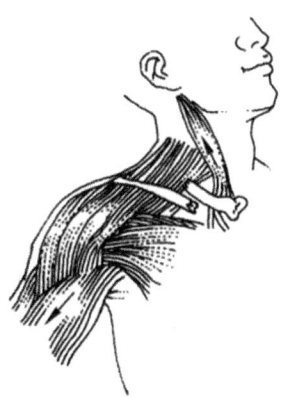

图2-1 锁骨骨折移位图

(二)直接暴力

暴力从前方或上方作用于锁骨,可发生锁骨的横断或粉碎骨折,幼儿多为横断或青枝骨折。骨折移位严重时可伤及锁骨下方的臂丛神经,锁骨下动、静脉。

二、临床表现

锁骨全长均位于皮下,骨折后局部有肿胀和压痛,触诊可摸到移位的骨折端,可闻及骨擦音和触到异常活动,患肩下沉,并向前、内倾斜。患者常用健侧手掌托起患肢肘部,以减轻因上肢的重量牵引所引起的疼痛;同时头部向患侧偏斜,使胸锁乳突肌松弛而减轻疼痛。患肢活动功能障碍。幼儿因不能自述疼痛部位,且锁骨处皮下脂肪丰满,畸形不甚明显。但若不愿活动上肢,且于穿衣伸手入袖或上提患肢有啼哭等症状时,应仔细检查是否有锁骨骨折。锁骨骨折刺破皮肤或损伤臂丛神经及锁骨下血管者较少见。

三、诊断与鉴别诊断

锁骨骨折的患者通过外伤史,临床的症状、体征及 X 线检查诊断并不困难。锁骨外侧 1/3 骨折需与肩锁关节脱位相鉴别。骨折患者一般疼痛、肿胀更加明显,有骨折的特有症状、骨擦音和异常活动等。X 线可以明确诊断。

四、治疗

(一)儿童青枝骨折及成人无明显移位的骨折

可用三角巾或颈腕吊带悬吊 2～3 周即可痊愈。

(二)锁骨有移位骨折

骨折端局部血肿内麻醉。患者坐在橙子上,两手叉腰挺胸。首先进行牵引。

(1)一助手立于患者背后,用两手反握两肩前下腋侧,两侧向外后上扳提,同时用一个膝部顶住患者背部胸椎棘突,使骨折远侧端在挺胸的作用及助手两手向后上扳提的作用下,使两骨折端被牵引拉开,两骨折端的轴线在一个直线上,多数可自行复位(图 2-2)。

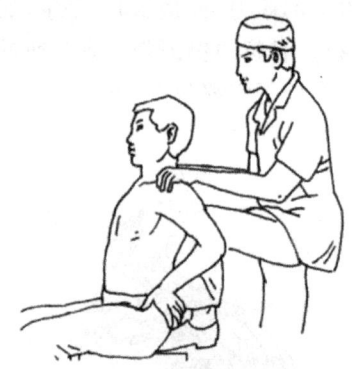

图 2-2　锁骨骨折手法复位(一)

(2)上述的牵引方法,向后上扳提的作用力较大,而向外的牵引力则较弱,常因远侧骨折端向外的牵引力不够,影响手法复位。因此,另一助手一手推顶伤侧胸壁,另一手向外牵拉伤肢上臂,协助第一助手缓缓将远侧骨折牵开,再行手法复位。

(3)手法复位,在助手牵引的情况下,术者立于患者面前,用两拇指及示指摸清并捏住两骨折端向前牵拉,即可使骨折复位。或用两拇指摸清两骨折端,并以一拇指及示指捏住近侧骨折端向前下侧牵拉,同时另一手拇指及示指捏住远侧骨折端向后上方推顶,也可使骨折端复位(图 2-3)。

手法复位后,将向外的牵引力稍放松一些,使对位的两骨折端互相嵌紧,然后进行外固定。

(三)外固定方法

1.“8”字形绷带固定

将棉垫或纸压垫放置于两骨折端的两侧,并用胶布固定;两侧腋窝放置棉垫,用绷带行“8”字形缠绕固定,绷带经患侧肩部腋下,绕过肩前上方,横过背部至对侧腋下,再绕过对侧肩前上方,经背部至患侧腋下,包绕8～12层,缠绕绷带时应使绷带的两侧腋部松紧合适,以免引起血管或神经受压(图2-4)。

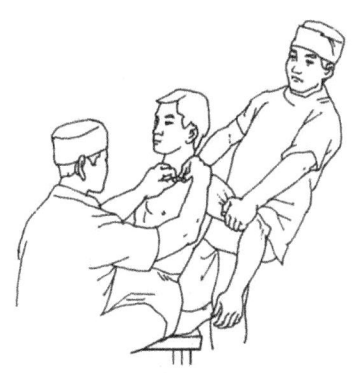

图 2-3　锁骨骨折手法复位(二)

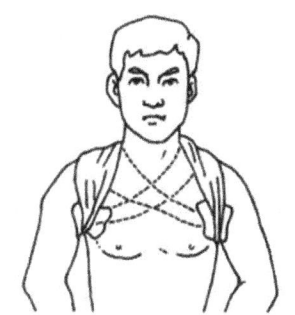

图 2-4　锁骨骨折“8”字绷带固定法

2.双圈固定

用绷带缠绕棉花制作好大小合适的绷带圈两只,于手法复位前套于两侧腋部,待骨折复位后,用棉垫或纸垫将两骨折端上下方垫压合适,并用胶布固定。从患者背侧拉紧此两布圈,在其上下各用一布带扎牢,维持两肩向外、向上后伸;另用一布带将两绷带圈于胸前侧扎牢,以免双圈滑脱(图2-5)。

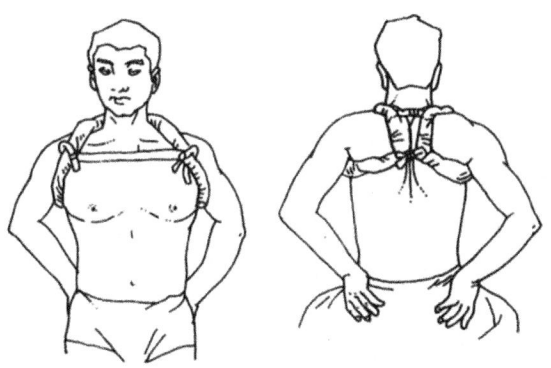

图 2-5　锁骨骨折双圈固定法

用以上两种固定方法固定后,如出现手及前臂麻木感或桡动脉搏动摸不清,表示固定过紧,有压迫血管或神经的情况,应立即给予固定适当放松,直至症状完全解除为止。

(四)手术治疗

手法治疗难获满意疗效者、或多发性骨折等情况,可行手术治疗。

五、预防与调护

骨折整复固定后,平时应挺胸抬头,睡觉时应平卧位,肩胛骨间稍垫高,保持双肩后仰,有利于

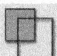

骨折复位。固定初期可做腕、肘关节的屈伸活动。中、后期逐渐做肩关节功能练习,尤其是肩关节的外展和内、外旋运动。肩部长时间固定,易出现肩关节功能受限,所以早期功能锻炼十分必要。

(潘　伟)

第二节　肩胛骨骨折

肩胛骨位于两侧胸廓后上方,周围有丰厚的肌肉覆盖,骨折较为少见。肩胛骨对上肢的稳定和功能起着重要的作用,骨折后如不能得到正确治疗,可能会对上肢功能造成严重影响。

一、骨折分类

(一)按部位分类

肩胛骨骨折按解剖部位可分为肩胛体骨折、肩胛冈骨折、肩胛颈骨折、肩胛盂骨折、喙突骨折和肩峰骨折等。肩胛体和肩胛冈骨折最为常见,其次为肩胛颈骨折,然后是肩胛盂骨折、肩峰骨折、喙突骨折,不少骨折属于上述各类的联合骨折。另外,还有肌肉和韧带附着点的撕脱骨折、疲劳或应力骨折。

1.肩胛盂关节内骨折

此类骨折可进一步分为6型。①Ⅰ型盂缘骨折:通常合并肩关节脱位。②Ⅱ型骨折:是经肩胛盂窝的横形或斜形骨折,可有肩胛盂下方的三角形游离骨块。③Ⅲ型骨折:累及肩胛盂的上1/3,骨折线延伸至肩胛骨的中上部并累及喙突,经常合并肩锁关节脱位或骨折。④Ⅳ型骨折:骨折线延伸至肩胛骨内侧。⑤Ⅴ型骨折:是Ⅱ型和Ⅳ型的联合类型。⑥Ⅵ型骨折:是肩胛盂的严重粉碎性骨折。

2.喙突骨折

根据骨折线与喙锁韧带的位置关系,可进一步分成两型。①Ⅰ型骨折:位于韧带附着点后方,有不稳定倾向。②Ⅱ型骨折:位于韧带前方,稳定。

(二)按关节内外分类

根据骨折是否累及肩盂关节面,肩胛骨骨折可分为关节内骨折和关节外骨折。关节外骨折根据稳定性,又可进一步分为稳定的关节外骨折和不稳定的关节外骨折两种。

1.关节内骨折

此类骨折为涉及肩胛盂关节面的骨折,常合并肱骨头脱位或半脱位。肩胛盂骨折中只有10%有明显的骨折移位。

2.稳定的关节外骨折

此类骨折包括肩胛体骨折、肩胛冈骨折和一些肩胛骨骨突部位的骨折。单独的肩胛颈骨折一般较稳定,也属稳定的关节外骨折。

3.不稳定的关节外骨折

此类骨折主要指合并锁骨中段移位骨折的肩胛颈骨折,即"漂浮肩"(图2-6)损伤,该损伤常由严重暴力引起,此种骨折造成整个肩胛带不稳定。由于上臂的重力作用,它有向尾侧旋转的趋势。常合并同侧肋骨骨折,也可损伤神经血管束,包括臂丛神经。

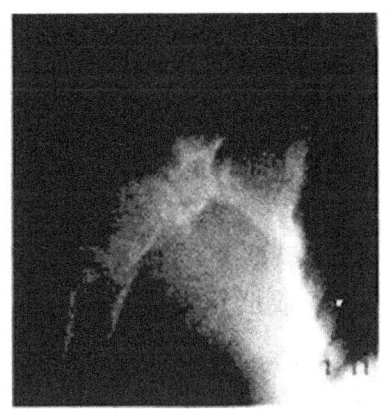

图 2-6 "漂浮肩"损伤

二、临床表现及诊断

肩胛骨骨折根据外伤史、症状、体征及 X 线检查,可明确诊断。

(一)病史

1.体部骨折

常为直接暴力引起,受伤局部常有明显肿胀,皮肤常有擦伤或挫伤,压痛也很明显,由于血肿的刺激可引起肩袖肌肉的痉挛,使肩部运动障碍,表现为假性肩袖损伤的体征。但当血肿吸收后,肌肉痉挛消除,肩部主动外展功能即恢复。喙突骨折或肩胛体骨折时,当深吸气时,由于胸小肌和前锯肌带动骨折部位活动可使疼痛加剧。

2.肩胛盂和肩胛颈骨折

多由间接暴力引起,即跌倒时肩部外侧着地,或手掌撑地,暴力经肱骨传导冲击肩胛盂或颈造成骨折。多无明显畸形,易于漏诊。但肩部及腋窝部肿胀、压痛,活动肩关节时疼痛加重,骨折严重移位者可有肩部塌陷,肩峰相对隆起呈方肩畸形,犹如肩关节脱位的外形,但伤肢无外展、内收、弹性固定情况。

3. 肩峰骨折

肩峰突出于肩部,多为自上而下的直接暴力打击,或由肱骨突然强烈的杠杆作用引起,多为横断面或短斜面骨折。肩峰远端骨折,骨折块较小,移位不大;肩峰基底部骨折,远侧骨折块受上肢重量的作用及三角肌的牵拉,向前下方移位,影响肩关节的外展活动。

(二)X 线检查

多发损伤患者或怀疑有肩胛骨骨折时,应常规拍摄肩胛骨 X 线平片,常用的有肩胛骨正位、侧位、腋窝位和穿胸位 X 线平片。注意肩胛骨在普通胸部正位片上显示不清,因为肩胛骨与胸廓冠状面相互重叠。此外,还可根据需要加拍一些特殊体位平片,如向头侧倾斜 45°的前后位平片可显示喙突骨折。CT 检查能帮助辨认和确定关节内骨折的程度和移位,以及肱骨头的移位程度。因为胸部合并损伤的发生率高,胸片应作为基本检查方法的一部分。

(三)合并损伤

诊断骨折的同时,应注意检查肋骨、脊柱以及胸部脏器的损伤。肩胛骨周围有肌肉和胸壁保护,所以只有高能量创伤才会引起骨折。由于肩胛骨骨折多由高能量直接外力引起,因此合并损伤发生率为 35%～98%。合并损伤常很严重,甚至危及生命。然而,在初诊时却常常漏诊。最常见的合并损伤是同侧肋骨骨折并发血气胸,其次是锁骨骨折、颅脑闭合性损伤、头面部损伤、臂丛损伤。肩胛骨合并第1肋骨骨折时,因可伤及肺和神经血管,故特别严重。

三、治疗

绝大多数肩胛骨骨折可采用非手术方法治疗,只有少数患者需行手术治疗。由于肩胛骨周围肌肉覆盖多,血液循环丰富,骨折愈合快,骨折不愈合很少见。

(一)肩胛体和肩胛冈骨折

肩胛体和肩胛冈骨折一般采用非手术治疗,可用三角巾或吊带悬吊制动患肢,早期局部辅以冷敷,以减轻出血及肿胀。伤后1周内,争取早日开始肩关节钟摆样功能锻炼,以防止关节粘连。随着骨折愈合,疼痛减轻,应逐步锻炼关节的活动范围和肌肉力量。

(二)肩峰骨折

如肩峰骨折移位不大,或位于肩锁关节以外,用三角巾或吊带悬吊患肢,避免做三角肌的抗阻力功能训练。如骨折块移位明显,或移位到肩峰下间隙,影响肩关节运动功能,则应早期手术切开复位内固定。手术取常规肩部切口,内固定可采用克氏针张力带钢丝,骨块较大时也可选用拉力螺钉内固定。如合并深层肩袖损伤,应同时行相应治疗。

(三)喙突骨折

对不稳定的Ⅰ型骨折应行手术治疗。对单纯喙突骨折可以保守治疗,因为喙突是否解剖复位对骨折愈合及局部功能没有影响。但如合并有肩锁分离、严重的骨折移位、臂丛受压、肩胛上神经麻痹等情况,则需考虑手术复位,松质骨螺钉固定治疗。

(四)肩胛颈骨折

对无移位或轻度移位的肩胛颈骨折,可采用非手术方法治疗。用三角巾制动患肢2～3周,4周后开始肩关节功能锻炼。

肩胛颈骨折在冠状面和横截面成角超过40°或移位超过1 cm时,需要手术治疗。根据骨折片的大小和骨折的类型,内固定物是在单纯的拉力螺钉和支撑接骨板之间选择。使用后入路,单个螺钉可从后方拧入盂下结节。骨折片很大时,应在后方使用1/3管状接骨板支撑固定,使带有关节面的骨片紧贴于肩胛骨近端的外缘。接骨板与直径为3.5 mm的皮质骨拉力螺钉的结合使用,增加了固定的稳定程度。合并同侧锁骨骨折的肩胛颈骨折,即"漂浮肩"损伤,由于肩胛骨很不稳定,移位明显,应采用手术治疗。通常先复位固定锁骨,锁骨骨折复位固定后,肩胛颈骨折常常也可得到大致的复位,如肩胛骨稳定就不需切开内固定肩胛颈骨折;如锁骨复位固定后肩胛颈骨折仍不能有效复位,或仍不稳定,就需进一步手术治疗肩胛颈骨折。

(五)肩胛盂骨折

肩胛盂骨折只占肩胛骨骨折的10%,而其中有明显骨折移位者占肩盂骨折的10%。对大多数轻度移位的骨折可用三角巾或吊带保护,早期开始肩关节活动范围的练习。一般制动6周,去除吊带后,继续进行关节活动范围及逐步开始肌肉力量的锻炼。

1.Ⅰ型盂缘骨折

如骨折块面积占肩盂面积的25%(前方)或33%(后方),或移位>10 mm将会影响肱骨头的稳定并引起半脱位现象,应考虑手术切开解剖复位和内固定。目的在于重建骨性稳定,以防止慢性肩关节不稳。以松质骨螺钉或以皮质骨螺钉采用骨块间加压固定(图2-7)。如肩盂骨块粉碎,则应切除骨碎片,取髂骨植骨固定于缺损处。小片的撕脱骨折,一般是肱骨头脱位时由关节囊、唇撕脱所致。前脱位时发生在盂前缘,后脱位时见于盂后缘。肱骨头复位后,采用三角巾或吊带保护 3～4 周。

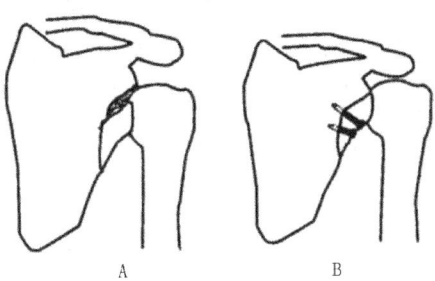

图 2-7 盂缘骨折松质骨螺钉内固定

A.盂缘骨折;B.松质骨螺钉内固定

2.Ⅱ型骨折

如果出现台阶移位 5 mm 时,或骨块向下移位伴有肱骨头向下半脱位,应行手术复位固定。可采用后方入路,复位盂下缘骨折块,以拉力螺钉向肩胛颈上方固定。也可采用易调整外形的重建钢板,置于颈的后方或肩胛体的外缘固定。

3.Ⅲ～Ⅴ型骨折的手术指征

骨折块较大合并肱骨头半脱位,采用肩后方入路,复位盂下缘骨折块,以拉力螺钉向肩胛颈上方固定。也可采用易调整外形的重建钢板,置于肩胛颈的后方或肩胛体的外缘固定(图 2-8);关节面台阶≥5 mm,上方骨块向侧方移位或合并喙突、喙锁韧带、锁骨、肩锁关节、肩峰等所谓肩上部悬吊复合体(SSSC)损伤时,可采用后上方入路复位骨折块,采用拉力螺钉,将上方骨折块固定于肩胛颈下方主骨上。手术目的是防止肩关节的创伤性骨关节炎、慢性肩关节不稳定和骨不愈合。

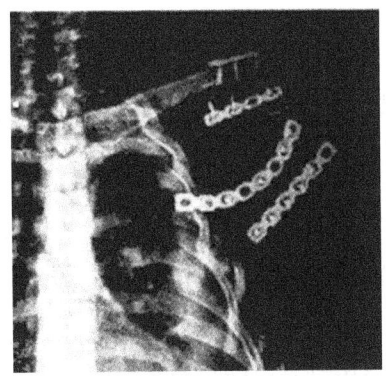

图 2-8 肩胛骨骨折合并肩锁关节脱位,切开部位重建钢板、锁骨钩钢板内固定术后

4.Ⅵ型骨折

较少见,也缺乏大宗病例或对照研究结果指导治疗。由于盂窝严重粉碎,不论骨块移位与否或有无肱骨头半脱位的表现,一般都不行切开复位。可采用三角巾悬吊制动,或用外展支架制动,也可采用尺骨鹰嘴牵引,早期活动锻炼肩关节。如果肩上方悬吊复合体有严重损伤,可行手术复位、固定,如此可间接改善盂窝关节面的解剖关系。

(六)上肩部悬吊复合体损伤

上肩部悬吊复合体(SSSC)是在锁骨中段和肩胛体的外侧缘间组成的一个骨和软组织环,由肩盂、喙突、喙锁韧带、锁骨远端、肩锁关节和肩峰组成。SSSC 的单处损伤,不会影响其完整性,骨折移位较小,只需保守治疗;两处损伤则会影响其完整性,可能会引起一处或两处明显移位,对骨折愈合不利,影响其功能。对这种骨折,只要有一处或两处存在不能接受的移位,就应行切开复位内固定。即使只固定一处,也有利于其他部位骨折的间接复位和稳定。

（潘　伟）

第三节　肩袖损伤

一、功能解剖

肩关节外侧有两层肌肉,外侧层为三角肌,内侧层为冈上肌、冈下肌、肩胛下肌及小圆肌。其肌肉和腱性部分在肱骨头的前、上、后方形成袖套样组织,附着于肱骨大结节和解剖颈的边缘,称为肩袖。

肩袖可使肱骨头与肩胛盂紧密接触,使肩关节在运动或静息状态下均能对抗三角肌的收缩,防止肱骨头被拉向肩峰,以三角肌的拮抗作用保持肩关节的稳定。不仅如此,肩袖还以杠杆的轴心作用协助肩关节进行外展和旋转。其中冈上肌能使上臂外展及轻度外旋,冈下肌和小圆肌在肩下垂时能使上臂外旋,肩胛下肌在肩下垂时能使上臂内旋,所以有人将肩袖又称为"旋转袖"。

冈上肌、肩胛下肌的肌腱伸出在喙肩弓的下方,当肩关节在内收、外展、上举、前屈及后伸等大范围运动时(如吊环、蛙泳、体操等),冈上肌与肩胛下肌在喙肩弓下被反复夹挤、频繁碰撞而造成损伤。在解剖上,冈上肌、冈下肌腱止点末端 1.5 cm 长度内是无血管的"危险区",有人认为这是肌腱近侧滋养血管与来自骨膜的微细血管的吻合交接处,此处血供应减弱,是肌腱退行变性和撕裂的好发部位。

二、发病原因

肩袖损伤的发病原因学说较多,主要有以下各点。

(一)撞击学说

肩撞击综合征首先由 Neer 提出,他在解剖 100 例肩关节中发现 11 例的肩盂边缘有骨刺出现和肩峰前突下骨赘增生,这是肩袖与肱骨头多次反复撞击的结果。冈上肌腱从喙肩弓下方穿出向外下方附着于肱骨大结节,肩关节前屈时很容易被肩峰前突所撞击(图 2-9)。

(二)退变学说

肩袖疾病的病因是多方面的,肩袖肌腱维持肱骨头的稳定,其力臂较短,又在肱骨的顶端即突出部分,容易发生肌腱退行变。其病理表现往往是细胞变性坏死,钙盐沉积,纤维蛋白玻璃样变性,肌纤维部分断裂,肩袖止点出现潮线复制及不规则。退变后的肌腱在运动中稍加用力即行断裂,一般在 40 岁以上者易发生。

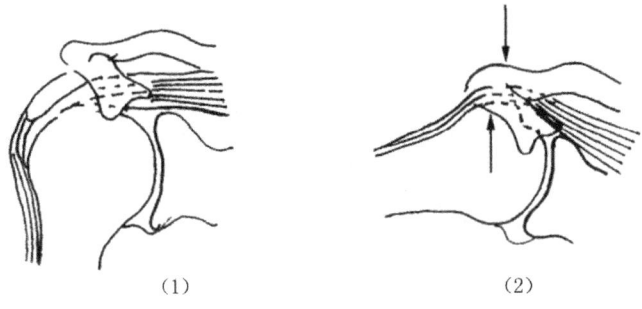

(1)　　　　　　　　　　　　　(2)

图 2-9　肩袖撞击损伤示意图

(1)肩自然下垂;(2)肩外展撞击

(三)创伤学说

由于创伤导致肌腱损伤已不容置疑。例如肩关节脱位无其他合并伤,复位后肩关节仍不能外展,其根源很可能就是肩袖损伤。肱骨头大结节撕脱骨折大多伴有不同程度的肩袖损伤。运动损伤在肩袖损伤中占有一定的比例。暴力作用于肩袖造成急性损伤的方式较多,主要有以下几种。

(1)肩部被直接撞伤,造成冈上肌腱损伤。

(2)上臂突然过度内收,冈上肌被极度牵拉而撕裂。

(3)上臂接受纵轴牵拉暴力而使肩袖损伤。

(4)暴力从腋下向上冲击,冈上肌受到顶撞对冲而损伤。

三、损伤机制

体操运动员在单杠、吊环、高低杠上运动时进行"转肩""压十字"动作,标枪投掷运动员上臂上举做反弓爆发力时,因反复外展、急剧转肩,肩袖受到摩擦、劳损、牵拉,造成肌腱纤维反复磨损变性,呈慢性炎症样改变,同时可发生肩峰下滑囊炎症改变和退行性改变。这种情况也可见于游泳时的肩部旋转、举重时的抓举、篮球的转手及排球的扣球动作等。追问病史大多有一次损伤史可以追溯,但也有部分运动员何时损伤难以清晰回忆。

肩袖损伤的病理牵涉到肌腱、关节软骨、滑囊及肩峰。在正常情况下,冈上肌、冈下肌对抗三角肌的收缩力,拉紧肱骨头使其在一定的范围内活动。一旦冈上肌、冈下肌损伤(急性或慢性),三角肌丧失拮抗力量,收缩时肩峰下组织与肩峰撞击,关节盂和肱骨头因机械力量受到破坏,出现关节退行变。肩袖肌腱损伤后发生玻璃样变性或断裂,断端之间充斥瘢痕并发生挛缩。肩袖损伤时因局部渗血、出血及积液,加上机械性压迫和劳损,终于产生肩峰下滑囊炎。滑囊壁玻璃样变性,滑膜浅层出现纤维素,导致组织增生和粘连。由于反复劳损和机械力的重复叩击,肩峰骨膜增厚,刺激成骨细胞产生骨唇,造成肩关节活动受限或疼痛(图 2-10)。

四、症状及诊断

(一)慢性损伤

此型较为多见。肩痛不明显,当上臂外展至某一特定部位时突然疼痛而停止活动。平时能全程参加训练,但成绩进步不快,有肩部不舒适的感觉。

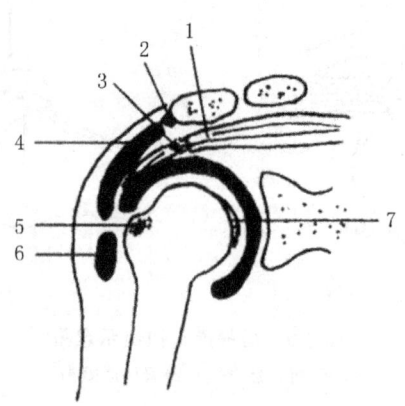

图 2-10　肩袖损伤病理变化

1.肩袖钙化;2.肩峰骨赘;3.肩袖断裂(冈上肌);4.肩峰下滑囊炎;5.肱骨
大结节骨质硬化;6.三角肌下滑囊炎;7.肱骨头软骨退变

(二)亚急性损伤

此型最多见,是反复慢性挫伤积累而形成。检查肩外展试验:伤员伸肘旋后位,做肩部外展运动至 80°～110°时出现肩部疼痛,外展动作突然中止或卡住,这可能是肩袖与喙肩韧带或肩峰摩擦挤压造成。一些病例训练前做好准备活动后外展时无疼痛。多数病例按压肩外侧肱骨大结节部位有压痛,肩关节外展和上臂抗阻内外旋有疼痛。如已迁延时日,未经正规治疗可出现三角肌萎缩现象。

(三)急性损伤

此型少见。大多为一次急性损伤所致。肩部疼痛、活动受限均较显著。检查臂下落试验:将患肩被动外展 90°位去除扶持,患肢不能维持外展,伤臂迅速下落,说明肩袖明显损伤。

五、治疗

(一)非手术治疗

(1)由急性炎症或急性损伤所形成的肩部剧烈疼痛,应暂停训练。可将上臂外展 30°位支架外固定,卧床休息 3 天后可适当活动。

(2)慢性或亚急性损伤,可用 1% 普鲁卡因溶液 10～20 mL 加入泼尼松龙 1 mL 局部封闭,疗效非常理想。

(3)物理治疗:人工太阳灯,紫外线(4～5 生物剂量)及直流电碘离子透入对肩袖损伤的康复有明显的辅助作用。

(4)运动训练适当改变,慢性挫伤可继续一般训练,对于引起疼痛的外展动作可适当减少或避免,要加强三角肌力量训练。

(二)手术治疗

肩袖肌腱断裂如面积较大,断端分离较多,残端缺血或经非手术治疗 4～6 周后症状未见改善,可选择手术治疗。术中可将断端褥式缝合,如不能对合,取阔筋膜修补缝合。也可在肱骨大结节上钻孔缝合肩袖,术后以外展支架将患肢固定于外展、前屈及外旋位,6 周后拆除外固定积极进行功能锻炼活动。

六、预防

(1)在进行大范围转肩运动训练前应循序渐进并加强肩关节各组肌肉力量训练,如三角肌肌力加强训练等。

(2)每次训练前应严格认真做好准备活动,以适应运动,减少损伤。

(潘　伟)

第四节　肩锁关节脱位

一、病因

肩锁关节脱位通常由暴力自上而下作用于肩峰所致。坠落物直接砸在肩顶部后,锁骨下移,由于第1肋骨阻止了锁骨的进一步下移,如果锁骨未骨折,则肩锁、喙锁韧带断裂,同时可伴有三角肌和斜方肌锁骨附着点的撕裂,肩峰、锁骨和喙突的骨折,肩锁纤维软骨盘的断裂和肩锁关节的关节软骨骨折。锁骨的移位程度取决于肩锁和喙锁韧带、肩锁关节囊以及斜方肌和三角肌的损伤程度。

二、分型

Urist 根据关节面解剖形态和排列方向,把肩锁关节分为 3 种形态(图 2-11)。Ⅰ型,冠状面关节间隙的排列方向自外上向内下,即锁骨端关节面斜形覆盖肩峰端关节面;Ⅱ型,关节间隙呈垂直型排列,两个关节面相互平行;Ⅲ型,关节间隙由内上向外下,即肩峰端关节面斜形覆盖锁骨端关节面。Ⅲ型的结构居于稳定型,Ⅰ型属于不稳定型。在水平面上,肩锁关节的轴线方向由前外指向后内。

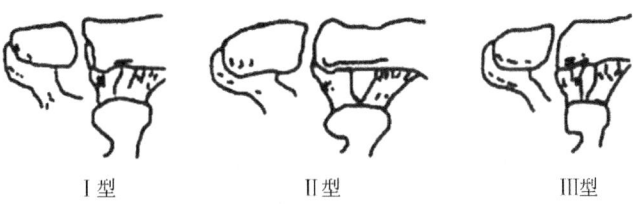

Ⅰ型　　　　　Ⅱ型　　　　　Ⅲ型

图 2-11　肩锁关节 3 种形态

三、分类

Rockwood 等将肩锁关节脱位分为Ⅰ~Ⅵ型(图 2-12)。

(一)Ⅰ型

Ⅰ型肩锁关节脱位指肩锁关节的挫伤,并无韧带断裂和关节脱位,肩锁关节稳定,疼痛轻微,早期 X 线平片阴性,后期可见锁骨远端骨膜的钙化。

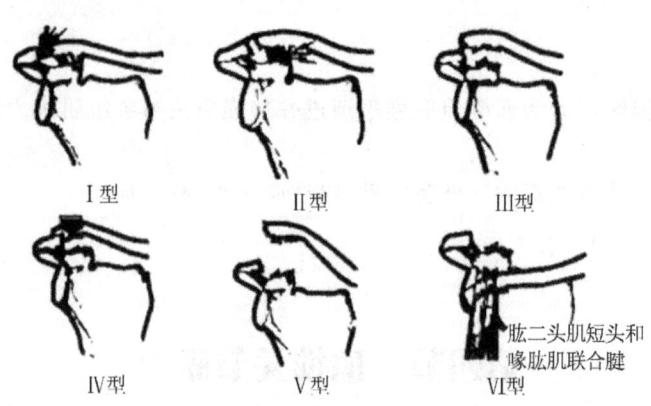

图 2-12　肩锁关节损伤分 6 型

（二）Ⅱ型

由更大的外力引起，肩锁韧带和关节囊破裂，但喙锁韧带完好，肩锁关节不稳定，尤其是在前后平面上不稳定。X 线平片上可看到锁骨外侧端高于肩峰，但高出的程度小于锁骨的厚度，肩锁关节出现明显的疼痛和触痛，但必须拍摄应力下的 X 线平片来确定关节不稳定的程度。

（三）Ⅲ型

损伤肩锁韧带和喙锁韧带以及锁骨远端三角肌附着点的撕裂。锁骨远端高于肩峰至少一个锁骨厚度的高度。

（四）Ⅳ型

损伤的结构与Ⅲ型损伤相同，但锁骨远端向后移位进入或穿过斜方肌。

（五）Ⅴ型

损伤三角肌与斜方肌在锁骨远端上的附着部均从锁骨上分离，肩锁关节的移位程度为 $100\%\sim300\%$，同时在锁骨和肩峰之间出现明显的分离。

（六）Ⅵ型

损伤较少见，由过度外展使肩锁韧带和喙锁韧带撕裂所致，锁骨远端移位至喙突下、肱二头肌和喙肱肌联合腱后。

四、临床表现及诊断

查体有局部疼痛、肿胀及肩锁关节不稳定伴锁骨远端移位，X 线平片可以帮助评价损伤的程度。患者直立，摄双侧肩锁关节的前后位平片，然后进行两侧比较。必要时可在患者腕部悬挂 $4.5\sim6.8$ kg 的重物，可以观察到肩锁关节的不稳定，重物最好系在患者腕部，避免让患者用手握，以使上肢肌肉能够完全放松。

五、治疗

（一）非手术治疗

Ⅰ型损伤通常采用吊带制动，配合局部冰敷、止痛药物治疗。Ⅱ型损伤的治疗方法与Ⅰ型相似，如果锁骨远端移位的距离不超过锁骨厚度的 1/2，可应用绑扎、夹板或吊带制动 2～3 周，但必须在 6 周以后才能恢复举重物或参加体育运动。

(二)手术治疗

对于Ⅲ、Ⅳ、Ⅴ、Ⅵ型损伤应行手术治疗,手术方法有许多种,可以分为5个主要类型:①肩锁关节复位和固定。②肩锁关节复位、喙锁韧带修复和喙锁关节固定。③前两种类型的联合应用。④锁骨远端切除。⑤肌肉转移。常用的手术方法如下所述。

1.喙锁韧带缝合、肩锁关节克氏针内固定术(改良 Phemister 法)

通过肩部前内侧的 Thompson 和 Henry 入路,显露肩锁关节、锁骨外侧端及喙突。探查肩锁关节,去除关节盘或其他妨碍复位的结构,然后褥式缝合肩锁韧带,暂不要打结,接着逆行穿出克氏针,整复脱位的肩锁关节后顺行穿入,使其进入锁骨 2.5～4.0 cm。通过前后位和侧位(腋部)X 线平片检查克氏针的位置和复位的情况。如二者均满意,于肩峰外侧边缘将克氏针折弯 90°并剪断,保留 0.6 cm 的钩状末端以防止其向内侧移位,旋转克氏针,将末端埋于肩峰下软组织内,修复肩锁关节囊和韧带,并将预先缝合喙锁韧带的线收紧打结,修复斜方肌和三角肌止点的损伤。术后处理用肩胸悬吊绷带保护,术后 2 周去除绷带并拆线,开始主动活动,8 周在局麻下拔除克氏针。克氏针的折断和移位是常见的并发症。

2.喙锁关节的缝线固定术

做一个弧形切口显露肩锁关节、锁骨的远端和喙突,显露肩锁关节,彻底清除关节盘或其他碎屑,褥式缝合断裂的喙锁韧带,暂不打结。用直径约为 0.7 cm 的钻头在喙突上方的锁骨上前后位钻两个孔,在喙突基底的下方穿过 1 根不吸收缝线,并向上穿过锁骨的两个孔,复位肩锁关节,打紧缝线,这样缝线就可不绕住整个锁骨,以避免缝线割断锁骨。如果仍有前后向不稳定,可按 Phemister 法用 1 枚克氏针固定肩锁关节,最后收紧打结喙锁韧带的缝线,修复肩锁关节囊,缝合撕裂的三角肌和斜方肌。术后处理同改良 Phemister 法。

3.喙锁关节螺钉内固定及喙锁韧带缝合术(改良 Bosworth 法)

通过前内侧弧形切口显露肩锁关节和锁骨末端,向远外侧牵开三角肌以暴露喙突尖和喙锁韧带(图 2-13)。同 Phemister 法一样,检查肩锁关节,去除关节盘或其他妨碍复位的结构,缝合喙锁韧带,暂不要打结,用直径为 4.8 mm 的钻头在锁骨上垂直钻一个孔,此孔在锁骨复位后应同喙突基底在同一直线上。复位锁骨,用另外一个直径为 3.6 mm 的钻头通过先前在锁骨上钻好的孔在喙突上再钻一个孔,选择一个合适长度的 Bosworth 螺钉穿过两孔,拧紧螺钉使锁骨上表面与肩峰上表面平齐,收紧打结喙锁韧带缝线,修复撕裂的斜方肌和三角肌止点。术后用悬吊带制动,1 周后去除悬吊,开始轻微的主动功能锻炼,2 周拆线,术后 6～8 周取出螺钉,10 周内避免超过 90°的外展运动和举重物。

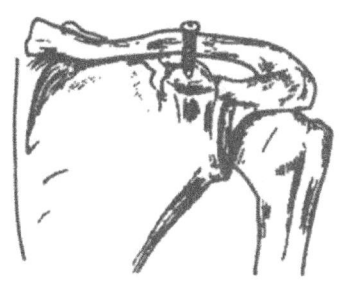

图 2-13　改良 Bosworth 法

4.锁骨远端切除术(Stewart 法)

通过前方弧形切口显露肩锁关节、锁骨外侧端及喙突,沿锁骨长轴切开关节囊和肩锁上韧带,骨膜下剥离显露锁骨,然后修复关节囊和韧带,用咬骨剪或摆动锯在骨膜下自下外方斜向内上方截除1 cm 长的锁骨外侧端,挫平上缘残端。褥式缝合损伤的喙锁韧带,暂不打结,交叉穿入2 枚克氏针,将锁骨外侧端维持在正常位置。术后悬吊制动1 周,进行轻微的主动环绕运动,2 周拆线,增加活动量,4 周内避免抬举重物,8 周内避免体育活动。

5.喙肩韧带移位加强肩锁关节术(Neviaser 法)

通过前内侧弧形切口显露肩锁关节、锁骨外侧端及喙突,切断喙肩韧带在喙突前外侧缘的起点,向下推压锁骨外侧段,复位肩锁关节,用克氏针1～2 枚,贯穿固定肩锁关节,将喙肩韧带向前上翻转,固定缝合于锁骨外侧端前方,修复肩锁韧带和喙锁韧带。术后处理同 Stewart 法。

6.喙肩韧带移位重建喙锁韧带术(Weaver 法)

同 Neviaser 法显露肩锁关节、锁骨外侧端及喙突,切断喙肩韧带在肩峰前内侧缘的起点(图 2-14)。在锁骨外侧端相当于喙突尖的上方行锁骨切骨术,切骨线由内下向外上倾斜,切除锁骨外侧端约 2 cm。在切骨端近侧 1 cm 处,于锁骨前壁钻两个骨孔,以细钢丝或粗丝线在喙肩韧带的肩峰端作褥式缝合,两线端分别经髓腔,从锁骨的骨孔引出。下压锁骨,恢复正常喙锁间距,抽紧缝线,结扎固定,使喙肩韧带移入锁骨断端的髓腔内。

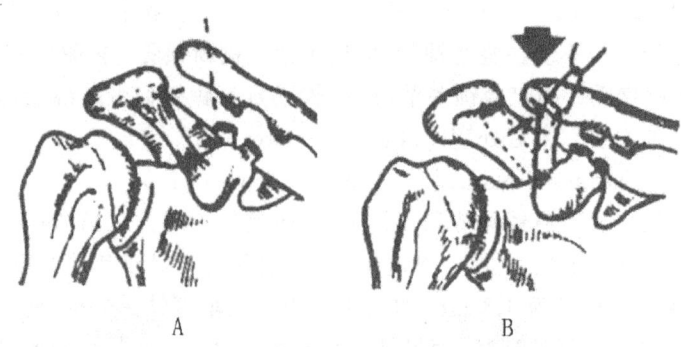

A   B

图 2-14   Weaver 法喙肩韧带移位重建喙锁韧带术

A.切除锁骨外侧端,切断喙肩韧带;B.喙肩韧带移入锁骨断端的髓腔内

术后用 Velpeau 绷带固定患肩 4 周,之后改用三角巾悬吊 4 周,术后 8 周去除悬吊,进行康复训练。

7.Dewar 手术

显露肩峰、肩锁关节及锁骨外侧端,自肩峰和锁骨外侧端前方切断三角肌附着点,行骨膜下剥离,显露肩锁关节。切除破碎的肩锁关节囊,软骨盘,显露锁骨外侧端并切除 1.0 cm。切开喙突上方的锁骨前方骨膜,将锁骨前面 1.5～2.0 cm 的皮质骨制成粗糙面,于骨粗糙面中央由前向后钻孔备用。切开胸肌筋膜,显露喙突及其下方的肱二头肌短头、喙肱肌和胸小肌。在肱二头肌短头、喙肱肌和胸小肌之间作由下而上的逆行分离,至喙突前、中 1/3 交界处,环形切开骨膜,在喙突角部由前向后钻备用。以骨刀在喙突前、中 1/3 处截骨,使喙突骨块连同肱二头肌短头腱和喙肱肌一起向下翻转,以 1 枚适当长度的加压螺钉贯穿固定喙突骨块于锁骨前方原钻孔部位。将三角肌前部重新缝合。

术后三角巾悬吊患臂 3 周,3 周后练习上举及外展活动,6～8 周后即可负重功能训练。

8.锁骨钩钢板内固定、喙锁韧带缝合术

近年我们采用锁骨钩钢板内固定,喙锁、肩锁韧带缝合治疗肩锁关节脱位(图 2-15)取得满意疗效。该方法固定牢靠,并可早期行肩关节功能锻炼,又无克氏针内固定断裂后游走的危险。

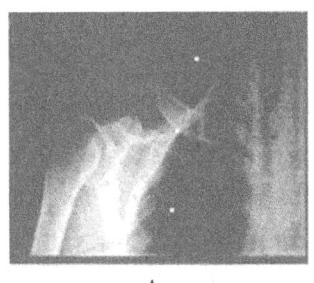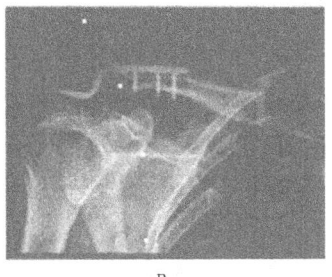

A   B

图 2-15　肩锁关节脱位锁骨钩钢板内固定、喙锁韧带缝合术
A.术前 X 线平片;B.术后 X 线平片

（潘　伟）

第五节　胸锁关节脱位

一、解剖与损伤机制

胸锁关节是由锁骨内侧端与胸骨柄切迹构成的关节,锁骨关节面较胸骨关节面大,锁骨内侧关节面仅有 50% 与向外倾的胸骨关节面相对,其间借一个软骨盘补偿。胸锁关节由关节囊、前后胸锁韧带、锁骨间韧带和肋锁韧带维持其稳定性(图 2-16)。正常状态下胸锁关节约有 40° 的活动范围。上肢外展时肩前方受到暴力可导致锁骨内端向前移位,胸锁关节发生前脱位。暴力作用于肩部后外侧,可导致锁骨移位到胸骨后方,发生胸锁关节后脱位。胸锁关节脱位也可以是先天性的,还可在发育、退变及炎症过程中发生。

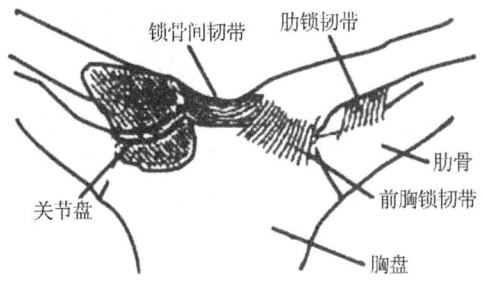

图 2-16　胸锁关节解剖图

二、临床表现

当创伤导致前脱位时,会产生剧烈疼痛,脱位关节处有明显的肿胀和前突畸形,锁骨内端相对于胸骨向前隆起,而在靠近第 1 肋骨处出现凹陷,程度取决于韧带损伤的程度。胸锁关节后脱

位很少见,但锁骨内端向后移位,可导致气管、食管、胸导管或纵隔内大血管的损伤,故可能会出现严重的损伤。

三、诊断及鉴别诊断

(一)诊断

对症状和体征可疑有胸锁关节脱位者,可进一步行前后位 X 线检查和 CT 扫描。以胸骨为中心的胸腔上部的顶前凸位 X 线平片具有诊断意义,阳性表现是锁骨内端位于对侧正常锁骨内端前方或后方。CT 扫描可显示胸锁关节的结构变化,明确诊断胸锁关节脱位。

(二)鉴别诊断

胸锁关节是半脱位还是脱位,取决于关节囊韧带、关节软骨盘及锁骨间韧带和肋锁韧带的损伤程度。20 岁以下患者的锁骨内端骨骺损伤与胸锁关节脱位表现相似,应加以鉴别。

四、治疗

(一)手法复位外固定

胸锁关节后脱位的闭合复位方法有两种:一种为患者取仰卧位,在肩胛骨间垫大沙袋,肩内收位牵引患侧上肢,由前向后用力下压肩和锁骨远端;另一种为外展位牵引伤肢,用手指夹住锁骨,用力向前牵引以帮助复位,如仍不能复位,消毒皮肤,用无菌巾钳夹住锁骨,向前牵引复位,大多数后脱位复位后是稳定的,复位后以"8"字绷带、商品化的锁骨固定带或"8"字石膏固定 4 周,限制活动 6 周。如果在全麻状态下仍无法使后脱位闭合复位,应行手术复位,因为使其处于脱位状态是危险的。手术复位时应找有胸外科经验的医师会诊。

(二)切开复位内固定

1.前脱位者

如不易复位或有小片骨折,整复不易维持关节的对合关系,且有疼痛者,可考虑行开放复位,用 2 枚克氏钢针经过关节固定,合并有骨折者也可用 2 枚空心拉力螺钉内固定(图 2-17),用克氏针时需将克氏针尾端弯成钩状,以防克氏针移位;缝合修复撕破或断裂的胸锁前韧带,术后用前"8"字石膏绷带固定 4 周,6 周左右拔除克氏针,活动关节。

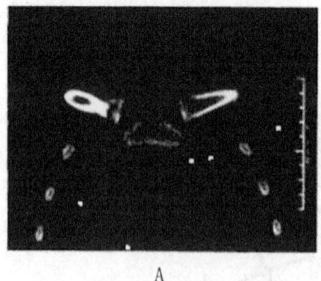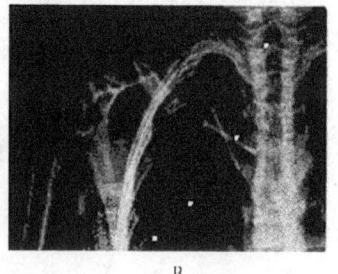

图 2-17　锁骨近端骨折并胸锁关节脱位切开复位空心钉内固定
A.术前 CT 表现;B.术后 X 线表现

2.后脱位者

不能用手法复位,或有气管或纵隔血管压迫症状者,沿锁骨内侧段切口,暴露胸锁关节及锁骨内侧段,在直视下向外牵引上臂,并用巾钳夹住锁骨内端向外前方牵拉,使脱位整复,并用 2 枚克氏针经过关节固定,尾端弯成钩状,术后用后"8"字石膏固定 5 周,6 周左右拔除克氏针。

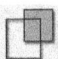

3.陈旧性未复位的胸锁关节前脱位

一般认为造成的功能丧失即使有,也是程度较轻的。这种疾病手术治疗的指征是患者主诉在用力或者在体育运动时上臂乏力和疲劳。常用的手术方法有在锁骨和第1肋骨周围使用阔筋膜稳定,在锁骨和胸骨之间行阔筋膜稳定术,锁骨下肌腱移植重建术,锁骨内侧端切除术。

(潘　伟)

第六节　复发性肩关节脱位

一、病因

复发性脱位的发生主要取决于第1次脱位时的损伤程度。初次脱位的创伤越大,复发性脱位的发生率就越高。初次脱位时的年龄越小越易复发脱位。初次脱位复位后未能将肩关节有效固定,也可能是一个原因。肩关节脱位复发的病理方面有以下几种原因。

(1)盂唇从关节盂腔的前缘上剥离,肩盂前方或前下方的盂唇一旦剥离,很难重新愈合,成为永恒缺陷,构成了肩关节前方不稳定因素。

(2)肩关节囊过度松弛,盂肱中韧带松弛或断裂,肩关节囊的前壁松弛及膨胀不易修复。随脱位次数增加,其松弛程度加重。

(3)肩关节前脱位时,肱骨头撞向关节盂缘,可导致肱骨头的后外侧面嵌插骨折。该部位的凹陷性骨缺损,使肱骨头外旋到达一定角度,加上后伸动作即可促使肱骨头的缺损部位自肩盂的边缘向前滑出,导致再次脱位。

二、分型

肩关节脱位可依据以下几方面来进行分型和决定治疗:不稳的方向、程度和病程,引起不稳的原发创伤,患者的年龄、心理状态及伴随疾病情况。

(一)肩关节脱位的分型

1.按方向分型

按方向分型分为前脱位、后脱位及上脱位、下脱位。约97%的复发性脱位为前脱位,约3%为后脱位,上、下脱位极为罕见。

2.按程度分型

按程度分型分为半脱位或全脱位。

3.按病程分型

按病程分型分为急性、亚急性、慢性或复发性。如果肱骨头脱位超过6周,被称为慢性脱位。

4.按与脱位有关的创伤分型

按与脱位有关的创伤分型分为大创伤性脱位,即由一次单独的创伤即可造成的脱位;微创伤性脱位(获得性的),即肢体运动时反复的创伤造成了关节囊盂唇复合体的塑性变形。

5.随意性脱位

随意性脱位即一些患有后方不稳定的患者能通过选择性地收缩肌肉,使其肩关节随意地脱位。对这些患者应以心理治疗为主。另对患有原发性神经肌肉疾病或综合征而伴发的复发性脱位,应首先进行药物治疗。

(二)患者的年龄

患者的年龄对于预后极为重要。依年龄常分为<20岁、20～40岁和>40岁。

三、诊断

复发性肩关节脱位,有经常脱位的病史,当上臂外展、外旋和后伸时,即可发生脱位。但肩关节复发性半脱位的患者,症状不典型,有的患者诉说有肩关节滑进与滑出的感觉,有的无任何不适,常被漏诊。检查时应双侧对比,进行双肩关节的全面检查。观察肩部是否有萎缩,有无压痛,压痛部位和程度。检查双肩的主动与被动活动范围,评价三角肌、肩袖与肩胛骨稳定肌肉的肌力。此外,还有一些特殊检查可帮助判断肩关节的稳定性。

(一)肱骨头推移试验

上臂0°外展位,检查者一手固定肩胛骨,另一只手握住肱骨头施加压力,观察肱骨头在关节盂中前后移位的程度。

(二)陷窝试验

分别在上臂0°和45°外展位,牵拉患侧上肢远端,观察肱骨头与肩峰间的陷窝,测量肱骨头与肩峰间距离,并分为三级,<1 cm为1＋,1～2 cm为2＋,>2 cm为3＋,0°外展位时,半脱位更多地提示旋转间隙的松弛;而45°外展位时,半脱位则提示下盂肱韧带复合体的松弛。

(三)肩关节 Lachman 试验

患者仰卧位,在肩胛骨平面,将肢体在各个角度外展、外旋。检查患者的右肩时,检查者的左手握住肱骨近端,右手轻握住肘部。用左手在肱骨近端向前方施压,观测移位程度及脱位点。移位程度被分为0～3级。1级,移位超过对侧正常肢体;2级,肱骨头滑至关节盂缘的上方,但可自行复位;3级,脱位。检查左肩时相反。

(四)前恐惧试验

将肩关节外展90°,屈肘90°,肩部在向前的压力下,轻度外旋上肢。此时患肩关节前侧不稳定的患者一般可产生一种恐惧感。

(五)复位试验

用于检查击球运动员的不稳定,患者仰卧位,肩关节外展90°并外旋,检查者在肱骨的后部向前方施压,如果患者出现疼痛或脱位的恐惧感,对肱骨施以向后的压力,使肱骨头复位于关节内,疼痛或恐惧感消失,解除向后的压力,疼痛或恐惧感又出现,提示前不稳定。

(六)其他

存在后方不稳定时,要判断患者是否能将肩关节随意脱位。如果患者有掌指关节过伸超过90°、肘膝关节过伸、双肩关节松弛、拇指能被动触及前臂等表现提示存在韧带普遍松弛。

通过病史及体格检查一般能诊断肩关节不稳,常规X线检查可进一步支持诊断。X线检查包括肩关节的前后位与腋窝侧位平片。如仍不能得出结论,必要时可行MRI扫描或CT关节造影。

四、治疗

(一)复发性肩关节前脱位的治疗

虽然已有 100 多种手术及更多的改良方法来治疗创伤性复发性肩关节前方不稳定,但却没有一种最好的方法。要获取满意效果需依据不同的病理特点选择手术方法。复发性肩关节前脱位的手术方法可分为下列 3 类:①修复关节囊前壁,加强肩关节前方稳定性的手术,常用的有 Bankart 手术和 Putti-Platt 手术。②肌肉止点移位,加强肩关节前壁的手术,常用的有 Magnuson 手术。③骨阻挡术,采用骨块移植将肩盂前方的缺损填平或使之加高,以阻挡肱骨头向前滑脱,常用的有 Bristow 手术。

1.Bankart 手术

盂唇与关节囊在关节盂缘分离或关节囊较薄时,有行 Bankart 手术的指征。该手术的优点是可矫正盂唇缺损并将关节囊重叠加固;主要缺点是手术操作较困难。

(1)患者体位:患者取仰卧位,患肩垫高,头端摇高 20°,整个肩部消毒并铺单。

(2)切口及显露:从喙突部至腋皱襞做一直切口,于胸大肌、三角肌间沟进入,将头静脉及三角肌牵向外侧,显露喙突及附着其上的肱二头肌短头、喙肱肌与胸小肌联合腱,向内侧牵开联合腱。如果显露困难,可行喙突截骨,先自喙突的尖部沿其纵轴钻一骨孔,以利于喙突重新固定。

(3)手术方法:骨刀截断喙突,将喙突尖与附着的联合腱一起向内下方牵开,注意勿损伤肌皮神经。外旋肩关节,显露整个肩胛下肌肌腱,如发现有裂口,在肱骨头上方修补该裂口,如果打算把肩胛下肌肌腱从关节囊上游离下来,则应在切断肩胛下肌肌腱后,切开关节囊前修补该裂口。如果打算水平切开肩胛下肌及其肌腱,则应在切开肩胛下肌前修补该裂口。切开肩胛下肌的方法:①二头肌间沟的外侧约 1 cm 处,锐性垂直分离肩胛下肌腱。②仅切开肩胛下肌肌腱的上 3/4,下 1/4 保留于原位以保护腋神经及其下方的血管。③沿肩胛下肌肌纤维方向分开。外旋肩关节打开关节囊,如关节囊松弛或多余,那么在关节囊修补过程中,应收紧松弛部分。外旋肩关节,垂直切开关节囊,如发现有 Bankart 损伤,则通过盂缘的 3 个骨孔将关节囊重新固定于关节盂缘,打孔前,用刮匙刮净肩胛颈边缘及前关节盂缘。促进关节囊附着并与骨组织愈合。骨孔距关节盂缘 4～5 mm。然后将关节囊的外侧部与关节盂缝合。检查肩关节的活动,外旋应能达到 30°。缝合前关节囊的所有剩余开口,将肩胛下肌肌腱缝回原位,如截断喙突,则要用 1 枚螺纹钉重新固定。

(4)术后处理:吊带固定肩关节,以防止外旋。第 3 天解除吊带,进行肩关节摆动锻炼。3 周后,开始肌肉等长收缩锻炼。3 个月后,进行抗阻力锻炼。6 个月时应恢复肩关节的全部功能。

2.Putti-Platt 手术

该方法的优点是不论肱骨头外上方是否缺损,不论盂唇是否脱落,均可防止肱骨头再脱位;缺点是术后肩关节外旋受限。

(1)手术方法:大部分与 Bankart 手术相似,主要不同在于重叠缝合关节囊和肩胛下肌肌瓣。用褥式缝合法将关节囊的外侧瓣缝在肩胛骨颈部软组织上,内旋上臂,并下压上臂近端,然后收紧结扎缝线。将关节囊的内侧瓣重叠缝于外侧瓣的浅层,然后将肩胛下肌向外侧移位,缝于肱骨头大结节处的肩袖肌腱上或肱二头肌沟处。缝合后肩胛下肌的张力应以肩关节仅能外旋 35°～45° 为宜。这样就形成一个抵御再脱位的结实的屏障。但当前关节囊组织结构较差或如果后肱骨头缺损较大需行手术以限制外旋时,这种重叠手术的作用极小。

（2）术后处理：同 Bankart 手术。

3.Magnuson-Stack 手术

由 Magnuson 与 Stack 设计，该方法将肩胛下肌的止点由小结节移至大结节，由于这种手术的成功率较高，且简单可行，因而目前非常流行。其缺点是不能矫正盂唇及关节囊的缺损，且术后外旋受限。外旋恢复正常的患者会出现复发。

（1）手术方法：手术入路同 Bankart 手术，显露肩胛下肌后，外旋上臂，沿肩胛下肌的上、下缘做一切口，游离肩胛下肌至小结节的附着部。在肱骨小结节处将肩胛下肌凿开，附着一薄骨片，但不要损伤肱二头肌腱沟，将肩胛下肌向内侧掀起，显露肩关节囊。内旋上臂，显露肱骨大结节，在大结节部位选择新的附着点，其标准是以能限制肩关节 50% 的外旋。选定新附着点后，在新的附着点骨皮质上凿楔形骨槽，骨槽外侧壁钻 3～4 个小孔，将肩胛下肌腱连同附着的骨片用粗丝线缝在骨槽内。将肩胛下肌上、下缘与邻近组织间断缝合，逐层缝合关闭切口。

（2）术后处理：同 Bankart 手术。

4.Bristow 手术

手术指征为关节盂缘骨折、慢性破损或前关节囊肌肉等支持组织结构不良。喙突转位的位置是否正确是手术成败的关键。喙突转位后必须贴近关节盂前缘，而不是超越。手术的关键在于：①喙突转位点在关节盂中线以下，距关节盂内侧缘 5 mm 以内。②固定螺钉应不穿透关节面，并过关节盂后方皮质骨。③喙突与肩胛骨之间产生骨性融合。

该手术的主要缺点：①术后产生内旋挛缩。②不能矫正盂唇或关节囊的病理状况。③可能损伤肌皮神经。④肩胛下肌相对短缩，降低了内旋力量。

（1）手术方法：取肩关节前切口，于胸大肌、三角肌间沟进入，显露喙突及其上附着的联合腱。切断喙突，将喙突尖及与其附着的腹股沟镰与喙肩韧带移向远端，注意保护肌皮神经。然后，找到肩胛下肌的上下界限，顺其肌纤维方向，约在该肌的中下 1/3，由外向内劈开肩胛下肌，显露前关节囊。同法劈开前关节囊。探查关节内的病理变化，摘除游离体。如果关节囊及盂唇从关节盂前缘剥离，用缝线将其缝合于新的骨床上。骨膜下剥离，显露肩胛颈前部。转位点位于关节盂中线以下，距关节盂内侧缘 5 mm。在这一位置，钻一个直径 3.2 mm 的骨孔，穿过肩胛颈的后部皮质，测深，在喙突尖钻一个同样直径的孔。去除肩胛颈的所有软组织并使其表面粗糙。间断缝合关节囊，将转位的喙突尖及其附着的肌肉穿过肩胛下肌的水平裂隙固定于肩胛颈，用 1 枚适当长度的松质骨螺钉将喙突尖固定于肩胛颈。检查肌皮神经不被牵拉，间断缝合肩胛下肌纵裂，逐层缝合切口。

（2）术后处理：肩关节制动 1 周，然后悬吊制动 3～4 周，并进行肩关节摆动锻炼。6 周内不能伸肘关节，但可被动屈肘。6 周后，不负重增加活动范围。3～4 个月时进行非接触性运动。6 个月后进行接触性运动。定期摄片，以观察转位的喙突或螺纹钉位置的变化。螺钉松动，应及时去除。可能仅有50%～70%的患者产生骨愈合，其余患者可产生牢固的纤维连接。

（二）复发性肩关节后脱位的治疗

1.保守治疗

肩关节后方不稳定的初期应采用非手术治疗。治疗包括以下内容。

（1）教育指导患者避免特殊的、可引起后方半脱位的随意动作。

（2）进行外旋肌与三角肌后部的肌力锻炼，锻炼恢复肩关节正常的活动范围。经过至少4～6 个月恰当的康复治疗后仍不能好转，并且疼痛与不稳定影响日常生活和工作，在排除了习惯性脱位且患者的情绪稳定后,则应手术治疗。

2.手术治疗

多年来已有多种类型的手术用于矫正肩关节后方不稳定,包括后关节囊肌腱紧缩术、关节囊后壁修复术,如反 Bankart 与反 Putti-Platt 手术,肌肉转位术,骨阻挡术以及关节盂截骨术。

(1)后关节囊肌腱紧缩术:后关节囊肌腱紧缩术基本上是一种改良的反 Putti-Platt 手术,由 Hawkins 和 Janda 提出。可用于肩关节反复遭受向后的创伤或有一定程度内旋丧失的运动员或体力劳动者。

手术方法:患者取侧卧位,患肢消毒铺单,应使其可被自由搬动。从肩峰后外侧角的内侧 2 cm 处开始做纵向切口,延伸至腋后部。顺肌纤维方向钝性剥离分开下方的三角肌,显露冈下肌与小圆肌。将上肢置于旋转中立位,平行关节线,垂直切开冈下肌肌腱与关节囊,注意保护小圆肌或腋神经。切开关节囊后,缝定位线,将肱骨头半脱位,检查关节,外旋上肢,将关节囊外侧缘缝合于正常的后关节盂盂唇上。如果盂唇已被剥离,在关节盂上钻孔固定关节囊的边缘。将关节囊内侧部与冈下肌向外侧缝合于关节囊外侧缘的表面。上肢应能内旋约20°。缝合三角肌筋膜,常规缝合切口。

术后处理:上肢用支具或肩"人"字石膏制动于外展 20°并外旋 20°位。非创伤性脱位的患者,制动6周。创伤性脱位的患者,制动 4 周。然后除去支具,开始康复训练,先被动锻炼,后主动锻炼,一般经6 个月的积极锻炼,患者才能重新参加体育运动或重体力工作。

(2)关节盂截骨术。①手术方法:患者取侧卧位。切口同后关节囊肌腱紧缩术,显露三角肌肌纤维。在肩峰后角内侧 2.5 cm 处,顺三角肌肌纤维方向向远端将三角肌劈开 10 cm,向内、外侧牵开三角肌,显露下方的冈下肌与小圆肌。然后,将小圆肌向下翻至关节囊水平。切断冈下肌肌腱并将其翻向内外侧,注意勿损伤肩胛上神经。垂直切开关节囊显露关节。于关节盂缘截骨,截骨部位不要超过关节盂面内侧0.6 cm,以免损伤肩胛上神经。骨刀边推进,边撬开截骨部,使后关节盂产生向外侧的塑性变形。截骨不应穿出前方,恰好止于肩胛骨的前侧皮质部,以形成完整的前侧皮质、骨膜软组织链,使移植骨不用内固定即能固定于截骨处。然后从肩峰取约 8 mm×30 mm 的移植骨,用骨刀撬开植骨处,插入移植骨。维持上肢于旋转中立位。将内侧关节囊向外并向上牵拉缝在外侧关节囊的下面。将外侧关节囊向内并加上牵拉缝在内侧关节囊上。然后在上肢旋转中立位修复冈下肌肌腱。②术后处理:术后石膏或支具维持上肢于外展 10°~15°并旋转中立位。6~8 周拆除石膏,循序渐进开始康复锻炼。

(潘 伟)

第三章

上 臂 损 伤

第一节　肱骨近端骨折

一、解剖特点

肱骨近端包括肱骨头、小结节、大结节以及外科颈。肱骨头关节面呈半圆形，朝向上、内、后方。在肱骨头关节面边缘与大小结节上方连线之间为解剖颈，骨折少见，但骨折后对肱骨头血运破坏明显，极易发生坏死；大、小结节下方的外科颈，相当于圆形的骨干与两结节交接处，此处骨皮质突然变薄，骨折好发于此处。大结节位于肱骨近端外上后方，为冈上肌、冈下肌和小圆肌提供止点，向下移行为大结节嵴，有胸大肌附着。小结节居前，相当于肱骨头的中心，有肩胛下肌附着，向下移行为小结节嵴，有背阔肌及大圆肌附着。结节间沟内有肱二头肌长头腱经过。

二、损伤机制

肱骨近端骨折多为间接暴力所致。对于老年患者，与骨质疏松有一定关系，轻或中度暴力即可造成骨折。常见于在站立位摔伤，即患肢外展时身体向患侧摔倒，患肢远端着地，暴力向上传导，导致肱骨近端骨折。对于年轻患者，其受伤暴力较大，多为直接暴力。

大结节骨折时，在冈上肌、冈下肌和小圆肌的牵拉下向后上方移位；小结节骨折时，在肩胛下肌的牵拉下向内侧移位。外科颈骨折时三角肌牵拉使骨折端短缩移位，胸大肌使远折端向内侧移位。

三、骨折分类

(一)骨折分类法的发展

肱骨近端骨折的分类不但能充分区别和体现肱骨近端骨折的特点，并能对临床治疗有指导意义。Koher 根据骨折线的位置进行了骨折的解剖分类，分为解剖颈、结节部和外科颈，但没有考虑骨折的移位，对临床治疗的意义不大。Watson-Jones 根据受伤机制将肱骨近端骨折分为内收型和外展型，有向前成角的肱骨近端骨折，肩内旋时表现为外展型，而肩外旋时表现为内收型损伤。所以临床诊断有时会引起混乱。Codman 描述了肱骨近端的 4 个解剖部分，即以骺线为基础，将肱骨近端分为肱骨头、大结节、小结节和干骺端四个部分。Neer 发展 Codman 理念，基于肱骨近端的四个解剖部分，将骨折分为一、二、三、四部分骨折。四个解剖部分之间，如骨折块分离超过 1 cm 或两骨折块成角大于 45°,均称为移位骨折。如果两部分之间发生移位,即称为两部分骨折;三个部分之间或四个部分之间发生骨折移位,分别称为三部分或四部分骨折(图 3-1)。任何达不到此标准的骨折,即使粉碎性骨折也被称为一部分骨折。Neer 分类法对临床骨折有指导意义,所以至今广为使用。肱骨近端骨折除 Neer 分类法外,AO 分类法在临床应用也较多。

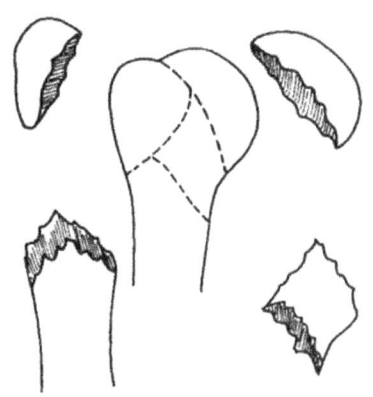

图 3-1 肱骨近端四个解剖结构

(二)Neer 分类

Neer 在 Codman 的四部分骨块分类基础上提出的 Neer 分类(图 3-2)包括因不同创伤机制引起的骨折的解剖位置、移位程度、不同骨折类型的肱骨血运的影响及因为不同肌肉的牵拉而造成的骨折的移位方向,对临床治疗方法的选择提供可靠的参考。

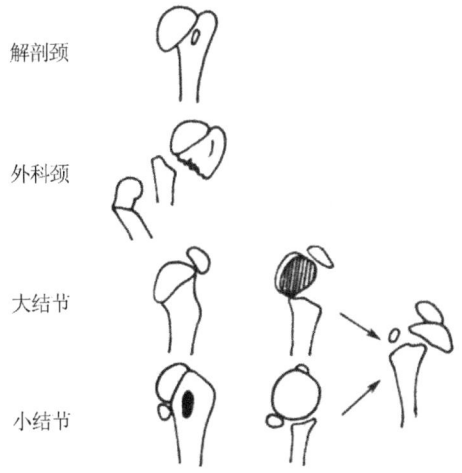

图 3-2 肱骨近端骨折 Neer 分型

Neer 分类法骨折移位的标准为:相邻骨折块彼此移位大于 1 cm 或成角大于 45°。

1.一部分骨折(包括无移位和轻度移位骨折)

轻度移位骨折是指未达到骨折分类标准的骨折,无移位和轻度移位骨折占肱骨近端骨折的85%左右,又常见于 60 岁以上老年人。骨折块因有软组织相连,骨折稳定,常采用非手术治疗,前臂三角巾悬吊或石膏托悬吊治疗即可。

2.二部分骨折

二部分骨折指肱骨近端四部分中,某一部分移位,临床常见外科颈骨折和大结节撕脱骨折,为二部分骨折。小结节撕脱或单纯解剖颈骨折少见。

(1)大结节骨折:多种暴力可引起大结节骨折,如肩猛烈外展、直接暴力和肩关节脱位等。骨折后,主要由于冈上肌的牵拉可出现大结节向上、向后移位,骨折后往往合并肩袖肌腱或肩袖间隙的纵形撕裂。大结节撕脱骨折可以被认为是特殊类型的肩袖撕裂。

(2)外科颈骨折:发生于肱骨干骺端、大结节与小结节基底部。多见,占肩部骨折的11%,外科颈骨折由于远端胸大肌和近端肩袖牵拉而向前成角。临床根据移位情况而分为内收型和外展型骨折。

(3)解剖颈骨折:单纯解剖颈骨折临床少见,此种骨折由于肱骨头血运破坏,造成骨折愈合困难、肱骨头坏死率高的特点。

(4)小结节骨折:单纯小结节骨折少见,多数与外科颈骨折同时发生。

3.三部分骨折

三个主要结构骨折和移位,常见为外科颈骨折合并大结节骨折并移位,肱骨头可因肩胛下肌的牵引而有内旋移位。CT扫描及三维成像时可清楚显示。三部分骨折时,肱骨头仍保留较好的血运供给,故主张切开复位内固定。

4.四部分骨折

四个解剖部位均有骨折和移位,是肱骨近端骨折中最严重的一种,约占肱骨近端骨折的3%,软组织损伤严重,肱骨头的解剖颈骨折使肱骨头血供系统破坏,肱骨头坏死率高。若行内固定手术,应尽可能保留附着的软组织结构。四部分骨折因内固定手术后并发症多,功能恢复缓慢,对60岁以上老年人,人工肱骨头置换是手术适应证。

5.骨折脱位

在严重暴力时,肱骨近端骨折可合并肱骨头的脱位,脱位方向依暴力性质和方向而定,可出现前后上下甚至胸腔内的脱位,临床二部分骨折合并脱位常见,如大结节骨折并脱位。

6.肱骨头劈裂骨折

严重暴力时,除引起肱骨近端骨折、移位和肱骨头脱位外,还可造成肱骨头骨折或肩盂关节面的塌陷。肱骨头关节面塌陷骨折如达到或超过关节面的40%,应考虑人工肱骨头置换;肱骨头劈裂伴肩盂关节面塌陷时,应考虑盂肱关节置换术。

(三)AO分类法

A型骨折是关节外的一处骨折。肱骨头血液循环正常,因此不会发生头缺血坏死。B型骨折是更为严重的关节外骨折。骨折发生在两处,波及肱骨上端的三个部分。一部分骨折线可延及到关节内。肱骨头血液循环部分受到影响,有一定的肱骨头缺血坏死发生率。B_2型骨折是干骺端骨折无嵌插,骨折不稳定,难以复位,常需手术复位内固定。C型骨折是关节内骨折,波及肱骨解剖颈,肱骨头血液供应常受损伤,易造成肱骨头缺血坏死。

AO分类较复杂,临床使用显得烦琐,但分类法包括了骨折的位置和移位的方向,还注重了骨折块的形态结构,同时各亚型间有相互比较和参照,对临床治疗更有指导意义。而Neer分类法容易操作,但同一类型骨折中缺少进一步的分类。对同一骨折不同的影像照片,不同医师的诊断会有不同的结果。

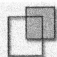

四、临床表现及诊断

　　肩部的直接暴力和肱骨的传导暴力均可造成肱骨近端骨折，骨折患者肩部疼痛明显，主、被动活动均受限，肩部肿胀、压痛、活动上肢时有骨擦感。患肢紧贴胸壁，需用健手托住肘部，且怕别人接触伤部。诊断时还需注意有无病理性骨折的存在。肱骨近端骨折可能合并肩关节脱位，此时局部症状很明显，肩部损伤后，由于关节内积血和积液，压力增高，可能会造成盂肱关节半脱位，待消肿后半脱位能自行恢复。单纯肱骨近端骨折合并神经、血管损伤的机会较少，如合并肩关节脱位，在检查时应注意有无合并神经血管损伤。

　　骨折的确诊和准确分型依赖于影像学检查，而影像学检查的质量直接影响对骨折的判断。虽然投照中骨折患者伤肢摆放位置上不方便，会增加痛苦，但应尽可能帮助患者将伤肢摆放在标准体位上。肱骨近端骨折检查通常采用创伤系列投照方法。包括肩胛骨标准前后位，肩胛骨标准侧位及腋位等体位。通过三种体位投照，可以从不同角度显示骨折移位情况。

　　肩胛骨平面与胸廓的冠状面之间有一夹角，通常肩胛骨向前倾斜35°～40°，因此盂肱关节面既不在冠状面，也不在矢状面上。通常的肩关节正位片实际是盂肱关节的轻度斜位片，肱骨头与肩盂有一定的重叠，不利于对骨折线的观察，拍摄肩胛骨标准正位片，需把患侧肩胛骨平面贴向胶片盒，对侧肩向前旋转40°，X线球管垂直于胶片（图3-3）。正位片上颈干角平均为143°，是垂直于解剖颈的轴线与平行肱骨干纵轴轴线的交角，此角随肱骨外旋而减少，随内旋而增大，可有30°的变化范围。肩胛骨侧位片也称肩胛骨切线位或Y形位片。所拍得的照片影像类似英文大写字母Y（图3-4）。其垂直一竖是肩胛体的切线位投影，上方两个分叉分别为喙突和肩峰的投影，三者相交处为肩盂所在，影像片上如果肱骨头没有与肩盂重叠，需考虑肩关节脱位的可能性。腋位X线上能确定盂肱关节的前后脱位，为确定肱骨近端骨折的前后移位及成角畸形，提供诊断依据（图3-5）。

　　对新鲜创伤患者，由于疼痛往往难于获得满意的各种照相，此时CT扫描及三维重建具有很大的帮助，通过CT扫描可以了解肱骨近端各骨性结构的形态，骨块移位及旋转的大小及游离移位骨块的直径。CT扫描三维重建更能提供肱骨近端骨折的立体形态，为诊断提供可靠的依据。MRI对急性损伤后骨折及软组织损伤程度的判断帮助不大。

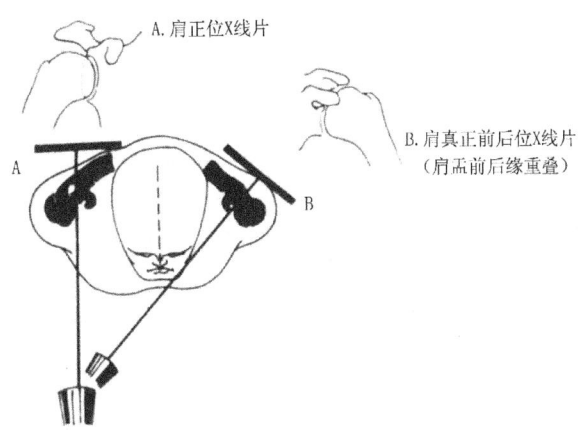

图 3-3　肩真正前后位 X 线拍摄法及其投影

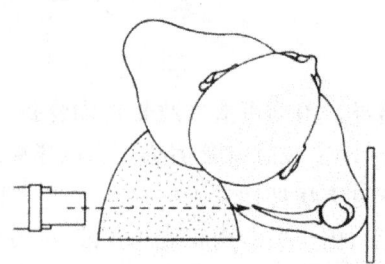

图 3-4　肩真正侧位 X 线拍摄法

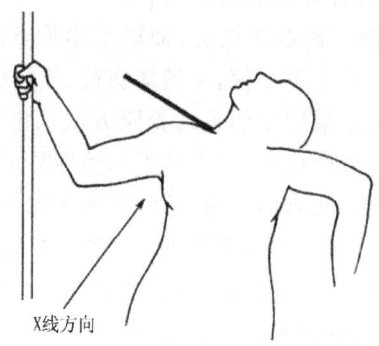

X线方向

图 3-5　标准腋位投照

五、治疗

肱骨近端骨折的治疗效果直接影响肩关节的功能,治疗原则是争取骨折早期解剖复位,保留肱骨头血运,合理可靠的骨折固定,早期功能锻炼,减少关节僵硬和肱骨头坏死的发生。肩关节是全身活动最大的关节,关节一定程度的僵硬或畸形愈合,由于代偿的功能,一般不会造成明显的关节功能障碍。治疗骨折方法的选择需综合考虑骨折类型、骨质量条件、患者的年龄、功能要求和自身的医疗条件。肱骨近端骨折中有 $80\%\sim85\%$ 为轻度移位骨折,Neer 分型中为一部分骨折,常采取保守治疗;二部分骨折中,部分外科颈骨折可以保守治疗,大结节骨折明显移位者尽可能行手术复位,以免骨折愈合后,引起肩峰下撞击和影响肩袖功能。而三、四部分骨折中只要情况允许,应尽可能行手术治疗。肩关节脱位的患者,无论有无骨折,有学者主张行关节镜内清理,撕脱盂唇缝合修复,以免引起肩关节的再脱位;肱骨头劈裂多需要手术探查或固定或切除。

(一)一部分骨折

肱骨近端虽有骨折线,但骨折块的移位和成角均不明显。骨折的软组织合页均有保留,肱骨头的血运也保持良好。骨折相对比较稳定,一般不需再闭合复位或切开复位,尽可能采取非手术治疗。通过制动维持骨折稳定,减少局部疼痛和骨折再移位的可能,早期功能锻炼,一般可以取得较为满意的治疗效果。

常用颈腕吊带或三角巾悬吊,可把患肢固定于胸前,肘关节 90°屈曲位,腋窝垫一棉垫,保护皮肤,如上肢未与胸壁固定,患者仰卧休息时避免肘部支撑。固定 3 周左右即可开始做上臂摆动和小角度的上举锻炼,定期做 X 线检查观察是否有继发性的移位,4 周后可以练习爬墙,3 个月后可以部分持重。

(二)二部分骨折

1.外科颈骨折

原则上首选闭合复位,克氏针固定或用外固定治疗。闭合复位需在麻醉下进行。全麻效果好,肌间沟麻醉不完全。肌肉松弛有利于操作,复位操作手法应轻柔,复位前认真阅片和分析暴力机制,根据受伤机制及骨折移位方向,按一定的手法程度复位,切忌粗暴盲目地反复复位。这样不但难以成功,反而增加损伤,复位时尽可能以 X 线透视辅助。骨折断端间成角大于 45°时,不论有无嵌插均应矫正,外科颈骨折侧位片上多有向前成角畸形,正位有内收畸形。整复时,先行牵引以松开断端间的嵌插,然后前屈和轻度外展骨干,以矫正成角畸形,整复时牵引力不要过大,避免骨折端间的嵌插完全解脱,以免影响骨折间的稳定。复位后三角巾悬吊固定或石膏托固定。

骨折端间完全移位的骨折,近骨折块因大、小结节完整,旋转肌力平衡,因此肱骨头没有旋转移位。远骨折端因胸大肌的牵拉向前,故有内侧移位,整复时上臂向远侧牵引,当骨折断端达到同一水平时,轻度内收上臂以中和胸大肌牵拉的力量,同时逐渐屈曲上臂,以使骨折复位,正位片呈轻度外展关系。整复时助手需在腋部行反牵引,并以手指固定近骨折块,同时帮助推挤骨折远端配合术者进行复位,复位后适当活动肩关节,可以感觉到骨折的稳定性,如果稳定,可用三角巾悬吊或石膏固定。如果骨折复位后不稳定,可行经皮克氏针固定。克氏针固定一般需 3 根克氏针。自三角肌点处向肱骨头打入两枚克氏针,再从大结节向内下干骺端打入第 3 枚克氏针。克氏针需在透视下打入,注意不要损伤内侧的旋肱血管。旋转上臂观察克氏针位置满意、固定牢固,再处理克氏针尾端,可以埋于皮下,也可留在皮外,三角巾悬吊,早期锻炼,6 周左右拔除克氏针。

如骨折端有软组织嵌入,影响骨折的复位,二头肌长头腱卡于骨折块之间是常见的原因。此时需采取切开复位内固定治疗。手术操作应减少软组织的剥离,可以依据具体情况选择松质骨螺钉、克氏针、细线缝合固定或以钢板螺钉固定。

总之,外科颈骨折时,不管移位及粉碎程度如何,断端间血运比较丰富,只要复位比较满意,内、外固定适当,骨折基本能按时愈合。

2.大结节骨折

移位大于 1 cm 的结节骨折,由于肩袖的牵拉,骨块常向上方移位,此时会产生肩峰下撞击和卡压,影响肩关节上举活动,且肩袖肌肉松弛、肌力减弱,往往需切开复位内固定。

肩关节前脱位合并大结节撕脱骨折。一般先行复位肱骨头,然后观察大结节的复位情况,如无明显移位可用三角巾悬吊,如有移位>1 cm,则手术切开内固定为宜。现有学者主张肱骨头脱位时,应当修复损伤的盂唇和关节囊,以免关节脱位复发。

3.解剖颈骨折

单纯解剖颈骨折少见。由于骨折时肱骨头血运遭到破坏,因此肱骨头易发生缺血性坏死,对于年轻患者,如有肱骨头移位建议早期行切开复位内固定。术中操作应力求减少软组织的剥离,减少进一步损伤肱骨头的血运。尤其是头的边缘如有干骺端骨质相连或软组织连接时,肱骨头有可能由后内侧动脉得到部分供血而免于坏死,内固定方式可用简单的克氏针张力带固定,也可用螺钉或可吸收钉固定。

4.小结节骨折

单独小结节骨折极少见,常合并肩关节后脱位。骨块较小不影响肩关节内旋时,可行悬吊保守治疗。如骨块较大，且有明显移位时，会影响肩关节的内旋，则应切开复位螺丝钉内固定术。

（三）三部分骨折

三部分骨折中常见类型是外科颈骨折合并大结节骨折，由于损伤严重，骨折块数量较多，手法复位常难以成功，原则上需手术切开复位；三部分同时骨折时由于肱骨头血运常受到破坏，肱骨头坏死有一定的发生率，有报告为 3％～25％。手术治疗的目的是将移位骨折复位，重新建立血供系统，尽量减少软组织剥离，可用钢丝克氏针张力带固定，临床也常用解剖型钢板螺钉内固定，这样可以早期功能锻炼。对有骨质疏松的老年患者，临床使用 AO 的 LCP 系统锁定型钢板取得了较好的效果，对骨缺损患者可以同时植骨，但对骨质疏松非常严重，估计内固定可能失败的患者，可一期行人工肱骨头置换术。

（四）四部分骨折

四部分骨折常发生于老年人，骨质疏松患者。比三部分骨折有更高的肱骨头坏死发生率，有的报告高达 13％～34％，目前一般均行人工肱骨头置换术。对有些患者，由于各种原因，不能行人工肱骨头置换术，也可切开复位，克氏针张力带内固定术，基本能保证骨折愈合，但关节功能较差，肩关节评分不高。但这些患者，对无痛的肩关节也很满足。但年轻患者，四部分骨折，一般主张切开复位内固定术。

（五）骨折合并脱位

1.二部分骨折合并脱位

此类以大结节骨折最常见，此时应先急诊复位，复位后大结节骨折往往达到同时复位，如大结节仍有明显移位，则应切开复位内固定。

肱骨头脱位合并解剖颈骨折时，此时肱骨头血管破坏严重，宜考虑行人工肱骨头置换术。肱骨头脱位合并外科颈骨折时，可先试行闭合复位脱位的肱骨头，然后再行外科颈骨折复位。如闭合复位不能成功，则需手术切开复位，同时复位和固定骨折的外科颈。

2.三部分骨折脱位

一般均需切开复位肱骨头及移位的骨折，选择克氏针、钢板螺钉均可，尽可能减少软组织的剥离。

3.四部分骨折脱位

由于肱骨头解剖颈骨折失去血液循环，应首先考虑人工肱骨置换术。手术复位肱骨头时，应常规探查关节囊及盂唇，应缝合修补因脱位引起的盂唇撕裂，可用锚钉或直接用丝线缝合，防止肱骨头再次脱位。

（1）肱骨头压缩骨折：肱骨头压缩骨折一般是关节脱位的合并损伤，肱骨头压缩面积小于20％的新鲜损伤，可进行保守治疗；后脱位常发生较大面积的骨折，如肱骨头压缩面积为 20％～45％时，可造成肩关节不稳定，引起复发性肩关节脱位，需将肩胛下肌及小结节移位于骨缺损处，以螺钉固定；压缩面积大于 40％时，需行人工肱骨头置换术。

（2）肱骨头劈裂骨折或粉碎性骨折：临床不多见，此种骨折因肱骨头关节面破坏，血运破坏严重，加之关节面内固定困难，所以一般需行人工肱骨头置换术。年轻患者尽可能行切开复位内固定，尽可能保留肱骨头。

（高　峰）

第二节 肱骨干骨折

一、解剖特点

自胸大肌附着处上缘至肱骨髁上为肱骨骨干。近端肱骨干横断面呈圆周形,远端在前后径上呈狭窄状。内、外侧肌间隔将上臂分成前间隔和后间隔。前间隔包括肱二头肌、喙肱肌和肱肌。肱动、静脉及正中神经、肌皮神经及尺神经沿肱二头肌内侧走行。后间隔包含肱三头肌和桡神经。桡神经穿过肱三头肌在后方骨干中段走行于桡神经沟内,在臂中下 1/3 处穿过外侧肌间隔至臂前侧,骨折移位时易受到损伤。

二、损伤机制

(一)直接暴力

直接暴力是造成肱骨干骨折的常见原因,如打击伤、机械挤压伤、火器伤等,可呈横断骨折、粉碎性骨折或开放骨折。

(二)间接暴力

如摔倒时手或肘部着地,由于身体多伴有旋转或因附着肌肉的不对称收缩,发生斜形或螺旋形骨折。

(三)旋转暴力

以军事或体育训练的投掷骨折,以及掰手腕所引起的骨折最为典型,多发生于肱骨干的中下 1/3 处,主要由于肌肉突然收缩,引起肱骨轴向受力,导致螺旋形骨折。

由于肱骨干上的肌肉作用,骨折后常呈典型的畸形。当骨折线在胸大肌止点近端时,由于肩袖的作用,骨折近端呈外展和内旋畸形,远端由于胸大肌的作用向内侧移位;当骨折线位于胸大肌以远、三角肌止点以近时,骨折远端由于三角肌的牵拉向外侧移位,近端则由于胸大肌、背阔肌及大圆肌的牵拉作用向内侧移位;当骨折线位于三角肌止点以远时,骨折近端外展、屈曲,远端则向近端移位。

三、骨折的分类

同其他骨折的分类一样,肱骨干骨折可依据不同的分类因素构成多种分类方式。根据骨折是否与外环境相通,可分为开放和闭合骨折;因骨折部位不同,可分为三角肌止点以上及三角肌止点以下骨折;由于骨折程度不同,可分为完全骨折和不完全骨折;根据骨折线的方向和特性又可分为纵、横、斜、螺旋、多段和粉碎性骨折;根据骨的内在因素是否存在异常而分为正常和病理骨折等。

四、肱骨干骨折的临床症状和体征

同其他骨折一样,肱骨干骨折后可出现疼痛、肿胀、局部压疼、畸形、反常活动及骨擦音等,骨科医师不应为证实骨折的存在而刻意检查骨擦音,以免增加伤者的痛苦和桡神经损伤。对于不完全或无移位的骨折,单凭临床体检很难判断,所以对可疑骨折的患者必须拍 X 线。拍片范围包括肱骨的两端、肩关节和肘关节。对于高度怀疑有骨折的患者,即使在急诊拍片时未能发现骨折也不要轻易下无骨折的结论,可用石膏托暂时固定两周后再拍片复查,若有不全的裂纹骨折此时因骨折线的吸收而显现出来。若骨折合并桡神经损伤,可出现垂腕、手部掌指关节不能伸直、拇指不能伸展和手背虎口区感觉减退或消失。肱骨干骨折的患者应当常规检查患肢远端血运的情况,包括对比两侧桡动脉搏动、甲床充盈、皮肤温度等,必要时可行血管造影,以确定有无肱动脉损伤。

五、治疗方法

近几十年来,骨折固定技术有了极大的提高,治疗手段远比过去丰富,在具体实施何种治疗方案时必须考虑如下因素:骨折的类型和水平、骨折的移位程度,患者的年龄、全身健康情况、与医师的配合能力、合并伤的情况,患者的职业及对治疗的要求等,此外经治医师还应考虑本身所具备的客观设备条件,掌握各种操作技术的水平、经验等。经过全面分析比较后再确定一最佳治疗方案。根本原则是:有利于骨折尽早愈合,有利于患肢的功能恢复,尽可能减少并发症。

(一)闭合治疗

近几十年来的骨科著作中,均强调绝大多数的肱骨干骨折可经非手术治疗而痊愈,国外的文献报道中其成功的比例甚至可高达 94% 以上。但在临床实际工作中能否达到如此高的比例仍值得商榷。此外,现代的就医人群已对骨科医师提出了更高的要求,即不仅要获得良好的最终治疗结果,而且希望治疗过程中尽量减少痛苦,在骨折愈合期间有相对高的生活质量,甚至仍能够从事一些工作。那种令患者在石膏加外展架上苦撑苦熬数个月,夜间无法平卧的传统治疗方式很难为多数患者所接受。依现代的治疗观点,闭合治疗的适应证应结合患者的具体情况认真审视后而定。

1.适应证

可供参考的适应证如下。

(1)移位不明显的简单骨折(AO 分类:A_1、A_2、A_3)。

(2)有移位的中、下 1/3 骨折(AO 分类:A_1、A_2、A_3 或 B_1、B_2)经手法整复可以达到功能复位标准的。

2.闭合治疗的复位标准

肱骨属非负重骨,轻度的畸形愈合可由肩胛骨代偿,其复位标准在四肢长骨中最低,其功能复位的标准为:2 cm 以内的短缩、1/3 以内的侧方移位、20°以内的向前、30°以内的外翻成角以及 15°以内的旋转畸形。

3.常用的闭合治疗方法

(1)悬垂石膏:应用悬垂石膏法治疗肱骨干骨折已有半个多世纪的历史,目前在国内外仍有相当多的骨科医师在继续沿用。此法比较适合于有移位并伴有短缩的骨折或者斜形、螺旋形的骨折。悬垂石膏应具有适当的重量,避免过重或过轻,其上缘至少应超过骨折断端 2.5 cm 以上,下缘可达腕部,屈肘 90°,前臂中立位,在腕部有三个固定调整环。在石膏固定期间,前臂需始终维持下垂,以便提供一向下的牵引力。患者夜间不宜平卧,而采取坐睡或半卧位(这是使用悬垂石膏的不便之处)。吊带需可靠地固定在腕部石膏固定环上,向内成角畸形可通过将吊带移至掌侧调整,反之向外成角则通过背侧的固定环调整。后成角和前成角,可利用吊带的长短来调整,后成角时加长吊带,而前成角则缩短吊带。使用悬垂石膏治疗应经常复查拍 X 线,开始时为 1～2 周,以后可改为 2～3 周或更长的间隔时间。石膏固定期间应注意功能锻炼,如握拳、肩关节活动等,减少石膏固定引起的不良反应。对某些患者,如肥胖或女性,可在内侧加一衬垫,以免由于过多的皮下组织或乳房造成的成角畸形。当骨折的短缩已经克服、骨折已达到纤维性连接时,可更换为 U 形石膏。

悬垂石膏曾成功地治愈过许多患者,但也不乏骨折不愈合或延迟愈合的例子。故治疗期间应注意密切观察,若固定超过 3 个月仍无骨折愈合迹象,已出现失用性骨质疏松时,应考虑改用其他方法,如切开复位内固定加自体植骨,不要一味地坚持下去,以避免最后因严重的失用性骨质疏松导致连内固定的条件都不具备,丧失有利的治疗时机,对中老年患者更应注意这点。

(2)U 形或 O 形石膏:多用于稳定的中下 1/3 骨折复位后,或应用其他方法治疗肱骨干骨折后的继续固定手段。所谓 U 形即石膏绷带由腋窝处开始,向下绕过肘部,再向上至三头肌以上。若石膏绷带再延长一些,使两端在肩部重叠则成为 O 形石膏。U 形石膏有利于肩、腕和手部的关节功能锻炼(图 3-6),而 O 形石膏的固定稳定性更好一些。

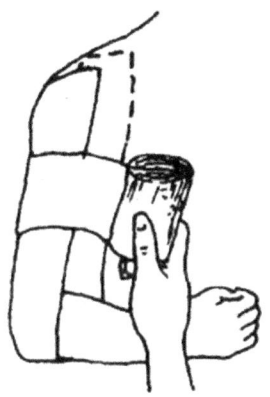

图 3-6 U 形石膏

(3)小夹板固定:对内外成角不大者,可采用二点直接加压方法(利用纸垫);对侧方移位较多,成角显著者,常可用三点纸垫挤压原理,以使骨折达到复位。不同水平的骨折需用不同类型的小夹板,如上 1/3 骨折用超肩关节小夹板,中 1/3 骨折用单纯上臂小夹板,而下 1/3 骨折需用超肘关节小夹板固定。其中尤以中 1/3 骨折的固定效果最为理想(图 3-7)。

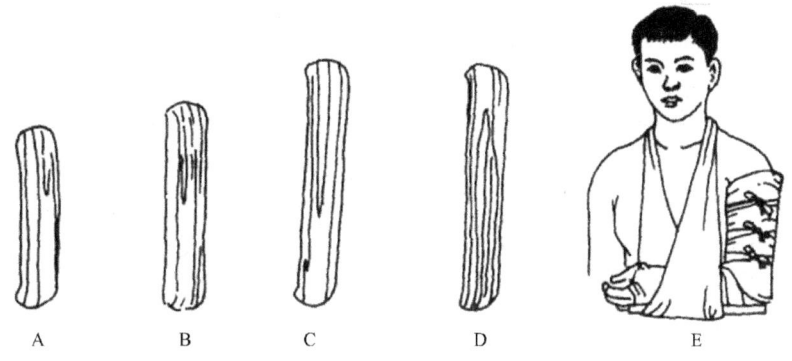

图 3-7 小夹板固定治疗肱骨干骨折

A.内侧小夹板;B.前侧小夹板;C.后侧小夹板;D.外侧小夹板;E.小夹板固定后的外形

利用小夹板治疗肱骨干骨折时,经治医师需密切随诊,观察病情的变化,根据肢体肿胀的程度随时调整夹板的松紧度,避免因固定不当而引起并发症,同时鼓励患者在固定期间积极锻炼患肢功能。

(4)其他治疗方法:采用肩人字石膏、外展架加牵引或鹰嘴骨牵引等治疗肱骨干骨,但多数情况下已经较少使用。

(二)手术治疗

如果能够正确掌握手术指征并配合以高质量手术操作,绝大多数的肱骨干骨折可以正常愈合。同时可以减少因长期石膏或小夹板等外固定带来的邻近关节僵硬、肌肉萎缩和失用性骨质疏松等不利影响,甚至可在固定期间从事某些非负重性工作,治疗期的生活质量相对较高。不利的方面是:所花费用较多,需二次手术取出内固定物,手术本身具有一定的风险等。

1.手术治疗的适应证

(1)绝对适应证:①保守治疗无法达到或维持功能复位的。②合并其他部位损伤,如同侧前臂骨折、肘关节骨折、肩关节骨折,伤肢需早期活动的。③多段骨折或粉碎性骨折(AO 分型:B_3、C_1、C_2、C_3)。④骨折不愈合。⑤合并有肱动脉、桡神经损伤需行探查手术的。⑥合并有其他系统特殊疾病而无法坚持保守治疗的,如严重的帕金森病。⑦经过 2~3 个月保守治疗已出现骨折延迟愈合现象,开始有失用性骨质疏松的(如继续坚持保守治疗,严重的失用性骨质疏松可导致失去切开复位内固定治疗的机会)。⑧病理性骨折。

(2)相对适应证:①从事某些职业对肢体外形有特殊要求,不接受功能复位而需要解剖复位的。②因工作或学习需要,不能坚持较长时间的石膏、夹板或支具牵引固定的。

2.手术治疗的方法

(1)拉力螺丝钉固定:单纯的拉力螺钉固定只能够用于长螺旋形骨折,而且术后常需要外固定保护一段时间,优点是骨折段软组织剥离较少,骨折断端的血运影响小,正确使用可缩短骨折愈合时间。

(2)接骨钢板固定:尽管带锁髓内钉的使用趋于增多,但现阶段接骨钢板仍在较广的范围内继续应用,缘于其操作简单,易于掌握,无须 C 形臂 X 线透视机等较高档辅助设备。钢板应有足够长度,螺钉孔数目不得少于 6 孔,最好选用较宽的 4.5 mm 动力加压钢板(DCP 或 LC-DCP),远近骨折段至少各由 3 枚螺钉固定,以获得足够的固定强度。对于短斜形骨折尽量使用 1 枚跨越骨折线的拉力螺钉,而粉碎性骨折最好同时植入自体松质骨(图 3-8)。AO 推荐的手术入路是后侧切口,将钢板置于肱骨干的后侧,而且在骨折愈合后不再取出。但国内多数骨科医师愿意采用上臂前外侧入路,将钢板放置在骨干的前外侧,在骨折愈合后取出内固定物也相对比较容易。

(3)带锁髓内针固定:随着带锁髓内针的普及应用,以往的 Rush 针或 V 形针、矩形针已较少使用。使用带锁髓内针的优点:软组织剥离少,术后可以适当负重,用于粉碎性骨折时其优点更为突出。由于是带锁髓内针,其尾端部分基本与肱骨大结节在同一平面,对肩关节功能影响不大(近期可能有一定影响)。使用时刻采用顺行或逆行穿针方法,与股骨或胫骨不同的是,其近端锁钉一般不穿过对侧皮质(避免损伤腋神经),而远端锁钉最好采用前后方向(避免损伤桡神经)(图 3-9)。

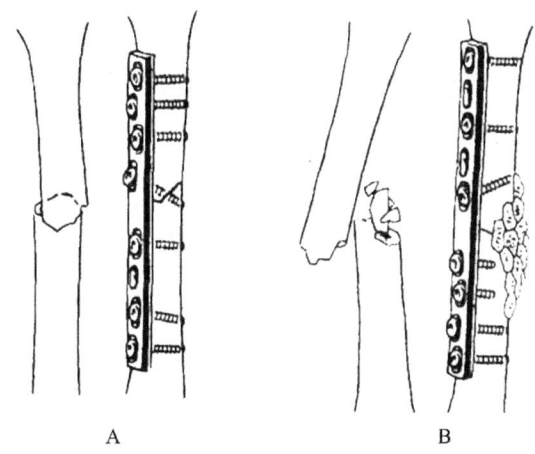

图 3-8　肱骨干骨折钢板螺钉内固定

A.横形骨折的固定方法;B.如为粉碎性骨折应Ⅰ期自体松质骨植骨

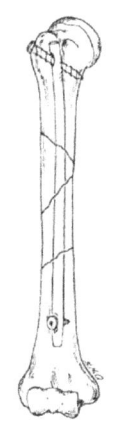

图 3-9　髓内针治疗肱骨干骨折(顺行穿针)

　　(4)外固定架固定:从严格意义上讲,外固定架固定是一种介于内固定和传统外固定之间的一种固定方式,其有创、有固定针进入组织内穿过两侧皮质,必要时可切开直视下复位。优点:创伤小,固定相对可靠,愈合周期比较短,不需二次手术取出内固定物,对邻近关节干扰小。缺点是:针道可能发生感染,尽管其固定物已经比其他外固定方式轻便了许多,但仍有不便,用于中上1/3骨折时可能影响肩关节活动。肱骨干骨折多用单边固定方式,有多种比较成熟的外固定架可供选择,治疗成功的关键在于熟悉和正确使用,而不在于外固定架本身。

　　(5)Ender针固定:采用多根可屈件的髓内针——Ender针固定,现国内少数医院的医师仍在应用。利用不同方向插针和三点固定原理,可较好地控制骨折端的旋转,成角。操作比较简单,既可顺行也可逆行打入。术前需要准备比较齐全的规格、型号,包括不同长度和直径的Ender针。切忌强行打入,否则可造成骨质劈裂和髓内针穿出髓腔。

(高　峰)

第三节　肱骨髁间骨折

肱骨髁间骨折为关节内骨折,又称肱骨髁上"T"形或"Y"形骨折,临床较少见,多发生于青壮年,仅占全身骨折的 0.48%。

肱骨髁间部位前有冠状窝,后有鹰嘴窝,下端的肱骨滑车内外两端较粗,中段较细,呈横置的线轴形。肱骨小头与肱骨滑车之间亦有一纵沟,该处是肱骨下端的薄弱环节,遭受暴力,可产生纵形劈裂。与肱骨滑车相对的尺骨半月切迹关节面呈角尖向上的"△"形,中间有一纵形嵴,内外侧缘亦较锐利,形似刃口朝上的石斧。跌倒时肘部着地,暴力作用于肘部使尺骨半月切迹对肱骨下端有楔入的作用力,再加上与肱骨小头相接对的桡骨小头向上的冲击分力等,都是造成肱骨髁间骨折的因素。

一、病因、病机

肱骨髁间骨折的病因与肱骨髁上骨折病因基本相同,也为间接暴力所致。

(一)伸直型

由高处掉下或跌倒时,肘关节伸直位或半屈曲位,以手按地,外力沿前臂向上传导,至肱骨下端,先致肱骨髁上骨折。外力继续作用,使尺骨的半月切迹和桡骨头向上冲击。同时由上向下的身体重力,使骨折的近折端向下冲击,上下的挤切力致肱骨的内外髁间纵形劈裂,形成肱骨髁间骨折。由于挤切力较重,故劈裂的内外髁常呈分离旋转移位,且向后移位。此型骨折较多见(图 3-10)。

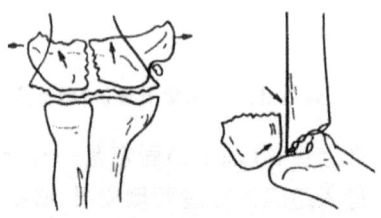

图 3-10　伸直型肱骨髁间骨折

(二)屈曲型

跌倒时,肘关节屈曲,肘后着地,或打击碰撞肘部,暴力作用于尺骨鹰嘴,力量经尺骨半月切迹和桡骨头向上向前撞击,形成肱骨髁上骨折。同时将肱骨两髁纵形劈开,致远折端向前移位(图 3-11)。

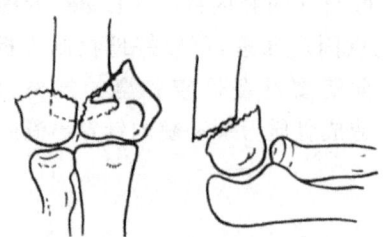

图 3-11　屈曲型肱骨髁间骨折

肱骨髁间骨折除了按受伤机制和骨折移位而分为伸直型与屈曲型外,也可按骨折线形态分为"T"形、"Y"形、"V"形。或按骨折移位程度分为:Ⅰ型,骨折无移位或轻微移位,关节面平整;Ⅱ型,骨折有移位,但无两髁旋转及分离,关节面基本平整;Ⅲ型,骨折内外髁均有旋转移位,关节面不平;Ⅳ型,肱骨髁部碎成 3 块以上,关节面严重破坏(图 3-12、图 3-13)。

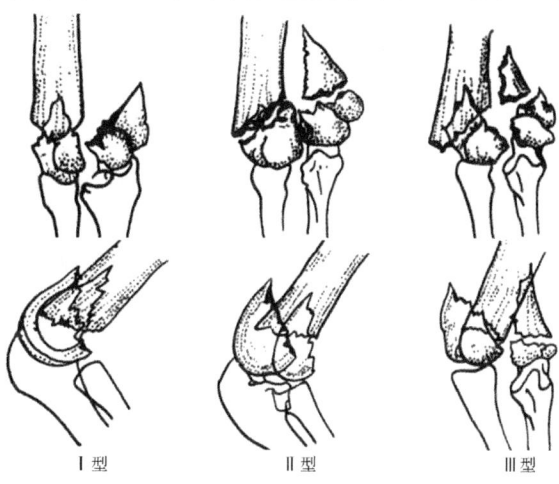

图 3-12　伸直内翻型骨折的分类

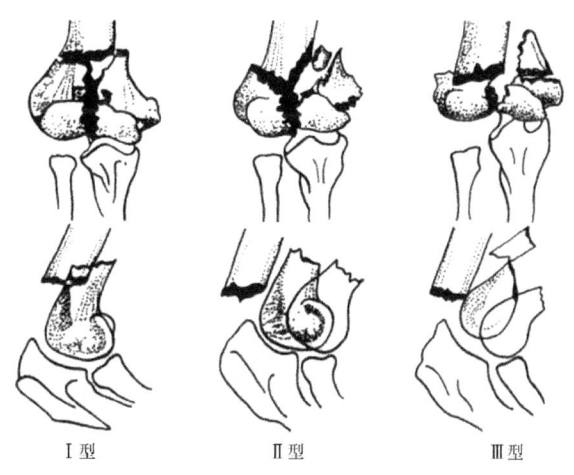

图 3-13　屈曲内翻型骨折的分类

　　肱骨髁间骨折属严重的关节内骨折,骨折移位严重时,骨折端可穿破皮肤而形成开放性骨折。如同肱骨髁上骨折一样,骨折端亦可损伤肱动、静脉及正中神经和尺、桡神经。骨折后期则易发生创伤性关节炎。

二、诊断

　　伤后肘部剧烈疼痛并迅速肿胀,常出现肘部畸形。皮肤有发绀瘀斑,压痛明显。因疼痛不能主、被动活动肘关节。触诊可扪及明显骨擦音及异常活动,并可摸到突起的骨折端。有倒"八"字旋转分离移位者,触诊内外髁间距离较健侧宽,肘后三角关系紊乱(图 3-14)。合并有血管、神经损伤者,有桡动脉搏动减弱或丧失,手部温度降低,皮肤颜色苍白,感觉和运动功能丧失。

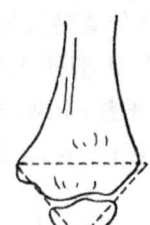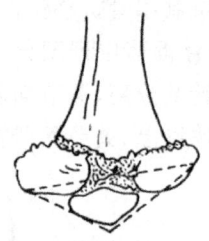

图 3-14 肱骨髁间骨折倒"八"字形移位肘后三角有改变

肱骨髁上骨折与肱骨髁间骨折均为肱骨髁部骨折,都可分为伸直型和屈曲型,都有关节肿胀、疼痛、畸形、功能障碍,其鉴别要点见表 3-1。

表 3-1 肱骨髁上骨折与肱骨髁间骨折的鉴别

鉴别要点	肱骨髁上骨折	肱骨髁间骨折
发病年龄	多发于儿童	好发于成人
发病率	多见,占全身骨折的 7.48%	少见,占全身骨折的 0.48%
骨折类型	大部分属关节外骨折,少数为关节内骨折	属关节内骨折
肘后三角	关系正常	关系改变
并发症	易合并血管神经损伤	血管神经损伤少见
后遗症	肘内翻高达 60%	肘关节功能障碍多

三、治疗

(一)整复固定方法

1.手法整复夹板固定

无移位裂纹骨折或仅有轻度前后成角移位的骨折,可不复位,如同肱骨髁上骨折一样,行超肘夹板外固定。有移位骨折可行手法复位。

(1)整复方法:①局部麻醉或臂丛神经阻滞麻醉后,患者仰卧,肩外展 70°～80°,屈肘 50°(屈曲型)或 90°(伸直型),前臂中立位。一助手双手握患肢上臂做固定,另一助手两手握住患肢前臂,保持上述肘关节屈曲位置,再沿上臂纵轴方向进行拔伸。②先整复两髁的倒"八"字形旋转分离移位。术者面对患者,以两手的拇、示、中指分别捏住内、外髁部,向中心挤按。在挤按的同时,还须做轻微的摇晃手法,使齿状突起的骨折端相互嵌合,直至两髁宽度和髁部外形与健侧相同为止。术者亦可采用两手掌相对挤按内、外髁部,使纵行骨折线嵌合。③整复尺偏或桡偏移位。术者一手握住内、外髁部,另一手握住骨折近端,如为尺偏移位,术者将骨折远端髁部向外推转,将骨折近端向内推按。如为桡偏移位,轻者可不整复,较重者,术者可将骨折远段向内推转,近段向外推按。若骨折无尺偏或桡偏移位,此步可以省去。④整复前后移位。如为伸直型骨折,助手加大牵引力,使缩短、重叠移位改善后,术者将髁部向前方端提,将骨折近段向后推按。如为屈曲型者,术者将骨折远段的髁部向后方推按,骨折近段向前端提。复位成功后,术者双手握住骨折端做固定,由助手进行夹板固定。

(2)固定方法:肱骨髁间骨折也采用超肘夹板固定,固定垫的安放及固定包扎方法,均参照肱骨髁上骨折。但肱骨髁间骨折有较重的倒"八"字旋转分离移位者,在内、外髁部各加一空心垫。

内、外侧夹板下端应延长到内、外髁下 3～5 cm，缚扎完毕后在超出肘的夹板延长部位再用胶布条横形粘贴一圈，以加强两夹板的远端固定力(图 3-15)。

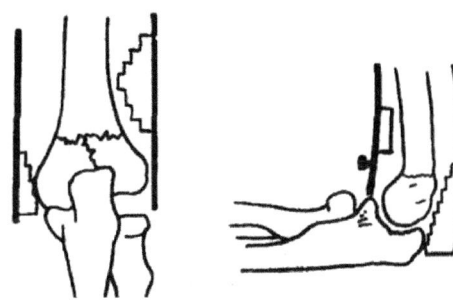

图 3-15　肱骨髁间骨折夹板固定加垫法

伸直型骨折应固定肘关节于屈曲 90°位 4～6 周。屈曲型骨折应固定肘关节于半伸直位 3 周，而后改为屈肘 90°位继续固定 2～3 周。

2.骨牵引复位固定

对骨折端有明显重叠、分离和旋转移位，或粉碎性骨折、关节面不整齐，经手法整复而不成功者，均可采取尺骨鹰嘴牵引治疗。

患者取仰卧位，上臂外展与躯干成 70°～80°，前臂中立位，肘关节屈曲 90°。尺骨鹰嘴部的牵引负重2～3 kg。牵引 2～3 天后，骨折端的重叠移位一般都能得到纠正，应做 X 线检查，对未能自行复位者，应及时行手法整复，术后用小夹板超肘固定。骨牵引治疗肱骨髁间骨折，要求在 1 周内达到满意的对位，即骨折端的重叠移位消失，两髁间无分离及前后方移位，关节面平整。

3.闭合穿针内固定

在 X 线透视和无菌操作下进行。麻醉后在保持患肢牵引下从肘内外侧各穿入一钢针，经皮进入内上髁和外上髁，撬拨整复旋转移位，再用手法整复髁间部分离和髁上部移位。最后将两钢针分别穿入对侧骨片行内固定，完成操作后，常用小夹板固定5～6 周。

亦有学者在上述穿针的基础上，由内、外髁分别向近端穿针固定(图 3-16)，或采用经皮闭式穿针的方法使其成为"串珠"状，从外髁向内髁穿针，针的远端回缩皮下抵住内髁皮质，在内外加压的情况下形成沿轴线的合力，有稳定骨折的作用，且因克氏针是在关节以上贯穿于两髁之间，可在不去钢针的情况下练习患肘的屈伸活动，符合动静结合的原则。穿针时应注意克氏针必须在两侧骨片的中点，与肱骨干保持垂直，由滑车的上缘通过，不可进入关节间隙，以免造成关节面损伤及妨碍术后的功能练习，同时要防止神经和血管的损伤。

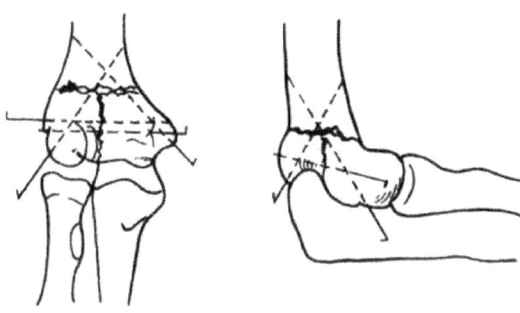

图 3-16　肱骨髁间骨折闭合穿针内固定

4.切开复位内固定

臂丛神经阻滞麻醉下,患者仰卧位,常规消毒铺巾。取肘后侧正中切口。首先找到内髁处的尺神经,并用橡皮条牵开加以保护。为清楚显露,可采用将肱三头肌肌腱舌形切开或截断鹰嘴的暴露法。骨折暴露后清除血肿,辨认肱骨下端骨折块移位方向及骨折线、关节面,然后将其复位。

Ⅰ度骨折时,将内髁和外髁分别用钢板螺丝钉与骨折近端固定(图 3-17)。在两髁之间可不用固定而仍能得到很稳定的效果。术后不用外固定,1 周后开始肘关节的屈伸活动。

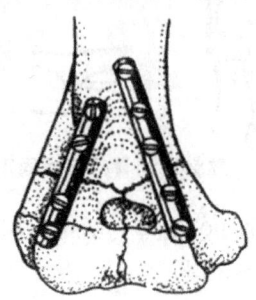

图 3-17　Ⅰ度骨折的固定方式

Ⅱ度骨折时,因内侧三角形骨折片复位后有完整的骨膜维持其稳定,故先将内外髁用一枚骨松质螺丝钉做横穿固定,再将外髁与骨折近端与钢板固定(图 3-18),术后无须外固定。

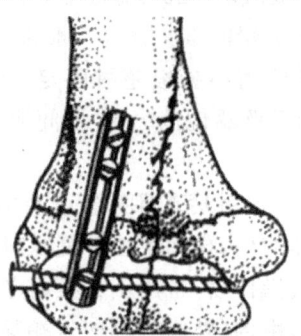

图 3-18　Ⅱ度骨折的固定方式

Ⅲ度骨折时,可在Ⅱ度骨折固定的基础上,将内侧三角形骨块复位后,再用一枚螺丝钉将其固定(图 3-19)。若碎块较多,大的折块复位固定后,小折块尽量用克氏针固定。术后的处理原则是早期活动关节,如在术中发现内固定不甚牢固,可适当推迟关节活动时间。

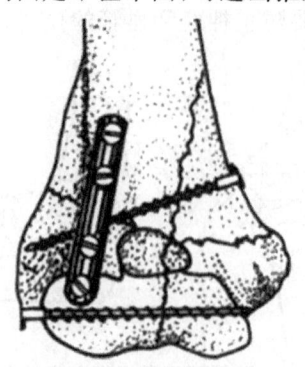

图 3-19　Ⅲ度骨折的固定方式

近年来,在内固定方法上,"Y"形钢板固定(图3-20)和克氏针加钢丝张力带固定(图3-21)均有较好的疗效。为使患者能在术后尽早地开始功能锻炼,最好采用肘内、外侧方切口,而不取后入路。Ⅳ度骨折关节面粉碎严重者,内固定难以牢固,术后应使用短期外固定。对高龄患者,可不做手术,三角巾悬吊,早期活动关节也可获得不错的结果。患肢悬吊在胸前和及早进行肘关节的屈伸活动,利用尺骨鹰嘴的模造作用而能形成一定范围的活动度,最终能满足一般的日常生活需要。

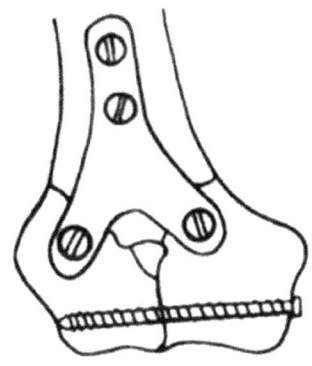

图3-20 Y形钢板加拉力螺钉固定

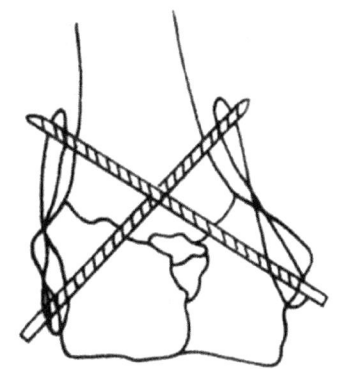

图3-21 克氏针加钢丝张力带固定

(二)药物治疗

非甾体类药物:用于患者骨折后的疼痛。

(三)功能康复

本骨折无论采取什么方法治疗,都应强调早期进行合理的功能锻炼。一般要求复位后即开始做伸腕握拳活动,1周后在无痛的情况下做肘关节屈伸活动。最初活动的幅度不宜过大,但要持之以恒。以后活动的次数和时间逐渐增加,2~3周后肘关节一般应有40°~50°的活动范围。如患者的自主活动能力较差,医护人员可用揉按理顺等轻柔的手法按摩肘关节,帮助肘关节屈伸。但要强调在无痛情况下进行,不能操之过急,以免造成骨化性肌炎或影响骨折的愈合。

(徐向彦)

第四节　肱骨内上髁骨折

肱骨内上髁骨折多发生在少年和儿童。发生的高峰年龄在 11～12 岁。这个年龄组,肱骨内上髁系属骨骺,尚未与肱骨下端融合,故易于撕脱,也通称肱骨内上髁骨骺撕脱骨折。成人内上髁骨化中心与肱骨远端发生融合,因此单纯的肱骨内上髁骨折比较少见。屈腕肌群和内侧副韧带附着于内上髁,因此由于软组织的牵拉原因,肱骨内上髁骨折骨块常常移位。急性骨折常常是由于内上髁直接暴力或肘急性外翻伸直牵拉力所致。慢性损伤常为反复肘外翻所致,包括反复俯卧撑和投掷运动。尺神经走行在肱骨内上髁后方的尺神经沟内。发生肱骨内上髁骨折时可使尺神经受到牵拉、挫伤等,甚至连同骨折块一起嵌入肘关节间隙内,导致尺神经损伤。

一、损伤机制

常为平地跌倒或投掷运动致伤。当肘关节伸直位摔倒时手部撑地,上肢处于外展位,外翻应力使肘关节外翻,同时前臂屈肌群猛然收缩牵拉,引起肱骨内上髁骨折。在儿童,内上髁是一个闭合比较晚的骨骺,在未闭合以前骺线本身就是潜在的力学弱点。跌倒时前臂屈肌腱的猛烈收缩牵拉或肘部受外翻应力作用而引起肱骨内上髁骨骺分离。内上髁骨块或骨骺可被牵拉向下向前,并旋转移位。若肘关节内侧间隙暂时被拉开,或发生肘关节后外侧脱位,撕脱的内上髁(骨骺)可被夹在关节内。

二、分型与诊断

(一)分型

根据肱骨内上髁(骨骺)撕脱骨折块移位程度及肘关节变化,可分为 4 型(图 3-22)。

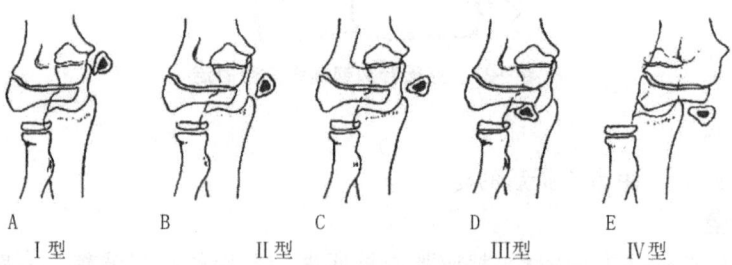

A	B	C	D	E
Ⅰ型		Ⅱ型		Ⅲ型		Ⅳ型

图 3-22　肱骨内上髁骨折的分型

Ⅰ型:仅有骨折或骨骺分离,移位甚微。

Ⅱ型:撕脱的内上髁骨块向下有移位,并向前旋转移位,可达关节水平。

Ⅲ型:撕脱的内上髁骨折块嵌夹在关节内,并有肘关节半脱位。

Ⅳ型:肘关节后脱位或后外侧脱位,撕脱的骨块夹在关节内。

(二)诊断

1.临床表现

儿童比成年人多见。受伤后肘部疼痛,特别是肘内侧局部肿胀、压痛。肘内侧和内上髁周围

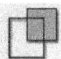

软组织肿胀,正常内上髁的轮廓消失。肘关节活动受限,前臂旋前、屈腕、屈指无力。临床检查肘关节后方的等腰三角形关系不存在。合并肘关节脱位者,肘关节外形明显改变,功能障碍也更为明显,常合并有尺神经损伤症状。

2.影像学表现

5～7岁以上的儿童肱骨内上髁骨骺已经骨化,肱骨内上髁骨骺分离X线表现为点状骨骺与肱骨远端分离较远,可并有向下移位,局部软组织肿胀。

3.鉴别诊断

肱骨内上髁骨骺,在6～10岁时出现,18岁左右闭合,但有时可能有不闭合者,应注意与骨折鉴别。

三、治疗

肱骨内上髁骨折非手术治疗后,即使是纤维愈合而非骨性愈合,同样可能获得一个无痛的肘关节。闭合性骨折者,如果骨折明显不稳定,或者有骨片嵌在关节内,应手术探查关节,对骨折进行复位内固定;如果怀疑尺神经卡压,应予以手术探查,并对骨折进行复位内固定;如果骨折移位超过5 mm,透视下复位不稳定难以维持,建议手术治疗,切开复位内固定。

(一)非手术治疗

1.适应证

Ⅰ型无移位的肱骨内上髁骨折,无须复位操作,仅用上肢石膏固定即可,为期3～5周。拆除石膏后进行功能锻炼。有移位骨折Ⅱ～Ⅳ型,均宜首选手法复位。

2.操作方法

局麻或全麻下施行手法复位。将肘关节置于屈曲90°～100°,前臂旋前,使前臂屈肌放松。术者用拇指推开血肿,将骨折块自下向上方推按,使其复位。但复位的骨折对位极不稳定,很容易发生再移位。因此,在上肢石膏固定时,注意定型前在内上髁部用鱼际加压塑形。4～5周后拆除外固定,进行功能锻炼。

合并肘关节脱位者,在肘关节复位过程中,移位的内上髁骨折片常可随之复位。如果肘关节已获复位,而内上髁尚未复位,也可再施手法复位。

肱骨内上髁嵌夹于关节内的复位。助手将伤肢前臂外展并使之外翻,使肘关节内侧张开,然后将前臂旋后并背屈腕部和手指,使屈肌迅速拉紧,再将肘关节伸展。借助肘内侧张开,屈肌牵拉的力量,将肱骨内上髁拖出关节间隙之外,再按上述操作方法将肱骨内上髁整复,加上肢石膏、将伤肢固定于功能位。

(二)手术治疗

1.适应证

(1)骨折明显移位(＞5 mm),骨折块夹在关节内或旋转移位,估计手法复位很难成功。

(2)经闭合复位失败者,宜手术治疗。

(3)合并尺神经损伤,应予手术复位及神经探查。

(4)开放性骨折。

2.手术操作

臂丛麻醉下取肘内侧标准切口,切开皮肤及皮下组织即可暴露骨折断端,清除血肿。如骨折块较大,尺神经沟可被累及,应显露并游离尺神经,用橡皮片将尺神经向外侧牵开。确认骨折片及近端骨折面,屈肘 90°,前臂旋前位,放松屈肌对骨折片的牵拉,复位骨折片用巾钳临时固定。

儿童的肱骨内上髁骨骺骨折可采用粗丝线缝合,在骨折片的前侧和外侧贯穿缝合骨膜、肌腱附着部及部分松质骨,能够保持其稳定。如骨折片较大,用丝线固定不稳,宜用 2～3 枚克氏针交叉固定,令其尾端露于皮外,缝合伤口。术后用上肢石膏功能位固定 4～6 周(图 3-23),拆除石膏并拔除克氏针。对于成年人骨折片较大的可用松质骨螺丝钉固定。对于成年人骨折片较小,不易行内固定者,为避免日后尺神经的刺激和压迫,可以切除,并将屈肌腱止点附着部缝合于近侧骨折端处。术后用石膏托固定 4～5 周。

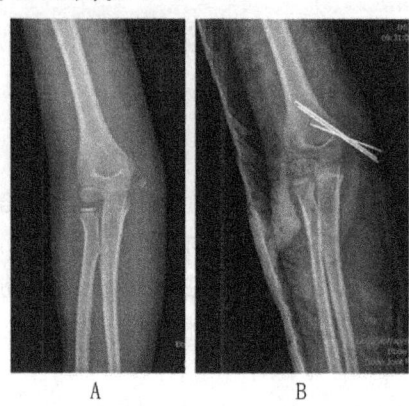

图 3-23 肱骨内上髁骨折Ⅱ型 3 枚克氏针内固定术后石膏固定
A.术前;B.术后

陈旧性肱骨内上髁撕脱骨折,只要无尺神经症状及肘关节功能障碍者,不必处理。骨折片明显移位,骨折片黏附关节囊前影响肘关节伸展或伴有尺神经症状者,可施行开放复位尺神经游离松解,必要时进行尺神经前置手术。陈旧性内上髁骨折片若复位困难时,也可以切除之。合并尺神经损伤应予以检查,如较严重可同时做尺神经前置手术。

四、并发症

(一)肘内翻

肘内翻是本病最常见的并发症,有时伴有肘关节脱位,注意尺神经有无损伤。肘内翻是远折端内侧骨皮质压缩塌陷,复位或维持复位不佳和重力性内侧移位尺侧所致,与骨骺生长速度无关,远折端旋转移位导致肘内翻,是由于旋转支点多在较宽厚的外侧髁,内侧髁失去支撑,再加上肢体的重力及肌肉牵拉的力量造成内侧倾斜之故。轻度肘内翻无须处理。肘内翻超过 15°,畸形明显者可行髁上截骨矫形手术。

(二)骨不连

若骨不连患者没有任何症状,可不作处理。若出现疼痛、肘部活动受限,可进行手术瘢痕切除植骨内固定。

(三)尺神经麻痹

有尺神经麻痹的患者经手术松解或前置后,症状几乎都能得到改善。

(徐向彦)

第五节　肱骨小头骨折

肱骨小头骨折是一种不太常见的肘部损伤,各种年龄组均可发生。单纯肱骨小头骨折以成年人多见,合并部分外髁的肱骨小头骨折多发生在儿童。本骨折是关节内骨折,常因有些骨折较轻,骨折片较小且隐蔽而容易漏诊或误诊,从而导致延误治疗。

一、骨折分类

(一)Ⅰ型

完全骨折又称 Hahn-Steinthal 型,骨折发生在肱骨小头基底部,骨折线位于冠状面,包含一个较大块骨质的小头,亦可累及相邻的滑车桡侧部。

(二)Ⅱ型

部分骨折又称 Kocher-Lorenz 型,主要累及关节软骨,几乎不包含骨组织。

二、临床表现与诊断

常由桡骨头传导的应力所致,故有时可合并桡骨头骨折。最为常见的致伤方式是跌倒后手掌撑地,外力沿桡骨传导至肘部;或跌倒时处于完全屈肘位,外力经鹰嘴冠状突传导撞击肱骨小头所致。急诊患者除了肘关节积血肿胀、活动受限以外,局部症状不突出,多于拍照 X 线时发现,前臂旋转不受限制是其特点。临床上应注意将肱骨小头骨折与外髁骨折进行鉴别。外髁的一部分即关节内部分是肱骨小头骨折,不包括外上髁和干骺端;而外髁骨折除包括肱骨小头外,还包括非关节面部分,常累及外上髁。

其典型 X 线表现如下:侧位片常常可以看到肱骨下端前面,相当于滑车平面有一薄片骨块影,因骨折块包含有较大的关节软骨,故实际的骨折片要比 X 线所显示的影像大得多。值得注意的是侧位片上一般很难发现骨折块的来源,需要观察其正位 X 线究其来源。正位片由于肱骨小头骨折块大都移位于肱骨下端前方,与肱骨远端重叠,故在肘关节正位片上一般都看不到骨折块影而易致漏诊。但如仔细观察其正位 X 线,可以发现其肱桡关节间隙增宽,肱骨侧关节面毛糙,失去正常关节面的光滑结构。如出现此典型改变,再加上侧位片肱骨前下端有骨折块影出现,一般不难做出肱骨小头骨折的诊断。

三、治疗

争议颇多,包括非手术方法(进行或不进行闭合复位)、骨块切除及假体置换。不论是采取闭合或切开复位,都应争取获得解剖复位,因为即使轻度移位亦可影响关节活动。若不考虑骨折类型,要想获得良好疗效,术后康复至关重要。

(一)非手术治疗

对无移位骨折可行石膏后托固定 3 周。对成人移位骨折,并不建议闭合复位;儿童和青少年移位骨折,可首选闭合复位,可望获得快速而完全的骨愈合。

如有可能,可对Ⅰ型骨折试行闭合复位,伸肘位对前臂进行牵引,直接对骨折处进行施压以获得复位。对肘部施加内翻应力,可使外侧开口加大,有利于骨折复位。一旦复位满意,应保持屈肘,由桡骨头的挤压作用来维持骨折块的复位。尽管有人强调应在最大屈肘位固定以维持复位,但应注意对严重肿胀者应减少屈肘,以防出现缺血性挛缩。前臂旋前有助于桡骨头对骨折块的稳定作用。完全复位后,应将肘部制动3～4周。

(二)手术治疗

手术难度较大,因为即使获得了解剖复位,也做到了术后早期活动,仍可能发生部分或完全性的肘关节僵硬。

因骨折块位于关节囊内,并且常旋转90°,充分的手术显露很有必要。可采取后外侧入路,在肘肌前方进入关节,注意保护桡神经深支。此切口稍偏前方,优点是术中可以避开后方的肱尺韧带,减少发生后外侧旋转不稳定的危险,且不易损伤桡神经深支。若术中或原始损伤累及了后外侧韧带复合体,应在术中行一期修补,并可将其与骨骼进行锚式固定,术后将前臂置于旋后位短期制动,以维护这种修补术的效果。

术中固定可采用松质骨螺钉、克氏针及可吸收螺丝钉固定骨折块,其中以松质骨螺钉的固定效果最好,螺丝钉可自后方向前旋入固定。手术目的是恢复关节面解剖,并给予稳定固定,以允许术后早期活动。若骨折块不甚粉碎,复位满意后用松质骨螺钉固定稳定可靠,术后则不必进行制动,可立即进行屈伸功能锻炼,临床疗效较为满意。对粉碎严重的骨折,普通螺钉或克氏针固定常很难达到理想效果,则可采用外固定架固定。若骨折块太小或严重粉碎,则可考虑行碎骨块切除。对移位骨折,Smith认为骨折块切除的疗效优于进行闭合或切开复位,并建议早期行切除术,而不是伤后4～5天血肿和渗出开始机化时手术。术后只用夹板或石膏制动2～3天即可开始进行关节活动。骨折块切除术后发生桡骨向近端移位和下尺桡关节的异常并不多见。如果确实因骨折块太小,无法进行复位及固定,遗留在关节内又将成为游离体,进行早期切除有助于功能恢复;但对完全骨折,尤其是骨折累及滑车桡侧时,早期进行骨折块的切除显然不合适,将造成关节活动受限和外翻不稳定。

Jakobsson建议用金属假肢来重建肱骨远端关节面,以避免发生肱骨小头骨折块的无菌性坏死和维持肘关节稳定性,但此种治疗没有得到普遍开展。

对陈旧性骨折伴明显移位而影响肘关节功能时,无论受伤时间长短,都应将骨折块切除。通过手术包括软组织松解、理疗和功能锻炼,肘关节功能将得到明显改善。反之,如行切开复位内固定,即使达到解剖复位,效果也不理想。

(徐向彦)

第六节　肱二头肌长头肌腱断裂

肱二头肌是上臂腹侧的主要肌肉,是强有力的屈肘肌,同时也是前臂的旋后肌。在遭受强有力的收缩或肌腱退变的基础上因一定外力作用,可发生断裂,肱二头肌腱断裂多发生于长头腱。本病属中医"筋断""筋绝"的范畴。临床主要特征是突然肩痛和屈肘功能减弱。

一、病因病理

正常的肱二头肌腱很少发生断裂,年轻人多在缺少准备而强力收缩时使肱二头肌腱发生断裂。中年人则因原有不同程度的退行性改变,大结节、小结节及结节间沟有骨赘存在,或肱二头肌腱在结节间沟有粘连,一旦强烈收缩而发生撕裂。许多职业因需要上臂维持外展内旋位,肌腱正对小结节,不但有滑脱倾向,并且增加了肌腱与骨的摩擦,促进变性,更容易断裂。大部分断裂由肱二头肌强力收缩所致的间接暴力引起,极少数在肩部外伤中因直接暴力造成。

断裂最多发生在二头肌腱刚穿出关节囊处的下方之处。断裂的近侧段为活动的关节囊内侧部分,远段相对固定并与肌腹相连接。断裂处为肌腱活动与固定区的交界点。少数断裂发生于盂上粗隆长腱起点处,或肌腹与肌腱交界处,甚至肌腹本身断裂。二头肌腱止点,也可发生断裂。

肱二头肌腱断裂通常为完全性,偶见部分性断裂。完全断裂时肌腱常卷曲在结节间沟以下,部分性断裂者撕裂的纤维可以重新附着于二头肌沟。

二、临床表现与诊断

正常或仅有轻度变性的肌腱发生断裂时,常有二头肌抗阻力强烈收缩的外伤史,伤时可闻及尖锐的撕裂声,伴有肩痛,并放射至上臂的前面。肌腱严重变性者,多无明显外伤或只有轻伤,表现为肩部无力或隐约不适,容易误诊为腱滑膜炎或一般扭伤。

最明显的体征是丰满的肱二头肌肌腹位置异常。近段完全断裂者,在两肘同时用力屈曲时进行比较,可见病侧肌腹下移至上臂下,松软而肌张力较健侧低,二头肌与三头肌间的间隙增大。部分性撕裂时,肌腹位置和大小取决于撕裂范围以及肌腹从断裂处回缩的距离。横过肌腹的断裂可形成裂隙,其大小则取决于撕裂肌纤维的数量。

如断裂发生在肌腱的无血管区,则无瘀斑出现。发生在肌腹或肌腹与肌腱交界处,可在上臂前下方形成瘀斑或出现血肿。新鲜断裂者,有自发疼痛,按压肌肉或二头肌沟时有压痛,出现功能障碍,上臂无力。慢性或陈旧性断裂者,只有少许酸痛,功能障碍轻微,常仅有旋转和外展受限。检查二头肌腱断裂有几种试验,其中以 Yergarson 征最有价值,即屈肘抗阻力旋后时疼痛,并牵涉至肩前内方。

三、治疗

对于慢性损伤的老年患者,或陈旧性肌腱断裂,但无功能障碍者,可采用非手术治疗。

(一)手法治疗

急性期以轻手法为主,慢性期手法宜稍重,施行手法时,先用拿法,由远至近捏拿肱二头肌肌腹及肌腱,以疏通筋络。然后由上臂的远端向肩部顺推 5~6 次,以理顺筋络、舒筋活血。

(二)固定方法

急性损伤者,一般将患肢用三角巾悬吊胸前位 3~4 周。

(三)医疗练功

早期宜做握拳和腕部的功能锻炼,解除固定后应加强肩及肘关节的功能活动。

(四)药物治疗

1.内服药

(1)血瘀气滞证:肩部肿胀,或见瘀斑,上臂可扪及隆起包块,疼痛拒按,功能受限。舌质暗或有瘀斑,苔白或薄黄,脉弦或涩。治以活血化瘀、行气止痛,方用活血止痛汤、活血舒筋汤。

(2)筋脉失养证:伤后迁延,局部酸痛,喜揉喜按,肩部无力,肌肉萎缩。舌淡胖,苔白滑,脉沉弦或涩。治以养血壮筋,方用壮筋养血汤加减。

2.外用药

局部瘀肿者,可外敷双柏散、消炎散、消瘀止痛药膏等。陈伤者,可外擦正红花油、万花油等。

(五)手术治疗

喙突是提供肱二头肌长头附着的最合适部位,能保持其屈肘功能,但有时肌腱远段不能达到喙突,尤其是陈旧性者,则可采用肱二头肌沟作为次选附着部位。

肌腹或肌腹肌腱交界处的断裂,宜作较深的"8"字形间断缝合;不够牢固者,可应用阔筋膜加固。陈旧性断裂需要切除较多瘢痕者,常需筋膜移植加固。

手术取肩部前上方切口,自喙突水平至上臂中段,辨清断裂部位,仔细游离肌腱和肌腹,注意避免伤及肌皮神经。探查二头肌沟,寻找近侧肌腱,如果回缩在关节内,则沿喙肱韧带打开关节囊,切除囊内游离肌腱。显露喙突并在其尖端作 1.5 cm 垂直切口,延长至联合肌腱,骨膜下显露后,在喙突上做一小沟,将二头肌腱远侧断端穿过此沟,在轻度张力下,用尼龙线固定之,并将该肌腱的近侧 5 cm 长与联合肌腱缝合。

肌腱不能附着于喙突者,在二头肌沟上选好固定点,用骨凿凿至有血溢出,然后把肌腱置于沟中,间断缝合固定于沟内,并通过横韧带下方,也可用门字钉固定肌腱。

术后应用颈腕吊带,第 1 天开始摆动上臂,每 3～4 小时活动 1 次。第 4～5 天去除颈腕吊带,增加摆动范围,以不痛为限。3 周末可以开始日常活动,功能完全恢复需 3～4 个月。

(高　峰)

第七节　肱二头肌长头肌腱滑脱

肱二头肌长头肌腱滑脱又称肱二头肌长头肌腱脱位,是指肱二头肌长头滑离结节间沟,停留于肱骨小结节或肩胛下肌之上。

肱二头肌长头肌腱起于肩胛骨盂上结节,向下越过肱骨头进入结节间沟。结节间沟的内侧为小结节、肩胛下肌和胸大肌,外侧为大结节、冈上肌和冈下肌,沟的前侧覆盖横韧带,肱二头肌长头就处于此纵行的骨纤维管内。肩关节活动时肌腱在沟内有一定的滑动,尤其是肩外展、外旋时滑动的范围较大。

一、病因病理

退行性变为内因,外因则为损伤。肱二头肌肌腱由肱骨横韧带维持在结节间沟中,横韧带的近端有旋转袖的纤维加强。横韧带纤维过度牵张或撕裂时,可造成肌腱的半脱位或脱位,结节间沟过浅时更易发生。上臂处于内旋位置时,肌腱也易于从沟壁弹起,此时小结节犹如滑车,肌腱处于机械学上最不利的位置,旋转袖以及大小结节的退行性改变也可增加肌腱的松弛度。多为结节间沟前方肱骨横韧带撕裂,肌腱滑脱于肌腱沟外。

二、临床表现与诊断

老年人因有退行性变基础较为多见,而年轻发病者多有急性外伤史。在剧烈运动扭伤后,立即发生疼痛,肩部可感觉到或听到尖锐的拍打声。肩部肿胀、屈肘位旋转上臂时发出弹响声,是因肩外旋时肌腱滑出腱沟,内旋时又滑回沟内所引起。检查时可一手固定患者于屈肘90°位,并做内外旋转,另一手在二头肌腱最上端处触摸,可以明确感觉到肌腱在腱沟内滑进滑出,并有疼痛。

X线检查特殊位置摄片可以发现腱沟变浅或其他异常。

三、治疗

(一)手法治疗

令患者坐位。术者一手四指放于患侧肩上部,掌心对着腋前侧,拇指放于三角肌前缘的1/3处,用力抵住肱骨颈部(肱二头肌长头肌腱处),另手握患腕部,掌心向前,肩外展至60°,并前屈40°,两手对抗牵引。在牵引下将患者前臂逐渐旋后,并将肩放回至40°外展位,将放下的前臂尽量旋后。此时,用拇指掌面桡侧用力向外上推揉滑脱的肱二头肌长头肌腱,同时将患肢做急剧旋前活动,即可复位。如肱二头肌长头肌腱向上嵌入肌腱管内,则须在肱二头肌肌腱及腱联合处弹拨,将嵌入的肌腱向外拨出再行复位。

(二)固定方法

可屈肘位悬吊上肢制动2~3周。避免外展、外旋。

(三)医疗练功

解除制动后,应立即进行上肢主动的功能活动。

(四)药物治疗

1.内服药

(1)血瘀气滞证:肩部肿胀,或见瘀斑,上臂可扪及隆起包块,疼痛拒按,功能受限。舌质暗或有瘀斑,苔白或薄黄,脉弦或涩。治以活血化瘀,行气止痛,方用活血止痛汤、活血舒筋汤。

(2)筋脉失养证:伤后迁延,局部酸痛,喜揉喜按,肩部无力,肌肉萎缩。舌淡胖,苔白滑,脉沉弦或涩。治以养血壮筋,方用壮筋养血汤加减。

2.外用药

局部瘀肿者,可外敷双柏散、消炎散、消瘀止痛药膏等。陈伤者,可外擦正红花油、万花油等。

(五)封闭疗法

如疼痛剧烈,可在沟内作醋酸氢化可的松(或确炎舒松A)和普鲁卡因局部封闭,常能缓解症状。一旦急性症状消退,立即开始主动活动。

(六)手术治疗

非手术治疗无效者,可考虑手术固定肌腱。在肩胛盂上方肱二头肌长头起点处切断肌腱附着点,年轻患者将该腱远段固定于喙突,老年人则附着于喙突或二头肌沟均可,根据损伤病理情况而定。术中应仔细检查肩峰下区和喙肩弓,上臂外展时,肱骨大结节如与喙肩弓碰撞,必须予以纠正。有人认为在做肱二头肌腱的任何手术时,都宜切除喙肩韧带甚至前突的肩峰,以保证肱骨头的充分活动,从而发挥二头肌腱的作用。术后三角巾悬吊,4周后开始活动。6周后可以充分练习活动。

（高　　峰）

第四章

肘部及前臂损伤

第一节　肘关节扭挫伤

　　肘关节扭挫伤是常见的肘部闭合性损伤,凡使肘关节发生超过正常活动范围的运动,均可导致肘部筋的损伤。

　　肘关节是复合关节,由肱尺关节、肱桡关节、桡尺近侧关节组成,有共同的关节囊包绕。肘关节的关节囊前后壁薄而松弛,尤以后壁为甚。两侧壁增厚并有桡侧副韧带和尺侧副韧带加强,桡骨头有桡骨环状韧带包绕。肘关节前后的肌肉相当强大,屈伸运动有力,屈伸运动范围约为140°,屈曲时主要受到上臂和前臂的限制,伸直时主要受关节前部的关节囊和肌肉的限制。肘关节做旋转运动时,桡尺近侧关节必须与桡尺远侧关节联动,旋前和旋后运动的范围为 140°～150°。由于肘关节活动较多,所以扭挫伤的机会亦多见。

一、病因病理

　　直接暴力的打击可造成肘关节挫伤。间接暴力致伤较多见,如跌仆、由高坠下、失足滑倒,手掌着地,肘关节处于过度外展、伸直位置,迫使肘关节过度扭转,即可致肘关节扭伤。此外,在日常工作和生活中做前臂过度拧扭动作,以及做投掷运动时姿势不正确,均有可能造成肘关节扭伤。临床上以关节囊、侧副韧带和肌腱等损伤多见。受伤后可因滑膜、关节囊、韧带等组织的扭挫或撕裂,引起局部充血、水肿,严重者关节内出血、渗出,影响肘关节的功能。

二、临床表现与诊断

　　有明显的外伤史,肘关节处于半屈位,肘部呈弥散性肿胀疼痛,功能障碍,有时出现发绀瘀斑,多以桡后侧较明显,压痛点往往在肘关节的内后方和内侧副韧带附着部。

　　初起时肘部疼痛,活动无力,肿胀常因关节内积液、鹰嘴窝脂肪垫炎,或肱桡关节后滑液囊肿胀而加重,伸肘时鹰嘴窝消失。

　　部分肘部扭挫伤患者,有可能是肘关节半脱位或脱位后已自动复位,只有关节明显肿胀,而无半脱位或脱位征象,易误认为单纯扭挫伤。

　　若肿胀消失,疼痛较轻,但肘关节的伸屈功能不见好转,压痛点仍在肘后内侧,局部的肌肉皮肤较硬,可通过 X 线检查,确定是否合并骨化性肌炎。

　　严重的扭挫伤要与骨折相区别,环状韧带的断裂常使桡骨头脱位合并尺骨上段骨折,在成人,可通过 X 线确定有无合并骨折,在儿童骨骺损伤时较难区别,可与健侧同时拍片对比检查,以免漏诊。

三、治疗

肘关节扭挫伤早期施行手法矫正筋骨细微的错缝,外敷和内服中药,局部有效的制动;中后期提倡主动的功能锻炼,配合手法理筋按摩,中药熏洗剂外洗,或搽擦药涂搽,内服温经散寒、养血舒筋、活血通络药物,以及理疗等,均可取得良好的效果。

肘关节扭挫伤的早期,首要给予患肘固定,局部外敷消瘀退肿止痛类中药,轻伤一般用三角巾悬吊,肘关节置于 90°功能位 1～2 周即可。有侧副韧带或关节囊撕裂时,必须予以良好的固定,可用上肢屈曲型杉树皮托板或石膏托固定患肢 2～3 周,固定期间仅行手指和腕关节屈伸和肩部的功能锻炼,严格限制肘关节屈伸活动。外固定过久,会影响关节功能恢复,常可造成肌肉萎缩、关节粘连,甚至出现关节强直,主要还是得靠患者积极主动的功能锻炼逐步恢复,不能使用粗暴的被动锻炼方法。肘关节损伤后功能的恢复不能操之过急,否则会适得其反。

(一)手法治疗

手法治疗的目的在于整复可能存在的关节微细错缝,拽出嵌入关节内的软组织,理顺撕裂的筋肉。对伤后短时间内即来就诊者,可施以整理手法,调整关节错缝和撕裂的筋肉,仅 1～2 次即可,不宜反复实施。常用的手法如下。

1.掂挺法

术者将患侧腕部夹于腋下,掌心朝上,肘尖朝下,术者双手掌环握肘部,轻轻地向肘外上侧摇摆,同时灵活地做肘部向上掂挺 1～2 次,稍有错落处,可听到调整的响声。

2.伸挺法

术者左手托患侧肘部,右手握患侧腕,先作适当范围的肘关节屈伸活动 1 次,使肌肉放松,待患肘处于半伸直位时,握患侧腕部的手放松并顺势将前臂伸直,配合左手掌将患肘向上一挺伸,亦可听到响声,此时术者的手仍应扶持腕部,以防摆动(图 4-1)。

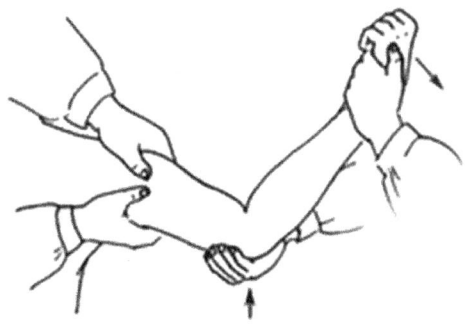

图 4-1 伸挺法

关节微细错缝矫正后,术者以两手掌环抱肘部,轻轻按压 1～2 分钟,有减轻疼痛的作用。然后将肘关节内外两侧的筋肉轻轻地拿捏平整,但不宜反复操作。

固定期间由于肿胀较明显,一般不用手法按摩。2～3 周后,为了防止肘关节粘连,可应用轻柔的手法进行按摩,给予点穴、揉按、分筋、肘关节屈伸活动等手法,每次 15～20 分钟,每天 1 次,以达到舒筋活血通络、消肿止痛、滑利关节的作用。施行手法治疗时,动作要轻柔,切忌粗暴、过多的反复推拿和强力屈伸关节。

(二)药物治疗

中药内服外用是治疗肘关节扭挫伤常用的一种内外兼治的方法,具有散瘀消肿、活血止痛、舒筋活络的功效。应用时宜根据扭挫伤的轻重、缓急、久暂、虚实辨证用药。

1.外用药

急性扭挫伤局部瘀肿者,可选用消瘀止痛膏、双柏散或消炎散等外敷;肿痛消退后,可用上肢损伤洗方,海桐皮汤煎水熏洗。

2.内服药

可按损伤早期和后期临床证候的不同辨证用药。

(1)瘀滞证:损伤早期,肘部疼痛,弥漫性肿胀、瘀斑。局部压痛,肘关节功能活动受限。舌暗红或有斑点,脉弦紧。治宜散瘀消肿,方用活血止痛汤。肿痛甚者,可加服田三七粉或七厘散;肘部肿痛灼热、口干苦者,可加金银花、蒲公英、天花粉。

(2)虚寒证:多见于后期,肘部酸胀疼痛,劳累后疼痛加重,畏寒喜温。舌质淡,苔薄白,脉沉细。治宜温经散寒、养血通络,方用当归四逆汤加减。气虚者,可加黄芪、人参、白术;关节活动不利者,可加伸筋草、海风藤、威灵仙。

(三)手术治疗

肘关节侧副韧带的损伤多见于尺侧副韧带的损伤,当尺侧副韧带完全断裂时,两断端之间存在裂隙,被动活动时肘外翻畸形明显,有时可见异常的侧向运动,甚至有小片撕脱骨折,此种情况宜采用手术治疗。如不行手术,必将形成瘢痕以维持肘关节侧向稳定性,常常会减慢肘关节功能恢复。手术修复侧副韧带取肘关节内侧切口,手术常需切断前臂屈肌抵止点,将屈肌翻开显露尺侧副韧带进行修补或重建。亦有学者主张从内上髁至尺骨结节1 cm之间劈开肌肉,显露尺侧副韧带进行修补。术后屈肘石膏托固定2周后,改用颈腕带悬吊1~2周。

(曹丕健)

第二节　旋后肌综合征

旋后肌综合征是指桡神经深支,即骨间背侧神经在进入旋后肌处被卡压,产生部分神经支配肌肉肌力减弱及麻痹等为主的疾病。临床上较为常见,又称前臂骨间背侧神经卡压综合征、桡神经卡压旋后肌综合征、旋后肌腱弓卡压综合征等。

旋后肌起于肱骨外上髁、尺骨外侧缘上部旋后肌嵴,肌束向外下,止于桡骨前面的上1/3,肌束分浅、深两层,深层近侧缘为腱性组织,呈弓状,称旋后肌腱弓,又称Frohse腱弓(图4-2)。桡神经在肱骨中下1/3段紧贴肱骨,在肘关节上约3 cm处分为浅支和深支。浅支主要为感觉纤维,分布在前臂远端桡侧及桡背侧,常有分支发出支配桡侧腕短伸肌。深支进入旋后肌腱弓,即骨间背侧神经,均为肌支,支配的肌肉有旋后肌、指总伸肌、小指固有伸肌、尺侧腕伸肌、拇长展肌、拇短伸肌、拇长伸肌及示指固有伸肌。

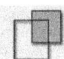

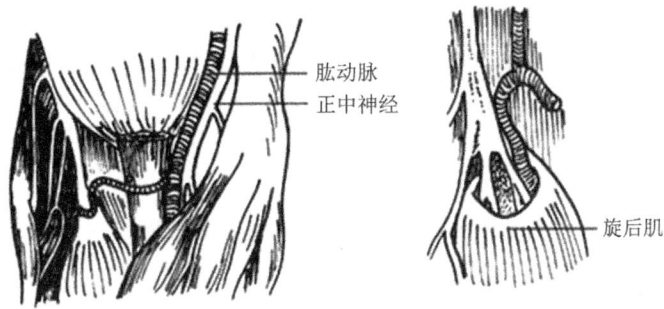

肱动脉
正中神经
旋后肌

图 4-2 旋后肌腱弓

一、病因病理

常见的病因是在日常生活和劳动中肘关节旋转活动过多,特别多见于运用前臂反复做旋转动作的职业人员,如举重、木工、理发等,因反复牵拉旋后肌而致肌肉损伤变性,旋后肌腱弓增生肥厚,直接压迫骨间背侧神经产生症状。此处如发生脂肪瘤、血管瘤、腱鞘囊肿等占位性病变,亦可造成骨间背侧神经功能障碍。肘关节病变或损伤,如类风湿关节炎、炎性肿胀、孟氏骨折、桡骨头骨折或脱位,以及局部软组织损伤,使其旋后肌腱弓口处形成的瘢痕粘连或压迫等,皆可引起本病。

旋后肌腱弓容纳神经间隙有限,前臂骨间背侧神经在此只有很少的活动余地。由于慢性劳损旋后肌腱弓增厚,或局部肿物的压迫,使前臂骨间背侧神经在变窄小的旋后肌腱弓处受压,神经近端粗大,呈假性神经瘤变化,受压神经苍白、变扁、有压痛,腱弓处遗有压迹,腱弓以下神经外膜水肿和纤维变性,轴束一般无变化,一般切开腱弓松解神经后,病变可逆转,神经功能可恢复。

中医认为本病多因外伤劳损、瘀滞肘部、经络受阻、掣引肢节,以致疼痛麻木;或因冒雨涉水、居所潮湿、风寒湿邪侵袭,客于肘部为病。

二、临床表现与诊断

骨间背侧神经麻痹发病多缓慢,主要表现为该神经所支配的肌肉肌力减弱或麻痹。本病的特征是:垂指而不垂腕,肌肉麻痹而感觉正常。早期为前臂背侧近端局部持续疼痛,无放射感,在前臂活动时疼痛稍有缓解,静息时反而加重,常有夜间痛醒史。伸拇指、伸其余各指或外展拇指减弱或无力,手指呈垂指状,掌指关节不能伸直呈最后的 45°。尺侧腕伸肌和桡侧腕伸肌受累时,伸腕力弱且桡偏。压痛点可在桡骨小头背外侧明显地被找到,即相当于旋后肌腱弓压迫骨间背侧神经的体表投影处,重压可引起远端疼痛加剧,或可触到条索状肿物。在伸肘位做伸中指抵抗试验或前臂旋后抵抗试验时,可诱发肱骨外髁内下方疼痛加剧。晚期可见前臂伸肌群萎缩,前臂骨间背侧神经所辖肌肉部分或全部肌肉的不完全性瘫痪或完全性瘫痪。

肌电图检查示伸拇、伸指肌有不同程度震颤,神经传导速度减慢。X 线检查则难以确定肘关节附近及软组织损伤。

三、鉴别诊断

肱骨外上髁炎:由于以往对前臂骨间背侧神经卡压症缺乏认识,常易将其混淆为肱骨外上髁炎进行治疗,其治疗缺乏针对性,疗效常不明显。肱骨外上髁炎疼痛和压痛在肱骨外上髁,比较局限。旋后肌综合征为前臂骨间背侧神经受累,疼痛沿着桡神经向上臂和前臂放射,压痛位于前臂近端背侧旋后肌腱弓处,前臂旋后时肘部痛,而肱骨外上髁炎前臂旋前时肘部疼痛明显。此外,伸肘中指抗阻力试验有助于诊断。肱骨外上髁炎无伸拇功能受限与各掌指关节功能障碍。

四、治疗

早期宜采用非手术疗法治疗,急性期患肢适当制动,避免前臂作过度的旋转动作。中医手法理筋、中药内服外用,以及醋酸泼尼松局部封闭等治疗,可获得较好的疗效。晚期已出现明显的神经麻痹症状,经非手术疗法治疗症状改善不明显,经临床检查和肌电图检查,确有前臂骨间背侧神经卡压者,宜早期手术治疗。

(一)手法治疗

1.痛点分筋法

于疼痛部位,术者将拇指置筋结之上,深压着骨,稳力分筋 2～3 次,可重复 1 次。

2.屈肘旋转法

术者左掌托患肘,右手握患腕,屈肘旋前、旋后各 20 次,可重复 1 次。

3.捏拿伸肌法

术者双手拇指置患臂掌侧,四指置患臂桡骨掌面,依次自上而下捏拿旋后肌、指总伸肌、小指固有伸肌、拇长伸肌、拇短伸肌、拇长展肌等伸肌群,手法用力要均匀,使患臂感到轻松自如。

4.捋顺法

术者一手握患肢手部,另一手以手掌着力于患肢,做上下方向来回捋顺,以透热为度,起到捋顺筋脉、通经活血、缓解软组织痉挛的功效。

(二)药物治疗

1.内服药

(1)瘀滞证:有急性损伤史,肘外侧及前臂近端伸肌群处疼痛、肿胀、灼热,活动痛甚,压痛或触及有肿物。舌红,苔薄黄,脉弦滑或弦细。治宜活血化瘀、消肿止痛,方用和营止痛汤、正骨紫金丹等。

(2)虚寒证:有反复多次劳损史,肘外侧及前臂近端伸肌群处轻度肿胀、疼痛、压痛,劳累后疼痛加重,休息后减轻。手背麻木,手指无力。舌淡,苔薄白,脉沉细。治宜活血止痛、温经通络,方用当归四逆汤加减。

2.外用药

有瘀肿者,可外敷消肿止痛膏,后期用海桐皮汤熏洗。

(三)封闭疗法

用醋酸泼尼松 12.5～25.0 mg,加 1%～2%利多卡因 2～4 mL,在肱桡关节下外侧压痛点明显并产生向前臂外侧放射痛处,将注射针头快速刺入,直达桡骨骨面后稍退针,注射药液 3～5 mL,注药时出现局部胀痛和前臂外侧放射痛。

(四)练功疗法

(1)可用旋转屈伸、翻掌运臂等练功方法。

(2)屈肘前后:运用于肘、腕、腰、腿部,先左弓箭步,左臂屈肘上提,拳停于眼前,右拳屈肘向后,停于髋关节后,眼看左拳心,换右弓箭步。左右同姿(图 4-3)。

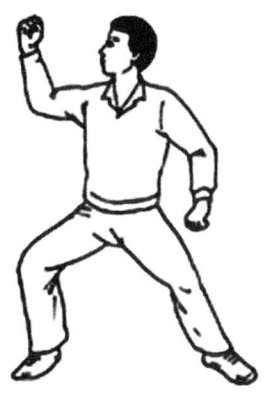

图 4-3 屈肘前后

(3)屈肘上下:适用于肘部颈部。正位,右手掌上举过头,掌心朝天,指尖向左,左手掌下按,掌心向下,指尖朝前。左手移背后下按,指尖朝后,右肘屈曲,手抱枕颈,头向后抬,手向前按,二力相争,背后五指翻转摸背。左右同姿(图 4-4)。

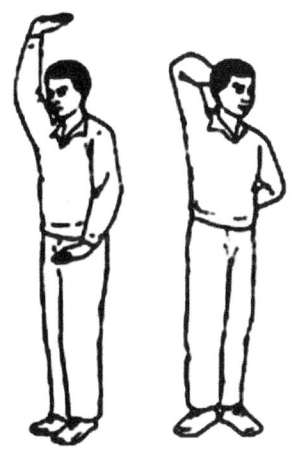

图 4-4 屈肘上下

(五)手术疗法

有明显的神经卡压症状,出现神经麻痹症状较重,经非手术治疗症状无改善,或局部可触及明显包块者,应考虑手术治疗。手术主要是将旋后肌腱弓卡压骨间背侧神经处切开,使神经充分解压。若探查发现有占位性病变,应同时予以切除。

（罗 石）

第三节　尺骨鹰嘴骨折

一、损伤机制

直接暴力作用于肘关节后侧面,即尺骨鹰嘴后方,跌落伤致上肢受伤,间接作用于肘关节,均可发生鹰嘴骨折。不容置疑的是,肌肉肌腱的张力,包括静态和动态,所产生的应力决定了骨折出现的类型和移位程度。若肘关节遭受到了特别大的暴力或高能量损伤,强大的外力直接作用于前臂近端后侧,使尺桡骨同时向前移位,由于肱骨滑车对尺骨鹰嘴的阻挡,致使其在冠状突水平发生骨折,在骨折端和肱桡关节水平产生明显不稳定。表现为鹰嘴的近骨折端常常向后方明显移位,而尺骨的远骨折端则会和桡骨头一起向前方移位,称为"骨折脱位"或"经鹰嘴的肘关节前脱位"。由于常常是直接暴力创伤所致,故鹰嘴或尺骨近端的骨折大多呈粉碎状,而且多合并有冠状突骨折。这种损伤比单纯的鹰嘴骨折要严重得多。如果尺骨鹰嘴或尺骨近端骨折不能获得良好的解剖复位和稳定的内固定,则易出现持续性或复发性畸形。

二、临床表现

由于尺骨鹰嘴骨折属关节内骨折,所有的尺骨鹰嘴骨折都包含有某种程度的关节内部分,故常常发生关节内出血和渗出,这将导致鹰嘴附近的肿胀和疼痛。骨折端可以触及凹陷,并伴有疼痛及活动受限。肘关节不能抗重力伸肘是可以引出的一个最重要体征。它表明肱三头肌的伸肘功能丧失,伸肌装置的连续性中断,并且这个体征的出现与否常常决定如何确定治疗方案。因为尺骨鹰嘴骨折有时合并尺神经损伤,特别是在直接暴力导致严重、广泛、粉碎性骨折时,更易合并尺神经损伤,故应在确定治疗方案之前仔细判断或评定神经系统的功能,以便及时进行处理。

三、放射学检查

在评估尺骨鹰嘴骨折时,最容易出现的一个错误是不能坚持获得一个真正的肘关节侧位X线片。在急诊室常常获得的是一个有轻度倾斜的侧位X线,它不能充分判断骨折线的准确长度、骨折粉碎的程度、半月切迹处关节面撕裂的范围以及桡骨头的任何移位。应尽可能获得一个真正的肘关节侧位X线,以准确掌握骨折的特点。前后位X线平片也很重要,它可以呈现骨折线在矢状面上的走向。若桡骨头也同时发生了骨折,在侧位X线上可以沿骨折线出现明显挛缩,并且没有成角或移位。

四、骨折分类

有几种分类方法,每一种分类都有其优缺点,但没有一种分类能够全面有效地指导治疗以及合理地选择内固定物。有些学者将鹰嘴骨折仅分为横形、斜形和粉碎性3种类型。有的将其分为无移位或轻度移位骨折、横形或斜形移位骨折、粉碎性移位骨折以及其他4种类型。Home按骨折线位于关节面的位置将骨折分为近侧中段和远侧三种类型。Holdsworth增加了开放骨折型。Morrey认为骨折移位超过3 mm应属移位骨折。Graves把儿童骨折分为骨折移位<5 mm、骨折移位>5 mm和开放骨折3型。Mayo Clinic提出的分型如下:1型,无移位,1a型为非粉碎骨折,1b型是粉碎骨折;2型,骨折移位,但稳定性良好,移位>3 mm,侧副韧带完整,前臂相对于肱骨稳定,2a是非粉碎骨折,2b属粉碎骨折;3型,骨折移位,不稳定,前臂相对于肱骨不稳定,是一种真正的骨折脱位,3a无粉碎骨折,3b有粉碎骨折。显然,对粉碎性骨折、不稳定者治疗最困难,预后也最差。

现在临床上应用比较流行的是Colton分类,它简单实用,易于反映骨折的移位程度和骨折形态。1型,骨折无移位,稳定性好;2型,骨折有移位,又分为撕脱骨折、横断骨折、粉碎性骨折、骨折脱位。无移位骨折是指移位<2 mm,轻柔屈曲肘关节至90°时骨折块无移位,并且可抗重力伸肘,可以采取保守治疗。

(一)撕脱骨折

在鹰嘴尖端有一小的横形骨折块(近骨折端),与鹰嘴的主要部分(远骨折端)分开,最常见于老年患者。

(二)斜形和横形骨折

骨折线走行呈斜形,自接近于半月切迹的最低处开始,斜向背侧和近端,可以是一个简单的斜形骨折,也可以是由于矢状面骨折或关节面压缩性骨折所导致的粉碎性骨折折线的一部分。

(三)粉碎性骨折

粉碎性骨折包括鹰嘴的所有粉碎骨折,常因直接暴力作用于肘关节后方所致,常有许多平面的骨折,包括较常见的严重的压缩性骨折块,可以合并肱骨远端骨折、前臂骨折以及桡骨头骨折。

(四)骨折-脱位

在冠状突或接近冠状突的部位发生鹰嘴骨折,通过骨折端和肱桡关节的平面产生不稳定,使得尺骨远端和桡骨头一起向前脱位,常继发于严重创伤,如肘后方直接遭受高能量撞击等。更为重要的是,骨折的形态决定了这种骨折需要用钢板进行固定,而不是简单地用张力带固定。

五、治疗方法

(一)无移位的稳定骨折

屈肘90°固定1周,以减缓疼痛和肿胀;然后在理疗师的指导下进行轻柔的主动屈伸训练。伤后1周、2周、4周复查X线,防止骨折再移位。

(二)撕脱骨折

撕脱骨折首选张力带固定(图4-5),亦可进行切除术,将肱三头肌腱重新附丽,主要是根据患者的年龄等具体情况来决定。

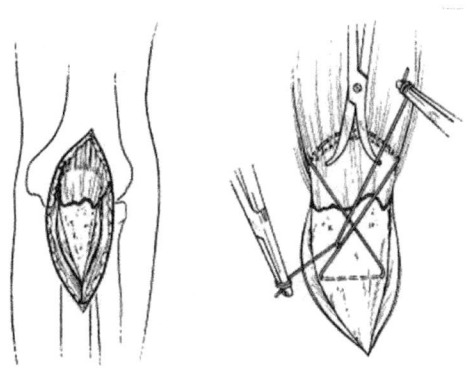

图4-5 张力带钢丝

(三)无粉碎的横断骨折

无粉碎的横断骨折应行张力带固定。可采取半侧卧位,肘后方入路,注意保护肱三头肌腱在近骨折块上的止点,可用6.5拉力螺丝钉加钢丝固定;若骨折块较小,则可用2枚克氏针加钢丝盘绕固定(图4-6)。

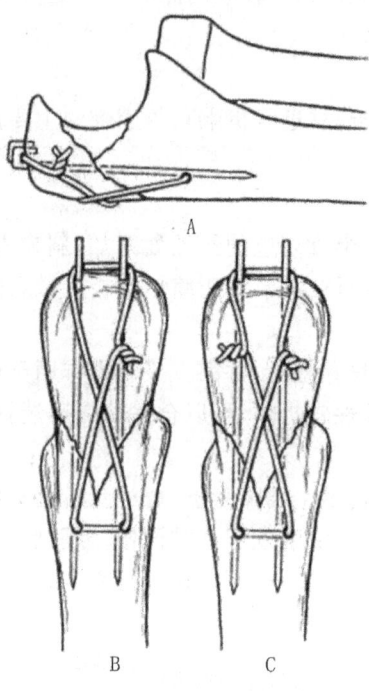

图 4-6　8 字钢丝固定

(四)粉碎的横断骨折

粉碎的横断骨折应行钢板固定。若用张力带固定,可导致鹰嘴变短,活动轨迹异常,关节面变窄,造成关节撞击,活动受限。最好用克氏针加钢丝,再加上钢板固定。有骨缺损明显者,应行一期植骨,以防止关节面塌陷和鹰嘴变形。

(五)伴有或不伴有粉碎的斜形骨折

伴有或不伴有粉碎的斜形骨折用拉力螺钉加钢板固定最为理想,有时亦可用张力带加拉力螺丝钉固定,或用重建钢板固定,1/3 管状钢板易失效。重建钢板不要直接放置在尺骨背侧,否则极易出现伤口的问题,可沿尺骨外侧缘固定。若骨折粉碎,则不宜用张力带固定,最好用钢板固定并行植骨术。重建钢板在强度上优于 1/3 管状钢板,且厚度小于 DCP,钢板近端的固定非常重要,可使用松质骨螺丝钉,但注意不要进入关节内。

(六)斜形骨折

斜形骨折适宜于拉力螺丝钉固定,比较理想的是拉力螺钉加中和钢板,或拉力螺钉通过中和钢板的钉孔拧入。对骨折端的加压应小心。

(七)单纯的粉碎骨折

无尺骨和桡骨头脱位以及无前方软组织撕裂者,可行切除术,肱三头肌腱用不吸收缝线重新附丽于远骨折端,术后允许肘关节早期活动。重要的是要保持侧副韧带,特别是内侧副韧带前束的完整,以保证肘关节的稳定。若骨折累及尺骨干,则不能进行切除术,可行张力带加钢板固定,有骨缺损者应一期植骨。

(八)脱位型骨折

骨与软组织损伤严重,应切开复位内固定,可用钢板加张力带固定。骨折块的一期切除应慎重,否则可致肘关节不稳定。

(九)开放性骨折

内固定并不是禁忌,但需彻底清创。若对鹰嘴的软组织覆盖有疑问,应行局部皮瓣或游离组织转移。有时可延期行内固定治疗。

(徐向彦)

第四节 尺骨冠突骨折

尺骨冠突是尺骨半月关节面的一部分,它可阻止尺骨向后脱位,阻止肱骨向前移位,防止肘关节过度屈曲对维持肘关节的稳定性起重要作用。冠突边缘有肘关节囊附着,前面为肱肌附丽部,尺骨冠突骨折常合并肘关节脱位及肘部骨折,临床上并不少见,常见报道15%肘关节后脱位患者可合并尺骨冠突骨折。而单纯的尺骨冠突骨折较少,多为肱肌猛烈收缩牵拉造成的撕脱性骨折。冠突骨折常并发肘关节的后脱位,如处理不当,可产生创伤性关节炎、疼痛和功能障碍。

一、应用解剖和损伤机制

尺骨冠突在尺骨鹰嘴切迹前方,与鹰嘴共同构成切迹,冠突在切迹之前方与肱骨滑车形成关节,并与外侧桡骨头一起构成肘关节(尺肱桡关节),借助环状韧带,尺桡骨紧密相合,并互成尺桡上关节。尺骨冠突不仅是肱尺关节的主要组成部分,而且也是肘关节内侧副韧带前束、前关节束和肱肌的附着点,起阻止肱二头肌、肱肌和肱三头肌牵拉尺骨向肘后移位的作用,是维持肘关节稳定的主要结构。

冠突有3个关节面,与滑车关节面相合,关节面互相移行。冠状高度是指尺骨冠突尖到滑车切迹的最低点的垂直距离,高的为1.5 cm,低的0.9 cm,儿童的发育4岁时最快,14～16岁大致长成。

当暴力撞击手掌,冠突受到传导应力,与肱骨滑车相撞。若暴力足以大到引起冠突骨折时,会造成冠突不同程度的骨折,进而发生肘关节后脱位。研究表明,冠突的损伤会对肘关节的稳定性产生影响;与此同时,附丽于冠突前下的肱肌强力收缩还引起间接暴力的冠突撕脱骨折。

二、临床分类

Regan 和 Marry 将冠突骨折分3种类型(图4-7)。

(一)Ⅰ型骨折

冠突尖小骨片骨折(又称撕脱骨折),骨块常游离关节腔内或附着于关节囊壁上。

(二)Ⅱ型骨折

50%的冠突骨折,伴肘关节不稳定,临床上往往行手法石膏外固定,必要时行切开复位内固定。

(三)Ⅲ型骨折

冠突基底部骨折如有移位常伴肘关节后脱位。如冠突骨折无移位者,可单纯石膏固定。临床上偶见冠突纵形骨折合并尺骨鹰嘴骨折,治疗方法同尺骨鹰嘴。

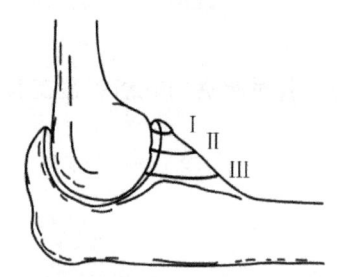

A.尺骨冠突骨折的Regan-Morrey分类

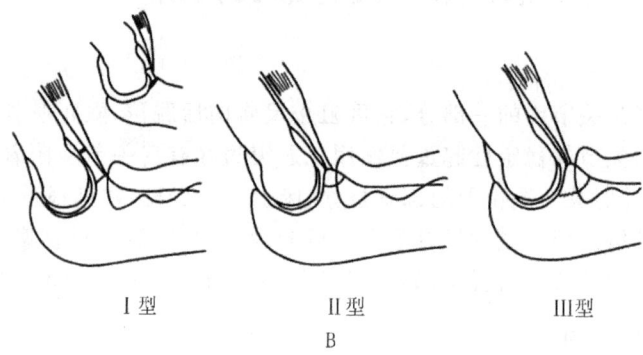

Ⅰ型   Ⅱ型   Ⅲ型

B

图 4-7 尺骨冠突骨折的分类分型

根据解剖及临床文献报道,尺骨冠突内侧缘高度 1/2 处为尺侧副韧带前束的附着部,冠突骨折常合并该韧带的损伤,而尺侧副韧带前束是肘关节内侧副韧带的主要结构,对肘关节内侧稳定具有重要作用。因此,尺骨冠突骨折的分型应考虑尺侧副韧带前束损伤情况。

此外,还按骨折形态分类,斜形抑或横形骨折,通过冠突骨折与否各有异同,其预后亦有不同。O'Driscoll 从冠突关节面作了骨折分类。

三、诊断

临床上出现的关节肿胀、出血和肘关节的功能障碍情况,仅能提示可疑骨折,而借以确诊的唯一依据是做 X 线检查,可见冠突残缺和骨折线,骨片上移,偶可进入肱尺关节囊内,影响功能。从 X 线上观察半月切迹是否圆滑,若不圆滑而出现阶梯样,则提示发生骨折,可作为诊断的一个重要指标。骨片进入关节内,以 CT 扫描最形象地描记出部位、骨片大小,必要时亦可行 CT 三维重建检查。

四、治疗

(一)非手术治疗

非手术治疗适用于冠突骨折骨块小或没有移位的患者。仅用石膏托固定,肘关节于屈曲 $80°\sim90°$ 位。2 周解除石膏托,开始活动肘关节,并继续做颈腕带悬吊,间歇行主动肘关节功能锻炼。对骨折块较大,可行手法复位,石膏外固定方法。

(二)手术治疗

O'Driscoll 认为维持尺关节的稳定须具备 3 个条件:完整的关节面、完整的内侧副韧带前束和桡侧副韧带复合体。所以对尺骨冠突骨折的手术治疗,首先恢复骨性解剖结构,其次应重视内

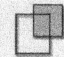

侧副韧带的修复和重建,以期获得一个稳定的关节。对关节腔内游离骨块或骨块较大,手法复位失败的患者,均可考虑手术治疗。避免因非手术治疗因神经或肌肉损伤的忽视而造成后期预后不良、活动度降低等现象。

1.关节腔内的游离骨切摘除术(Ⅰ型)

对较小的冠突骨折,游离于关节腔内,影响肘关节的活动,应行骨块摘除。有条件者,可行肘关节镜下骨块摘除术。

2.大块冠突骨折,影响尺骨半月关节面

为恢复滑车的屈成关节的稳定性,应进行切开复位与内固定。AO 提出开放整复,螺钉内固定方法,从尺侧入路,辨认并保护尺神经,用一薄凿将肱骨内上髁截骨,将内上髁连同附着肌肉和尺神经一起牵向前方,切开关节囊,即可充分显露骨折部,此时可在直视下将冠突复位,并从尺骨背侧穿入螺钉固定,然后再复位内上髁,用预先准备好的螺钉固定,同时检查前关节囊、肱肌和内侧副韧带前束止点,如有损伤一并缝合。最后将尺神经放回原位或行前置术。冠突骨折超过1/2高度必须良好复位,近特制螺钉固定尤为推崇。

3.冠突切除术

对于冠突骨折愈合和骨质增生,或畸形愈合,影响肘关节正常屈曲时,应手术切除冠突。一般以不超 1/2 冠突高度为限;如切除超过 1/2,可致肘前方不稳定。

对于尺骨冠突粉碎性骨折,由于碎片多少和大小不等,有的与关节囊相连,有的游离于关节腔内影响关节屈曲功能,所以应手术摘除。Ⅲ型骨折患者往往合并尺侧副韧带前束断裂。在冠突骨折的切开内固定时,一定要修复或重建前束。

目前根据骨折类型及肘部合并伤等情况,多数学者采用肘前入路,肘前入路可避开尺神经,直接行冠突骨折的复位内固定术。但采用肘前入路时,注意适当向远侧游离穿过旋前圆肌深浅头的正中神经,防止术中过度牵拉,产生神经症状或损伤正中神经支配前臂屈肌及旋前圆肌的分支。内固定物可选用螺钉包括小的可吸收螺钉或克氏针加张力带及钢丝固定为主,不主张克氏针、钢丝或缝线单一固定。要求尽量牢固固定,争取早期肘关节的功能锻炼。

儿童冠突骨折少见,常合并肘关节后脱位。儿童尺骨冠突骨折在 X 线片上显示骨块虽小,但周围有软骨,因此实际上骨块比 X 线所显示的要大。对于儿童冠突骨折的治疗同成人相同。由于儿童冠突骨折大都较易愈合,预后良好。

手术时应注意以下几点:①因尺神经穿过内侧副韧带前束于尺骨的止点外,先游离尺神经并牵开加以保护,避免损伤。术终根据手中情况,可将尺神经放置原位或行尺神经前置术。②内固定尽量留于背侧,以利肘关节功能练习。③注意尺侧副韧带及关节囊等软组织的修复,尤其是尺侧副韧带前束的修复,以防产生肘外翻不稳定。④术中注意微创操作,不要剥离附着于骨块的关节囊等软组织,以防发生骨化性肌炎。⑤冠突骨折多为复杂骨折的一部分,应重视并发症,尤其是肘部合并伤,也是影响预后的重要因素。⑥内固定要加强,争取早期行肘关节的主、被动功能练习,提高治疗效果。

当冠突骨折合并桡骨小头骨折和肘关节脱位为肘部"恐怖三联征"时,应引起重视,诊断时有时须借助X线和 CT 三维重建,采用特别螺钉,后期采用人工桡骨小头替代切除桡骨小头,有些则不得不采取人工肘关节置换。

五、并发症

(一)早期并发症

可因肘关节屈曲固定时间过长,影响肘关节的活动功能或在锻炼中引起疼痛。

(二)后期并发症

在冠突骨折合并肘关节脱位和臂部软组织有广泛撕裂时,偶可发生肘关节的纤维性僵直。当冠突骨折块落入关节腔内,较难退出,而形成关节内的游离体,游离骨块对关节面造成损伤或发生交锁。因此,关节内骨块一经确认,就需尽早切除。当晚期骨折处骨质增生,形成骨化性肌炎骨突,严重妨碍肘关节活动。

部分冠突骨折术后关节活动范围稍差,但肘关节稳定性良好。关节活动范围减少的常见的原因为关节粘连,另外可能与重建骨无软骨而致术后发生创伤性关节炎有关。因此,在今后的临床中可考虑采用带软骨面且有血供的骨块或人工冠突假体重建,以期术后肘关节功能良好恢复,减少肘关节退变和发生骨性关节炎的可能,提高冠突骨折治疗的效果。

(徐向彦)

第五节　尺桡骨干双骨折

一、受伤机制

(一)直接暴力

直接致伤因素,作用于前臂,骨折通常基本在同一水平。

(二)间接暴力

患者多为跌倒致伤,由于暴力传导,骨折水平多为桡高尺低,常为短斜形。

(三)其他致伤因素

如暴力碾压、扭曲等,多为多段骨折,不规则,且伴不同程度软组织损伤。

二、分型

常用的 AO 分型如图 4-8 所示。

三、治疗原则

闭合复位外固定:用于移位不明显的稳定性前臂双骨折。传统的复位标准,桡骨近端旋后畸形<30°,尺骨远端的旋转畸形<10°,尺、桡骨成角畸形<10°。桡骨的旋转弓应恢复。不稳定的前臂双骨折或稳定性的骨折,闭合复位失败,骨折再移位及伴有其他血管神经并发症的,应行切开复位内固定。

(一)钢板螺钉内固定

钢板螺钉内固定主要是根据 AO 内固定原则发展的内固定系统,用于前臂双骨折的治疗,明确提高了骨折的治疗水平,提高了愈合率,达到早期功能锻炼及恢复的目的。

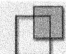

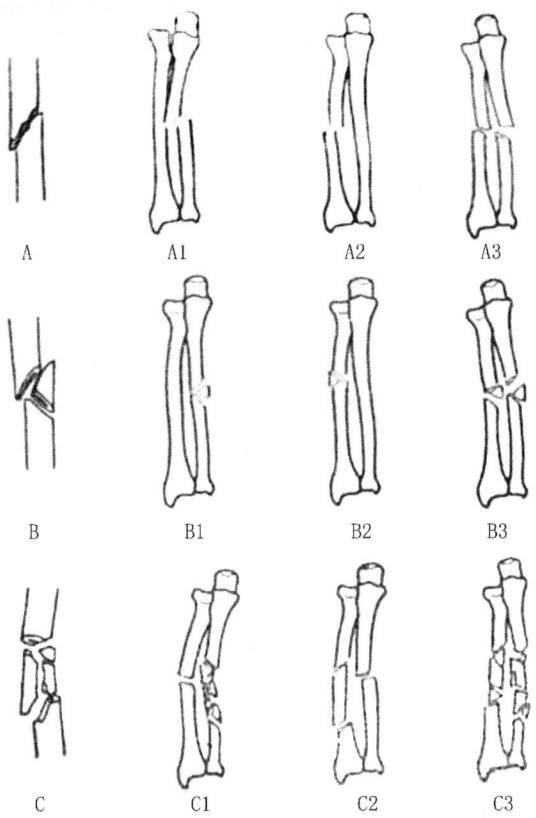

图 4-8　骨折的 AO 分型
A 型:简单骨折;B 型:楔型骨折;C 型:粉碎骨折

(二)髓内固定系统

髓内固定系统用于前臂双骨折的治疗,最初应用是克氏针内固定,而后,较广泛流行的有 Sage 设计的髓内系统,至目前发展到较成熟的带锁髓内钉固定系统。虽然目前带锁髓内钉固定系统用于前臂骨折,意见仍不统一,特别是对于桡骨的髓内固定,但对于尺骨的髓内固定效果目前是比较肯定的。

满意有效的内固定必须能牢固地固定骨折,尽可能地完全消除成角和旋转活动。通常认为用牢固的带锁髓内钉或 AO 加压钢板均可达到此目的。而较薄的钢板,如 1/3 环钢板及单纯圆形可预弯的髓内钉效果欠佳。手术时选用髓内钉或钢板,主要根据各种具体情况来确定。每种器械均有其优点和缺点,在某些骨折中使用其中一种可能比另一种更易成功。在许多尺、桡骨骨折中,用钢板或髓内钉均能得到满意的效果,究竟选用哪一种则主要根据外科医师的训练和经验。

AO 加压钢板内固定系统已应用多年,业内比较熟悉,这里不再赘述。而髓内钉固定,特别是前臂髓内钉固定系统,近几年有重新流行的趋势。使用髓内钉固定时,其长度或直径的选择、手术方法和术后处理的不慎都可导致不良的后果,这里着重讨论一下。

根据文献,最早广泛使用的前臂髓内钉系统是由 Sage 研制成功的,他曾对 120 具尸体桡骨做解剖,并对 555 例使用髓内固定治疗的骨折作了详细回顾。根据他的设计,预弯的桡骨髓内钉可以保持桡骨的弧度,三角形的横断面可以防止旋转不稳定。桡骨和尺骨 Sage 髓内钉的直径足以充满髓腔,能够做到牢固地固定。虽然在某些医疗机构传统的 Sage 髓内钉仍在应用,但根据

Sage 的研究和临床经验，目前又有更新的髓内钉系统设计应用于临床。

（三）前臂骨折应用髓内钉固定的适应证

（1）多段骨折。

（2）皮肤软组织条件较差（如烧伤）。

（3）某些不愈合或加压钢板固定失败的病例。

（4）多发性损伤。

（5）骨质疏松患者的骨干骨折。

（6）某些Ⅰ型和Ⅱ型开放性骨干骨折病例（使用不扩髓髓内钉）。

（7）大范围的复合伤在治疗广泛的软组织缺损时，可使用不扩髓的尺骨髓内钉作为内部支架，用以保持前臂的长度。

几乎所有前臂的骨干骨折均可应用髓内钉治疗（图 4-9）。这些骨折都可使用闭合髓内穿钉技术，同样的方法目前在其他长骨干骨折应用已很成熟。

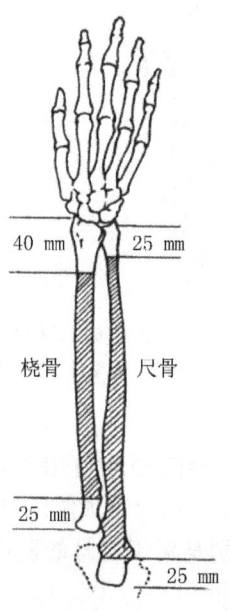

图 4-9　尺、桡骨骨折适用髓内钉的骨折部位

（四）前臂骨折应用髓内钉固定的禁忌证

前臂骨折应用髓内钉固定的禁忌证：①活动性感染。②髓腔＜3 mm。③骨骺未闭者。

包括 Sage 髓内钉在内，有多种不同的前臂髓内钉固定系统，这些器械均可用于闭合性骨折的内固定。髓内钉优于加压钢板之处：①根据使用的开放或闭合穿钉技术，只需要少量剥离或不剥离骨膜。②即使采用开放穿钉技术，也只需要一个较小的手术创口。③使用闭合穿钉技术，一般不需要进行骨移植。④如果需要去除髓内钉，不会出现骨干应力集中所造成的再骨折。同加压钢板和螺丝钉固定不一样，髓内钉固定的可屈曲性足以形成骨旁骨痂。正如 Sage 所推荐的那样，所有需要切开复位的骨干骨折都应做骨移植，通常使用钻和扩髓器时即能获得足够的用于移植的骨材料，因此不需另外采取移植骨。无论使用哪一种髓内钉系统，尺骨钉的入口都是在尺骨近端鹰嘴处。桡骨的钉入口根据钉的不同设计有所不同，其原则是根据钉设计的弧度、预弯等情况加以调整。如 Sage(C)桡骨内钉在桡侧腕长伸肌腱和拇短伸肌腱之间的桡骨茎突插入。Fore Sight(B)桡骨髓内钉则在 Lister 结节的桡侧腕伸肌腱下插入。Ture-Flex 和 SST(A)桡骨髓内钉的插入口是在 Lister 结节的尺侧拇长伸肌腱下(图 4-10)。所有桡骨髓内钉均应正确插入,并将钉尾埋于骨内,防止发生肌腱磨损和可能的断裂。

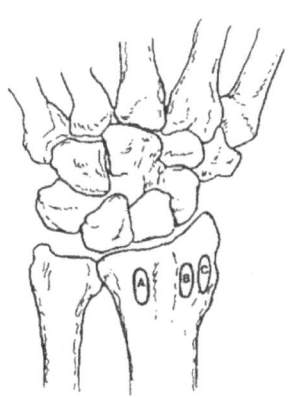

图 4-10 桡骨骨折采用髓内钉固定时,根据不同钉设计的进针点(A、B、C)调整

四、前臂开放骨折

对前臂开放性骨折的治疗原则是不首先做内固定,通常认为以创口冲洗和清创为最初治疗时,并发症较少。这样做能使创口的感染显著降低,或者愈合。如果创口在 10~14 天愈合,即可做适当的内固定。

Anderson 曾报道过采用这种延迟切开复位和加压钢板做内固定的方法治疗开放性骨折的经验。在采用这个方法治疗的 38 例开放性骨折中,没有发生感染。在许多 Gustilo Ⅰ型、Ⅱ型创口中,能够在早期做内固定,而无创口愈合问题,延迟固定会更安全。对于单骨骨折,由于延迟内固定骨折重叠所造成的挛缩畸形一般切开后即可复位(图 4-11)。对有广泛软组织损伤的前臂双骨折,为了避免短缩畸形,并方便软组织处理,需要进行植皮等治疗时,可采用外固定支架、牵引石膏,进行整复和骨折的固定,如果软组织损伤范围较大,必须进行皮肤移植和后续的重建治疗,而这些治疗措施又不能通过外固定支架、牵引石膏的窗口完成时,可采用髓内钉来固定前臂。只有通过外固定或内固定方法,使前臂稳定后,才能进行皮肤移植和其他软组织手术。

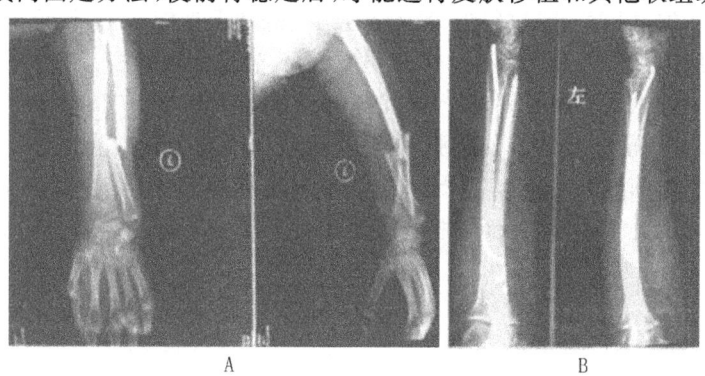

图 4-11 尺、桡骨骨折
A.外伤致尺、桡骨中远端双骨折;B.尺、桡骨骨折髓内钉复位及固定情况

目前,对开放性前臂骨折的治疗趋势为立即清创、切开复位和内固定。有人曾报道,对103例Gustilo I 型、II 或 III A 型前臂开放性骨干骨折,采用立即清创和加压钢板及螺丝钉固定治疗,其中90%效果满意。但 III B 型和 III C 型损伤采用此法治疗,疗效不佳,一般用外固定治疗。

五、护理要点

(一)保持有效的固定

注意观察石膏或夹板是否有松动和移位。

(二)维持患肢良好血液循环

术后抬高患肢,观察患肢皮肤的颜色、温度、有无肿胀及桡动脉搏动情况。如出现剧痛,手部皮肤苍白、发凉、麻木,被动伸指疼痛,桡动脉搏动减弱或消失等表现时,提示骨筋膜室综合征的发生,如有缺血表现,立即通知医师处理。

(三)康复锻炼

术后2周开始练习手指屈伸活动和腕关节活动。4周后开始练习肘、肩关节活动。8～10周后 X 线证实骨折愈合后,可进行前臂旋转活动。

(徐向彦)

第六节　桡骨干骨折

桡骨干骨折比较少见,患者多为青、少年。桡骨的主要功能是参与前臂的旋转活动和支持前臂。桡骨干上 1/3 骨质较坚固,具有丰厚的肌肉包裹,不易发生骨折,中、下 1/3 段肌肉逐渐变为肌腱,容易受直接暴力打击而骨折。在桡骨中、下 1/3 交界处,为桡骨生理弯曲最大之处,是应力上的弱点,故骨折多发生于此处。

一、病因病理

直接暴力和间接暴力均可造成桡骨干骨折,但多由间接暴力所致。直接暴力多为重物打击于前臂桡侧所造成,以横断或粉碎骨折较常见。间接暴力多为跌倒时手掌撑地,因暴力向上冲击,作用于桡骨干所致,以横断或短斜形骨折较常见。桡骨干骨折,因有尺骨支持,骨折端重叠移位不多,而主要是肌肉造成的旋转移位。在幼儿多为不全或青枝骨折。成人桡骨干上 1/3 骨折时,附着于桡骨结节的肱二头肌及附着于桡骨上 1/3 的旋后肌,拉骨折近段向后旋移位;而附着于桡骨中部及下部的旋前圆肌和旋前方肌,拉骨折远段向前旋转移位。桡骨干中 1/3 或中下 1/3 骨折时,骨折位于旋前圆肌终止点以下,因肱二头肌与旋后肌的旋后倾向,被旋前圆肌的旋前力量相抵消,骨折近段就处于中立位,而骨折远段被附着于桡骨下端的旋前方肌的影响而向前旋转移位。

二、临床表现与诊断

骨折后局部疼痛、肿胀、压痛和纵向叩击痛。完全性骨折时,可有骨擦音,较表浅的骨段骨折,可触及骨折端。不完全性骨折症状较轻,尚有部分旋转功能。前臂 X 线正侧位片可明确骨折部位和移位情况,拍摄 X 线时,应包括上、下尺桡关节,注意检查是否有尺桡关节脱位。

三、治疗

无移位的骨折,先将肘关节屈曲至90°,矫正成角畸形,再将前臂置于中立位,用前臂夹板或长臂管型石膏固定4～6周。对有移位的骨折应以手法整复夹板固定为主。

(一)手法复位夹板固定法

1.手法复位

患者平卧,麻醉下,患肩外展,屈肘90°。一助手握住肘上部,另一助手握住腕部。两助手做对抗牵引,骨折在中或下 1/3 时,前臂置中立位,在上 1/3 置稍旋后位,牵引3～5分钟,待骨折重叠移位矫正后,进行夹挤分骨。在牵引分骨下,术者一手固定近侧断端,另一手的拇指及示、中、环三指,捏住向尺侧倾斜移位远侧断端,并向桡侧提拉,矫正向尺侧移位。若有掌背侧移位可用折顶提按法,加大骨折断端的成角。术者一手将向掌侧移位的骨折端向背侧提拉,另一手拇指将向背侧移位的骨折端向掌侧按捺,一般都可复位成功。

手法整复要领:桡骨骨折后可出现重叠、成角、旋转、侧方移位等 4 种畸形,其中断端的短缩、成角和侧方移位是在暴力作用时发生,而旋转移位则是在骨折以后发生的。由于前臂的主要功能是旋转活动,故如何纠正旋转移位就成为整个治疗的关键。由于有尺骨的支撑,桡骨骨折的短缩重叠移位甚少,但常有桡骨骨折端之间的旋转畸形存在。因此,在整复时,只有恰当地处理好这个主要移位,才能为纠正其他移位创造条件。如上 1/3 骨折,为旋前圆肌止点以上的骨折,则骨折端是介于两旋转肌群之间,近侧断端只有旋后肌附着,则近侧断端处于旋后位,远折端只有旋前肌附着,则远折端相对旋前,按照骨折远端对近端的原则,首先应将前臂牵引纠正至稍旋后位,以纠正远折端的旋前移位。如桡骨中、下 1/3 骨折,近折端有旋后肌与旋前肌附着,其拮抗作用的结果使近折段仍处于中立位,远折端则受旋前方肌的作用而相对旋前,故应首先纠正远折端的旋前移位至中立位。对于桡骨中、下 1/3 骨折整复侧方移位较容易,而桡骨上 1/3 骨折因局部肌肉丰满则较难整复,但如果能以前臂创伤解剖为基础,使用推挤旋转复位亦较易成功。即整复时将肘关节屈曲纵行牵引,前臂由中立位渐至旋后位,术者两手分别握远近骨折端,将旋后而向桡背侧移位的骨折近端向尺掌侧推挤,同时将旋前而向尺掌侧移位的骨折远端向桡背侧推,使骨折断端相互接触,握远端的助手在牵引下小幅度向后旋转并做轻微的摇晃,使骨折完全对位。

2.固定方法

骨折复位后,用前臂夹板固定,尺侧夹板和桡侧夹板等长,不超过腕关节。在维持牵引下,先放置掌、背侧分骨垫各一个,再放置其他压垫。桡骨上 1/3 骨折须在骨折近端的桡侧再放一个小压垫,以防向桡侧移位。然后放置掌、背侧夹板,用手捏住,再放桡、尺侧夹板。桡骨中 1/3 骨折及下 1/3 骨折,桡侧夹板下端超腕关节,将腕部固定于尺偏位,借紧张的腕桡侧副韧带限制骨折远端向尺侧偏移。两骨折端如有向掌、背侧移位,可用两点加压法放置压垫。夹板用 4 条布带缚扎固定,患肢屈肘90°。桡骨上 1/3 骨折者,前臂固定于稍旋后位;中、下 1/3 骨折者,应将前臂固定于中立位。用三角带悬吊前臂于胸前,一般固定4～6周。

固定要领:无论是手法复位或夹板固定,均应注意恢复和保持桡骨旋转弓的形态,复和保持骨间隙的正常宽度。桡骨旋前弓、旋后弓的减少或消失,骨间隙的变窄,不仅影响前臂旋转力量,也将影响前臂的旋转范围。为了保持桡骨旋转弓的形态和骨间隙的正常宽度,在选择前臂夹板固定时,掌背侧夹板应有足够的宽度,使扎带的约束力主要作用于掌背侧夹板上,尺桡侧夹板宜窄,尺侧夹板下端不宜超过腕关节,强调腕关节应固定于尺偏位以抵消拇长肌及伸拇短肌对骨折端的挤压。

3.医疗练功

初期应鼓励患者做握拳锻炼,待肿胀基本消退后,开始做肩、肘关节活动,如小云手等,但应避免做前臂旋转活动。解除固定后,可做前臂旋转锻炼。

4.药物治疗

按骨折三期辨证用药。

(二)切开复位内固定

不稳定骨折和骨折断端间嵌有软组织手法整复困难者,应行切开复位,以钢板螺丝钉固定,必要时同时植以松质骨干于骨折周围。手术途径在桡骨中下段以采用前臂前外侧切口为宜,经桡侧腕伸肌、肱桡肌与指浅屈肌之间进入,此部位桡骨掌面较平坦,宜将钢板置入掌面。桡骨上1/3则宜选用背侧切口,经伸指总肌与桡侧腕短伸肌之间进入,钢板置于背侧。术后仍以长臂石膏固定较稳妥。

(徐向彦)

第七节　桡骨远端骨折

一、概述

桡骨远端骨折是骨科疾病常见的上肢骨折,占急诊处理的所有骨折的1/6以上,是指距离桡腕关节面2.5 cm以内的骨折。年轻患者桡骨远端骨折多为高能量损伤,老年骨质疏松患者多为低能量损伤。虽然多数老年人桡骨远端骨折,尤其是向背侧移位和向背侧成角的关节外骨折保守治疗成功率高,但仍有很多复杂桡骨远端骨折保守效果不好,常见并发症有腕关节疼痛、腕关节畸形、屈伸及旋前旋后功能受限、握力功能下降等。

二、应用解剖

桡骨远端的骨、韧带和其他软组织的解剖对理解损伤机制、诊断、生物力学、损伤分型、治疗有重要意义。桡骨远端是腕关节的重要组成部分。由韧带与骨共同构成的腕关节,对腕关节活动性和支撑轴向负荷的能力至关重要。桡骨远端的骨皮质在干骺端逐渐变薄,松质骨增加,这种骨组织结构形成薄弱区,次部位极易发生骨折,尤其是在老年骨质疏松的病理情况下容易发生骨折。桡骨远端分为3个覆盖关节软骨的关节面:舟骨窝、月骨窝和乙状切迹。桡骨远端第三个明显的关节面是乙状切迹,乙状切迹呈半圆柱形,和尺骨头的凸面形成关节。远端的尺桡关节与前臂远端和腕关节的旋前、旋后活动有关,旋后时尺骨头移向乙状切迹前方;旋前时尺骨头移向后方。

另一个重要解剖结构是三角纤维软骨,次重要稳定结构起自月骨窝的尺侧,延伸至尺骨茎突尺侧,其掌侧缘和背侧缘分别增厚,汇入桡尺掌侧韧带和背侧韧带,构成远端尺桡关节(DRUJ)

的主要稳定结构。DRUJ 其他相关稳定结构包括关节囊、三角纤维软骨、骨间膜、尺腕韧带和尺侧腕伸肌鞘。屈肌腱和伸肌腱分别穿过桡骨远端掌侧和背侧,止于掌骨基底或指骨。肱桡肌止于桡骨茎突,是骨折后发生畸形的重要因素。尺侧腕屈肌、尺动脉和尺神经位于桡骨远端的掌尺侧。尺神经和尺动脉穿过 Guyon 管进入手掌。

尺桡骨远端的三柱理论:桡侧柱由舟状窝和桡骨茎突组成,负担约 40% 的轴向负荷,由于尺偏角的存在,舟骨撞击时容易造成侧方向的剪切骨折,此时最好的支撑钢板位置应该位于桡侧。桡侧的骨性支持,提供稳定性。中间柱由月状窝和桡骨半月切迹组成,负担约 40% 的轴向负荷,桡骨远端最重要的部分,由于月骨直接撞击可同时产生背侧、掌侧的剪切骨折,或造成关节面游离的骨块。中间柱承担主要力传导。尺侧柱由尺骨茎突、三角纤维软骨复合体(TFCC)、腕尺侧韧带组成,负担约 20% 的轴向负荷。尺侧柱承担力传导和提供稳定性。

三、影像学检查

(一)X 线检查

所有桡骨远端骨折须拍摄前后位和侧位 X 线,高能量损伤应包括前臂全长和腕关节正侧位。斜位片对识别骨折移位及关节面受累情况有价值。正位片有助于识别骨折是否累及关节面,以及是否合并腕部的关节内或骨间韧带损伤。舟骨间隙超过 2 mm 或近排骨关节面不平时,高度怀疑合并其他腕部病变。

1.尺偏角(桡骨倾斜度)

桡骨尺侧乙状切迹中点与桡骨茎突最高点的连线,同桡骨长轴垂线之间的夹角,平均值 23°,<15°具有手术指征。

2.掌倾角

侧位像上,桡骨长轴的垂线和桡骨上下唇连线间的夹角,平均值 10°,骨折复位要求恢复掌倾角,作为术中复位参考值指标。

3.桡骨茎突高度

指两条垂直于桡骨干长轴的平行线之间的距离,一条经过桡骨茎突尖,另一条经过桡骨远端月骨窝的尺侧角,二者之间平均长度为 12 mm,判断桡骨的短缩程度。

4.AP 距离

侧位上桡骨远端掌侧唇与背侧唇之间的距离,男均值 20 mm,女 18 mm,此值增加意味掌侧和背侧骨块分离,提示桡月窝可能存在经关节面的骨折。

(二)CT 检查

CT 能清晰观察到桡骨乙状切迹、月骨面和舟状窝关节面的完整性和移位情况,矢状面和冠状面及三维重建能够提供骨折块的位置、大小及延伸至桡骨干骺端的影像。多数有移位的桡骨远端骨折同时伴有三角纤维软骨复合体(TFCC)损伤。腕骨间韧带损伤,尤其是舟月韧带损伤,常见于关节内骨折,特别是存在舟状窝和月骨窝分离的骨折。年轻患者高能量桡骨远端骨折伴有舟状骨骨折并不少见。

影像学骨折特征的描述:关节内骨折或关节外骨折,横型、斜型、粉碎性骨折,桡骨移位、桡骨短缩、成角移位、关节内骨折(关节面台阶>2 mm)、腕关节脱位、尺骨茎突骨折(尖、中部、基底部)、下尺桡关节损伤(DRUJ)损伤或不稳定,稳定骨折或不稳定骨折。

四、损伤机制

根据损伤机制可将桡骨远端骨折分为五种类型。

(一)关节外弯曲骨折

弯曲骨折(Colles 骨折和 Smith 骨折)是应力作用在桡骨干骺端,一侧皮质受到张力而对侧皮质受到压力导致的骨折。

(二)关节内剪切骨折

掌侧 Barton 骨折、背侧 Barton 骨折、Chaufeur 骨折是轴向传导的力经过近排腕骨作用于桡骨远端的骨折,剪切应力作用时,腕关节掌屈位或背伸位应力导致的掌侧 Barton 骨折、背侧 Barton 骨折。剪切骨折的特征是冠状面骨折,伴腕关节半脱位,腕关节背侧或掌侧不稳定。Chaufeur 骨折是桡骨茎突的剪切骨折。

(三)关节内压缩骨折

关节面骨折合并软骨下骨和干骺端嵌插。压缩力和弯曲力均可造成月骨窝骨折。月骨窝骨折(背侧及掌内侧关节面)、韧带附着点、近排腕骨及尺骨茎突压缩。月骨常是直接压缩的中心,月骨直接撞击桡骨远端背侧面,造成背侧骨折,可见月骨窝增宽,甚至掌内侧骨折块旋转移位。

(四)桡骨尺骨茎突骨折合并桡腕关节半脱位

韧带附着点撕脱骨折包括桡骨茎突骨折和尺骨茎突骨折,多为扭转力,骨折块常伴掌侧移位。

(五)复杂高能量骨折

此类型骨折是弯曲、剪切、压缩、撕脱等损失机制的结合导致关节面粉碎、塌陷,合并尺骨远端不稳定,骨折的粉碎性程度更为严重。

五、骨折分型

分型的目的:指导治疗和判断预后、精确描述骨折、便于交流。

(一)传统人名分型

Colles 骨折、Smith 骨折、Barton 骨折、Chauffeur 骨折。

(二)Fernandez 分型

该型基于受伤机制,对指导临床治疗决策意义较大。

1.Ⅰ型骨折

Ⅰ型骨折是关节外干骺端的折弯骨折,如 Colles 骨折或 Smith 骨折。一处骨皮质被折断,其对侧的骨皮质粉碎并嵌插。

2.Ⅱ型骨折

Ⅱ型骨折是关节内骨折,由剪切应力所致。这些骨折包括掌侧 Barton 骨折、背侧 Barton 骨折及桡骨茎突骨折。

3.Ⅲ型骨折

Ⅲ型骨折是压缩性损伤所引起的关节内骨折和干骺端嵌插,包括复杂的关节内骨折和桡骨 Pilon 骨折。

4.Ⅳ型骨折

Ⅳ型骨折是桡腕关节的骨折脱位并有韧带附着处的撕脱骨折。

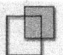

5.Ⅴ型骨折

Ⅴ型骨折是由于多个力和高速度造成的桡骨远端的广泛损伤。

(三)AO 分型

AO 分型记录骨折类型精细,适合研究,这一方案是以骨关节损伤增加严重程度的顺序制定的。将桡骨远端骨折分为关节外骨折(A 性)、部分关节内骨折(B 型)、完全关节内骨折(C 型)。

1.关节外骨折

关节外骨折是没有累及到桡腕关节和下尺桡关节的骨折,骨折是二部分骨折,其特征是发生在桡骨远端 3~4 cm 处。如果骨折移位,下尺桡关节有一定程度的损伤或破裂。

2.关节内骨折

关节内骨折包括任何累及到桡腕关节或尺桡关节的骨折,移位超过 2 mm。这些骨折进一步分为二、三、四、五部分或更多部分骨折。

(1)二部分关节内骨折:最常见,简单横行弯曲骨折,累及下尺桡关节,未累及桡腕关节。桡骨远端的乙状切迹断裂导致下尺桡关节功能障碍,疼痛和前臂旋转功能受限。累及桡腕关节二部分骨折包括背侧或掌侧 Barton 骨折。这些骨折一般合并桡腕关节半脱位。桡骨茎突骨折(Chauffeur 骨折)和背尺侧嵌插骨折(die-punch 骨折)也是这种类型。

(2)三部分关节内骨折:累及桡骨远端的月骨和舟骨关节面,背纵行的骨折线分开。月骨关节面较为重要,它不仅与桡腕关节相连接,也与下尺桡关节相连接。

(3)四部分关节内骨折:月骨关节面向背侧和掌侧分离关节内骨折,在冠状面上都累及月骨关节面,一定程度上合并下尺桡关节骨折。

(4)五部分或多部分关节内骨折:高能量损伤的桡骨远端关节面骨折。

六、骨折的稳定性判定

(一)稳定性骨折

(1)正位片观尺偏角≥15°。

(2)正位片桡骨茎突长度超过尺骨茎突≥7 mm。

(3)侧位片背侧成角<15°或掌侧成角<20°。

(4)关节面台阶<2 mm。

(二)不稳定性骨折

(1)显著的粉碎性骨折。

(2)骨质疏松患者。

(3)背侧粉碎达 50%或超过干骺端直径。

(4)关节内粉碎性骨折有移位。

(5)关节面移位台阶>2 mm。

(6)主要骨折块成角>20°。

(7)短缩>10 mm。

(8)年龄>60 岁。

七、治疗

(一)手术目标

尺偏角＞15°；桡骨高度：短缩＜2 mm；掌倾角：≥0°，＜20°；关节面：＜1 mm 的台阶及间隙；下尺桡关节(DRUJ)完整及稳定性。

(二)手术适应证

存在不稳定性的骨折；不稳定的边缘型剪切性骨折；无法复位的关节面骨折；桡腕关节骨折脱位；骨折复位后过早丢失；合并腕管损伤或软组织缺损；合并同侧的前臂或肘关节骨折；陈旧性畸形愈合。

(三)手术入路

1.掌侧入路

(1)掌侧入路适应证：过度背伸的掌侧骨折块/失去掌侧支持；桡腕关节的重建；Colles 骨折；Smith 和反 Barton 骨折。

(2)掌侧手术入路：沿着桡侧腕屈肌肌腱纵向切开皮肤，打开桡侧腕屈肌腱鞘，将肌腱牵向尺侧，避免正中神经损伤。桡侧腕屈肌腱鞘下方拇长屈肌，分离拇长屈肌牵向尺侧，显露旋前方肌，将旋前方肌近端从桡侧缘的起点掀开，在远端转向内侧呈 L 型。纤维移行区位于分水岭线近端数毫米处，在纤维移行处将旋前方肌从骨面锐性掀起，显露骨折线和掌侧骨块。不应为了显露桡骨关节面将韧带从桡骨上分离，容易造成腕关节不稳定。骨折固定后，尽量将纤维移行区倒L形切口的水平缘重新缝合，以免内植物激惹表面的软组织。

2.背侧入路

(1)背侧入路的适应证：背尺侧骨折块移位；桡腕关节重建；合并舟骨骨折/腕关节韧带撕裂；早期纠正性截骨(Colles 骨折)。

(2)背侧手术入路：于 Lister 结节表面做直切口，向远侧延伸过桡腕关节线达第二掌腕关节近侧 1 cm 处，向近侧沿桡骨干延伸 3～4 cm。桡神经浅支加以保护。于第三伸肌间室底部显露中间柱，沿拇长伸肌肌腱走行切开伸肌支持带，游离保护拇长伸肌腱。通常在第三和第四伸肌肌间室之间显露桡骨，其次在二和三之间或者一和二之间显露，取决于骨折的类型。骨膜下剥离后显露中间柱，骨膜下掀起第二间室以显露舟状窝的背侧部分，对背侧钢板固定有帮助。闭合切口时，将拇长伸肌肌腱移位至支持带上方，在其下方缝合修补支持带。根据骨折类型选择不同的伸肌肌腱间室入路，需严格评估 X 线和 CT 后制定术前计划。

3.掌、背侧联合入路

过度背伸的掌侧骨折块/失去掌侧支持；合并关节面塌陷的骨折块；合并背尺侧骨折块；合并腕部韧带撕裂。

(四)骨折复位与固定

桡骨远端骨折治疗需要根据患者的需要和功能的要求，同样的骨折不同年龄选择性不同。最好的治疗选择是结合患者的需要和骨折的特点选择治疗方案。

1.关节外骨折

(1)稳定性骨折：对于关节外稳定性骨折，多数患者可以采用闭合复位石膏外固定治疗。固定时间 5～6 周，1～2 周内需要随访拍片，观察骨折移位情况。

(2)不稳定性骨折(图 4-12、图 4-13、图 4-14)：有移位和广泛粉碎的关节外骨折，同时骨折合并软组织损伤严重不适合长时间管型石膏固定,可以选择经皮穿针结合外固定治疗或者克氏针和石膏固定。如果骨折存在不稳定,而且维持长度和力线十分重要,存在软组织损伤时更适合外固定治疗,外固定在维持骨折位置、改善手的功能优于石膏固定;关节外骨折上述方法未能成功建议切开复位内固定治疗。

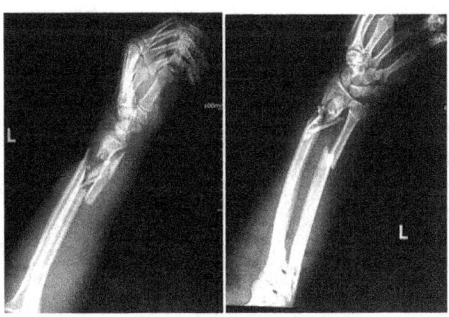

图 4-12 不稳定骨折术前 X 线

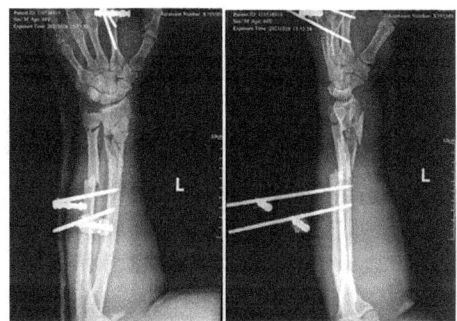

图 4-13 一期急诊外固定(开放性骨折)

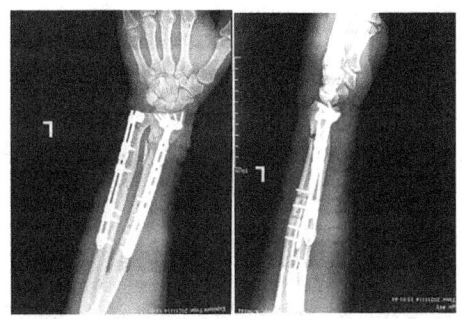

图 4-14 二期切开内固定术后 X 线(尺骨背侧入路、桡骨掌侧入路)

2.关节内骨折

(1)稳定性骨折:治疗累及下尺桡关节或桡腕关节的稳定关节内骨折,治疗原则与稳定性关节外固定相同。累及桡腕关节内的骨折具有不稳定体征,需要每周拍片,观察骨折塌陷和移位情况,直到骨折稳定愈合。

(2)不稳定性骨折:分为以下几种。

二部分桡腕关节骨折:高能量、撕脱、二部分桡腕关节骨折脱位(掌侧 Barton 和背侧 Barton 骨折,见图 4-15、图 4-16)需要关节内复位,保证腕关节功能和防止创伤性关节炎。这类不稳定性骨折闭合复位容易再移位。桡腕关节骨折脱位更多发生在骨质强壮的年轻人。多数的掌侧

Barton 的骨折脱位掌侧入路可以解决。注意：基于三柱理论的内固定理念，掌尺侧与背尺侧的骨块须分开各自复位；过度背伸的掌侧骨折块或失去掌侧支持，从掌侧复位；无法通过韧带牵引复位的背尺侧骨折块—从背侧复位。对于不常见的背侧骨折脱位，采用纵行切口，通过第三背侧间隙暴露桡骨远端。在这区域应用钢板和螺钉，经常需要骨折愈合后取出这些钢板和螺钉。

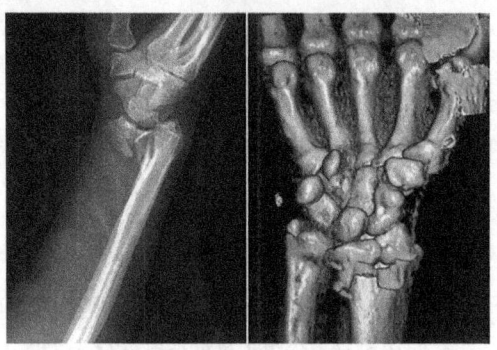

图 4-15　掌侧 Barton 术前 X 线

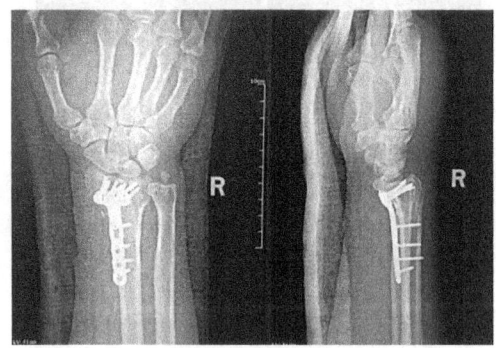

图 4-16　掌侧 Barton 术后 X 线（掌侧入路）

　　二部分嵌插骨折（图 4-17、图 4-18、图 4-19）：由于桡骨远端关节面的嵌插所致，累及月骨关节面，月骨关节面背侧部分撕脱下来的骨折称为 die-punch 碎片。此骨折块也可在四部分损伤上看到背尺侧碎片。这些碎骨块需要切开复位的方法才能固定。累及月骨关节面的背侧部分（die-punch 骨折）或整个月骨关节面的二部分嵌插骨折，可以使用外固定架和有限切开技术相结合的方法。治疗桡骨远端舟骨或月骨关节面的分离掌侧边缘骨折，与掌侧 Barton 骨折一样，通过掌侧入路复位骨折使用支撑钢板。

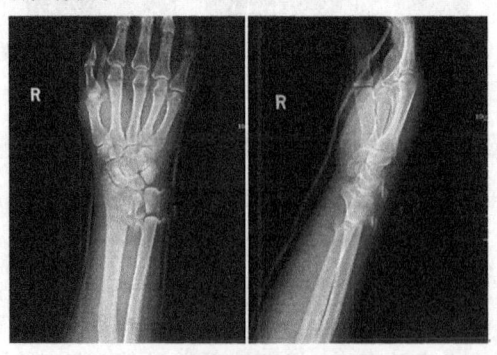

图 4-17　二部分嵌插骨折术前 X 线

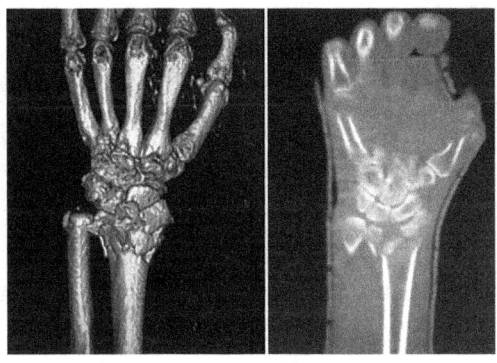

图 4-18 二部分嵌插骨折术前 CT

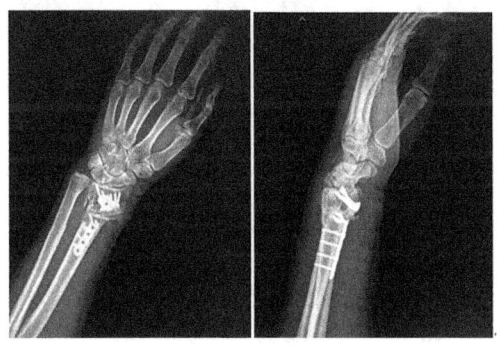

图 4-19 二部分嵌插骨折术后 X 线

二部分桡骨茎突骨折：桡骨茎突骨折的解剖复位比较重要，不仅要关节面复位，也要保护好韧带结构。移位的桡骨茎突骨折有内在不稳定性，最好牢固固定，可以用简单的克氏针和石膏固定能获得良好的效果。也可以做螺钉固定，使用时避免损伤桡神经背侧感觉分支。如果闭合复位不能成功，或骨块的后面有明显的干骺端粉碎，茎突骨折合并轴向压缩，需要切开复位。对于粉碎的压缩型有月骨关节面粉碎的茎突骨折，使用外固定架有助于抵消纵向的致畸暴力。

三部分关节内骨折（图 4-20、图 4-21、图 4-22）：复杂的关节内骨折多采用综合治疗，外固定、有限切开复位、克氏针植骨等。三部分骨折中，月骨和舟骨关节面碎片分离，彼此间移位或向桡骨近端移位。如果骨折解剖复位，骨折碎片可以使用克氏针固定和外固定维持桡骨轴向长度。如果关节面复位不良，需有限切开或背侧入路辅助手术治疗。术中根据干骺端的缺损情况决定是否需要植骨。

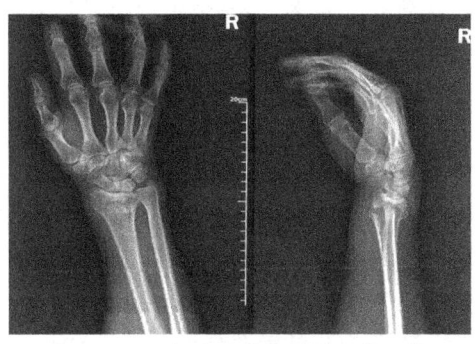

图 4-20 三部分关节内骨折术前 X 线

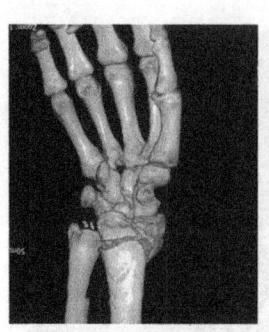
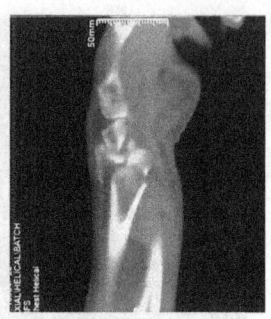

图 4-21　三部分关节内骨折术前 CT

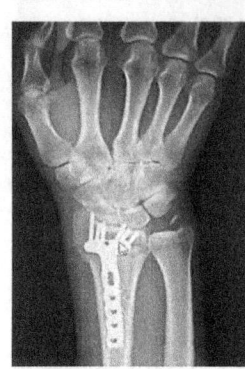
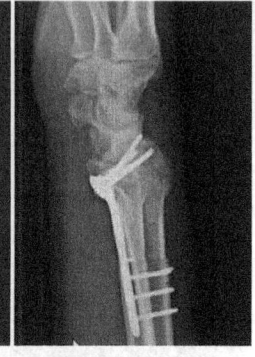

图 4-22　三部分关节内骨折术后 X 线

四部分关节内骨折:月骨关节面碎片进一步向背侧和掌侧分离。因为有软组织附着,掌侧月骨关节面骨块比背侧骨块移位明显,闭合复位不理想。掌侧和背侧方向都存在不稳定,需要使用掌侧支撑钢板恢复掌侧皮质稳定,掌侧关节面骨块稳定,可作为支撑使背侧月骨关节面顶起和复位,复位经常需要有限切开或第三间隙背侧入路。

五部分或多部分的关节内骨折:高能量损伤,桡骨远端骨关节面粉碎程度严重,术后残留有腕部活动和握力受限,为了获得良好的功能结果和防止晚期创伤关节炎发生,关节面解剖复位是最关键的因素。高能量骨折中,碎片向两个方向移位,需要用掌侧和背侧联合入路。严重的关节面粉碎性骨折可能不能将关节面切开内固定,此时这种情况经常需要早期或延期桡腕关节融合治疗。

3.合并尺骨茎突骨折

桡骨远端骨折合并尺骨茎突骨折非常多见,多数情况下是尺骨茎突尖部撕脱骨折,研究显示这种撕脱骨折对腕关节功能无明显影响。

目前国际上对尺骨茎突骨折固定与否存在争议,建议固定的理由:尺骨茎突基地部骨折可能会导致下尺桡关节的不稳定(下尺桡关节不稳定征象:桡骨较尺骨短缩>5 mm;尺骨茎突基底骨折;正位片下尺桡关节(DRUJ)间隙增宽;侧位片下尺桡关节脱位);疼痛发生率更高,功能评分更差;减弱前臂旋后力量;易发生尺侧腕部疼痛、DRUJ 不稳;活动范围及握力下降。

结论:生物力学实验证明,固定尺骨茎突基底撕脱骨折可以有效恢复下尺桡关节的旋转稳定性;可以防止出现尺侧腕部疼痛或下尺桡关节不稳。所以这种尺骨茎突骨折需要切开复位内固定治疗。合并尺骨茎突骨折如何处理:固定桡骨远端骨折后评估 DRUJ 稳定性:稳定/旋后位石膏固定3~4 周;不稳定/切开复位内固定术。尺骨茎突手术方法有应用克氏针、螺纹针、小空心螺钉。

4.桡骨超远端粉碎性骨折

钢板固定外加石膏固定;外固定架加撬拨;外固定架加克氏针固定;超远端钢板固定（图 4-23、图 4-24、图 4-25）。

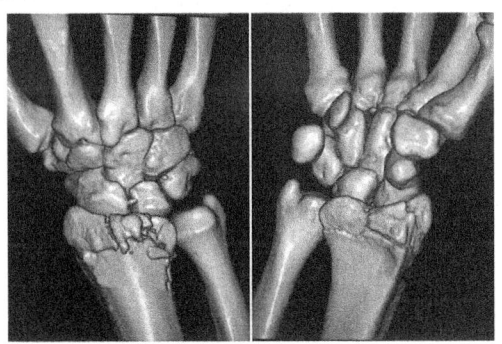

图 4-23 桡骨超远端粉碎性骨折术前 CT

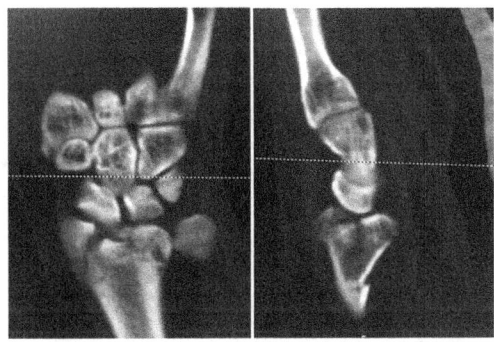

图 4-24 桡骨超远端粉碎性骨折术前 CT

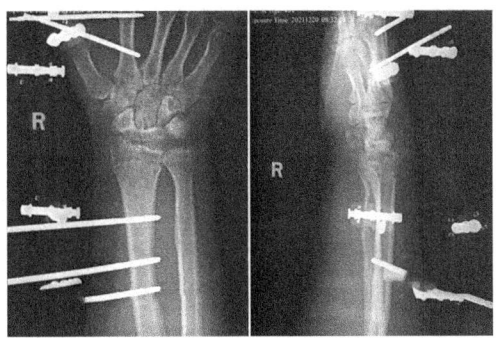

图 4-25 桡骨超远端粉碎性骨折术后 X 线

（徐向彦）

第五章

大 腿 损 伤

第一节 髋 臼 骨 折

一、概述

髋臼由 3 块骨骼组成：髂骨在上，耻骨在前下，坐骨在后下，至青春期以后 3 骨的体部才融合为髋臼。从临床诊治的角度出发，Judet 和 Letournel 将髋臼视为包含于半盆前、后两个骨柱内的一个凹窝。前柱又称髂耻柱，由髂骨前半和耻骨组成，包括髋臼前唇、前壁和部分臼顶。后柱又称髂坐柱，由髂骨的坐骨切迹前下部分和坐骨组成，包括髋臼后唇、后壁和部分臼顶。

二、病因、病理

髋臼骨折多由间接暴力造成，因臀部肌肉丰富故直接暴力造成骨折少见。由于遭受暴力时股骨的位置不同，股骨头撞击髋臼的部位即有所不同，因而造成不同类型的髋臼骨折。当髋关节屈曲、内收位时受力，常伤及后柱，并可发生髋关节后脱位；若在外展、外旋位时受力，可造成前柱骨折和前脱位；若暴力沿股骨颈方向传递，即可造成涉及前后柱的横形或粉碎性骨折。严重移位的髋臼骨折，股骨头大部或全部突入骨盆壁内，出现股骨头中心脱位。传达暴力的髋臼骨折，髋臼的月状软骨面和股骨头软骨均有不同程度的损伤，重者股骨头亦可发生骨折。

三、诊断

（一）病史
确切的外伤史。

（二）体征
患侧臀部或大腿根部疼痛、肿胀及皮下发绀瘀斑，髋关节活动障碍。局部有压痛，有时可在伤处扪到骨折块或触及骨擦音。

（三）合并症
若合并有髋关节脱位，后脱位者在臀部可摸到脱出的股骨头，患肢呈粘膝状；前脱位者在大腿前侧可摸到脱出的股骨头，患肢呈不粘膝状；中心型脱位者，患肢呈短缩外展畸形。

（四）辅助检查
为了正确评估髋臼骨折，检查时应摄不同体位的 X 线，以便了解骨折的准确部位和移位情况。Letoumel对髋臼骨折在Judet 3个角度X线上的表现进行分类。该方法包括摄患髋正位、髂骨斜位片(IOV)和闭孔斜位片(OOV),它们是诊断髋臼骨折和分类的依据。

正位片显示髂耻线为前柱内缘线,前柱骨折时此线中断;髂坐线为后柱的后外缘,后柱骨折时此线中断;后唇线为臼后壁的游离缘,白后缘或后壁骨折时后唇线中断或缺如;前唇线为臼前壁的游离缘,前缘或前壁骨折时此线中断或缺如;臼顶和臼内壁的线状影表示其完整性,臼顶线中断为臼顶骨折,说明骨折累及负重区,白底线中断为臼中心骨折泪滴线可用来判断髂坐线是否内移。为了显示前柱或后柱骨折,尚需摄骨盆45°斜位片。①向患侧旋转45°的髂骨斜位片:可清晰显示从坐骨切迹到坐骨结节的整个后柱,尤其是后柱的后外侧缘。因此,该片可以鉴别后柱和后壁骨折,如为后壁骨折,髂坐线尚完整,如为后柱骨折,则该线中断或错位。②向健侧旋转45°的闭孔斜位片:能清楚地显示自耻骨联合到髂前下棘的整个前柱,特别是前内缘和前唇。应当指出的是,骨折错位不一定在每张X线上显示,只要有一张X线显示骨折,诊断明确。髋关节正位、髂骨和闭孔位X线虽可显示髋臼损伤的全貌,但有时难以显示复杂的情况。CT可显示骨折线的位置、骨折块移位情况、髋臼骨折的范围、粉碎程度、股骨头和臼的弧线是否吻合以及股骨头、骨盆环和骶骨损伤,因此对于髋臼骨折的诊断和分类,CT是X线的重要补充。特别是对平片难以确定骨折类型和拟切开复位内固定治疗者,以及非手术治疗后髋臼与股骨头弧线呈非同心圆位置或髋关节不稳定者均应做CT检查。

四、治疗

髋臼骨折后关节软骨损伤,关节面凹凸不平,甚至失去弧度,致使股骨头与髋臼不相吻合。势必影响髋关节的活动。长期磨损则出现骨关节炎造成疼痛和功能障碍。因此,髋臼骨折的治疗原则与关节内骨折相同,即解剖复位、牢固固定和早期主动和被动活动。

(一)手法复位

适用于单纯的髋臼骨折。根据骨折的移位情况采取相应的复位手法。患者仰卧位,一助手双手按住骨盆,术者可将移位的骨折块向髋臼部位推挤,一面推挤,一面摇晃下肢使之复位,复位后采用皮牵引固定患肢3~4周。

(二)牵引疗法

适用于髋臼内壁骨折、骨折块较小的后壁骨折及髋关节中心性骨折脱位,或虽有骨折移位但大部分髋臼尤其是白顶完整且与股骨头吻合,以及中度双柱骨折头臼吻合者。牵引方法:于股骨髁上或胫骨结节行患肢纵轴牵引,必要时(如严重粉碎,有移位和中心脱位的髋臼骨折,难以实现手术复位内固定者)在股骨大转子部加用侧方骨牵引,并使这两个方面牵引的合力与股骨颈方向一致。其纵轴牵引力量为7~15 kg,侧方牵引力量为5~8 kg,1天后摄X线复查,酌情调整重量,并强调在维持牵引下早期活动髋关节。6/8周后去牵引,扶双拐下地活动并逐渐负重,直至完全承重去拐行走。

(三)手术治疗

(1)对后壁骨折片大于3.5 cm×1.5 cm并且与髋臼分离达5~10 mm者行切开复位螺丝钉内固定术。

(2)移位明显的髋臼前柱骨折,采用改良式Smith-Peterson切口或经髂腹股沟切口,显露髋臼前柱,骨折复位后用钢板或自动加压钢板内固定。

(3)对髋臼后柱和后唇骨折采用后切口。其骨折复位后用钢板或自动加压钢板内固定,其远端螺丝钉应旋入坐骨结节。如有移位骨折片,需行骨片间固定时,可用拉力螺钉内固定。

(四)功能锻炼

对髋臼骨折应在维持牵引下早期活动髋关节,不仅可防止关节内粘连,而且可产生关节内的研磨动作,使关节重新塑形。

（曹丕健）

第二节　股骨头骨折

股骨头骨折是指股骨头或其软骨失去完整性或连续性,多见于成人髋关节后脱位。儿童股骨头骨折罕有发生,可能与儿童股骨头的坚韧性有关。

一、诊断

(一)病史

股骨头骨折多同时伴髋关节后脱位发生,Pipkin 认为髋关节屈曲约 60°时,大腿和髋关节处于非自然的内收或外展位,强大暴力沿股骨干轴心向上传导,迫使股骨头向坚硬的髋臼后上方移位,股骨头滑至髋臼后上缘时,股骨头被切割导致股骨头骨折并髋关节后脱位。髋关节前脱位时罕有发生股骨头骨折。

(二)症状和体征

伤后患髋疼痛,主动活动丧失,被动活动时引起剧痛。患髋疼痛,呈屈曲、内收、内旋及缩短畸形;大转子向后上方移位,或于臀部触及隆起的股骨头;股骨颈骨折时下肢短缩,且有浮动感。髋关节主动屈、伸功能丧失,被动活动时髋部疼痛加重。髋关节正侧位 X 线可证实诊断。

(三)辅助检查

X 线检查:显示髋关节脱位及骨折,股骨头脱离髋臼,或部分移位,或完全脱位。部分移位指髋臼内嵌塞股骨头骨折片,头-臼间距加大或股骨头上移。有时合并髋臼后缘、后壁、后壁后柱骨折,X 线均可显示,需行 CT 检查以明确诊断。

二、分型

Pipkin 将 Thampson 和 Epstein 的髋关节后脱位第 5 型伴有股骨头骨折者,再分为 4 型,为 Pipkin 股骨头骨折分型。

(一)Ⅰ型

髋关节后脱位伴股骨头在圆韧带窝远侧的不全骨折。

(二)Ⅱ型

髋关节后脱位伴股骨头在圆韧带窝近侧的骨折。

(三)Ⅲ型

第Ⅰ或Ⅱ型骨折伴股骨颈骨折。

(四)Ⅳ型

第Ⅰ、Ⅱ或Ⅲ型骨折,伴髋臼骨折。

这种分型既考虑到股骨头骨折的特点,又照顾到髋脱位、髋臼骨折的伴发损伤,对诊断、治疗和预后是有重要意义的。临床中最多的是Pipkin I 型,其他各型依序减少,以IV型最少。

三、治疗

本类损伤应及时、准确地施行髋关节脱位复位术,对 Pipkin I 、II 型股骨头骨折先试行髋关节复位,如股骨头复位后,股骨头骨折片也达到解剖复位,则宜行非手术治疗。如股骨头虽然复位,而股骨头骨折片复位不满意,一块或多块骨片嵌塞于头-臼之间,则是手术切开复位的指征。无论采用何种治疗,切不可忽视患者其他部位的损伤,如颅脑、腹腔内脏和胸腔内脏损伤及其出血、感染。应待这些损伤稳定后,再考虑患髋的手术治疗。抢救休克同时进行复位是明智的选择。

(一)非手术治疗

闭合复位牵引法。

1.适应证

Pipkin I 型、II 型。并应考虑如下条件:股骨头脱位整复后其中心应在髋臼内;与股骨头骨折片对合满意;股骨头骨片的形状;头-臼和骨片之间的复位稳定状况。

2.操作方法

同髋关节后脱位,如骨折片在髋臼内无旋转,股骨头复位后往往能和骨折片很好对合,再拍片后如已证实复位良好,则应采用胫骨结节部骨牵引,维持患肢外展30°位置牵引6周,待骨折愈合后再负重行走。

(二)手术治疗

1.切开复位内固定或骨折片切除法

(1)适应证:年轻的患者,股骨头虽然复位,而股骨头骨折片复位不满意,一块或多块骨片嵌塞于头-臼之间。

(2)操作方法:手术多用前方或外侧切口,以利骨折片的固定及切除。采用可吸收钉、螺丝钉、钢丝等内固定材料将骨折片固定,钉尾要深入到软骨下,钢丝缝合后于大转子下固定或皮外固定,穿引容易,拆除简单。如骨折片甚小,不及股骨头周径1/4且不在负重区,可将骨折片切除。

2.关节成形、人工股骨头置换或人工全髋关节置换术

(1)适应证:Pipkin III 型、IV 型,年老的患者,陈旧性病例,或髋关节本来就有病损,如骨性关节炎或其他软骨、软骨下骨疾病的患者,应依据骨折的类型和髋臼骨折范围和其移位等情况,选择关节成形术、人工股骨头置换或人工全髋关节置换。

(2)操作方法:同陈旧性髋关节脱位关节成形术及股骨颈骨折人工髋关节置换术。

(三)药物治疗

如手术治疗,术前半小时预防性应用抗生素,术后一般应用3天,如合并其他内科疾病给予对症药物治疗。

(四)康复治疗

功能锻炼(主动、被动)包括以下两方面。

(1)复位固定后即行股四头肌舒缩及膝、踝关节的功能活动。

(2)两周后扶双拐下床不负重活动,注意保持外展位。Pipkin III 型、IV 型骨折可适当延缓下

床活动时间。8周后可扶双拐轻负重活动,半年后视病情扶单拐轻负重行走,1年后弃拐进行功能锻炼,并注意定期复查。

股骨头骨折治疗的主要问题是防止骨折不愈合、股骨头缺血性坏死及创伤性骨关节炎,所以中后期的药物治疗、功能锻炼及定期复查尤为重要。一旦出现股骨头缺血性坏死征象,即应延缓负重及活动时间。

（曹丕健）

第三节　股骨颈骨折

股骨颈骨折是指由股骨头下至股骨颈基底部之间的骨折。多发生于老年人,此症临床治疗存在的主要问题是骨折不愈合及股骨头缺血性坏死。

一、诊断

(一)病史

股骨颈骨折多见于老年人,亦可见于儿童及青壮年,女性略多于男性。老年人因骨质疏松、股骨颈脆弱,即使轻微外伤如平地滑倒,大转子部着地,或患肢突然扭转,都可引起骨折。青壮年骨折少见,若发生骨折必因遭受强大暴力如车祸、高处跌下等,常合并他处骨折,甚至内脏损伤。

(二)症状和体征

伤后患髋疼痛,多不能站立或行走,移位型股骨颈骨折症状明显,髋部疼痛,活动受限,患髋内收,轻度屈曲,下肢外旋、短缩。大转子上移并有叩击痛,股三角区压痛,患肢功能障碍,拒触、动;叩跟试验(+),骨传导音减弱。

嵌插型骨折和疲劳骨折,临床症状不明显,患肢无畸形,有时患者尚可步行或骑车,易被认为软组织损伤而漏诊,如仔细检查可发现髋关节活动范围减少。对老年人伤后主诉髋部疼痛或膝部疼痛时,应详细检查并拍摄髋关节正侧位片,以排除骨折。

(三)特殊检查

内拉通(Nelaton)线、布来安(Bryant)三角、舒美卡(Schoemaker)线等均为阳性,Kaplan 交点偏向健侧脐下。

(四)辅助检查

X线检查可明确骨折部位、类型和移位情况。应注意的是某些线状无移位的骨折在伤后立即拍摄的 X线可能不显示骨折,2~3周再次进行 X线检查,因骨折部发生骨质吸收,如确有骨折则骨折线可清楚显示。因而临床怀疑骨折者,可申请 CT 检查或卧床休息两周后再拍片复查,以明确诊断。

二、分型

按骨折错位程度分为以下几型(Garden 分型)。

(一)Ⅰ型

不完全骨折。

（二）Ⅱ型

完全骨折,但无错位。

（三）Ⅲ型

骨折部分错位,股骨头向内旋转移位,颈干角变小。

（四）Ⅳ型

骨折完全错位,骨折端分离,近折端可产生旋转,远折端多向后上移位。

三、治疗

应按骨折的时间、类型、患者的年龄和全身情况等决定治疗方案。

（一）非手术治疗

（1）手法复位,经皮空心加压螺钉内固定术。①适应证:GardennⅡ、Ⅳ型骨折。②操作方法:新鲜移位型股骨颈骨折,可由两助手分别相向顺势拔伸牵引,然后内旋外展伤肢复位;或屈髋屈膝拔伸牵引,然后内旋外展伸直伤肢进行复位;或过度屈髋、屈膝、拔伸牵引内旋外展伸直伤肢复位;也可先行骨牵引快速复位,复位满意后按前述方法进行固定。

（2）皮肤牵引术。对合并有全身性疾病,不宜施行侵入方式治疗固定的股骨颈骨折,若无移位则可行皮肤牵引并"丁"字鞋保持下肢外展足部中立位牵引固定。

（3）较小儿童选用细克氏针固定骨折,较大儿童可用空心螺钉固定。

（二）手术治疗

1.空心加压螺钉经皮内固定

（1）适应证:GardenⅠ、Ⅱ型骨折。

（2）操作方法:新鲜无移位股骨颈骨折可在 G 形或 C 形臂 X 线机透视下直接行 2～3 枚空心螺钉内固定。先由助手牵引并扶持伤肢轻度外展内旋,常规皮肤消毒、铺巾、局麻,于股骨大转子下 1 cm 及 3 cm 处经皮做 2～3 个长约 1 cm 的切口,沿股骨颈方向钻入 2～3 枚导针经折端至股骨头内,正轴位透视见骨折无明显移位,导针位置良好,选择长短合适的 2～3 枚空心加压螺钉套入导针钻入股骨头至软骨面下 5 mm 处,退出导针,再次正轴位透视见骨折复位及空心加压螺钉位置良好,固定稳定,小切口缝 1 针,无菌包扎,将患肢置于外展中立位。1 周后可下床不负重进行功能锻炼。

2.空心加压螺钉内固定

（1）适应证:闭合复位失败或复位不良的各种移位型骨折。

（2）操作方法:取髋外侧切口,显露骨折端使骨折达到解剖复位或轻微过度复位,空心加压螺钉内固定技术同上述。

3.滑移式钉板内固定

（1）适应证:股骨颈基底部骨折闭合复位失败者或股骨上端外侧皮质粉碎者。

（2）操作方法:取髋外侧切口,加压髋螺钉应沿股骨颈中轴线或偏下置入,侧方钢板螺钉应在 3 枚以上,为防止股骨颈骨折旋转畸形,可附加 1 枚螺钉通过股骨颈固定至股骨头内。

4.内固定并植骨术

（1）适应证:陈旧性股骨颈骨折不愈合,或兼有股骨头缺血性坏死但无明显变形者或青壮年股骨颈骨折移位明显者。

（2）操作方法:可先行股骨髁上牵引,待骨折端牵开后,行手法复位空心加压螺钉经皮内固定

（亦可手术时再行复位内固定），再视病情行带旋髂深动脉蒂、缝匠肌蒂的髂骨瓣或带股方肌蒂骨瓣等转位移植术。

5.截骨术

（1）适应证：陈旧性股骨颈骨折不愈合或畸形愈合，可采用截骨术以改善功能。

（2）操作方法：股骨转子间内移截骨术（麦氏）、孟氏截骨术、股骨转子下外展截骨术、贝氏手术等。但必须严格掌握适应证，权衡考虑。

6.人工髋关节置换术

（1）适应证：主要适用于60岁以上的陈旧性股骨颈骨折不愈合，内固定失败或恶性肿瘤、骨折移位显著不能得到满意复位和稳定内固定者，有精神疾病或精神损伤者及股骨头缺血性坏死等均可行人工髋关节置换术。

（2）操作方法：全身麻醉或硬膜外阻滞麻醉。手术入路可采用髋部前外侧入路（S-P入路）、外侧入路、后外侧入路等，根据手术入路不同采用相应的体位。对老年患者应时刻把保护生命放在第一位，要细心观察，防治合并症及并发症。

（三）药物治疗

如手术治疗，术前半小时预防性应用抗生素，术后一般应用3天。合并其他内科疾病应给予对症药物治疗。

（四）康复治疗

功能锻炼（主动、被动）主要包括以下三方面。

（1）复位固定后即行股四头肌舒缩及膝踝关节的功能活动。

（2）1周后扶双拐下床不负重活动，注意保持外展位。GardenⅡ、Ⅳ型骨折可适当延缓下床活动时间。8周后可扶双拐轻负重活动，半年后视病情扶单拐轻负重行走，1年后弃拐进行功能锻炼，并注意定期复查。

（3）股骨颈骨折治疗的主要问题是骨折不愈合及股骨头缺血性坏死，所以中、后期的药物治疗及定期复查尤为重要。要嘱咐患者不侧卧、不盘腿、不内收伤肢。一旦出现股骨头缺血性坏死的征象，即应延缓负重及活动时间。

（曹丕健）

第四节　股骨干骨折

股骨干骨折是指股骨小转子下2~5 cm至股骨髁上2~5 cm的骨干骨折。

一、诊断

（一）病史

患者多有明显外伤史。多数骨折由强大的直接暴力所致，如打击、挤压等；一部分骨折由间接暴力引起，如杠杆作用、扭转作用、高处跌落等。前者多引起横断或粉碎性骨折，而后者多引起斜形或螺旋形骨折。儿童的股骨干骨折多为不全或青枝骨折，成人闭合性股骨干骨折后，内出血量可达1 000~1 500 mL，开放性骨折则出血量更多。

(二)症状和体征

伤后肢体剧烈疼痛,不能站立,主动活动丧失,被动活动剧痛。局部严重肿胀、压痛,功能障碍,大多数患者可有明显短缩、成角及外旋畸形,以及骨异常活动及骨擦感。上段骨折可合并髋关节脱位;下段骨折可合并血管神经损伤及膝部损伤;部分患者早期因失血量大或剧烈疼痛可发生创伤性休克,极少数患者有发生脂肪栓塞综合征的可能;因交通创伤造成的股骨干骨折常合并其他部位的损伤,如髋关节脱位、股骨颈及股骨转子间骨折。

(三)辅助检查

X线检查可明确诊断及骨折类型,特别重要的是检查股骨转子及膝部体征,以免遗漏同时存在的其他部位的损伤。

二、分型

(一)根据骨折的形状分型

1.斜形骨折

大多数由间接暴力引起,骨折线为斜形。

2.螺旋形骨折

多由强大的旋转暴力引起,骨折线呈螺旋状。

3.横断骨折

大多数由直接暴力引起,骨折线为横形。

4.粉碎性骨折

骨折片在3块以上者,如砸压伤。

5.青枝骨折

断端没有完全断离,多见于儿童。

(二)根据骨折部位分型

(1)股骨干上1/3骨折。

(2)股骨干中1/3骨折。

(3)股骨干下1/3骨折。

三、治疗

(一)非手术治疗

1.小夹板固定

(1)适应证:无移位或移位较少的新生儿产伤骨折。

(2)操作方法:将患肢用小夹板固定2～3周。对移位较大或成角较大的骨折,可行牵引配合夹板固定。因新生儿骨折愈合快,自行矫正能力强,轻度移位或成角可自行矫正。

2.悬吊皮牵引法

(1)适应证:3岁以下儿童。

(2)操作方法:将患儿的两下肢用皮肤牵引,两腿同时垂直向上悬吊,其重量以患儿臀部稍稍离床为度。牵开后可采用对挤、叩合、端提捺正手法使骨折复位,然后行夹板外固定,一般牵引4周左右。

3.水平皮牵引法

(1)适应证:4～8岁的患儿。

(2)操作方法:用胶布贴于患肢骨折远端内、外两侧,用绷带缠绕患肢放于垫枕或托马架上,牵引重量 2～3 kg。上 1/3 骨折屈髋 50°～60°,屈膝 45°,外展 30°位牵引,必要时配合钢针撬压法进行复位固定;中 1/3 骨折轻度屈髋屈膝位牵引;下 1/3 骨折行屈髋屈膝各 45°牵引,以使膝后关节囊、腓肠肌松弛,必要时行一针双向牵引,即在牵引针上再挂一牵引弓向前牵引复位,减少骨折远端向后移位的倾向。4～6 周 X 线复查视骨折愈合情况决定是否去除牵引。

4.骨牵引法

(1)适应证:8～12岁的儿童及成年患者。

(2)操作方法:中 1/3 骨折及远侧骨折端向后移位的下 1/3 骨折,用股骨髁上牵引;骨折位置很低且远端向后移位的下 1/3 骨折,用股骨髁间牵引;上 1/3 骨折及骨折远端向前移位的下 1/3 骨折,用胫骨结节牵引。儿童因骨骺未闭,可在髌骨上缘 2～3 横指或胫骨结节下 2～3 横指处的骨皮质上穿针牵引。儿童牵引重量约为 1/6 体重,时间约 3 周;成人牵引重量约为 1/7 体重,时间 8～10 周。上 1/3 骨折应置于屈髋外展位,中 1/3 骨折置于外展中立位,下 1/3 骨折远端向后移位时应置于屈髋屈膝中立位,同时用小夹板固定,第一周床边 X 线照片复查对位良好,即可将牵引重量逐渐减轻至维持重量(一般成人用 5 kg,儿童用 3 kg)。若复位不良,应调整牵引的重量和方向,检查牵引装置和夹板松紧,保持牵引效能和良好固定,但要防止过度牵引。对于斜形、螺旋形、粉碎性及蝶形骨折,于牵引中自行复位,横断骨折的复位可待骨折重叠纠正后施行,须注意发生"背对背"错位者,应辅以手法复位。牵引期间应注意患肢功能锻炼。

(二)手术治疗

1.闭合髓内针内固定

(1)适应证:股骨上及中 1/3 的横、短斜骨折,有蝶形骨折片或轻度粉碎性骨折及多发骨折。

(2)操作方法:术前先行骨牵引,重量为体重的 1/6,以维持骨折的力线及长度,根据患者全身情况,在伤后 3～10 天手术。在大转子顶向上做短纵形切口,长 3～4 cm,显露大转子顶部。在大转子顶内侧凹陷的外缘,在 X 线电视监视下插入导针,进入骨髓腔达骨折线处,复位后,沿导针打入髓内针通过骨折线进入远折端。

2.切开复位,加压钢板内固定

(1)适应证:股骨干上、中、下 1/3 段横形、短斜形骨折。

(2)操作方法:手术在平卧位进行,大腿外侧切口,在外侧肌间隔前显露股骨干外侧面,推开骨膜后,钢板置于股骨干外侧。

3.角翼接骨板内固定

(1)适应证:对髓内针不能牢固固定的股骨下 1/3 骨折。

(2)操作方法:同切开复位加压钢板内固定,此接骨板有角翼,可同时在两个平面进行固定,此钢板应置于股骨干的外侧及前外侧。

4.带锁髓内针内固定

(1)适应证:适用于几乎所有类型的股骨干骨折,尤其适用于股骨中下 1/3 骨折及各段粉碎性骨折。

(2)操作方法:术前实施骨牵引 1 周,患者平卧或侧卧位,在牵引及 G 形或 C 形臂 X 线机监视下进行,手法复位后从大转子内侧插入导针,经骨折部达骨髓腔远端。借助瞄准器于大转子下向小转子方向经髓内针近侧横孔穿入 1～2 枚螺丝钉,锁住髓内钉。在髁上横孔经髓内针穿入 1～2 枚螺丝钉锁住远端。术后即可在床上活动,4～5 天依据骨折类型可适当扶拐下地活动。

(三)药物治疗

对开放性骨折出血过多或休克者,应用敏感抗生素抗菌消炎及液体支持疗法,输入成分血或全血。择期手术治疗,术前半小时预防性应用抗生素,术后一般应用 3 天。合并其他内科疾病应给予对症药物治疗。

(四)康复治疗

早期进行股四头肌舒缩锻炼及踝关节伸屈活动,2～3 周行牵引的患者则可撑臀、抬臀,逐渐大范围伸屈髋膝关节。行手术内固定者,视固定的可靠程度及折端愈合情况决定下床活动时间。去除牵引或外固定架后,可在小夹板保护下在床上锻炼 1～2 周,然后扶双拐下床逐渐负重活动。

(曹丕健)

第五节 股骨转子间骨折

股骨转子间骨折又称股骨粗隆间骨折,是指由股骨颈基底至小转子水平以上部位所发生的骨折。是老年人常见的损伤,约占全身骨折的 3.57%,患者年龄较股骨颈骨折患者高 5～6 岁,青少年极罕见。男多于女,约为 1.5∶1。由于股骨转子部的结构主要是骨松质,周围有丰富的肌肉包绕,局部血运丰富,骨的营养较股骨头优越得多。解剖学上的有利因素为股骨转子间骨折的治疗创造了有利条件。因此,多可通过非手术治疗而获得骨性愈合,骨折不愈合及股骨头缺血性坏死很少发生,故其预后远较股骨颈骨折为佳。临床上大多数患者可通过手术治疗获得良好的预后。但整复不良或负重过早常会造成畸形愈合,较常见的后遗症为髋内翻,还可出现下肢外旋、短缩畸形。另外长期卧床易出现压疮、泌尿系统感染、坠积性肺炎等并发症。

一、病因病理与分类

(一)病因病理损伤原因及机制

股骨转子间骨折与股骨颈骨折相似,多发生于老年人,属关节囊外骨折。因该处骨质疏松,老年人内分泌失调,骨质脆弱,遭受轻微的外力如下肢突然扭转、跌落或转子部遭受直接暴力冲击,均可造成骨折,骨折多为粉碎性。

(二)骨折分类

根据骨折部位、骨折线的形状及方向将股骨转子间骨折分为顺转子间骨折、逆转子间骨折。

1.顺转子间骨折

骨折线自大转子顶点的上方或稍下方开始,斜向内下方走行,到达小转子上方或稍下方。骨折线走向大致与转子间线或转子间嵴平行。依暴力方向及程度,小转子可保持完整或成为游离骨片。由于向前成角和内翻应力的复合挤压,可使小转子成为游离骨片而并非髂腰肌收缩牵拉造成。即使小转子成为游离骨片,股骨上端内侧的骨支柱仍保持完整,支撑作用仍较好,移位一般不多,髋内翻不严重。远端则可因下肢重量及股部外旋肌作用而外旋。若暴力较大,骨质过于脆弱,可致骨折片粉碎。此时,小转子变成游离骨片,大转子及内侧支柱亦破碎,成为粉碎性。远端明显上升,髋内翻明显,患肢外旋。其中顺转子间骨折中Ⅰ型和Ⅱ型属稳定性骨折,其他为不稳定性骨折,易发生髋内翻畸形。此型约占转子间骨折的80%,

按 Evan 标准分为4型。①Ⅰ型:顺转子间骨折,无骨折移位,为稳定性骨折。②Ⅱ型:骨折线至小转子上缘,该处骨皮质可压陷或否,骨折移位呈内翻位。③ⅢA型:小转子骨折变为游离骨片,转子间骨折移位,内翻畸形。④ⅢB型:转子间骨折加大转子骨折,成为单独骨块。⑤Ⅳ型:除转子间骨折外,大小转子各成为单独骨块,亦可为粉碎性骨折。

2.逆转子间骨折

骨折线自大转子下方,斜向内上方走行,到达小转子上方。骨折线的走向大致与转子间嵴或转子间线垂直,与转子间移位截骨术的方向基本相同。小转子可能成为游离骨片。骨折移位时,近端因外展肌和外旋肌群收缩而外展、外旋;远端因内收肌、髂腰肌牵引而向内、向上移位。

根据骨折后的稳定程度 AO 的 Mtiller 分类法将转子间骨折分为3种类型。①A1型:是简单的两部分骨折,内侧骨皮质仍有良好的支撑。②A2型:是粉碎性骨折,内侧和后方骨皮质在数个平面上破裂,但外侧骨皮质保持完好。③A3型:外侧骨皮质也有破裂。

二、临床表现与诊断

患者多为老年人,青壮年少见,儿童更为罕见。有明确的外伤史,如突然扭转、跌倒臀部着地等。伤后髋部疼痛,拒绝活动患肢,患者不能站立和行走。局部可出现肿胀、皮下瘀斑。骨折移位明显者,下肢可出现短缩,髋关节短缩、内收、外旋畸形明显,检查可见患侧大转子上移。无移位骨折或嵌插骨折,虽然上述症状较轻,但大转子叩击和纵向叩击足跟部可引起髋部剧烈疼痛。一般说来,股骨转子间骨折和股骨颈骨折的受伤姿势、临床表现及全身并发症大致相同。因转子间骨折局部血运丰富,所以一般较股骨颈骨折肿胀明显,前者压痛点在大转子部位,愈合较容易而常遗留髋内翻畸形。后者压痛点在腹股沟韧带中点下方,囊内骨折愈合较难。髋关节正侧位X线可以明确骨折类型和移位情况,并有助于与股骨颈骨折相鉴别及对骨折的治疗起着指导作用。

骨折后,常出现神色憔悴、面色苍白、倦怠懒言、胃纳呆减诸症。津液亏损,气血虚弱者还可见舌质淡白,脉细弱诸候。中气不足,无水行舟,可出现大便秘结。长期卧床还可出现压疮、泌尿系统感染、结石、坠积性肺炎等并发症。老年患者感染发热,有时体温不一定很高,可仅出现低热,临床宜加警惕。

三、治疗

股骨转子间骨折的治疗方法很多,效果不一。骨折的治疗目的是防止髋内翻畸形,降低死亡率。国外报道,转子间骨折的病死率在10%~20%。常见的死亡原因有支气管肺炎、心力衰竭、脑血管意外及肺梗死等。具体选择何种治疗方法,应根据患者的年龄、骨折的时间、类型及全身情况,还要充分考虑患者及家属的意见,对日后功能的要求、经济承受能力、医疗条件和医师的手术技术和治疗经验等,进行综合分析后采取切实可行的治疗措施。在积极进行骨折局部治疗的同时,还应注意防治患者伤前病变或治疗过程中可能发生的危及生命的并发症,如压疮、泌尿系统感染、坠积性肺炎等。争取做到既保证生命安全,又能使肢体的功能获得满意的恢复。

(一)非手术治疗

1.无移位股骨转子间骨折

此类骨折无须复位,可让患者卧床休息。在卧床期间,为了防止骨折移位,患肢要保持外展

30°～40°,稍内旋或中立位固定,并避免外旋。为了防止外旋,患足可穿"丁"字鞋。也可用外展长木板固定(上至腋下7～8肋间,下至足底水平),附在伤肢外侧绷带包扎固定或用前后石膏托固定,保持患肢外展30°中立位。固定期间最好卧于带漏洞的木板床上,以便大小便时,不必移动患者;臀部垫气圈或泡沫海绵垫,保持床上清洁、干燥,以防骶尾部受压,形成压疮;如需要翻身时,应保持患肢体位,防止下肢旋转致骨折移位。应加强全身锻炼,进行深呼吸、叩击后背咳嗽排痰,以防坠积性肺炎的发生;同时应积极进行患肢股四头肌舒缩锻炼、踝关节和足趾屈伸活动,以防止肌肉萎缩和关节僵直的发生。骨折固定时间为8～12周。骨折固定6周后,可行X线检查,观察骨生长情况,骨痂生长良好,可扶双拐保护下不负重下地行走;若骨已愈合,可解除固定;若未完全愈合,可继续固定3～5周,X线检查至骨折坚固愈合。如果骨折无移位,并已连接,可扶拐下地活动,至于弃拐负重行走约需半年或更长时间。

2.牵引疗法

牵引疗法适用于所有类型的转子间骨折。由于病死率和髋内翻发生率较高,国外已很少采用,但在国内仍为常用的治疗方法。具体治疗应根据患者的骨折类型及全身情况,是否耐受长时间的牵引和卧床。一般选用 Russell 牵引,可用股骨髁上穿针或胫骨结节穿针,肢体安置在托马架或勃朗架上。对不稳定骨折牵引时注意牵引重量要足够,约占体重的1/7,否则不足以克服髋内翻畸形;持续牵引过程中,髋内翻纠正后也不可减重太多,以防止髋内翻地再发;另外牵引应维持足够的时间,一般8～12周,对不稳定者,可适当延长牵引时间。待骨痂良好生长,骨折处稳定后,练习膝关节功能,嘱患者离床,在外翻夹板保护下扶双拐不负重行走,直到X线显示骨折愈合,再开始患肢负重。骨折愈合坚实后去除牵引,才有可能防止髋内翻地再发。牵引期间应加强护理,防止发生肺炎及压疮等并发症。据报道,股骨转子间骨折牵引治疗,髋内翻发生率可达到40%～50%。

3.闭合穿针内固定

闭合穿针内固定适用于无移位或轻度移位的骨折。采用局部麻醉,在C形臂X线透视下,对移位骨折,先进行复位,于转子下2.5 cm处经皮以斯氏针打入股骨颈,针的顶端在股骨头软骨下0.5 cm处,一般用3枚或多枚固定针,最下面固定针须经过股骨矩,至股骨颈压力骨小梁中。固定针应呈等边三角形或菱形在骨内分布,使固定更坚强。固定完成后,针尾预弯埋于皮下。在C形臂X线透视下行髋关节轻微屈曲活动,观察断端有无活动。术后患肢足部穿"丁"字鞋,保持外展30°中立位。术后患者卧床3天后可坐起,固定8～12周,行X线检查,若骨折愈合,可扶双拐不负重行走,练习膝关节功能。

近年来越来越多的学者主张在条件许可的情况下,为了防止骨折再移位,避免长期卧床与牵引,早期使用经皮空心钉内固定。但也不能一概而论,应视具体情况而定,因内固定本身是一种创伤,且还需再次手术取出。

(二)切开复位内固定

手术治疗的目的是要达到骨折端坚固和稳定的固定。骨折的坚固内固定和患者的早期活动被认为是标准的治疗方法。所以治疗前首先应通过X线来分析骨折的稳定情况,复位后能否恢复内侧和后侧皮质骨的完整性。同时应了解患者的骨骼情况,选择合适的内固定器械,达到骨折的坚固和稳定固定的目的。转子间骨折常用的内固定物有两大类:带侧板的髋滑动加压钉和髓内固定系统。如 Jewett 钉、DHS 或 Richard 钉、Gamma 钉、Ender 钉、Kirintscher 钉等。

1.滑动加压髋螺钉内固定系统

滑动加压髋螺钉系统用于一些转子间骨折的加压固定。此类装置由固定钉与一带柄的套筒两部分组成,固定钉可在套筒内滑动,以保持骨折端的紧密接触并得到良好稳定的固定。术后早期负重可使骨折端更紧密的嵌插,有利于骨折得以正常愈合。对稳定性骨折,解剖复位者,130°钉板;对不稳定性骨折,外翻复位者,用150°钉板。常用的有带侧板的髋滑动加压钉固定。在Richard加压髋螺钉操作时,应首先选择进针点于转子下2 cm处,一般在小转子尖水平进入,于股骨外侧皮质中线放置合适的角度固定导向器,打入3.2 mm螺纹导针至股骨头下0.5~1 cm,C形臂X线正侧位透视检查,确认导针位于股骨颈中心且平行于股骨颈,并与软骨下骨的交叉点上。测量螺丝钉长度后,沿导针方向行股骨扩孔、攻丝,拧入拉力螺丝钉,将远端的套筒钢板插入滑动加压螺钉钉尾,然后以螺钉固定远端钢板。固定完毕后行髋关节屈伸、旋转活动,检查固定牢固,逐层缝合切口。术后患者卧床3天后可坐起,2周后可在床上或扶拐不负重行膝关节功能练习。固定8~12周,行X线检查,若骨折愈合良好,可除拐负重行走,进行髋、膝关节功能锻炼。

2.髓内针固定系统

髓内针固定在理论上讲与切开复位比较有以下优点:手术操作范围小,骨折端无须暴露,手术时间短,出血量少。目前有两种髓内针固定系统用于转子间骨折的固定,即髁-头针和头-髓针。

(1)头-髓针固定:包括Gamma钉、髋髓内钉、Russell-Taylor重建钉等。Gamma钉即带锁髓内钉。在股骨颈处斜穿1枚粗螺纹钉,并带有滑动槽。该钉从生物力学角度出发,穿过髓腔与侧钢板不同,它的力臂较侧钢板短,因此在转子内侧能承受较大的应力,以达到早期复位的目的。术中应显露骨折部和大转子顶点的梨状肌窝,以开口器在梨状肌窝开孔并扩大髓腔,将髓内棒插入股骨髓腔,在股骨外侧骨皮质钻孔,以髓内棒颈螺钉固定至股骨头下,使骨折断端加压,然后固定远端螺钉,其远端横穿螺钉,能较好地防止旋转移位。适用于逆转子间骨折或转子下骨折。

(2)髁-头针固定:如Kirintscher,Ender和Harris钉。Ender钉即多根细髓内钉。该钉具有一定的弹性和弧度,自内收肌结节上方进入,在C形臂X线透视检查下,将钉送在股骨头关节软骨下0.5 cm处,通过旋转改变钉的位置,使各钉在股骨头内分散,由于钉在股骨头颈部的走行方向与抗张力骨小梁一致,从而抵消了造成内翻的应力,3~5枚钉在股骨头内分散,有利于控制旋转。原则上,除非髓腔特别窄,转子间骨折患者最少应打入3~4枚Ender钉;对于不稳定的转子间骨折且髓腔特别宽大时,可打入4~5枚使之尽可能充满髓腔。其优点有:①手术时间短,创伤小,出血量少;②患者术后几天内可恢复行走状态;③骨折部位和进针点感染机会少;④迟缓愈合和不愈合少。主要缺点为控制旋转不绝对可靠,膝部针尾外露过长或向外滑动,可引起疼痛和活动受限。

3.加压螺丝钉内固定

加压螺丝钉内固定适用于顺转子间移位骨折。往往在临床应用中需采用长松质骨螺钉固定,以控制断端的旋转。术后患肢必须行长腿石膏固定,保持外展30°中立位,以防骨折移位,造成髋关节内翻。待骨折完全愈合后,才可负重进行功能锻炼。固定期间应行股四头肌舒缩锻炼,防止肌肉萎缩,有利于关节功能恢复。现此种方法在临床上已应用很少。

4.人工关节置换

股骨转子间骨折的人工关节置换在临床上并未广泛应用。术前根据检查的结果对患者心、脑、肺、肝、肾等重要器官的功能进行评估,做好疾病的宣教,向患者和家属说明疾病治疗方法的选择、手术的目的、必要性、大致过程及预后情况,对高危人群应说明有多种并发症出现的可能及其后果,伤前病变术前治疗的必要性和重要性,使患者主动地配合治疗。在老年不稳性转子间骨折,同时存在骨质疏松时,可考虑行人工关节置换。但对运动要求不高且预计寿命不长的老年患者,这一手术没有必要。而对转子间骨折不愈合或固定失败的患者是一种有效的方法。有学者在严格选择适应证的情况下,对部分股骨转子间骨折患者行骨水泥人工股骨头置换术,取得了良好的效果,使老年患者更早、更快地恢复行走功能,减少了并发症的发生。

(三)围术期的处理

股骨转子间骨折与股骨颈骨折都多见于老年人,且年龄更大。治疗方法多以手术为主,做好围术期的处理,积极治疗伤前病变,提高手术的安全性,注重术后处理以减少并发症,在本病的治疗中占有十分重要的位置。

四、合并症、并发症

(一)压疮

股骨转子间骨折的患者往往需要长时间卧床,若护理不周,可在骨骼突出部位发生压疮。这是由于局部受压,组织因血液供应障碍,导致坏死,溃疡形成,经久不愈,有时还能发生感染,引起败血症。对此,应加强护理,以预防为主。对压疮好发部位,如骶尾部、踝部、跟骨、腓骨头等骨突部位应保持清洁、干燥,定时翻身,进行局部按摩,并注意在骨突出部加放棉垫、气圈之类。对已发生的压疮,除了按时换药,清除脓液和坏死组织外,还应给予全身抗生素治疗及支持疗法或投以清热解毒、托毒生肌中药。

(二)坠积性肺炎

坠积性肺炎是老年患者长期卧床或牵引、石膏固定常见的并发症。由于长期卧床,肺功能减弱,痰涎积聚,咳痰困难,易引起呼吸道感染,有的因之危及生命。对此,对长期卧床的患者,应鼓励其多作深呼吸及鼓励咳嗽排痰,并在不影响患肢的固定下加强患肢的功能活动,以便及早离床活动。

(三)髋内翻

髋内翻多因股骨转子间骨折复位不良,内侧皮质对位欠佳或未嵌插,内固定不牢所致。髋内翻发生后患者行走跛行步态,双侧者呈鸭行步态,类似双侧髋关节脱位。查体见患者肢体短缩,大转子突出,外展、内旋明显受限。单侧 Allis 征阳性,Trendelenburg 征阳性。X 线表现:骨盆正位片可见患侧股骨颈干角变小,股骨大转子升高,其多由于肌肉的牵引及重力压迫所致。

治疗上保守治疗效果不佳。对轻的髋内翻,不影响行动者可不处理,<120°的内翻,早期发现应做牵引矫正,年轻患者应行手术矫正。根据股骨近端的正侧位 X 线平片,计算各个矫正角度,来制订术前计划,外翻截骨应恢复生物力学平衡,但在另一方面,要根据髋关节现有功能,限定矫正的度数,以免发生外展挛缩。手术方法有许多,常用的有两种,转子间或转子下截骨术。关节囊外股骨转子间截骨:术前在侧位 X 线片上测量患侧股骨头骨骺线与股骨干轴线形成的头一干角,并与正常侧对照,在蛙式位上测量股骨头一干角,确定其后倾角度,也与正常侧比较。两者之差,可作为确定术中楔形截骨块的大小。术中用片状接骨板或螺丝接骨板内固定,术后可扶拐部分负重 6～8 周,然后允许完全负重。转子间或转子下截骨:在股骨干及关节囊以外进行。不仅间接矫正颈之畸形,而且不影响股骨头的血液供应。通过手术将股骨头同心性地位于髋臼内,恢复股骨头对骨干轴线的功能位置。中度及重度滑脱时,股骨头在臼内后倾及向内倾斜,引起内旋、内收、外旋及过伸畸形。为同时矫正这种三种成分的畸形,可用三维截骨术,即远段外展、内收及屈曲,通常需要切除楔形小骨块,构成三维截骨的两个角性成分,再矫正旋转的角度,

矫正后用钉板固定。切除的骨块咬成碎块充填于截骨区周围有助于新骨形成。从生物力学观点,它可有足够强度内固定,可减少术后固定,但术后最好仍用石膏固定,直至愈合。不论用什么方法,畸形可能复发,故要经常随访复查。

(曹丕健)

第六节　股骨远端骨折

股骨远端骨折不如股骨干和髋部骨折常见,在这类骨折中,严重的软组织损伤、骨折端粉碎、骨折线延伸到膝关节和伸膝装置的损伤常见,这些因素导致多数病例不论采用何种方法治疗其效果都是不十分满意。在过去几十年,随着内固定技术和材料的发展,多数医师采用了各种内固定方法治疗股骨远端骨折。但股骨远端区域的由于皮质薄、骨折粉碎、骨质疏松和髓腔宽等,使内固定的应用相对困难,有时即使有经验的医师也难以达到稳定的固定。虽然好的内固定方法能改善治疗的效果,但手术治疗这类骨折,远未达到一致的满意程度。

一、实用解剖

股骨远端定义在股骨髁和股骨干骺端的区域,从关节面测量这部分包括股骨远端 9 cm(图 5-1)。

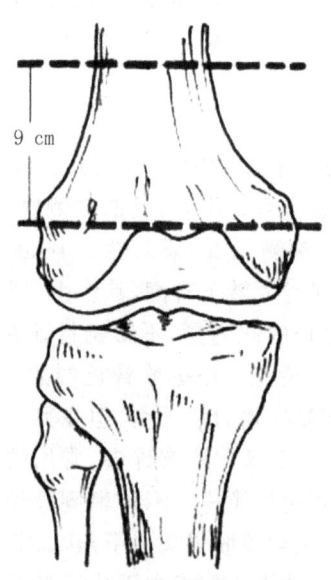

9 cm

图 5-1　股骨远端解剖示意图

股骨远端是股骨远端和股骨髁关节面之间的移行区。股骨干的形状接近圆柱形,但在其下方末端变宽形成双曲线的髁,两髁的前关节面一起组成关节面与髌骨形成髌股关节。后侧被髁间窝分离,髁间窝有膝交叉韧带附着。髌骨与两髁关节面接触,主要是外髁,外髁宽更向近端延伸,在髁的外侧面有外侧副韧带的起点。内髁比外髁长,也更靠下,它的内侧面是凹形,在远端有内侧副韧带的起点。位于内髁最上的部分是内收肌结节,内收大肌止于此。

　　股骨髁和胫骨髁适合于重力直接向下传导,在负重过程中,两髁位于胫骨髁的水平面,股骨干向下和向内倾斜,这种倾斜是由于人体的髋宽度比膝宽。股骨干的解剖轴和负重或机械轴不同,机械轴通过股骨头中点和膝关节的中心,总体来说,股骨的负重轴与垂直线有 3°的外翻角度,解剖轴与垂直轴有 7°(平均 9°)的外翻角度。正常膝关节的关节轴平行于地面,解剖轴与膝关节轴在外侧成 81°,在进行股骨远端手术时,每一患者都要与对侧比较,以保证股骨有正确的外翻角并保持膝关节轴平行于地面(图 5-2)。

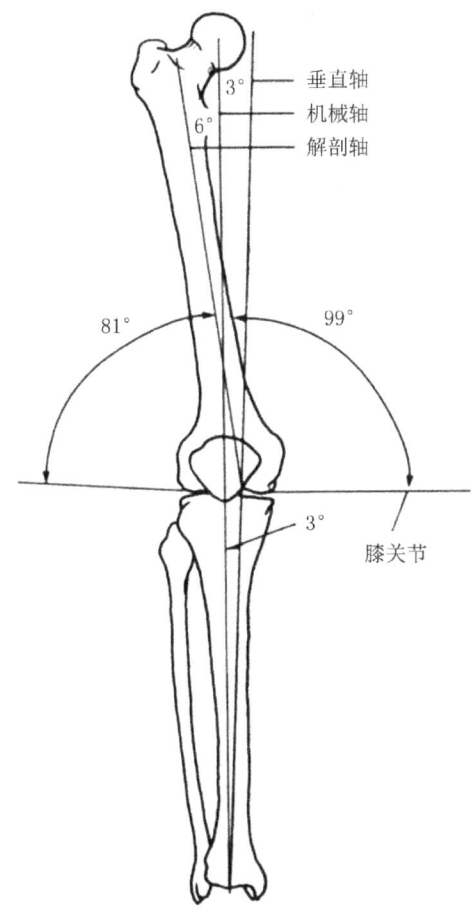

图 5-2　下肢力线示意图

　　股骨远端骨折的移位方向继发于大腿肌肉的牵拉。股四头肌和腓肠肌的收缩使骨折短缩,典型的内翻畸形是内收肌的强力牵拉所致。腓肠肌的牵拉常导致远骨折端向后成角和移位,在股骨髁间骨折,止于各髁的腓肠肌分别牵拉骨折块可造成关节面的不平整以及旋转畸形,股骨远端骨折很少发生向前移位和成角。

二、损伤机制

　　多数股骨远端骨折的受伤机制被认为是轴向负荷合并内翻、外翻或旋转的外力引起。在年轻患者中,常发生在与摩托车祸相关的高能量损伤,这些骨折常有移位、开放、粉碎和合并其他损伤。在老年患者中,常由于屈膝位滑倒和摔倒在骨质疏松部位发生粉碎骨折。

三、骨折分类

股骨远端骨折的分类还没有一个被广泛接受,所有分类都涉及关节外和关节内和单髁骨折,进一步根据骨折的移位方向和程度、粉碎的数量和对关节面的影响进行分类。解剖分类不能着重强调影响骨折治疗效果因素。

简单的股骨远端的分类是 Neer 分类,他把股骨髁间再分成以下类型:Ⅰ移位小、Ⅱ股骨髁移位包括内髁(A)外髁(B)、Ⅲ同时合并股骨远端和股骨干的骨折,这种分类非常概括,对医师临床选择治疗和判断预后不能提供帮助。

(1)Seinsheimer 把股骨远端 7 cm 以内的骨折分为四型。①Ⅰ:无移位骨折(移位小于2 mm 的骨折)。②Ⅱ:涉及股骨骺,未进入髁间。③Ⅲ:骨折涉及髁间窝,一髁或两髁分离。④Ⅳ:骨折延伸到股骨髁关节面。

(2)AO 组织将股骨远端分为 3 个主要类型:A(关节外);B(单髁);C(双髁)。每一型又分成3 个亚型:A1,简单两部分骨折;A2,干楔型骨折;A3,粉碎骨折;B1,外髁矢状面骨折;B2,内髁矢状面骨折;B3,冠状面骨折;C1,无粉碎股骨远端骨折(T 形或 Y 形);C2,远端骨折粉碎;C3,远端骨折和髁间骨折粉碎。从 A 型到 C 型骨折严重程度逐渐增加,在每一组也是自 1～3 严重程度逐渐增加(图 5-3)。

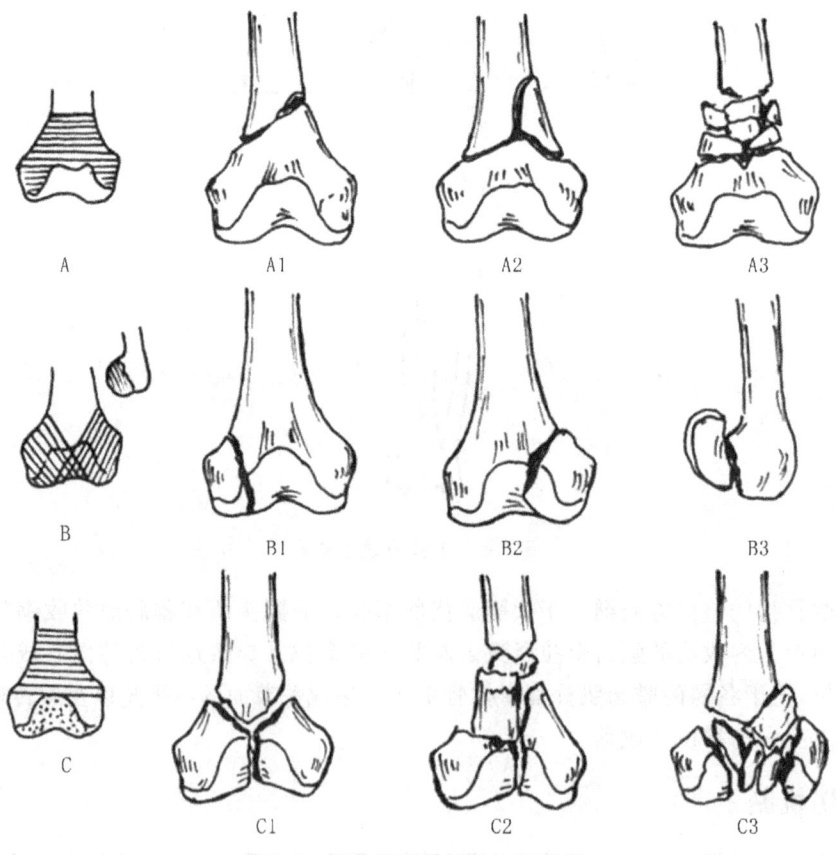

图 5-3　股骨远端骨折的 AO 分类

四、临床表现

(一)病史和体检

仔细询问患者的受伤原因,明确是车祸还是摔伤,对于车祸创伤的患者必须对患者进行全身检查和整个受伤的下肢检查,包括骨折以上的髋关节和骨折以下的膝关节和小腿,仔细检查血管-神经的情况,怀疑有血管损伤用 Doppler 检查,必要时进行血管造影。检查膝关节和股骨远端部位肿胀、畸形和压痛。活动时骨折端有异常活动和骨擦感,但这种检查没有必要,应迅速进行 X 线检查。

(二)X 线检查

常规摄膝关节正侧位片,如果骨折粉碎,牵引下摄正侧位骨折的形态更清楚,有利于骨折的分类,当骨折涉及膝关节骨折粉碎和合并胫骨平台骨折时,倾斜 45°片有利于明确损伤范围,股骨髁间骨折进行CT检查可以明确软骨骨折和骨软骨骨折。车祸所致的股骨远端骨折应包括髋关节和骨盆正位片,除外这些部位的骨折。如果合并膝关节脱位,怀疑韧带和半月板损伤,可进行 MRI 检查。正常肢体的膝关节的正侧位片对制订术前计划非常有用,有明确的膝关节脱位,建议血管造影,因为这种病例有 40%合并血管损伤。

五、治疗方法

(一)非手术治疗

传统非手术治疗包括闭合复位骨折,骨牵引和管形石膏,这种方法患者需要卧床,治疗时间长、花费大,不适合多发创伤和老年患者。闭合治疗虽然避免了手术风险,但经常遇到骨折畸形愈合和膝关节活动受限。

股骨远端骨折非手术治疗的适应证:不合并关节内的骨折。相关指征:①无移位或不全骨折。②老年骨质疏松嵌插骨折。③无合适的内固定材料。④医师对手术无经验或不熟悉。⑤严重的内科疾病(如心血管、肺和神经系统疾病)。⑥严重骨质疏松。⑦脊髓损伤。⑧严重开放性骨折(Gustilo Ⅲ B 型)。⑨部分枪伤患者。⑩骨折合并感染。

非手术治疗的目的不是要解剖复位而是恢复长度和力线,由于骨折靠近膝关节,轻微的畸形可导致膝关节创伤性关节炎的发生。股骨远端骨折可接受的位置一般认为在冠状面(内外)不超过 7°畸形,在矢状面(前后)不超过 7°~10°畸形,短缩 1~1.5 cm 一般不影响患者的功能,关节面移位不应超过 2 mm。

(二)手术治疗

由于手术技术和内固定材料的发展,在过去几十年移位的股骨远端骨折的内固定治疗已被广泛接受,内固定的设计和软组织处理以及应用抗生素和麻醉方法的改进结合使内固定更加安全可靠。

1.手术适应证及禁忌证

股骨远端骨折的手术目的是达到解剖复位、稳定的内固定、早期活动和早期进行膝关节的康复锻炼。这类损伤内固定比较困难。毫无疑问进行内固定有获得良好结果的机会,但内固定的并发症同样可带来较差的结果,不正确应用内固定其结果比非手术治疗还要差。

(1)由于手术技术复杂,需要完整的内固定材料和器械和有经验的手术医师及护理和康复。①手术适应证:移位关节内骨折、多发损伤、多数的开放性骨折、合并血管损伤需修补、严重同侧肢体损伤(如髌骨骨折、胫骨平台骨折)、合并膝重要韧带损伤、不能复位的骨折和病理骨折。②相对适应证:移位关节外股骨远端骨折、明显肥胖、年龄大、全膝置换后骨折。

(2)禁忌证:严重污染开放性骨折ⅢB、广泛粉碎或骨缺损、严重骨质疏松、多发伤患者一般情况不稳定、设备不全和医师缺少手术经验。

2.手术方法

现在股骨远端骨折的手术治疗方法来源于国际内固定研究学会,国际内固定研究学会对于治疗骨折的重要一部分是制订详细的术前计划。医师通过一系列术前绘图,找到解决困难问题的最好方法。可应用塑料模板,画出骨折及骨折复位后、内固定的类型和大小和螺丝钉的正确位置的草图。手术治疗股骨远端骨折的顺序:①复位关节面。②稳定的内固定。③骨干粉碎部位植骨。④老年骨质疏松的骨折嵌插。⑤修补韧带损伤和髌骨骨折。⑥早期膝关节活动。⑦延迟、保护性负重。

患者仰卧位,抬高同侧髋关节有利于肢体内旋,建议用C形臂和透X线的手术床。多数患者用一外侧长切口,如远端骨折合并关节内骨折,切口需向下延长到胫骨结节。切口应在外侧韧带的前方,从肌间隔分离股外侧肌向前向内牵拉,显露股骨远端,避免剥离内侧软组织,当合并关节内骨折,首先复位固定髁间骨折,一旦关节面不能解剖复位,可以做胫骨结节截骨有利于广泛显露。

下一步复位关节外远端骨折,在简单类型的骨折用克氏针或复位巾钳作为临时固定已足够,但在粉碎骨折最好用股骨牵开器。牵开器近端安置于股骨干,远端安置于股骨远端或胫骨近端,恢复股骨长度和力线。开始过牵有利于粉碎骨折块接近解剖复位。在粉碎远端骨折,用钢板复位骨折比骨折复位后上钢板容易。调节牵开器达到满意的复位。安置钢板后,静力或动力加压骨折端,但恢复内侧皮质的连续性能够有效保护钢板。如骨折粉碎,钢板对骨折近端或远端进行固定并跨过粉碎区域,在这种情况下,钢板可作为内夹板,如果注意保护局部软组织,骨折端有血供存在,则骨折能够快速塑形。

3.内固定

有2种内固定材料广泛用于股骨远端骨折:钢板和髓内针,由于股骨远端骨折损伤类型变化范围广,没有一种内固定材料适用于所有的骨折。术前必须仔细研究患者状况和X线,分析骨折的特点。

在手术前需考虑以下因素:①患者年龄。②患者行走能力。③骨质疏松程度。④粉碎程度。⑤软组织的情况。⑥是否存在开放性骨折。⑦关节面受累的情况。⑧骨折是单一损伤还是多发伤。

年轻患者内固定手术的目的是恢复长度和轴线以及进行早期功能锻炼。老年骨质疏松的患者,为加快骨折愈合进行骨折嵌插可以有轻微短缩和成角。Struhl建议对老年骨质疏松的远端骨折采用骨水泥的内固定。

(1)95°钢板:对于多数远端骨折的患者需手术内固定治疗,95°钢板由于内固定是一体,可对骨折提供最好的稳定,是一种有效的内固定物。在北美和欧洲用这种方法治疗成功了大量病例。当有经验的医师应用时,这种内固定能恢复轴线和达到稳定的内固定。但安放95°钢板在技术上需要一个过程,因为医师需要同时考虑角钢板在三维平面的理想位置。

(2)动力加压髁螺丝钉(DCS):这种内固定的设计和髋部动力螺丝钉相似,多数医师容易熟悉和掌握这种技术,另外的特点是可以使股骨髁间骨折块加压,对骨质疏松的骨能够得到较好的把持。由于它能在矢状面自由活动,安置时只需要考虑两个平面,比 95°钢板容易插入。它的缺点是在动力加压螺丝钉和钢板结合部突出,需要去除部分外髁的骨质以保证外侧进入股骨髁,尽管进行了改进,它也比角钢板在外侧突出,髂胫束在突出部位的滑动可引起膝关节不适。另外,动力加压螺丝钉在侧板套内防止旋转是靠内在的锁定,所以在低位的远端骨折髁螺丝钉不能像95°钢板一样提供远骨折端旋转的稳定性,至少需要 1 枚螺丝钉通过钢板固定在骨折远端,以保证骨折的稳定性。

(3)髁支持钢板:髁支持钢板是根据股骨远端外侧形状设计的一体钢板,它属宽动力加压钢板,远端设计为"三叶草"形,可供 6 枚 6.5 mm 的螺丝钉进行固定。力学上,它没有角钢板和DCS 坚强。髁支持钢板的问题是穿过远端孔的螺丝钉与钢板无固定关系,如应用间接复位技术,用牵开器进行牵开或加压时,螺丝钉向钢板移动,牵开产生的内翻畸形在加压后变为外翻畸形。应用这种器械严格限制在股骨外髁粉碎骨折和髁间在冠状面或矢状面有多个骨折线的患者。一旦内侧严重粉碎,必须进行自体髂骨植骨,当正确应用髁支持钢板时,它也能够提供良好的力线和稳定性。

(4)微创骨折内固定系统(LISS):LISS 的外形类似于髁支持钢板,它由允许经皮在肌肉下滑动插入的钢板柄和多个固定角度能同钢板锁定的螺丝钉组成,这些螺丝钉是可自钻、单皮质固定骨干的螺丝钉。LISS 同传统固定骨折的概念不同,传统的钢板的稳定性依靠骨和钢板的摩擦,导致螺丝钉产生应力,而 LISS 是通过多个锁定螺丝钉获得稳定。LISS 在技术上要求直接切开复位固定关节内骨折,闭合复位干骺部骨折,然后经皮在肌肉下固定,通过连接装置钻入螺丝钉,属于生物固定钢板,不需要植骨。主要用于长阶段粉碎的关节内骨折以及骨质疏松的患者,还可以用于膝关节置换后的骨折。但需要 C 形臂和牵开器等设备。

(5)顺行髓内针:顺行髓内针治疗股骨远端骨折非常局限。在股骨远 1/3 的骨干骨折可以选择顺行髓内针治疗,但对真正的远端骨折,特别是关节内移位的骨折,顺行髓内针技术很困难,而且对多种类型的关节内骨折达不到可靠的固定。股骨髁存在冠状面的骨折是应用这种技术的相对禁忌证。

对于股骨远端骨折进行顺行髓内针治疗。远端骨折低位时可以把髓内针末端锯短 1~1.5 cm,以便远端能锁定 2 枚螺丝钉。需要注意的是在髓内针进入骨折远端时,近解剖复位很重要,如合并髁间骨折,在插入髓内针前在股骨髁的前后侧用 2~3 枚空心钉固定,所有骨折均愈合,无髓内针和锁钉折断发生。

(6)远端髓内针:远端髓内针是针对远端骨折和髁间骨折特别设计的逆行髓内针,这种髓内针是空心髓内针,接近末端有 8°的前屈适用于股骨髁后侧的形态。针的入口在髁间窝后交叉韧带的股骨止点前方,手术在 C 形臂和可透 X 线的手术床上操作,当有关节内骨折,解剖复位骨折,固定骨折块的螺丝钉固定在股骨髁的前侧或后侧,便于髓内针穿过,另外髓内针必须在关节软骨下几毫米才不影响髌股关节。

这种髓内针的优点是髓内针比钢板分担负荷好;对软组织剥离少,插入不需要牵引床,对于多发损伤可以节省时间。远端髓内针应用于股骨远端的 A 型、C1 和 C2 型骨折,也可以应用于股骨远端合并股骨干骨折或胫骨平台骨折,当合并髋部骨折时可以分别固定。可用于膝关节置换后假体周围骨折和骨折内固定失效的治疗。远端髓内针固定的禁忌证是膝关节活动屈曲小于40°、膝关节伤前存在关节炎和感染病史和局部皮肤污染。

远端髓内针的缺点是膝关节感染、膝关节僵直、髌股关节退变和滑膜金属反应或螺丝钉折断。有几个理论上的问题影响远端髓内针的临床广泛应用,远端髓内针虽然从交叉韧带止点的前方插入,近期对交叉韧带的力学性能影响小,但长期对交叉韧带的血供影响是可能的。另外髓内针的入孔部位关节软骨受到破坏,实验证明入孔部位是由纤维软骨覆盖而不是透明软骨覆盖,在屈曲90°与髌骨关节相接触,长期也可能导致关节炎的发生。

临床上几个问题需要注意,一是膝关节活动受限,这容易与骨折本身和软组织损伤导致的膝关节活动受限相混淆。二是转子下骨折,由于髓内针末端位于转子下部位,这个部位是股骨应力最高的部位,可以造成髓内针末端的应力骨折。另外术后感染的处理和髓内针的取出也是一个棘手的问题。

(7)可弯曲针和弹性针:Shelbourne报告用Rush针闭合治疗98例股骨远端骨折,优良率为84%,只有2例不愈合和1例深部感染。

Zickle发明了为股骨远端设计的针,这种针干是可屈曲的,但末端是硬的弯曲,允许经髁穿入螺丝钉固定。Zickle针设计切开插入,也可以闭合穿入。有股骨髁间骨折者需进行切开复位,使用螺丝钉固定,再插入Zickle针,这种针在粉碎骨折不能防止短缩,经常需要钢丝捆绑,即使加用其他内固定仍常发生短缩。

(8)外固定架:外固定架并不常用于治疗股骨远端骨折,最常见的指征是严重开放性骨折,特别是ⅢB损伤。对比较复杂的骨折类型,在应用外固定架之前,通常需要使用螺丝钉对关节内骨折进行固定,然后根据伤口的位置和骨折粉碎程度,决定是否需要外固定架的超关节固定。对于多数患者,外固定架可作为处理骨折和软组织的临时固定,一旦软组织条件允许,考虑更换为内固定,因此安放外固定架固定针时应尽量避免在切口和内固定物的位置。通常在骨折的远、近端各插入2枚5 mm的固定针,用单杆进行连接。如不稳定则需在前方另加一平面的固定。

外固定架的主要优点是快速、软组织剥离小、可维持长度、方便换药和患者能够早期下床活动;其缺点是针道渗出和感染,股四头肌粘连继发膝关节活动受限,骨折迟延愈合和不愈合增加以及去除外固定架后复位丢失等。

建议将外固定架用于治疗多发创伤的闭合骨折,当患者一般情况不允许进行内固定时,可用外固定架作为临时固定,患者一般情况允许后再更换为内固定。

4.植骨

间接复位技术的发展减少了软组织剥离,过去内侧粉碎是植骨的绝对适应证,现在内固定方法减少了许多复杂股骨远端骨折植骨的必要性。植骨的绝对适应证是存在骨缺损,相对适应证是AO分型的A3、C2和C3型骨折以及严重开放性骨折延迟处理为防止发生不愈合而采取植骨。当植骨时,自体髂骨最适宜,老年骨质疏松的患者髂骨量少,可用异体松质骨。

5.开放性骨折

股骨远端开放性骨折占5%～10%,伤口一般在大腿前侧,对伸膝装置有不同程度的损伤。与其他开放性骨折一样,需急诊处理,对骨折和伤口的彻底清创和冲洗是预防感染的重要步骤。对于Ⅲ度开放性骨折需要反复清创,除覆盖关节外,伤口敞开。当用内固定需仔细考虑内固定对患者的利弊。内固定用于多发创伤、多肢体损伤、开放性骨折合并血管损伤、和关节内骨折的患者。急诊内固定的优点是稳定骨折和软组织,便于伤口护理,减轻疼痛和肢体早期活动。缺点是由于对软组织进一步的剥离和破坏局部血供增加感染风险,如果发生感染,不仅影响骨折端的稳定,而且影响膝关节功能。

对于Ⅰ、Ⅱ和ⅢA骨折,有经验的医师喜欢在清创后使用可靠的内固定,对于ⅢB、ⅢC骨折

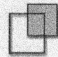

最初使用超关节外固定架或骨牵引比较安全,再延期更换为内固定治疗。对经验少的医师,建议对所有的开放性骨折采取延期内固定,在进行清创和冲洗后,用夹板和骨牵引进行固定,在人员齐备的条件下做二期手术。

6.合并韧带损伤

合并韧带损伤不常见,术前诊断困难。在原始X线可以发现侧副韧带和交叉韧带的撕脱骨折。交叉韧带实质部和关节囊的撕裂则不能在普通X线上获得诊断,最常见的韧带损伤是前交叉韧带断裂。股骨远端骨折常合并关节面粉碎、前交叉韧带一骨块发生撕脱,在固定股骨远端骨折时应尽可能固定这种骨-软骨块。

一期修补和加强或重建在有骨折和内固定物的情况下十分困难,禁忌在髁间窝开孔、建立骨隧道以重建韧带,否则有可能使骨折粉碎加重,使内固定不稳定,或由于存在内固定物而不可能进行,推荐非手术治疗交叉韧带实质部撕裂。在一定范围活动和膝支具以及康复可能使一些患者晚期不需要重建手术,在患者有持久的功能影响时,在骨折愈合后取出内固定再进行韧带重建手术。

7.血管损伤

血管损伤发生率在2%～3%。股骨远端骨折合并血管损伤的发生率较低,主要是由于血管近端在内收肌管和远端在比目鱼肌弓被固定,这种紧密的附着使骨折后对血管不发生扭曲,血管可以被直接损伤或被骨折端挫伤或间接牵拉导致损伤,临床检查足部感觉、活动和动脉搏动十分重要。

股骨远端骨折合并血管损伤的治疗应根据伤后的缺血时间和严重程度,如果动脉远端存在搏动(指示远端软组织有灌注),可首先固定骨折,如果动脉压迫严重或损伤超过6小时,则应优先建立血液循环,可以建立临时动脉侧支循环和修补血管,动脉修补通常需要静脉移植或人造血管。避免在骨折移位的位置修补血管,在随后的骨折固定中可能破坏吻合的血管,在修补血管时通过使用外固定架或牵开器可以临时固定骨折的长度和力线,缺血时间超过6小时在血管再通后骨筋膜室内张力增高或发生广泛软组织损伤,建议对小腿筋膜进行切开。

8.全膝置换后发生的股骨远端骨折

全膝置换后发生股骨远端骨折并不多见,发生率在0.6%～2.5%,治疗上颇为困难。多数已发表的研究报道只包含有少量的病例。全膝置换后发生远端骨折的危险因素包括骨质疏松、类风湿关节炎、激素治疗、股骨髁假体偏前和膝关节再置换等。对全膝置换后发生的股骨远端骨折现在还没有非常理想的治疗方法,非手术治疗牵引时间长,骨折畸形和膝关节僵直的发生率高。手术治疗特别是进行膝关节再置换是一主要手术方法,需要一个长柄的假体。骨质疏松限制了内固定的应用,骨折远端安置内固定物的区域小,有可能在骨折复位过程中造成股骨假体松动。

对老年无移位的稳定嵌插骨折,用支具制动3周就已足够。1个月内每周拍摄X线和进行复查,以保证获得满意的复位和轴线。

对移位粉碎骨折则根据膝关节假体的情况,如假体松动,可以换一带柄的假体,如股骨部件不松动可行手术治疗。正确的内固定可以防止发生畸形,并允许早期行走和膝关节活动。

目前对于此类骨折流行使用逆行髓内钉或者LISS固定。

六、术后处理与康复

股骨远端骨折切开复位内固定术前半小时应静脉给予抗生素,术后继续应用抗生素 1～2 天。建议负压引流 1～2 天,如骨折内固定稳定,术后用持续被动运动锻炼。持续被动运动可以增加膝关节活动、减少肢体肿胀和股四头肌粘连。

鼓励患者做肌肉等长收缩和在一定范围内主动的活动,内固定稳定,允许患者扶拐部分负重行走。如术后 6 周 X 线片显示骨痂逐渐明显,可继续增加负重力量。在 12 周多数患者可以完全负重,但患者仍需要拐杖辅助。如内固定不稳,则需支具或外固定保护,一定要在 X 线上有明显的愈合征象后才进行负重。

内固定物的取出:股骨远端骨折的内固定物取出现在还没有一个固定的标准。内固定物的取出最常见的指征是患者年轻,在进行体力活动时内固定物的突出部位感到不适。由于多数远端骨折涉及两侧髁和骨干下端,骨折塑形慢,内固定物的取出应延迟至术后 18～24 个月以避免再骨折。

七、并发症

由于内固定材料和技术的改进以及进行详细的术前计划,手术治疗远端骨折比过去取得了巨大进步,但新技术亦可有并发症。

与手术相关的并发症:①复位不完全。②内固定不稳定。③植骨失败。④内固定物大小不合适。⑤膝关节活动受限。⑥感染。⑦不愈合。⑧内固定物折断。⑨创伤后关节炎。⑩深静脉血栓形成。

对股骨远端骨折进行内固定比较困难,需要熟练的技术和成熟的判断。骨折常合并骨质疏松和严重粉碎,偶尔不能进行内固定,需考虑非手术治疗或外固定架固定。

股骨远端骨折的手术顾忌主要是感染。在大的创伤中心,手术治疗的感染率不超过 5%。如术后出现感染则应对伤口进行引流以及积极的灌洗和扩创。如深部感染形成脓肿,则应开放伤口,二期进行闭合。如存在感染,对稳定的内固定可以保留,因为骨折稳定的感染比骨折不稳定的感染容易治疗。如已发生松动,应取出内固定物,采取胫骨结节牵引或外固定架固定,待感染控制后再进行植骨以防止发生骨折不愈合。

远端骨折部位拥有丰富的血供和松质骨,切开复位内固定后骨折不愈合并不常见。内固定后不愈合常由于固定不稳、植骨失败、内固定失效或感染等一个或多个因素所致。

股骨远端骨折创伤性关节炎的发生率尚无精确统计。对于多数患者涉及负重关节的骨折,关节面不平整可导致发生早期关节炎。对多数骨折后膝关节发生退行性变的年轻患者,不是理想的进行人工膝关节置换的对象。

股骨远端骨折最常见的并发症是膝关节活动受限,这种并发症是因为原始创伤或手术固定所需暴露时对股四头肌和关节面造成了损伤,导致股四头肌瘢痕形成和膝关节纤维粘连,从而影响膝关节活动。骨折制动时间较长也加大了对它的影响,膝关节制动 3 周以上有可能引起一定程度的永久性僵直。

由于各自的分类和术后评分不同,对比治疗结果则存在困难。尽管无统一标准,但股骨远端骨折的治疗优良率只有 70%～85%,对所有患者在治疗前应对可能获得的结果做出正确的评价。

(曹丕健)

第七节 股骨髁上骨折

发生在腓肠肌起点以上2～4 cm的股骨骨折称为股骨髁上骨折。直接或间接暴力均可造成。膝关节强直而骨质疏松者,由于膝部杠杆作用增加,也易发生此骨折。

一、病因

本类骨折主要为强大的直接暴力所致,如汽车冲撞、压砸、重物打击和火器伤等。其次为间接暴力所致,如自高处落地,扭转性外力等,好发于20～40岁青壮年人。

直接暴力所致骨折多为粉碎性或短斜骨折,而横断骨折较少;间接暴力所致骨折,则以斜行或螺旋形骨折为多见。

二、分型

股骨髁上骨折可分为屈曲型和伸直型,而屈曲型较多见。屈曲型骨折的骨折线呈横形或短斜面形,骨折线从前下斜向后上,其远折端因受腓肠肌牵拉及关节囊紧缩,向后移位。有刺伤腘动静脉的可能。近折端向前下可刺伤髌上囊及前面的皮肤。伸直型骨折也分为横断及斜行两种,其斜面骨折线与屈曲型者相反,从后下至前上,远折端在前,近折端在后重叠移位。此种骨折患者,如腘窝有血肿和足背动脉减弱或消失,应考虑有腘动脉损伤。其损伤一旦发生,则腘窝部短时间进行性肿胀,张力极大,伤处质硬,小腿下1/3以下肢体发凉呈缺血状态,感觉缺失,足背动脉搏动消失。发现此种情况,应提高警惕,宜及早手术探查。如骨折线为横断者,远折端常合并小块粉碎骨折,间接暴力则为长斜行或螺旋形骨折,儿童患者较多见。

三、临床表现与诊断

(一)外伤史

患者常有明确的外伤史,由直接打击或扭转性外力造成,而间接暴力多由高处跌地,足部或膝部着地所造成。

(二)肿痛

伤肢由于强大暴力,致使骨折周围软组织损伤也很严重,故肢体肿胀明显、剧烈疼痛。

(三)畸形

伤肢短缩,远折端向后旋转,成角畸形。即使畸形不明显,局部肿胀,压痛及功能障碍也很明显。

(四)失血与休克

股骨髁上骨折合并股骨下1/3骨折的出血量为1 000 mL以上,如为开放性则出血量更大。刚入院的患者常有早期休克的表现,如精神紧张、面色苍白、口干、肢体发凉、血压轻度增高、脉搏稍快等。在转运过程中处理不当及疼痛,均可加重休克。

(五)腘动脉损伤

股骨髁上骨折及股骨干下1/3骨折,两者凡向后移位的骨折端均可能损伤腘动脉,腘窝部可迅速肿胀,张力加大。若为腘动脉挫伤,血栓形成,则不一定有进行性肿胀。腘动脉损伤症状可有小腿前侧麻木和疼痛,其下 1/3 以下肢体发凉,感觉障碍,足趾及踝关节不能运动,足背动脉搏动消失。所有腘动脉损伤患者都有足背动脉搏动消失这一特点,因此在骨折复位后搏动仍不恢复者,即使患肢远端无发凉、苍白、发绀、感觉障碍等情况,也应立即行腘血管探查术。若闭合复位后仍无足背动脉恢复者,是危险的信号。所以不应长时间保守观察,迟疑不决。如腘动脉血栓形成,产生症状有时较慢而不典型,开始足背动脉搏动减弱,最后消失,容易误诊,延误手术时机。

(六)合并伤

注意患者的全身检查,特别是致命的重要脏器损伤者,在休克时腹部外伤症状常不明显,必须随时观察,反复检查及腹腔穿刺,以免遗漏,对车祸,矿井下事故,常为多发性损伤,应注意检查。

(七)X 线检查

对无休克的患者,首先拍 X 线,以了解骨折的类型,便于立即做紧急处理。如有休克,需待缓解后,再做摄片。

四、鉴别诊断

(一)股骨下端急性骨髓炎

发病急骤、高热、寒战、脉快,大腿下端肿痛,关节功能障碍,早期局部穿刺可能有深部脓肿,发病后7～10 天拍片,可见有骨质破坏,诊断便可确定。

(二)股骨下端病理骨折

股骨下端为好发骨肿瘤的部位,如骨巨细胞瘤、骨肉瘤等。患者有股骨下端慢性进行性肿胀史,伴有疼痛迁延时间较长,进行性加重,轻微的外伤可造成骨折,X 线检查可明确诊断。

五、治疗

髁上骨折治疗方法颇多,据骨折类型选择治疗方案如下。

(一)石膏及小夹板固定

石膏及小夹板固定适用于成人无移位的股骨髁上骨折及合并股骨干下 1/3 骨折的患者。儿童青枝型骨折,可行石膏固定或用四块夹板固定,先在股骨下端放好衬垫,再用 4 根布带绑扎固定夹板,一般固定 6～8 周去除,练习活动,功能恢复满意。

1.优点

无手术痛苦及其并发症的可能,治疗费用低廉可在门诊治疗。

2.缺点

(1)仅适用于无移位骨折及裂纹或青枝骨折。

(2)膝关节功能受限,需一定时间恢复。

(3)可出现压疮,甚则出现腓总神经损伤。

(二)骨牵引加超膝关节小夹板固定

骨牵引加超膝关节小夹板固定适用于移位的髁上骨折。屈曲型在手法整复后,行髁上斯氏针骨牵引,膝屈至 100°的位置上,置于托马架(Thomass)或布朗(Braun)架上,使腓肠肌松弛,达到复位,然后外加超膝关节小夹板固定。

伸直型可采用胫骨结节牵引,牵引姿势、位置同上。在牵引情况下,远折段向相反方向整复,即可复位。如牵引后仍不复位,可在硬膜外阻滞麻醉下行手法整复,勿使用暴力,注意腘血管的损伤,如骨折尖端刺在软组织内,可用撬拨法复位后,外加小夹板固定。屈膝牵引4～6周,牵引期内膝关节不断地进行功能练习,牵引解除后,仍用夹板或石膏托固定,直至骨折临床愈合。牵引复位时间为1～7天,宜用床边X线机观察。

1.优点

在于经济、安全、愈合率高,配合早期功能锻炼,减少了并发症。

2.缺点

患者卧床时间较长,有时需反复床边透视、复位及调整夹板或压垫,虽不愈合者极少,但畸形愈合者常见。如有软组织嵌入骨折端,则不易愈合。横断骨折可见过度牵引而致骨折端分离,造成延迟愈合。开放性股骨髁上骨折合并腘动脉、腓总神经等损伤则不宜牵引,需行手术治疗,以免加重血管、神经的损伤。

(三)股骨髁上骨折撑开器固定

本法适用于股骨髁上骨折而无血管损伤者,并且远折段较短,不适宜内固定的患者。在硬膜外阻滞麻醉下,采用斯氏针,分别在股骨髁及股骨近折段各横穿一斯氏针,两针平行,在针的两侧各安装一个撑开器,然后在透视下手法整复,并调整撑开器的长度,待复位后,采用前、后石膏托固定于屈膝位。如骨折处较稳定,可将撑开器转而为加压,使骨折处更为稳定牢固。固定4～6周后拔针,继续石膏固定,直至骨折临床愈合。若手法整复失败,可考虑切开复位,从股骨下端外侧纵切开,直至骨折端,避开腘血管,整复骨折后,仍在骨折的上、下段穿针,外用撑开器,缝合伤口。

1.优点

(1)因髁上骨折的远折段甚短,无法内固定,本法使用撑开器代替牵引,患者可较自由的在床上起坐活动,避免了牵引之苦,是个简单易行的方法。

(2)局部固定使膝关节能早期锻炼避免了关节僵直。

2.缺点

(1)为单平面固定,不能有效防止旋转,需要辅以外固定的夹板或石膏。

(2)可能发生针眼、关节腔感染。

(四)切开复位内固定

股骨髁上骨折的治疗主要有两个问题,一为骨折复位不良时,因其邻近膝关节,易发生膝内翻或外翻或过伸等畸形;二为膝上股四头肌与股骨间的滑动装置,易因骨折出血而粘连,使膝关节伸屈活动障碍,尤以选用前外侧切口放置内固定物、术后石膏固定者为严重,因此,切开复位内固定的要求应当是选用后外侧切口;内固定物坚强并放置于股外侧,术后可不用外固定,尽早练习膝关节活动。

1.槽形角状钢板内固定

槽形角状钢板内固定适用于各型移位骨折。

(1)方法:患者平卧位,大腿下1/3后外侧切口,其远端拐向胫骨结节的外侧。切开髂胫束,在股外侧肌后缘,股外侧肌间隔前方进入。将股外侧肌拉向前,显露股骨髁上骨折及其股骨外髁部,如需要可切开膝外侧扩张部及关节囊,根据标准X线确定在外髁上与股骨干成直线的槽形角状钢板打入点。先用4 mm钻头钻孔,再用1.5 cm×0.2 cm薄平凿深入扩大,注意使凿进洞方向与膝关节面平行,将备好的槽形角状钢板的钉部沿骨孔扣入。然后将骨折复位,用骨折固定器固定骨折及钢板的侧部(长臂)。在骨折线远侧的钢板上拧入 1 或 2 枚长螺丝钉,在骨折近端拧入 3～5 枚螺丝钉,反复冲洗切口,逐层缝合,包扎。

(2)优点:角状钢板固定股骨髁上骨折或髁间骨折,与直加压钢板固定的生物力学完全不同。直钢板固定者,骨折移位的应力首先加于螺丝钉上,骨折两端的任何折弯力扭曲力,都使钢板上的螺丝钉向外脱出,钢板折弯,内固定失败,此已为临床多例证实。角状钢板则不然,一骨折远端的负重力扭曲折弯力,首先加于角状钢板的髁钉,再通过角部,传达到侧部。钢板将应力分散传递至多枚螺丝钉上,由于应力分散,而钢板及每一螺丝钉所承受的应力较小。股骨髁上骨折的变形,受肌肉牵拉易发生外弓及后弓。负载力及折弯力均使钢板角部的角度变小,使侧部更贴紧骨皮质,不会将螺丝拔出,因而固定牢固,不需外固定,满足了临床膝活动的需要。

(3)缺点:①操作技术要求高,要求钢板钉部与膝关节面平行,同时长臂也要在股骨干轴线上,否则,内固定失败;②角部为应力集中点易出现断裂;③安装不当或金属疲劳易出现膝内翻畸形;④不宜过早负重。

2.股骨下端内及外侧双钢板固定

(1)适应证:本法适用于股骨髁上骨折其远折段较长者,具体说远折段至少要有固定两枚螺丝的长度,才能应用。如远折段过短采用上述的撑开器固定法。

(2)麻醉与体位:麻醉方法同上,患者侧卧 45°位于手术台上伤肢下方置搁腿架,取股骨下端外侧切口时较为方便。若做股骨下端内侧切口,则需将大腿外旋,并调整手术台的倾斜度,暴露亦很清楚。如合并腘动脉损伤需做探查术,可将患者侧卧 45°的位置改变为 90°的侧卧位,如此腘窝便可充分暴露。

(3)手术方法:切口在股骨下端后外侧,同上方法做一纵向切口,长约 14 cm,待进入骨折端后,再做内侧切口,是从股骨内收肌结节处向上沿股内侧肌的后缘延长,约 12 cm 即可。

从外侧切口开始,切开阔筋膜,经股外侧肌与股二头肌之间进入骨折端,注意避开股骨后侧的腘血管,并妥加保护,防止误伤。内侧切口在股内侧肌后缘分离进入骨折端,骨膜勿过多的剥离。整复骨折后取 12 cm 以上的 6～8 孔普通接骨钢板两块,弯成弧形,或取两块髁部解剖钢板,使与股骨下端的弧度相适应,将钢板置于股骨下端的内、外侧,两侧钢板的最下一孔,相当于股骨髁部,由外向内横钻一孔,取 70～75 mm 的骨栓先行安装固定,然后检查双侧钢板弧度是否与股骨密贴,并加以调整。双侧钢板的最上孔不在同一平面上,因为外侧钢板较直,内侧钢板较弯,所以由外向内钻孔时略斜,即内侧稍低,最好以 40～45 mm 的短骨栓固定为牢固。其余钉孔,在内、外侧交替以螺丝钉固定。在钢板下端第 2 孔,因该处股骨较宽,故左、右各以 1 枚螺丝钉固定,从而制止远折段的旋转移位。缝合两侧伤口不置引流。外加长腿前、后石膏托固定。手术后抬高患肢是必要的,将下肢以枕垫之或以布朗架垫之,有利于静脉回流。另一种情况术后不上石膏托,为对抗股部肌肉的拉力,可行小腿皮肤牵引 2～3 周后拆除,再以石膏管形固定。术后进行功能锻炼。

(4)优点:手术时钢板的上、下端采用骨栓固定较为牢固,不易松动滑脱,钻孔时方向一定要准确,两个骨栓上、下稍斜,但基本上是平行的。由于钢板在股骨下端的内、外两侧,不影响髌骨的滑动,固定合理,有利于骨折的愈合,最大限度减少伸膝装置的破坏,使关节功能恢复较好。

(5)缺点:①两侧切口创伤较大,钢板不易取出;②术后需要外固定,可致膝关节功能障碍,需较长时间恢复。

六、康复指导

双钢板固定术后,从术后10～14天拆线后开始,先练习肌肉等长收缩,每小时活动5分钟,夜间停止。术后8～10周拆石膏,开始不负重练习膝关节活动,每天理疗、热水烫洗或热水浴,主动活动关节。待拍片及检查骨折已临床愈合时,再开始负重练习。骨折处尚未愈合前,做过多的关节活动是不相宜的,因关节活动障碍的患者做膝关节活动时,会增加股骨下端骨折段的杠杆力,从而影响骨折愈合。当然在固定比较牢固的患者,功能练习并无妨碍。

槽形角钢板固定:术后不外固定,2周后可逐渐练习膝关节活动。4周扶双拐不负重下地活动。术后8周扶拐部分负重行走。12～14周在无保护下负重。

七、预后

常遗留不同程度的膝关节功能障碍。骨折一般能按期愈合,但骨牵引治疗时骨折端若有软组织嵌入或严重粉碎骨折骨缺损并软组织损伤时,骨折可出现不愈合。骨折并腘血管损伤时,应检查修复,特别注意血管的损伤,血栓形成时,可出现肢体远端小动脉的栓塞而坏死、截肢。

(曹丕健)

第八节　股骨髁间骨折

股骨髁间骨折是指股骨内、外髁或双髁遭受外力后引起的骨折,占全身骨折脱位的0.4%～0.5%,以青壮年男性居多,女性和老年人少见。因本病属关节内骨折,复位要求较高,且预后较股骨髁上骨折差。可合并腘血管和/或神经损伤。

一、诊断

(一)病史
有明显外伤史。

(二)症状和体征
(1)伤后患肢疼痛明显,移动肢体时显著加重。

(2)不能站立与行走,膝关节局部功能障碍。

(3)患侧大腿中下段及膝部高度肿胀,可见皮肤瘀斑。

(4)股骨髁部压痛剧烈。

(5)骨折局部有骨异常活动及骨擦感。

(6)伤膝可有内、外翻畸形,并可能有横径或前后径增宽,骨折局部出现不同程度的成角、短缩及旋转畸形。

(三)辅助检查
(1)X线检查:常规应给予前后位与侧位X线检查,可明确诊断骨折类型。

(2)怀疑有复杂关节软骨或韧带损伤者可给予CT或MRI检查。

二、分型

AO 骨折分类法。股骨髁上骨折即为 AO 股骨远端骨折之 B 型(部分关节骨折)和 C 型(完全关节骨折),其亚分型如下。

(一)B 型(部分关节骨折)

(1)B_1:股骨外髁,矢状面。①简单,穿经髁间窝;②简单,穿经负重面;③多折块。

(2)B_2:股骨内髁,矢状面。①简单,穿经髁间窝;②简单,穿经负重面;③多折块。

(3)B_3:冠状面部分骨折。①前及外片状骨折;②单髁后方骨折(Hoffa);③双髁后方骨折。

(二)C 型(完全关节骨折)

(1)C_1:关节简单,干骺端简单。①T 或 Y 形,轻度移位。②T 或 Y 形,显著移位。③T 形骨骺骨折。

(2)C_2:关节简单,干骺端多折块。①完整楔形。②多折块楔形。③复杂。

(3)C_3:多折块关节骨折。①干骺端简单。②干骺端多折块。③干骺端及骨干多折块。

三、治疗

(一)非手术治疗

1.皮肤牵引

(1)适应证:患者全身情况不能耐受手术或整复,血糖控制不佳的糖尿病患者及小儿,简单骨折,皮肤必须完好。

(2)操作方法:将宽胶布条或乳胶海绵条粘贴在患肢皮肤上或利用四肢尼龙泡沫套,利用肌肉在骨骼上的附着点将牵引力传递到骨骼上,牵引重量不超过 5 kg。皮肤有损伤、炎症及对胶布过敏者禁用。牵引期间应定时检查牵引的胶布粘贴情况,定期复查 X 线,及时调整牵引重量和体位。一般牵引时间为2~4周,骨折端有纤维性连接后,更换为石膏固定,以免卧床时间太久,不利于功能锻炼。

2.骨牵引

(1)适应证:不愿手术或皮肤条件不具备外固定支架以及手术治疗的股骨髁部骨折患者,B_1、B_2、C_1、C_2 型骨折。

(2)操作方法:局麻下行患侧胫骨结节骨牵引,将伤肢置于牵引架上,屈髋 20°~30°,屈膝 15°~25°牵引,牵开后视情形行手法整复,夹板外固定。或先采用推挤叩合手法使双髁复位,局麻下用钳夹经皮将双髁固定,将牵引绳连于钳夹上,使之变为股骨髁部牵引,将患肢置于牵引架上视情况行半屈膝位或屈膝位牵引,待牵开后行手法整复夹板外固定。骨折端有纤维性连接后,更换为石膏固定。

3.手法整复外固定

(1)适应证:闭合或未合并血管神经损伤的部分 B_1、B_2、C_1 型骨折。

(2)操作方法:根据受伤机制,采用推挤叩合手法使骨折复位,可用超膝关节夹板或石膏托固定患膝于功能位,一般固定 6~8 周。通常在胫骨平台后外侧缘以及腓骨颈的部位容易造成腓总神经的压迫致伤,因此石膏固定的时候一定在此部位多垫一些石膏棉。固定期应注意夹板和石膏的松紧度,并定时行 X 线检查,发现移位应随时调整夹板,或重新石膏固定。

4.手法整复经皮钢针内固定法

(1)适应证:适用于 B_1、B_2 和部分 C_1 型骨折。

(2)操作方法:行坐骨神经、股神经阻滞麻醉,严格无菌,透视下先采用推挤叩合手法使骨折复位,然后经皮将 3 mm 骨圆针击入固定,一般需要 2～3 枚骨圆针。

5.骨外固定器固定法

(1)适应证:适用于 B_1、B_2 和 C_1、C_2 型骨折。

(2)操作方法:可选用单边外固定器、股骨髁间调节固定器、孟氏骨折复位固定器或半环槽复位固定器行整复固定。

6.经皮钳夹固定法

(1)适应证:适用于 B_1、B_2 型骨折。

(2)操作方法:行坐骨神经、股神经阻滞麻醉,严格无菌,透视下先采用推挤叩合手法使骨折复位,经皮钳夹固定,术后用长腿石膏固定 4～6 周。

(二)手术治疗

1.切开复位螺钉、螺栓内固定法

(1)适应证:B_1、B_2 和 B_3 型骨折。

(2)操作方法:常选用硬膜外阻滞麻醉,依骨折部位选用膝部前内、前外、后内、后外侧入路,清理骨折端,复位骨折,用螺钉、螺栓或松质骨螺钉内固定。注意用螺钉内固定时近端孔应钻成滑动孔使之成为拉力螺钉,用松质骨螺钉内固定时螺纹必须全部穿过骨折线,钉尾及钉尖不能露出关节面外。

2.切开复位动力髁螺钉内固定法

(1)适应证:部分 C_1、C_2 型骨折。

(2)操作方法:采用连续硬膜外麻醉,患侧大腿下段前外侧绕髌切口,显露并清理骨折端,首先复位髁部骨折,骨圆针临时固定,再复位髁上骨折,动力髁螺钉固定。主螺钉应距远端关节面 2 cm,方向与远端关节面及内、外髁前侧关节面切线相平行。

3.切开复位股骨髁部支撑钢板内固定法

(1)适应证:C_1、C_2、C_3 型股骨髁部骨折。

(2)操作方法:切开复位方法同上。选择合适长度的钢板,要求骨折近端应至少置入 4 枚螺钉。注意钢板的准确放置,远端放置不能偏前,以免高出于股骨外髁关节面,影响髌骨关节活动。

4.切开复位逆行交锁钉内固定法

(1)适应证:部分 C_1、C_2 型骨折。

(2)操作方法:采用硬膜外麻醉或全麻,选择合适长度及直径的逆行交锁钉,首先复位髁部骨折,骨圆针临时固定,再复位髁上骨折,置入髓内钉。要求置钉时进针点必须准确,骨折良好复位,必要时一期良好植骨,术后早期进行功能锻炼。

(三)药物治疗

围绕骨折各个时期应用西药对症处理。

(四)康复治疗

1.功能锻炼

股骨髁部骨折在良好复位与坚强固定的条件下,强调早期有效的功能活动。常用的功能锻炼疗法如下。

(1)术后早期的主动及被动的关节活动度训练：股骨髁部骨折为关节内骨折，由于骨折部和股四头肌粘连加之关节内积血机化后的关节内粘连等，对膝关节的预后功能影响较大，故初始就应注意膝关节的功能锻炼，即筋骨并重原则。术后早期即应加强足踝部的屈伸活动及股四头肌的收缩，并及早实施被动活动髌骨关节，预防髌骨关节粘连，基本类似股骨髁上骨折，但更强调通过股骨滑车关节面在胫骨平台上的滚动以模造关节面。术后3周即可在卧床及保护下练习膝关节伸展运动，既可减轻膝关节粘连，又能预防股四头肌萎缩。6～8周骨折达到临床愈合后，可加大膝关节伸曲活动度，待骨折愈合牢固后，即可进行床沿屈膝法练习，继而下地在保护下训练起蹲运动等。

(2)持续被动运动：为预防股骨髁部骨折后关节制动导致的僵硬及蜕变，亦可遵从 Salter 提出的持续被动运动的方法。

2.物理疗法

(1)电疗：目前常用的仪器有骨创伤治疗仪、KD-Ⅲ治疗仪等，效果显著。

(2)其他物理疗法：包括光疗、水疗、冷疗等，多结合有具体药物应用，需康复专业技术人员参与执行。

（曹丕健）

第六章

膝部及小腿损伤

第一节　膝关节半月板损伤

一、概要

膝关节半月板主要是纤维软骨组织,位于股骨、胫骨之间的关节隙两侧,内外各一。内侧半月板外形呈 C 形,外侧半月板近似于 O 形。半月板的横切面呈三角形(楔形),外缘厚,中央(游离缘)薄。半月板前、后角附着于胫骨平台前、后部(图 6-1)。

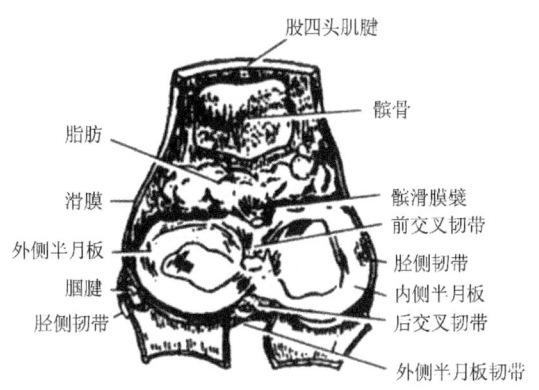

图 6-1　膝关节内外侧半月板

半月板的生理功能:①滚珠作用,有利关节的活动。②缓冲作用,吸收纵向冲击及震荡,保护关节软骨。③稳固关节作用,防止膝过度伸屈、膝内外翻及内外旋,也防止股骨过度前后滑移。④调节关节内的压力,分布关节液。半月板撕裂后功能丧失,反而引起关节继发病变。

半月板损伤在欧美地区以内侧半月板损伤较多,而在亚洲则以外侧半月板损伤较多,原因是亚洲地区外侧盘状半月板的人较多。

二、发病原因

主要由直接暴力和间接暴力引起,其中以间接暴力多见。最常见的是半月板矛盾运动的结果。

(1)当膝关节运动时,股骨髁和胫骨平台有两种不同方向的活动。屈伸时,股骨内外髁在半月板上面做前后活动;当旋转时,半月板则固定于股骨髁下面,其转动发生于半月板和胫骨平台之间。故半月板破裂往往发生于膝的伸屈过程中又有膝的扭转、挤压或内外翻动作时。在体育运动中,产生这种半月板矛盾运动的动作很多,很容易引起半月板损伤。

(2)以蹲位或半蹲位为主的工作人员反复地蹲立提重物,使膝关节常处于屈曲、伸直位,有时还有外翻和旋转动作,反复磨损引起外侧半月板或后角的损伤,病史中可无明显外伤史。

半月板损伤的类型:损伤类型可根据半月板撕裂形态而分,常见的有以下几种。①边缘分离:大多发生在内侧半月板前、中部,有自愈可能。②半月板纵裂:也称"桶柄样撕裂"或"提篮损伤"(图6-2),大的纵裂易于产生关节交锁。③前角损伤:可为半月板实质撕裂,也可能为前角撕脱骨折。④后角损伤:多较难诊断,表现为膝后部疼痛(图6-3)。⑤横行损伤:多发生在体部,临床疼痛较明显,偶有关节交锁。⑥水平劈裂:大多在半月板体部中段呈层状部分裂开,尤以盘状半月板多见,无论是关节造影还是关节镜检查均易漏诊,应撬起半月板内缘查看。⑦内缘不规则破裂:半月板内缘有多处撕裂,可产生关节内游离体、关节交锁与疼痛。⑧半月板松弛:常有膝不稳定感,关节间隙触诊可有凸出、压痛及滑进滑出感,半月板摇摆试验常阳性。

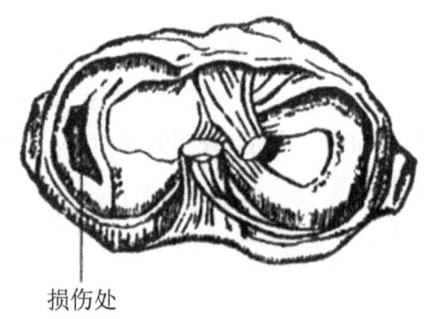

损伤处

图6-2　半月板桶柄样撕裂

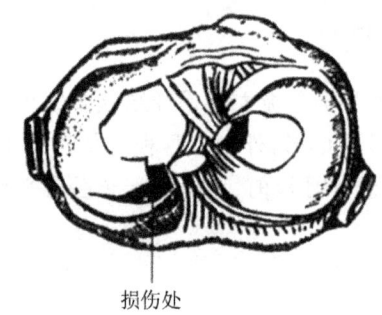

损伤处

图6-3　半月板后角损伤

总之,半月板损伤后失去正常张力,产生异位活动,经常引起膝关节疼痛,关节积液,交锁,导致膝关节不稳,甚至引起膝关节骨性关节炎。半月板损伤后撕裂缘变圆钝,显微镜下可见软骨退行性变,细胞坏死,基质破坏等。陈旧性半月板损伤经常肿胀积液者,可引起滑膜肥厚,慢性滑膜炎反应的表现。

三、临床表现

(一)症状与体征

1.疼痛

疼痛是半月板损伤后牵扯周围滑膜引起的。半月板撕裂后,其张力失常,膝关节运动时半月板的异常活动牵拉滑膜以致疼痛。疼痛特点是固定在损伤的一侧,随活动量增加疼痛加重,部分患者疼痛不明显。

2.关节交锁

活动时突然关节"卡住"不能伸屈。一般急性期交锁不多见。多在慢性期出现。交锁后关节酸痛,不能伸屈。可自行或在医师帮助下"解锁"。"解锁"后往往会有滑膜反应肿胀,交锁特点固定于损伤侧。

3.弹响声

膝关节活动时可听到或感到半月板损伤侧有弹响声。

4.关节肿胀积液

急性损伤期多有滑膜牵扯损伤或伴有其他结构损伤,往往关节积血积液。慢性期关节活动后肿胀,与活动量大小有关。关节液是黄色半透明的滑液,是慢性创伤性滑膜炎的结果。关节肿胀积液可用浮髌试验及膝关节积液诱发试验检查。

5.股四头肌萎缩

半月板损伤有明显症状,长期未治疗,可致股四头肌萎缩,股内侧肌更明显。但股四头肌萎缩不是特异体征。

6.关节隙压痛及突出

半月板损伤侧的关节隙压痛阳性,压痛点多与半月板损伤的部位相吻合(如体部损伤,压痛在体部)。还可触到损伤的半月板在关节隙处呈鞭条状隆凸,往往也是压痛所在。半月板隆凸对诊断有意义,但应与囊肿相鉴别。

7.半月板摇摆试验

方法是患者仰卧,膝伸直或半屈,医师一手托患膝,拇指缘放在内或外侧关节间隙,压住半月板缘,另一手握足部并内外摇摆小腿,使关节间隙开大缩小数次,如拇指感到有鞭条状物进出滑动于关节间隙或感到响声或疼痛,即表示该半月板损伤。

8.麦氏征(McMurray征)

做法等于在重复损伤机制,对急性期患者由于疼痛多不能奏效,但对慢性期最常用,且有一定诊断价值。本法的准确率与检查者的经验有直接关系。传统认为麦氏征阳性必须由疼痛和膝关节内响声两者构成,但这种典型的阳性体征较难诱出,所以现在也有学者认为,在麦氏征试验中,疼痛或响声两者其中之一出现,该试验即可为阳性。注意半月板损伤的响声与滑膜炎、膝关节骨关节病等细碎响声不同,为一种弹响声。具体方法:医师一手握患者足部,另一手扶膝上,使小腿外展内旋,然后将膝由极度屈曲缓缓伸直,如关节间隙处有响声(听到或手感到)和/或疼痛,即表明内侧半月板损伤。也可反方向进行,外侧痛响,即外侧半月板损伤。

9.研磨试验

患者俯卧位,膝关节屈曲90°,助手将大腿固定,检查者双手握患侧足向下压并旋转小腿,使股骨与胫骨关节面之间发生摩擦,半月板撕裂者可引起疼痛。若外旋位产生疼痛,表示内侧半月板损伤。若内旋位产生疼痛,表示外侧半月板损伤。

10.鸭步试验

患者全蹲位小腿分开,足外旋向前走,出现疼痛者为阳性。多说明半月板后角损伤。

11.半月板前角挤压试验

膝全屈,一手拇指按压膝关节隙前缘(半月板前角处),一手握小腿由屈至伸,出现疼痛为阳性。

半月板损伤常合并其他结构的断裂损伤,如内侧副韧带、交叉韧带断裂,关节软骨损伤,骨软骨骨折等。症状、体征往往复杂多样变化很大,尤其在损伤急性期,关节肿胀疼痛明显,须仔细检查明确诊断。

(二)辅助检查

半月板损伤依靠病史及临床检查多可做出较正确的诊断,但仍存在5%左右的误诊率,因此仍需要一些特殊检查来完善诊断,常见有如下辅助检查。

1.常规 X 线检查

其可排除骨关节本身的病变,关节内其他损伤和游离体。有学者认为膝外侧间隙增宽、腓骨小头位置偏高对盘状软骨的诊断有一定价值。

2.关节造影检查

根据经验,用空气和碘水双重对比造影,结合临床表现对半月板撕裂的诊断符合率可达96%以上。

3.MRI 检查

该技术作为一种非侵入性、无放射线、无并发症的技术,用于半月板损伤的诊断价值较大,能发现一些关节镜难以发现的后角撕裂及半月板变性。其诊断正确率文献报道相差甚大,为70%～97%。但费用昂贵,有一定的假阳性和假阴性,这方面的研究需进一步发展。

4.膝关节镜检查

优点是既是诊断手段又是治疗手段,能直接看到关节内的病变及部位,损伤少,恢复快。诊断正确率可达95%以上。对半月板后角损伤和半月板水平裂诊断有一定难度。熟练掌握本法,需要专门的训练和知识,这方面直接关系到诊断正确率的高低。

5.超声检查

这是一种无损伤的检查方法,与操作人员的经验有直接关系。

四、家庭保健护理

为了预防半月板损伤,运动前要充分做好准备活动,将膝关节周围的肌肉韧带充分活动开。要加强股四头肌的力量练习。股四头肌力量加强了,落在膝关节的负担量相应就会减少。另外不要在疲劳状态下进行剧烈的运动,以免因反应迟钝、活动协调性差而引起半月板损伤。

五、治疗

(一)保守治疗

1.急性期单纯半月板损伤

应抽去积液积血,局部冷敷,加压包扎,石膏托固定,制动2～3周。若有关节交锁,可用手法解锁后石膏托固定。解锁手法:患者侧卧,医师一手握住患足,一手固定患膝,先屈曲膝关节同时稍加牵引,扳开交锁膝关节间隙,然后来回旋转腿至正常范围,突然伸直膝关节,解除交锁,疼痛可立即解除,恢复原有伸屈活动。急性期中有时诊断不明,不必急于明确诊断,以免加重损伤,可按上法处理后,石膏托固定,待肿胀、疼痛消退后再检查。

2.未合并其他损伤的半月板损伤

先予以保守治疗,优点在于小裂伤有时急性期过后可无症状,边缘裂伤有时会自愈。具体手法:患者仰卧,放松患肢,术者左手拇指按摩痛点,右手握踝部,徐徐屈曲膝关节并内外旋转小腿,然后伸直患膝,初期可在膝关节周围和大腿前部施以滚、揉等法以促进血液循环,加速血肿消散。

(二)手术治疗

1.急性期半月板损伤

伴关节积液者,若关节积液严重,怀疑有交叉韧带断裂或关节内骨软骨切线骨折时,应行急诊手术探查,切除损伤的半月板,修复关节内其他损伤。

2.慢性期半月板损伤

诊断明确,且有症状并影响运动者,应手术治疗。能做半月板部分切除的尽量不做全切。有学者认为半月板全切后,半月板有自然再生能力。但其再生的质量及时间均不足以防止骨关节炎的发生。对纵裂、大提篮撕裂、内缘小撕裂者宜做部分切除。边缘撕裂或前角撕裂者可做缝合。即使是全切除者,亦应在靠近关节囊的半月板实质中进行,避免出血。

3.手术后处理及功能锻炼

要求术后膝加压包扎加石膏后托固定。第2天床上练股四头肌静力收缩。内侧半月板手术者第3天开始直腿抬高,外侧手术者第5天直腿抬高,并带石膏托下地拄拐行走。10天拆线,2周去石膏,逐渐增加股四头肌力量,第3个月开始部分训练。康复要有计划按规律进行,以不加重关节肿痛为标准。关节镜手术后用大棉垫加压包扎膝关节,术后6小时麻醉消退后,就可以开始膝关节伸屈活动和股四头肌锻炼。对于术前股四头肌已有明显萎缩者,应积极鼓励其锻炼,并且需待股四头肌肌力恢复达一定程度后,方能负重和行走。

(邢汉兵)

第二节 膝关节交叉韧带损伤

一、膝关节前交叉韧带损伤

膝关节前交叉韧带损伤是膝关节较为严重的运动创伤。由于韧带所在的解剖位置较深和功能的重要性,如未能早期发现和及时正确治疗,对运动训练和日常生活都会带来很大影响。

前交叉韧带起于胫骨上端非关节面髁间前区,与外侧半月板的前角紧密结合,止于股骨外髁内侧面的后部,即股骨干纵轴的后面。韧带可分为前内束和后外束。韧带纤维呈螺旋形分布。膝关节伸屈活动时,纤维束交叉扭转,以此调整膝关节活动中的稳定。膝关节屈曲40°～50°,韧带张力最小,膝关节过伸位或过屈位韧带张力最大。前交叉韧带的主要功能是防止胫骨离开股骨向前移位,同时兼有防止膝过伸、过屈及膝过度内翻的作用。

(一)病因与发病机制

1.膝关节内外翻损伤

篮球、足球及柔道运动员在运动训练或比赛时,由于竞争激烈,膝部被猛力碰撞或在凌空跃起落地时一足边缘着地,重心倾斜,使膝关节处于内翻或外翻位遭受暴力,造成前交叉韧带部分断裂或完全断裂。其中外翻位损伤较为多见,部分伤员常合并内侧副韧带和半月板撕裂。

2.膝关节过伸损伤

武术、足球运动员比赛时膝关节伸直位,对方球员撞击或踢伤小腿上段,胫骨上端接受暴力后突然后移,造成前交叉韧带断裂。足球运动员踢球不准确,即"踢漏脚"时,小腿的重力和股四头肌的收缩力形成"链枷"样作用,造成前交叉韧带断裂。

3.膝关节屈曲损伤

足球或柔道运动员比赛时,当膝关节处于屈曲位时,小腿后方如突然受到暴力打击,可造成前交叉韧带单纯断裂。

膝关节前交叉韧带断裂的部位可在下起点、上止点或中段,以下起点和中段为多见(图6-4)。

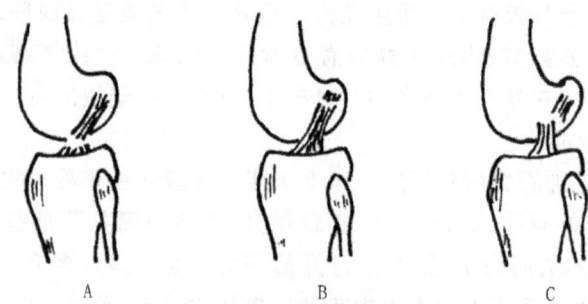

图6-4 膝关节前交叉韧带断裂的类型

A.韧带下起点离断;B.韧带上止点离断;C.韧带中段离断

前交叉韧带断裂后第1周即开始退行性变,3～6个月后在关节液的侵蚀和自身缺血中多数逐渐溶解而不复存在。

(二)症状及体征

1.急性受伤史

如膝关节内外翻或膝过伸过屈位损伤病史。

2.膝关节疼痛和不稳

伤员主诉为受伤当时有关节撕裂感,疼痛剧烈,随后即不能参加常规训练和比赛,不能站立行走,感觉关节不稳。

3.膝关节肿胀功能受限

膝关节前交叉韧带损伤常有关节出血,如附着点骨片撕脱,出血更快,关节腔积血较多时肿胀明显。伤员常将患肢保持在屈曲位,拒绝帮助扶持,伤侧膝关节伸屈活动明显受限。

(三)检查

1.抽屉试验

伤员平卧,屈膝90°,屈髋45°,足底踏于床上,助手固定骨盆。医师坐于床上,臀部轻压患者双足,双手拇指放于胫前,其余四指怀抱腘部,将胫骨近端向前拉,如错动幅度超过健侧,前抽屉试验阳性,表示前交叉韧带有断裂,将胫骨近端向后推,移动幅度超过健侧,后抽屉试验阳性,表示后交叉韧带损伤(图6-5)。

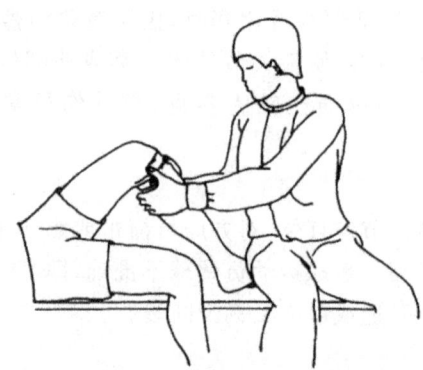

图6-5 膝关节抽屉试验

2.Lachman 试验

伤员平卧,屈膝 20°,足部放在床上,医师两手分别握住股骨下端与胫骨上端,做方向相反的前后错动,如错动幅度超过健侧,视为阳性(图 6-6)。

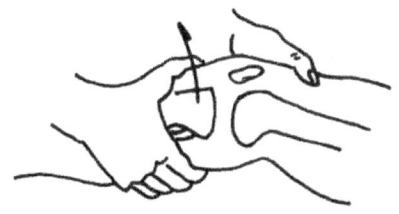

图 6-6 Lachman 试验

3.垂腿位抽屉试验

伤员坐于床边,双小腿自然下垂,肌肉放松,医师双膝固定小腿,双手握住伤员胫骨上端,进行前抽屉试验,如活动幅度超过健侧即为阳性(图 6-7)。

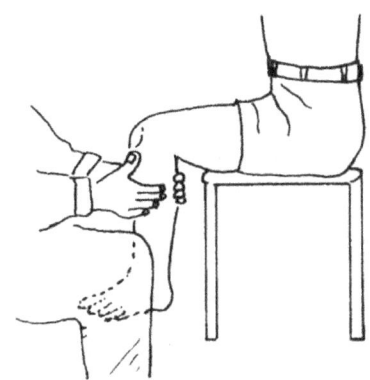

图 6-7 垂腿位抽屉试验

4.轴移试验(ALRI 试验)

患者斜卧位,患侧在上,足内旋放于诊察床上,医师两手置于膝上下,予以外翻应力,膝部逐渐屈曲,股骨外髁有向前半脱位,屈曲至 20°左右时,胫骨髁有突然复位的错动感,即为阳性(图 6-8)。

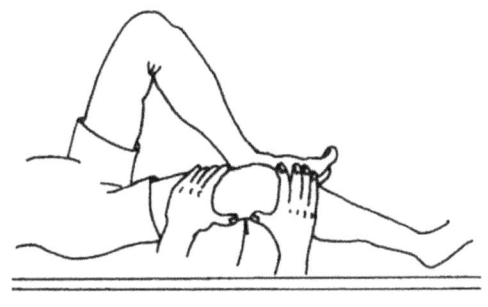

图 6-8 膝轴移试验(ALRI 试验)

值得注意的是,即使这些试验阳性,也不能简单地认为前交叉韧带已断裂,因为有时合并损伤也能出现假阳性。①腘肌腱在半月板和腓骨小头附着点断裂时,前内旋位抽屉试验显示假阳

161

性。鉴别的方法是将伤足稍外旋行前抽屉试验即为阴性。②膝内侧副韧带后斜束和纵束同时断裂,膝外旋位前抽屉试验也可表示假阳性。此时将小腿内旋行前抽屉试验假阳性即消失。③后交叉韧带断裂,胫骨近端向后塌陷,前抽屉试验将其向前拉至正常位置有错动,与健侧对比可资鉴别。

5.X 线检查

(1)Segond 征阳性:正位 X 线片,胫骨平台外侧有撕脱骨折片时表示前交叉韧带断裂。

(2)正位 X 线片:如显示胫骨棘有撕脱骨折片翘起,可能是交叉韧带下止点断裂(图 6-9)。

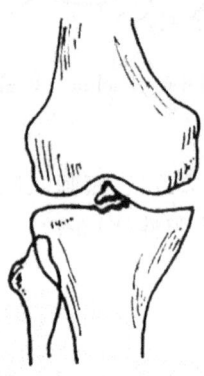

图 6-9　胫骨棘骨折提示前交叉韧带下止点可能损伤

(3)应力 X 线:前抽屉试验下 X 线侧位像。屈膝 90°,以股骨后髁的切线为基线进行测量,与健侧对比,如小腿前移超过 5 mm,表示前交叉韧带断裂,后移 5 mm,表示后交叉韧带断裂(图 6-10)。

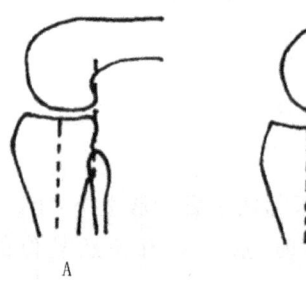
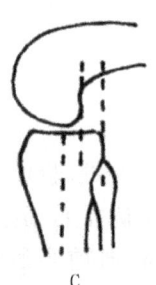

A B C

图 6-10　膝关节前后应力 X 线测量

A.正常;B.前交叉韧带断裂;C.后交叉韧带断裂

6.MRI 检查

以 MRI 诊断交叉韧带损伤,有学者统计准确性为 93.6%。难以确诊的病例可行 MRI 检查。

7.关节镜检查

急性外伤性关节血肿,体格检查韧带损伤有怀疑但很难肯定或急性复合性损伤,对交叉韧带损伤和半月板损伤有较多怀疑,可行关节镜检查,利于确诊和采取早期治疗措施。

(四)治疗

1.非手术治疗

前交叉韧带部分断裂属新鲜损伤者,可以前后石膏托固定膝关节 3～4 周,拆除外固定后须进行积极的功能活动。

2.手术治疗

前交叉韧带完全断裂属新鲜损伤或确诊在 2 周以内者,应以手术缝合为首选。尽管有学者认为早期手术会加重滑膜炎和关节纤维反应,但多数学者认为早期手术后膝关节功能恢复快,活动能力强,关节趋向稳定。但对于普通人群来说,手术与否应考虑多种因素,例如患者的年龄,有否合并关节囊或半月板损伤,活动能量及患者的要求等,要考虑患者的个体差异性。

前交叉韧带断裂在胫骨附着点带有骨块时,可以克氏针在胫骨结节内侧斜向外上钻孔,对准撕脱骨折块穿出,造成骨孔道 2 个,以尼龙线或钢丝 8 字穿过前交叉韧带近端,拉出骨孔道固定在胫骨上。前交叉韧带断裂在股骨附着点撕脱时,在股骨外髁外侧面对准附着点钻通两个骨通道,以多根尼龙线均匀穿过韧带远断端,牵出骨孔道固定在股骨髁外侧面(图 6-11)。

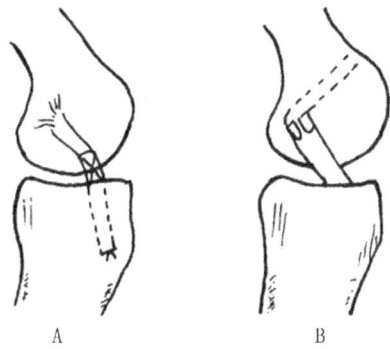

图 6-11 前交叉韧带断裂修复术
A.前交叉韧带于胫骨棘附着点撕脱修复;B.前交叉韧带于股骨髁附着点断裂修复

前交叉韧带体部断裂(中段),将两断端吻合后,再将缝线引出股骨、胫骨的骨孔道,相向拉紧固定在骨面上,这样较为坚固可靠(图 6-12)。

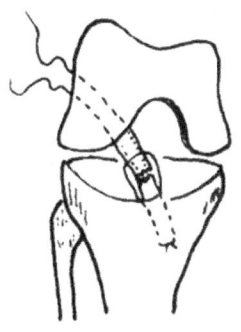

图 6-12 前交叉韧带中段断裂修复术

陈旧性前交叉韧带断裂可用自体髌韧带、半腱肌腱(图 6-13)、股薄肌腱、髂胫束(图 6-14)及人工材料等移植物修补。各种材料中以髌韧带重建前交叉韧带较为理想(图 6-15)。

膝关节前交叉韧带断裂在关节镜下手术修复,术中创伤小,术后恢复也较快。

前交叉韧带重建的时机是立即或择期,孰优孰劣目前仍有争议。大多数学者主张伤后先进行关节活动,有了适当的活动度,肿胀趋向消退,然后从容不迫地择期重建较为有利。Graf 报道重建前交叉韧带的 375 例患者中,术后屈曲<125°,伸直差 10°以上者,都是集中在伤后 7 天内手术的患者。

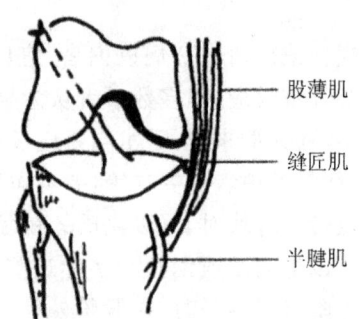

股薄肌

缝匠肌

半腱肌

图 6-13　前交叉韧带断裂半腱肌修复术

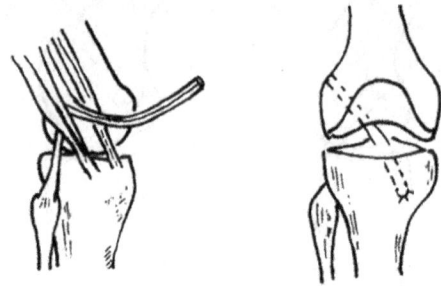

图 6-14　前交叉韧带断裂髂胫束加强修复术

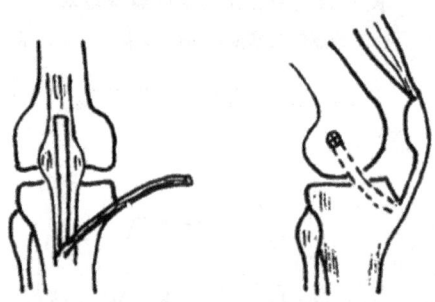

图 6-15　前交叉韧带断裂髌韧带瓣修复术

前交叉韧带重建成功与否取决于移植物的力学质量、位置、张力、固定及康复是否得当。

目前使用较多的移植物：自体骨-髌腱-骨（BPTB）、自体四股半腱肌、跟腱或阔筋膜、同种异体 BPTB。

在施行同种异体移植物手术前对供体须进一步行实验室检查，以排除人类免疫缺陷病毒（HIV）、肝炎、梅毒、慢性病毒、肿瘤及感染等。在切取异体移植物时应注意供体死亡后取材时间，一般规定冷冻尸体 24 小时内，室温下限为 12 小时内。

前交叉韧带修复重建术，在确定骨孔道定向时应考虑关节屈伸活动中将移植物的弯曲和应变减至最小限度。术中如胫骨孔道靠前太多，可造成股胫撞击和伸直受限。股骨骨孔道如过于靠前，弊端更大，可出现韧带缩短，关节活动度减少，若勉强活动可造成韧带断裂。一些学者主张，股骨钻孔最佳定向冠状面向外侧倾斜 20°，矢状面向前侧倾斜 23°。胫骨钻孔冠状面向内倾斜 24°，矢状面向前倾斜 50°（图 6-16）。骨孔道钻好后应将孔道边缘的毛糙突起磨平，以减少移植物的磨损。

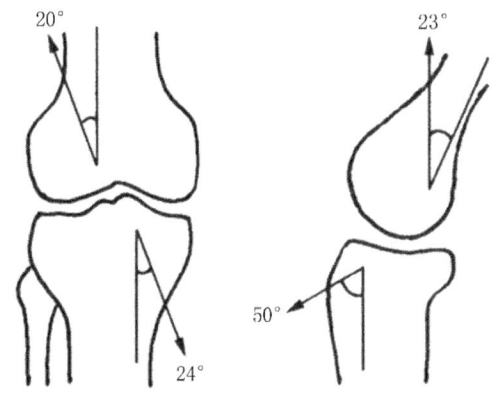

图 6-16 前交叉韧带重建术股骨和胫骨的钻孔定向

关于移植物的强度,Noyes 等经实验证实,髌腱的强度是正常前交叉韧带的 168%,半腱肌为 70%,股薄肌为 49%。

移植物的初始张力很重要,初始张力过低,股骨与胫骨出现异常活动,膝关节松弛,应力增加,移植物结合不良。初始张力过高,股胫关节压力增加,可出现关节强直或伸直受限。目前对移植物的最佳初始张力尚难以做出标准确定。一些学者主张在膝关节完全伸直位将移植物拉紧可避免张力过高。Noyes 主张膝关节屈曲 20°,移植物的张力前移 5 mm 较为理想。Burks 认为移植物的张力要根据移植物的不同材料来源及长度来确定,髌腱复合体的张力需 16 N,半腱肌38 N,髂胫束 60 N。

自体腘绳肌移植前交叉韧带取材时要注意勿损伤隐神经。隐神经从后内侧关节间隙水平行经股薄肌浅面,屈膝 90°隐神经向后方滑移。术中分离肌腱时注意隐神经在缝匠肌与股薄肌腱之间的筋膜层穿出,要仔细辨认,避免损伤。

前交叉韧带重建将移植物予以固定的方式,有钛挤压螺钉、生物可吸收挤压螺钉、丝线及螺杆、U 形钉及内纽扣等。移植物若为带骨的髌腱,目前普遍认为金属挤压螺钉较为适宜。

前交叉韧带重建术后如各种韧带肌腱等动力结构之间的平衡失调,可出现关节纤维化的屈曲挛缩,其发病率在 4%~15%。由于关节内纤维形成,肌内软弱失调,也可出现关节僵直。其原因如下:①移植物位置不准确形成髁间窝纤维化。②因活动减少髌上囊纤维化。③开放手术出现股骨外髁和股骨髁上纤维化。关节纤维化造成屈曲或伸直受限,伸直受限损害更大,因为伸直不完全,股四头肌无力,出现屈膝步态,髌股关节因活动受限而疼痛。

关节纤维化的预防措施包括手术,宜在肢体肿胀消退和关节活动度恢复之后进行,康复的观念应贯穿术前及术后。早期认识关节纤维化形成的原因并适当采取措施是预防的关键。

关节纤维化的治疗包括推拿、功能疗法及关节镜下清创及松解术。膝关节屈曲挛缩俯卧位踝部增加重量予以活动和冷冻疗法也有一定疗效。Lobenhoffer 认为屈曲挛缩历时 1 年以上,宜行后关节囊切除术。Vacguero 报道关节松解术可以明显改善关节的活动度,如非手术治疗不满意,宜行关节镜下股四头肌松解术及外侧支持带松解术。

前交叉韧带重建在运动损伤的治疗中使用较为广泛,但需要翻修者也不在少数。据报道,前交叉韧带重建失败率 5%~52%,这个数字应该引起高度警觉。前交叉韧带重建失败的原因包括关节纤维化、伸膝装置功能不全、关节炎、关节松弛。

关节纤维化已如前述。伸膝装置功能不全在前交叉韧带重建术后的并发症中最为常见,其原因有切取自体移植时可能造成髌骨骨折、肌腱断裂、髌腱无力或股四头肌腱损伤等，也有髌腱力线异常或外侧髌骨压迫症。

"隐性骨损伤"是近年来提出的新名词，若以"拔出萝卜带出泥"来比喻，可能更易于理解。前交叉韧带离断时，影像学检查甚至肉眼直视其附着点完好无损，其实部分病例韧带附着点附近的骨小梁及其血管已遭受局限性断裂，骨小梁周围有微小渗血。据报道前交叉韧带损伤的患者中，76％以上存在隐性骨损伤。

形成关节炎可能是原始损伤已有骨软骨骨折、半月板损伤或康复不当等累积而成。

关节松弛造成关节不稳定，在所有前交叉韧带移植重建的失败病例中占7％～8％。出现关节松弛的原因有手术的技术操作，也有移植物的生物性能的优劣，关键是找出造成关节不稳定的根本原因和翻修的最佳方法。

前交叉韧带重建失败在手术技术上的失误主要有移植物取材不当，骨孔道不在解剖位置上，髁间窝成形术不符合生理活动，移植物张力不当及移植物内固定不坚固等。

青少年前交叉韧带损伤，因骨骼发育未成熟，立即行韧带重建术，可能导致股骨和胫骨的骨骺损伤。所以对骨骺未闭合者须先行非手术治疗，以支具或康复活动保持关节活动度，待骨发育接近成熟时行前交叉韧带重建术较为适宜。

3.基因治疗

近年来在运动损伤的治疗中出现了一支令人可喜的具有划时代意义的奇葩——基因治疗。基因治疗的作用和意义已经被许多实验和临床所证实。对细胞因子的研究最初阶段是受免疫和肿瘤反应所启发。例如白细胞介素、克隆刺激因子、干扰素等涉及免疫与造血调控的多肽类物质在刺激增殖等方面与细胞生长因子的功能有所相似和重叠，将生长因子（TGFs）和肿瘤坏死因子（TNFs）加以转化，用于刺激组织的生长功能，这显然是很有应用前途的方法。实验证实，软组织在愈合过程中，细胞因子在愈合的炎症期和再生期可发生下列作用：①减轻组织的炎症反应。②减少组织的瘢痕形成。③促进软组织的功能恢复。

韧带细胞纤维排列紧密，属无血管性纤维。韧带的细胞构成种类很少，所以韧带的愈合是既缓慢又复杂的过程。细胞因子可使韧带的愈合趋向进步和完善。很多细胞因子对韧带的愈合有促进作用，例如FGFs、TGF-βs、PDGFs等。近年来发现BMP_{12}和BMP_{13}有参与肌腱韧带形态发生的功能。

不同的韧带对各种生长因子的反应也会有差异。例如MCL的愈合能力比ACL强，当生长因子组合（bFGF、TGFβ1、PDGF及胰岛素）发生作用时，MCL可以生长更多的活性细胞。

随着对细胞因子的深入研究和应用，近年来有一种方法是将自体细胞加上增补的细胞因子使其联合发生作用。例如应用取自骨髓或骨膜的自体间质细胞或增加取自皮肤及其他组织的成纤维细胞，可使韧带愈合中的替代物迅速增殖。这种有细胞基质和细胞因子组成的物质为软组织的愈合提供了新的选择方法。

细胞因子和生长因子为伤口的成功愈合提供了必要的条件。这些因子调节血管生长和有丝分裂，促成细胞分化、基质合成或重塑。细胞因子的来源并非单一性，在伤口愈合的不同时期来自血小板、白细胞、巨噬细胞及组织间质细胞等。

设法在伤口愈合部位促成细胞因子局部合成以加速愈合过程显然是合理的。将转基因疗法与局部注射细胞因子相比，转基因细胞可在愈合部位停留一定时间，以分泌所需的细胞因子。

运动医学的基因治疗是将选择的基因转移至靶组织中，使转基因细胞在若干时间内维持基因表达水平,促进组织和伤口愈合。

目前基因治疗一方面应用前景非常广阔,另一方面也被一些不利因素所困扰。问题之一是基因表达的时间太短。例如滑膜细胞基因表达一般多在4周内即自行消失。自体肌腱移植时间有所延长,基因表达可超过6周。其次是有关基因表达的知识,目前临床所涉及的仅仅是冰山之一角,远远没有了解和获取诸如基因的全部类型、反转录病毒的安全性、基因表达时间的延长以及利用基因治疗缩短愈合的过程和提高组织愈合质量的规律性等。但尽管如此,将基因转移至软骨、半月板、韧带和肌腱进行生物化学治疗,促进伤口愈合,为运动损伤的治疗提供了一种新的途径。

二、膝关节后交叉韧带损伤

膝关节后交叉韧带是膝关节静力稳定中的重要结构。它起于胫骨髁间后窝后部,向内上方走行,止于股骨内髁间前内侧部。韧带分为前后两束,前束在外,后束在内。膝关节屈曲时前束紧张,伸直时后束紧张。后交叉韧带比前交叉韧带粗大,力量大约是前交叉韧带的两倍。后交叉韧带的主要功能是防止胫骨后移,限制胫骨过伸,适当体位尚有限制旋转和外展的作用。

后交叉韧带损伤在全部膝关节韧带损伤中占3%～20%,其中单独损伤占30%,伴有其他韧带损伤占70%。

(一)病因与发病机制

1.屈膝位损伤

篮球、足球及跆拳道等运动在训练和比赛时膝关节屈曲位,对方运动员以膝盖、肩部或足部踢压或撞击胫骨近端,使之突然向后移位,造成膝关节后交叉韧带断裂。这种损伤形式较为多见,可合并膝关节内侧或外侧副韧带损伤,也有合并前交叉韧带断裂,造成膝关节脱位(图6-17)。

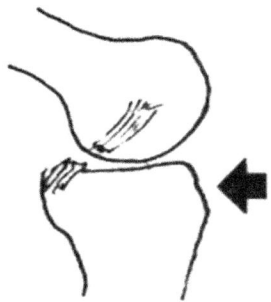

图 6-17　膝屈曲位,胫前受到向后打击,后交叉韧带断裂

2.过伸位损伤

膝关节伸直位,突然被人从前方踢向后方,形成后交叉韧带损伤。如暴力强大,可合并前交叉韧带断裂或关节囊和外侧副韧带损伤(图6-18)。

(二)症状及诊断

1.伤史

膝关节屈曲位或过伸位急性损伤史。

2.膝部剧烈疼痛肿胀

受伤当时有突然断裂样疼痛,如出血较多,关节积血,肿胀明显。

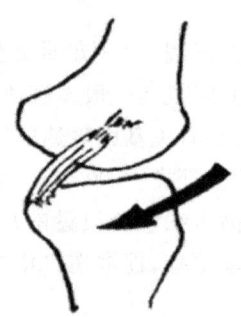

图 6-18　膝过伸位,胫前受到向后打击,后交叉韧带断裂

3.伤肢功能受限

不能继续参加训练活动,常保持在屈膝位以减少疼痛,膝关节明显不稳定。

4.后抽屉试验

后抽屉试验阳性。

5.重力试验阳性

伤员平卧床上,医师将其双足上抬,使屈髋屈膝均呈 90°,伤侧小腿因重力而下沉,胫骨上端与健侧对比有凹陷,称为重力试验阳性。

6.X 线检查

如膝关节后交叉韧断裂在下止点,常能显示骨折片。应力位 X 线检查即后抽屉试验下拍片,胫骨后移 5 mm 以上有重要意义。为求确诊可行 MRI 或关节镜检查。

(三)治疗

膝关节后交叉韧带新鲜断裂应早期手术缝合为妥。韧带下止点断裂,如骨折块较大可以骨松质螺钉固定骨块于胫骨上。如不能固定,在胫骨前后方向钻出骨孔道,以钢丝或尼龙线 8 字缝合韧带拉至骨孔道口,固定于胫前(图 6-19)。

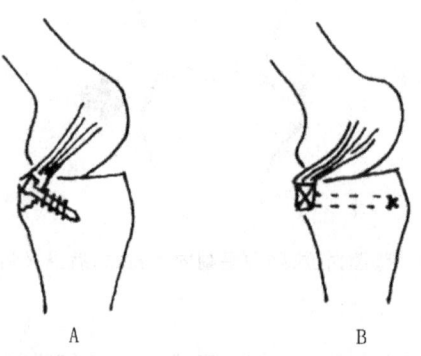

图 6-19　后交叉韧带胫骨附着区撕脱离断修复法
A.撕脱骨块螺钉固定;B.骨块不能固定,胫骨钻孔,丝线或钢丝固定

后交叉韧带如在上止点离断,须在股骨上钻出两个孔道,缝线 8 字贯穿韧带远断端,拉出骨孔道固定在股骨上(图 6-20)。

后交叉韧带如在中段断裂,可选择自体材料、同种异体材料或人工韧带等进行重建手术。

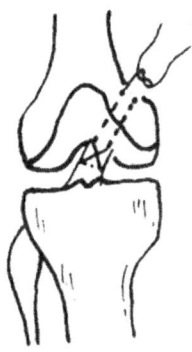

图 6-20 后交叉韧带股骨髁附着区离断股骨钻孔丝线或钢丝固定法

膝关节后交叉韧带损伤可在膝关节镜下探查和修复,同时可探查和修复其他韧带及半月板等。

近年来对于后交叉韧带运动损伤的治疗有不同观点。根据 Boynton 和 Tietjens 等报道,膝关节后交叉韧带损伤发生关节不稳定的情况较少。在一组 154 例后交叉韧带慢性松弛的患者中,主诉关节不稳定仅占 23%,48% 无功能性不稳定。有功能性不稳定者多发生在快速度下突然改变方向的时候。后交叉韧带运动损伤的患者中 72% 能重新参加原项运动或更高水平的运动。

后交叉韧带损伤要注意有否合并半月板损伤。据 Boynton 和 Tietjens 报道,225 例后交叉韧带损伤的患者中,有 34 例伴有半月板损伤,外侧半月板纵形裂伤最常见。对于这些合并半月板损伤的病例,有学者主张手术治疗。

后交叉韧带损伤的手术指征,一些学者认为伤后膝关节轻度或中度松弛(向后松弛 <10 mm)可采用非手术疗法,同时进行关节的早期功能锻炼活动。后交叉韧带附着点撕脱骨折移位、韧带联合损伤及关节严重松弛(向后松弛 >10 mm)的患者是手术的最佳适应者。后交叉韧带慢性松弛导致功能性不稳定,可选择韧带重建术以恢复功能。

后交叉韧带损伤急性修复宜在 2~3 周内进行,移植物以骨-髌腱-骨、股四头肌腱或腘绳肌腱较为适宜。

(邢汉兵)

第三节 膝关节侧副韧带损伤

一、概述

膝关节侧副韧带损伤非常多见,尤其常见于足球、摔跤、篮球、橄榄球及从事冰雪项目和跳跃动作的运动员。一旦损伤后应尽快得到明确诊断,从而获得有效治疗。膝关节外侧副韧带是膝外侧稳定的静力结构,可对抗膝关节内翻应力。它是个较小的韧带,膝伸直时绷紧,屈曲时放松。膝关节外侧稳定,更有赖于阔筋膜、髂胫束、股二头肌和腘肌的加强,加之遭受内翻损伤时,受到对侧肢体的保护,因此临床膝关节内侧副韧带损伤远比外侧要多。但损伤后不应孤立地考虑,有时内外侧副韧带损伤可能会同时发生,也可能合并交叉韧带或半月板的损伤,所以应全面考虑,还应仔细检查是否合并腓总神经损伤。

二、病因与发病机制

膝关节无论是在伸直位还是屈曲位,各种能造成小腿突然外展的暴力,均可使膝关节发生突然外翻,引起膝关节内侧副韧带损伤。轻者发生部分纤维撕裂,重者可造成内侧副韧带完全断裂,甚至合并交叉韧带或半月板破裂。如足球运动员用足内侧踢球用力过猛,或站立时突然有一强大外力撞击膝关节外侧,均可造成此种损伤。内侧副韧带是对抗胫骨外旋应力的主要静力结构之一,当单足站立,躯干过度内旋造成小腿过度外旋位时,最易损伤膝关节内侧副韧带。如铁饼和链球运动员在掷铁饼和链球做旋转动作时,易发生膝关节内侧副韧带损伤。

而在暴力作用于膝关节内侧或小腿外侧,造成突然膝内翻情况下,则会发生膝关节外侧副韧带损伤或断裂,此类损伤易发生在从事摔、跃等运动的运动员,舞蹈演员和体力劳动者。临床所见膝关节外侧副韧带断裂,多合并外侧关节囊的损伤,有时甚至合并腘肌腱、交叉韧带、半月板、腓肠肌外侧头、腓总神经、髂胫束或股二头肌等损伤,甚至还会伴有撕脱骨折的发生。

三、临床表现

(一)症状与体征

1.膝关节内侧副韧带损伤

(1)疼痛:膝关节内侧副韧带损伤为外翻应力作用于小腿引起,表现为内侧局限性疼痛,关节外翻时疼痛加重。

(2)肿胀:膝关节内侧肿胀,当合并关节内损伤时可出现全关节肿胀,重者可出现浮髌试验阳性,穿刺可抽出关节内血性积液,有时可出现膝关节内侧皮下瘀斑。

(3)活动障碍:伤后大多存在不同程度的膝关节活动障碍。

(4)压痛:膝关节内侧局限性压痛明显,并可扪及关节内侧有缺损处。

(5)膝关节内侧方应力试验显示阳性:合并交叉韧带断裂时,尤为显著。

(6)关节交锁:当出现关节交锁时,表示可能伴有半月板或交叉韧带的损伤,或膝内侧副韧带深层断裂的断端嵌入关节内。

2.膝关节外侧副韧带损伤

(1)疼痛:膝关节外侧副韧带损伤或断裂,多发生在止点处,多数伴有腓骨小头撕脱骨折,故临床主要症状为膝关节外侧局限性疼痛。

(2)肿胀:腓骨小头附近肿胀、皮下淤血、局部压痛。

(3)活动障碍:膝关节活动障碍,有时可合并腓总神经损伤,表现为足部麻木,甚至足不能背伸。

(4)膝关节外侧方应力试验阳性:当伸直位侧方应力试验阴性,而屈曲 30°时为阳性,此时表示膝关节外侧副韧带断裂合并外侧关节囊、韧带的后 1/3、弓状韧带损伤;当伸直位和屈曲 30°均为阳性时,表示膝关节外侧副韧带断裂同时合并交叉韧带断裂。当伸直位阳性、屈曲位阴性时,表示单纯膝外侧副韧带断裂或松弛。

(二)辅助检查

X线检查对诊断膝内侧副韧带断裂有重要价值,撕脱骨折者可以显出有骨折片存在。加压下外展位(内展位)双膝正位X线,对本病更有诊断意义。具体方法如下。

取1‰普鲁卡因压痛点注射后,患者平卧,两踝之间置放一软枕,用弹力绷带缠紧双大腿下端至膝关节上缘处,拍摄双膝关节正位X线。当膝关节内侧间隙加宽但不超过10 mm时,为内侧副韧带部分断裂;而膝关节内侧间隙明显加宽,>10 mm时则为侧副韧带完全断裂;当合并有交叉韧带断裂时,X线显示膝关节处于半脱位状态。

膝关节外侧副韧带损伤时拍摄膝关节的X线正、侧位片,可见有腓骨小头骨折,但对确定膝外侧副韧带断裂诊断的依据不充分。小腿内收位双膝X线正位片,对诊断的价值则较大。其投照方法是,先在膝关节外侧压痛点处用1‰普鲁卡因封闭止痛后,患者取仰卧位,双膝之间放一圆的软枕,再用弹力绷带缠紧双踝关节及小腿的远端,然后摄双膝正位X线。当膝外侧副韧带断裂时,伤肢膝关节外侧间隙较健侧加宽,当合并交叉韧带断裂时,膝关节外侧间隙增宽更为明显。健侧膝关节的间隙则无明显改变。

四、治疗

诊断明确后,应积极早期治疗。

(一)保守治疗

1.手法治疗

侧副韧带部分撕裂者,初诊时应予以伸屈一次膝关节,以恢复轻微的错位,并可以舒顺筋膜,但手法不可多做,以免加重损伤。新鲜损伤肿痛明显者手法宜轻,日后随着肿胀的消退,手法可逐渐加重。而晚期手法则可解除粘连,恢复关节功能。

(1)内侧韧带损伤治疗手法:患者坐于床边,两腿自然下垂,一助手坐于患侧。两手扶伤侧大腿,二助手于患者的背后扶其两肩。术者半蹲位于患者前方。以右侧损伤为例,左手握于膝部,示指卡住髌骨固定之。另一手拿其小腿的下端,使小腿下垂牵引之。医师先点按血海、阴陵泉、三阴交等穴。然后在损伤局部及其上下施以揉、摩、擦等法。然后膝关节由内向外摇晃6~7次,然后医师站起,身体向外,拿小腿的手倒手变为向外牵拉,扶膝的手变握膝的内侧,使膝关节屈曲旋转于90°位,扶膝的手沿关节间隙推顺其筋。最后将患肢伸直,术者双手掌在膝关节两侧施捋顺、捻散的手法。

(2)外侧韧带损伤治疗手法:患者侧卧床上,伤肢在上,助手固定大腿下端,勿使晃动。术者一手拿膝,拇指按之,另一手拿踝,做小腿摇法,晃动膝部,再与助手用力相对牵引,然后将膝关节屈曲。同时撤去助手。使膝关节与髋关节尽力屈曲。拿膝的手的拇指用力向膝内侧归挤按压,将伤肢拔直,术者拇指在伤处进行捋顺、捻散法。

2.固定治疗

固定对膝关节内、外侧副韧带损伤非常重要,尤其在损伤的早期。对肿胀严重者,固定前应先将膝关节内的血肿抽吸干净。

(1)膝内侧副韧带轻度损伤或仅有部分断裂者:可采用固定治疗,经查体及膝关节外层位X线拍片无明显阳性发现,仅存在膝关节内侧轻度肿胀和局限性压痛的患者,表示存在有膝内侧副韧带轻度损伤或仅有部分断裂的可能,此类患者,可将膝放于20°~30°屈曲位用石膏前后托制动,以利于损伤的愈合,并指导患者练习股四头肌力量,约1周后即可带石膏下地行走,3~6周后去除石膏,开始做膝关节伸、屈活动的锻炼,其功能可逐渐恢复。若经 3～4 周锻炼观察,显示膝关节不稳,应考虑侧副韧带完全断裂或膝部其他韧带合并伤的可能,宜行手术修复。

(2)对于损伤较轻的单纯膝外侧副韧带损伤者:膝内收应力 X 线显示关节间隙开大 0.4 cm,可用弹性绷带加压包扎;关节间隙开大为 0.5～1.2 cm,抽尽膝关节内积血加压包扎,屈膝 20°前后用长腿石膏托固定,6 周后拆除石膏,开始练习膝关节活动。石膏固定期间,应加强股四头肌收缩训练,以防止发生失用性肌萎缩。

3.药物治疗

损伤早期以消肿止痛为主,可用复元活血汤等汤剂,也可服用七厘胶囊、回生第一丹等中成药。损伤中期,以活血化瘀为主,主要用桃红四物汤等,也可服用大、小活络丹等药物。后期以滋补肝肾为主,主要用滋补肝肾的药物。

4.练功疗法

损伤轻者在第 2、3 天后鼓励患者做股四头肌的功能锻炼,以防止肌肉萎缩和软组织粘连。膝关节的功能锻炼对于消除关节积液有好处。后期或手术后患者,膝关节功能未完全恢复者,可做膝关节伸屈锻炼运动及肌力锻炼,如体疗的蹬车,或各种导引的功能疗法。

(二)手术治疗

完全断裂与陈旧性内侧副韧带断裂者,应考虑行手术治疗。根据损伤的范围和程度及是否合并其他韧带损伤,其手术方法也不相同。

1.膝关节内侧副韧带损伤的手术治疗

各种手术均采用仰卧位。在硬膜外麻醉(或腰麻)及气囊止血带下,取膝内 S 形切口。起自股骨内髁上方 1.5～2.0 mm 处,止于股骨内髁前侧,注意保护大隐静脉及隐神经。韧带断裂处多数可见深筋膜下有血肿存在。应仔细分离探查,必要时可做膝关节外展分离试验,以明确韧带断裂的部位。内侧副韧带深层断裂时,往往在浅层中有血肿或淤血斑,此时应沿浅层韧带纤维走行方向进行挤压,即可发现浅韧带出现皱襞或泡状隆起。

(1)膝关节内侧副韧带浅层断裂的修补方法:应视断裂的部位不同而采用不同的方法。在上、下附着处断裂者,其修补方法相同。当撕脱端带有较大的撕脱骨折片者,可用螺丝钉固定。骨折片小或无骨折片者,则在韧带附着处凿一浅槽,在槽的边缘各钻 2 个孔,用粗丝线将断端固定于槽内。内侧副韧带中部断裂时,应行端端缝合或重叠缝合。当内侧副韧带撕裂严重有较多缺损,或经过修补仍不够坚强时,可按陈旧性内侧副韧带断裂处理。

(2)膝关节内侧副韧带深层断裂修复方法:先纵行分开浅层韧带的纤维,在直视下对深层韧带断裂处进行端端缝合。

(3)内侧副韧带断裂合并前交叉韧带断裂的修补方法:其原则是先行修补前交叉韧带后,再修补膝关节内侧副韧带,具体方法各异。

(4)陈旧性膝关节内侧副韧带断裂的治疗:凡陈旧性的膝关节内侧副韧带断裂者,特别是合并前交叉韧带断裂时,膝关节的限制作用遭到破坏。由于长期慢性牵拉而继发其他韧带的松弛,造成膝关节侧方直向不稳定和前内侧旋转不稳,继而发生前外侧旋转不稳定和后内侧旋转不稳定,甚至发生复合不稳等。由于膝关节内侧副韧带的断裂,失去了韧带紧张时使股四头肌产生反射性收缩的机制,导致股四头肌失用性萎缩,最终造成下肢功能的严重障碍。由于陈旧性膝关节内侧副韧带断裂处理困难,治疗效果较差,故目前对其治疗方法的意见尚不完全一致,但近来多数学者认为以行手术修复为宜。其方法有两类,即静力修复法和动力修复法。

静力修复法：是利用膝关节附近的软组织，对损伤的韧带及缺损进行修补。常用的材料有伤处附近的筋膜或肌腱，也可将已经断裂的韧带行紧缩缝合，以恢复其张力。此种方法往往可得到立竿见影的效果，但是由于所借用的材料缺乏血液供给，久之则发生继发性弹性降低而逐渐松弛，所以往往远期效果不太理想。

动力修复法：是将正常肌腱移位，利用肌肉的拉力，达到稳定膝关节的目的，如半腱半膜肌移位代侧副韧带术等。

术后处理：上述诸手术术后，均行下肢全长石膏前后托固定于膝关节屈曲 $10°\sim20°$。如为单纯韧带、肌腱等软组织修补缝合者，固定 3 周后，去除石膏前后托，开始下肢功能锻炼；凡做骨孔、骨槽或骨片的韧带、肌腱起止点移位固定者，术后 $4\sim6$ 周去除石膏前后托，练习下肢的功能。

2.膝关节外侧副韧带损伤的手术治疗

膝关节外侧副韧带完全断裂，过去认为可以不必进行修补，但近年来观察，未进行修补者，有的后遗症明显，常导致膝关节前外侧旋转不稳定。如合并前交叉韧带损伤，则更为明显。当合并后交叉韧带损伤时，则发生后外侧旋转不稳定，出现股骨外髁向后旋转半脱位。所以，近年来对严重外侧副韧带断裂或保守治疗未愈者，一经确诊，即决定手术修复。常用的手术方式有撕脱骨折切开复位内固定和腓总神经探查术、膝关节外侧副韧带缝合术、膝外侧副韧带紧缩术等。

手术后处理及功能锻炼：上述膝外侧副韧带损伤术后，均需使用长腿前后石膏托固定于膝关节屈曲 $30°$ 位 $4\sim6$ 周。外固定期间要主动练习股四头肌收缩，以防止股四头肌发生失用性肌萎缩。去除石膏外固定后，积极练习膝关节及全下肢的活动。

五、康复护理

日常应注意进行体育锻炼，活动前应尽量做好锻炼前的热身准备，避免在锻炼或运动时身体处于僵硬状态，尤其在冬季锻炼时。在运动或锻炼时要注意不要在单腿负重状态下猛然旋转膝关节或受到侧方的应力，最好在关节处特别是膝关节部位进行必要的保护，诸如穿着护膝、小腿处安放护腿板等。另外还应在进行运动或锻炼前掌握必要的一些相关锻炼或运动的知识，要根据自己的体能、柔韧性以及全身情况选择合适的运动方法和掌握合理的运动量。

（邢汉兵）

第四节 膝关节脱位

膝关节为屈戍关节，由股骨下端及胫骨上端构成，二骨之间有半月软骨衬垫，向外有约 $15°$ 的外翻角。膝关节的主要功能是负重和屈伸运动，在屈曲位时，有轻度的骨外旋及内收外展活动。膝关节的稳定主要依靠周围的韧带维持。内侧副韧带和股四头肌对稳定膝关节有相当作用。膝关节因其结构复杂坚固、关节接触面较宽，因此在一般外力下很难使其脱位，其发生率仅占全身关节脱位的 0.6%。如因强大的外力而造成脱位时，则必然会有韧带损伤，而且可发生骨折，乃至神经、血管损伤。合并腘动脉损伤时，如诊治不当，则有导致下肢截肢的危险。根据其脱位的方向，可分为膝关节前脱位、膝关节后脱位、膝关节内脱位、膝关节外脱位。

一、膝关节前脱位

(一)病因与发病机制

暴力来自前方,直接作用于股骨下段,使膝关节过伸,股骨髁的关节面沿胫骨平台向后急骤旋转移位,突破后侧关节囊,而使胫骨脱位于前方,形成膝关节前脱位。

(二)诊断

膝关节肿胀严重,疼痛,功能障碍,前后径增大,髌骨下陷,膝关节处微屈曲位,畸形,弹性固定,触摸髌骨处空虚,腘窝部丰满,并可触及股骨髁突起于后侧,髌腱两侧可触及向前移位的胫骨平台前缘。X线检查:侧位片见胫骨脱位于股骨前方(图6-21)。

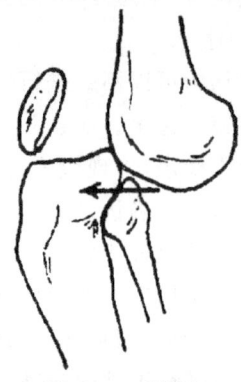

图 6-21　前脱位

依据外伤史、典型临床表现,结合X线检查,可以确诊。要了解是否合并有撕脱性骨折,检查远端动脉搏动情况,以判断腘窝血管是否受伤,同时需要检查足踝运动和感觉情况,判断是否合并神经损伤。

(三)治疗

1.手法复位外固定

一般采用手法整复外固定。患者仰卧。一助手环抱大腿上段,一助手牵足踝上下牵引。术者站患侧,一手托股骨下段向上,即可复位(图6-22)。或术者两手四指托腘窝向前,两拇指按胫骨向后亦可复位。当脱位整复后,助手放松牵引,术者一手持膝,一手持足,将膝关节屈曲,再伸直至15°左右,然后从膝关节前方两侧,仔细检查关节是否完全吻合,检查胫前、后动脉搏动情况,检查足踝运动和感觉情况等。

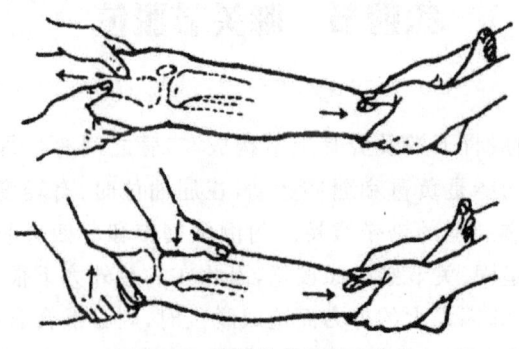

图 6-22　膝关节前脱位复位法

复位后,用长直角板或石膏托将患膝固定于 10°～20°伸展位中立,股骨远端后侧加垫,3 周后开始做膝关节主动屈曲,股四头肌自主收缩锻炼,4 周后解除外固定,可下床活动。

2.药物治疗

初期内服活血化瘀、通络消肿中药,药用接骨七厘片、筋骨痛消丸或活血疏肝汤加川木瓜、川牛膝;继服通经活络舒筋中药,方用丹栀逍遥散加独活、续断、木瓜、牛膝、丝瓜络、桑寄生。若有神经损伤症状如全蝎、白芷。后期内服仙灵骨葆胶囊或补肾壮筋汤加续断、五加皮,以强壮筋骨。神经损伤后期宜益气通络、祛风壮筋,方用黄芪桂枝五物汤加续断、五加皮、桑寄生、牛膝、全蝎、僵蚕、制马前子等。

3.手术疗法

膝关节前脱位最易造成血管损伤,合并有腘动脉损伤者应立即进行手术探查。如果关节囊撕裂,韧带断裂嵌夹于关节间隙,或因股骨髁套锁于撕裂的关节囊裂孔而妨碍复位时,也应手术切开复位,修复损伤的韧带。合并髁部骨折者也应及时手术撬起塌陷的髁部,并以螺栓、拉力螺丝或特制的"T"形钢板固定,否则骨性结构紊乱带来的不稳定将在后期给患者造成很大困难。

二、膝关节后脱位

(一)病因与发病机制

多是直接暴力从前方而来,作用于胫骨上端,使膝关节过伸,胫骨平台向后脱出,形成膝关节后脱位。

(二)诊断

1.临床表现

膝关节肿胀严重,疼痛剧烈,功能障碍。膝关节前后径增大,似过伸位,胫骨上端下陷,皮肤有皱褶,畸形明显,呈弹性固定,触摸髌骨下空虚,腘窝处可触及胫骨平台向后突起,髌腱两侧能触到向前突起的股骨髁。X 线检查:侧位片可见胫骨脱于股骨后方(图 6-23)。

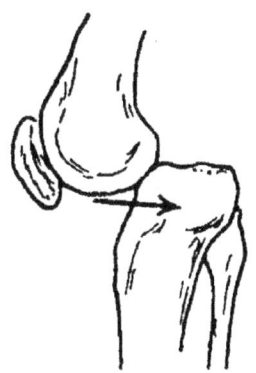

图 6-23　后脱位

2.诊断依据

依据外伤史,典型症状,畸形,一般即可确定诊断。但需拍 X 线,诊查是否合并撕脱性骨折。另外要检查胫前、后动脉搏动情况,判断腘窝血管是否受伤。检查足踝的主动运动和感觉情况,判断神经是否损伤。

(三)治疗

常采用手法整复外固定,方法是患者仰卧,一助手牵大腿部,一助手牵患肢踝部,上下牵引。术者站于患侧,一手托胫骨上段向前,一手按股骨下段向后,即可复位(图 6-24)。

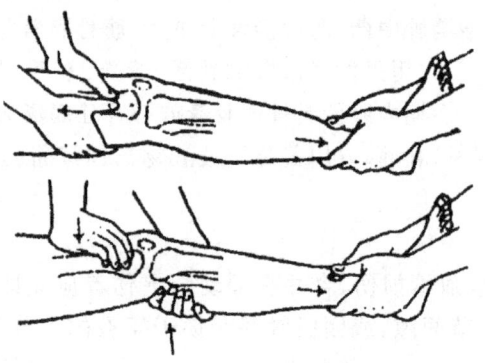

图 6-24　膝关节后脱位复位法

复位后,用长直角夹板或石膏托固定。在胫骨上面后侧加垫,将膝关节固定在 15°左右的伸展中立位。3 周后开始做屈伸主动锻炼活动和股四头肌自主收缩活动。4 周后解除固定,下床锻炼。本病固定应特别注意慢性继发性半脱位,因患者不自觉地抬腿,股骨必然向前,加上胫骨的重力下垂,常常形成胫骨平台向后继发性脱位。必要时可改用膝关节屈曲位固定。3 周后开始膝关节伸展锻炼。

对合并有血管、神经损伤及骨折的患者,处理同膝关节前脱位。

三、膝关节侧方脱位

(一)病因与发病机制

直接暴力作用于膝关节侧方,或间接暴力传导至膝关节,致使膝关节过度外翻或内翻,造成膝关节侧方脱位。单纯侧方脱位少见,多合并对侧胫骨平台骨折,骨折近端和股骨的关系基本正常。

(二)诊断

膝关节侧方脱位因筋伤严重,肿胀甚剧,局部发绀瘀斑,功能丧失,压痛明显,有明显的侧方异常活动。在膝关节侧方能触到脱出的胫骨平台侧缘。若有神经损伤,常见足踝不能主动背伸,小腿下段外侧皮肤麻木。

依据明显的外伤史,典型的症状和畸形,即可确诊。结合 X 线检查,能明确脱位情况以及是否合并骨折(图 6-25)。应注意神经损伤与否。

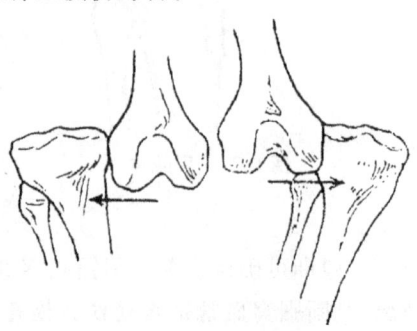

图 6-25　膝关节侧方脱位

（三）治疗

1.手法整复外固定

常采用手法整复外固定。方法：患者仰卧位，一助手固定股骨，一助手牵引足踝。若膝关节外脱位，术者一手扳股骨下端向外，并使膝关节呈内翻位，即可复位（图6-26）。

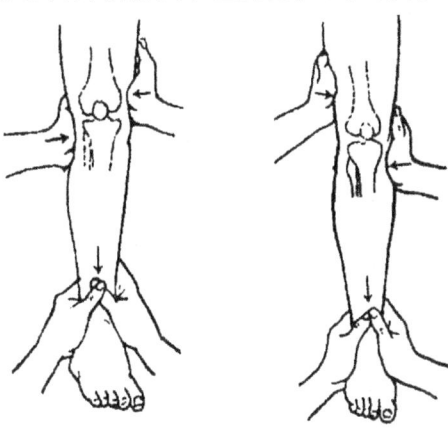

A.外侧脱位复位法　　　B.内侧脱位复位法

图6-26　手法整复复位

复位后，用长直角夹板或石膏托将肢体固定在伸展中立位，膝关节稍屈曲，脱出的部位和上下端相应的位置加棉垫，形成三点加压，将膝关节置于与外力相反的内翻与外翻位，即内侧脱位固定在内翻位，外侧脱位固定在外翻位。一般固定4~6周，解除夹板，开始功能锻炼。

2.药物治疗

同膝关节前脱位。

3.功能锻炼

膝关节脱位复位后，应将膝关节固定于屈曲15°~30°位，减少对神经、血管的牵拉。密切观察血管情况，触摸胫后动脉和足背动脉。足部虽温暖但无脉，则标志着血供不足。术后在40°~70°范围内的持续被动活动对伤后早期恢复活动是有帮助的，但应注意防止过度运动在后期遗留一定程度的关节不稳。股四头肌的训练对膝关节动力性稳定起着重大作用。固定后，即指导患者做股四头肌收缩锻炼。肿胀消减后，做带固定仰卧抬腿锻炼。4~8周解除外固定后，先开始做膝关节的自主屈曲，然后下床活动锻炼，按膝关节功能疗法处理。

（邢汉兵）

第五节　髌骨脱位

髌骨古称"膝盖骨"，又称"镜面骨"。髌骨脱位临床不多见，只有在骨及软组织缺陷或暴力致伤时，才会出现脱位。髌骨是人体最大的籽骨，其骨性结构略呈扁平三角形，底朝上，尖朝下，覆盖于股骨与胫骨两端构成的膝关节前面，其后面为两个斜形关节面，在中央部呈纵嵴隆起，该嵴与股骨下端凹形的滑车关节面相对应，可阻止其向左右滑动。髌骨的上缘与股四头肌腱相连，下缘通过髌韧带止于胫骨结节,两侧为止于胫骨髁的股四头肌扩张部所包绕。

髌骨于正常情况下,无论伸直、屈曲都必须位于膝关节的顶点,但由于膝关节有 10°~15°的外翻角,股四头肌起止点不在同一直线上,故当股四头肌收缩时,髌骨有自然外移的趋向,但由于止于髌骨内上缘的股内侧肌向内牵拉,能有效地纠正髌骨向外脱位的倾向,维持髌骨的正常位置。只有当髌骨及周围骨质、软组织结构有解剖、生理缺陷,或受暴力损伤致股内侧肌及扩张部撕裂时,才会形成髌骨外侧脱位。特殊暴力时可形成内侧脱位。股四头肌腱或髌韧带断裂时可向下或向上脱位。

一、病因

(一)外伤性脱位

当膝关节屈曲位跌倒,髌骨内侧缘遭受向外的直接暴力冲击时,或膝关节在外翻位跌倒,股四头肌扩张部内侧软组织撕裂时,可发生髌骨外侧脱位。当膝关节处于伸直位,突然在髌骨内侧遭到强力外旋暴力伤,髌骨可滑过股骨外髁,而发生髌骨外侧脱位。

当膝关节遭受直接暴力,作用于髌骨外缘,使髌骨外侧支持带及股四头肌腱扩张部外侧撕裂,而使髌骨向内侧脱位,此型较少见。

在暴力作用下,股四头肌腱断裂或髌韧带断裂,髌骨移位于下方或上方,有时可夹在关节间隙。

髌骨外伤性脱位常见的并发症:髌骨向外侧脱位时,与股骨外髁相撞击,可造成股骨外髁骨折;髌骨内侧缘于外侧脱位时,被股四头肌内侧扩张部撕脱而骨折;股四头肌内侧扩张部撕裂;股四头肌腱、髌韧带断裂。

(二)习惯性脱位

习惯性脱位主要是由先天性骨骼或软组织发育缺陷所致。骨骼发育不良包括髌骨、胫骨、股骨异常。髌骨异常有翼状髌骨、高位髌骨、小髌骨等;胫骨异常有胫骨外旋、胫骨结节外移等;股骨异常有股骨外髁低平、股骨内旋、股骨前倾角增大等。软组织异常包括股四头肌特别是内侧肌松弛,髌骨内侧支持带松弛,髂胫束挛缩或止点异常,髌腱止点异常,股四头肌与髌腱所形成的 Q 角异常(Q 角是从髂前上棘到胫骨结节的连线与髌骨-髌韧带正中线的夹角,正常男性为 8°~12°,女性为 15°±5°,超过 20°为异常)。

此外急性脱位复位不良,固定时间不足,使创伤后愈合不良也可以引起习惯性髌骨脱位。

二、诊断要点

(一)外伤性脱位

有外伤史,伤后膝部肿胀、疼痛、膝关节呈半屈曲位,不能伸直。膝前平坦,髌骨可向外、内、上、下方脱出。股四头肌腱断裂时,膝上方肿胀明显,可触及肌腱断裂后之凹陷,压痛在膝上方,髌骨向下脱位。外侧脱位时,在髌骨内上缘之股内侧肌抵止部有明显压痛,可伴有创伤性滑膜炎及关节内积血或积液。髌韧带断裂时,髌骨向上脱位,膝下方肿胀,压痛明显,可触及髌韧带断裂所形成的凹陷。

注意有部分外侧脱位的患者就诊时,髌骨已在膝关节伸直时自行复位,应仔细检查,若发现髌骨内侧有瘀斑,压痛明显,将髌骨向外推移时有松动感,屈膝时(通常在麻醉下)可发现髌骨向外移位,有这些症状即可明确诊断。若临床医师未能想到或未做细致的临床检查,常可误诊为一般的膝关节挫伤或创伤性膝关节滑膜炎等。

膝关节正、侧、轴位片可见髌骨移出于股骨髁间窝之外。

(二)习惯性脱位

青少年女性居多,多为单侧,亦有双侧患病,或有外伤性脱位病史。若先天发育不良者,可无明显创伤或急性脱位病史。每当屈膝时,髌骨即在股骨外髁上变位向外侧脱出,脱出时伴响声,正常髌骨部位塌陷或低平,股骨外髁前外侧有异常骨性隆起。当患者忍痛自动或被动伸膝时,髌骨可自行复位,且伴有响声。平时行走时觉腿软无力,跑步时常跌倒。

膝关节正位片应观察髌骨的大小及位置,侧位片观察髌骨的高低,轴位观察股骨外髁发育情况。通常双侧膝关节同时拍片以资对比。

根据病史、症状体征及 X 线检查,通常可做出髌骨脱位的诊断。

三、治疗方法

(一)整复固定方法

1.手法整复外固定

(1)整复方法:外侧脱位者,患者取仰卧位。术者站于患侧,一手握患肢踝部,另一手拇指抵于髌骨外方,使患膝在微屈状态下逐渐伸直,同时用拇指将髌骨向内推挤,使其越过股骨外髁而复位。复位后,可轻柔屈伸膝关节数次,检查是否仍会脱出。

若髌骨与股骨外髁相嵌顿,用上法不能复位者,可让患者仰卧,一助手固定大腿部,一助手握踝关节上方,先使膝关节屈曲外翻,使外侧肌肉松弛。术者站于患侧,双手持膝,先以两手指拉脱位的髌骨内缘,使髌骨向外移以扩大畸形,松解嵌顿,后令牵踝的助手将膝关节慢慢伸直,同时术者以两手拇指推挤脱出的髌骨向内前即可复位。

(2)固定方法:用长腿石膏托固定屈膝 20°～30°位 2～3 周,若合并股四头肌扩张部撕裂,则应固定4～6 周。

2.手术治疗

(1)适应证:①外伤性脱位,有严重的股四头肌扩张部或股内侧肌撕裂及股四头肌腱、髌韧带断裂等,均应做手术修补。②习惯性脱位,应手术治疗,以矫正伸膝装置力线、恢复正常 Q 角。

(2)手术方法:①外伤性脱位,在手术修复撕裂的膝内侧组织,包括股四头肌内侧扩张部的同时,应清理关节内软骨碎片,以免日后形成关节内游离体。股四头肌腱及髌韧带断裂者,行肌腱或韧带吻合术。②习惯性脱位,可根据患者脱位原因、年龄等情况综合考虑,可一种术式或几种术式联合运用,如股内侧肌髌前移植术、胫骨结节髌腱附着部内移术、内侧关节囊紧缩术、膝外翻畸形截骨矫正术、股骨外髁垫高术。在胫骨上端骨骺闭合前,尽量不做截骨术或垫高外髁手术。

(二)药物治疗

早期活血消肿止痛,方选活血舒肝汤加木瓜、牛膝;中期养血通经活络,内服活血止痛丸;后期补肝肾、强筋骨,可服健步虎潜丸。外治早期可用活血止痛膏以消肿止痛,后期以苏木煎熏洗患肢以舒利关节。

(三)功能康复

抬高患肢,并积极做股四头肌收缩练习。解除外固定后,有计划地指导患者加强股内侧肌锻炼,逐步锻炼膝关节屈伸。早期避免负重下蹲,以防再脱位。

(邢汉兵)

第六节　髌骨骨折

髌骨为人体最大的籽骨,位于膝关节之前。髌骨骨折占全部骨折损伤的 10%,多见于成年人。

髌骨是膝关节的一个组成部分,切除髌骨后,在伸膝活动中可使股四头肌肌力减少 30% 左右,因此,髌骨有保护膝关节、增强股四头肌肌力、伸直膝关节最后 10°～15° 的作用,除不能复位的粉碎性骨折外,应尽量保留髌骨。髌骨后面是完整的关节面,其内外侧分别与股骨内外髁前面形成髌股关节,在治疗中应尽量使关节面恢复平整,减少髌股关节炎的发生。横断骨折有移位者,均有股四头肌腱扩张部断裂,致使股四头肌失去正常伸膝功能,治疗髌骨骨折时,应修复肌腱扩张部的连续性。

一、病因

骨折病因为直接暴力和肌肉强力收缩。直接暴力多因外力直接打击在髌骨上,如撞伤、踢伤等,骨折多为粉碎性,其髌前腱膜及髌骨两侧腱膜和关节囊多保持完好,骨折移位较小,亦可为横断骨折、边缘骨折或纵形劈裂骨折。肌肉强力收缩者,多由于股四头肌猛力收缩所形成的牵拉性损伤,如突然滑倒时,膝关节半屈曲位,股四头肌骤然收缩,牵拉髌骨向上,髌韧带则固定髌骨下部,而股骨髁部向前顶压髌骨形成支点,三种力量同时作用造成髌骨骨折。肌肉强力收缩多造成髌骨横断骨折,上下骨块有不同程度的分离移位,髌前筋膜及两侧扩张部撕裂严重。

二、诊断要点

有明显外伤史,伤后膝前方疼痛、肿胀,膝关节活动障碍。检查时在髌骨处有明显压痛,粉碎骨折可触及骨擦感,横断骨折有移位时可触及一凹沟。膝关节正侧位 X 线可明确诊断。

X 线检查时需注意:侧位片虽然对判明横断骨折以及骨折块分离最为有用,但不能了解有无纵形骨折以及粉碎骨折的情况。而斜位片可以避免髌骨与股骨髁重叠,既可显示其全貌,更有利于诊断纵形骨折、粉碎骨折及边缘骨折。斜位摄片时,若为髌骨外侧损伤可采用外旋 45° 位,如怀疑内侧有损伤时,则可取内旋 45°。如临床高度怀疑有髌骨骨折而斜位及侧位 X 线均未显示时,可再照髌骨切位 X 线。

三、治疗方法

髌骨骨折属关节内骨折,在治疗时必须达到解剖复位并修复周围软组织损伤,才能恢复伸膝装置的完整,防止创伤性关节炎的发生。

(一)整复固定方法

1.手法整复外固定

(1)整复方法:复位时先将膝关节内积血抽吸干净,注入 1% 普鲁卡因 5～10 mL,起局部麻醉作用,而后患膝伸直,术者立于患侧,用两手拇示指分别捏住上下方骨块,向中心对挤即可合拢复位。

(2)固定方法。①石膏固定法:用长腿石膏固定患膝于伸直位。若以管型石膏固定,在石膏塑形前摸出髌骨轮廓,并适当向髌骨中央挤压使骨折块断面充分接触,这样固定作用可靠,可早期进行股四头肌收缩锻炼,预防肌肉萎缩和粘连。外固定时间不宜过长,一般不要超过6周。髌骨纵形骨折一般移位较小,用长腿石膏夹固定4周即可。②抱膝圈固定法:可根据髌骨大小,用胶皮电线、纱布、棉花做成套圈,置于髌骨处,并将四条布带绕于托板后方收紧打结,托板的两端用绷带固定于大小腿上。固定2周后,开始股四头肌收缩锻炼,3周后下床练习步行,4～6周后去除外固定,做膝关节不负重活动。此方法简单易行,操作方便,但固定效果不够稳定,有再移位的可能,注意固定期间应定时检查纠正。同时注意布带有否压迫腓总神经,以免造成腓总神经损伤。③闭合穿针加压内固定:适用于髌骨横形骨折者。方法是皮肤常规消毒、铺巾后,在无菌操作下,用骨钻在上下骨折块分别穿入一根钢针,注意进针方向须与髌骨骨折线平行,两根针亦应平行,穿针后整复。骨折对位后,将两针端靠拢拉紧,使两骨折块接触,稳定后再拧紧固定器螺钉,如无固定器亦可代之以不锈钢丝。然后用乙醇纱布保护针孔,防止感染,术后用长木板或石膏托将膝关节固定于伸直位(图6-27)。④抓髌器固定法:方法是患者取仰卧位,股神经麻醉,在无菌操作下抽净关节内积血,用双手拇、示指挤压髌骨使其对位。待复位准确后,先用抓髌器较窄的一侧钩刺入皮肤,钩住髌骨下极前缘和部分髌腱。如为粉碎性骨折,钩住其主要的骨块和最大的骨块,然后再用抓髌器较宽的一侧,钩住近端髌骨上极前缘亦即张力带处。如为上极粉碎性骨折,先钩住上极粉碎性骨块,再钩住远端骨块。注意抓髌器的双钩必须抓牢髌骨上下极的前侧缘。最后将加压螺旋稍加拧紧使髌骨相互紧密接触。固定后要反复伸屈膝关节以磨造关节面,达到最佳复位。骨折复位后应注意抓髌器螺旋盖压力的调整,因为其为加压固定的关键部位,松则不能有效地维持对位,紧则不能产生骨折自身磨造的效应(图6-28)。⑤髌骨抱聚器固定法:电视X线透视下无菌操作,先抽尽膝关节腔内积血,利用胫骨结节髌骨外缘的关系,在胫骨结节偏内上部位,将抱聚器的下钩刺穿皮肤,进入髌骨下极非关节面的下方,并向上提拉,确定是否抓持牢固。并用拇指后推折块,让助手两手拇指在膝关节两旁推挤皮肤及皮下组织向后以矫正翻转移位。将上针板刺入皮肤,扎在近折块的前侧缘上,术者一手稳住上下针板,令助手拧动上下手柄,直至针板与内环靠近,术者另一手的拇指按压即将接触的折端,并扣压内外侧缘,以防侧方错位,并加压固定。再利用髌骨沿股间窝下滑及膝关节伸屈角度不同和髌股关节接触面的变化,伸屈膝关节,纠正残留成角和侧方移位。应用髌骨抱聚器治疗髌骨骨折具有骨折复位稳定、加速愈合、关节功能恢复理想的优点(图6-29)。

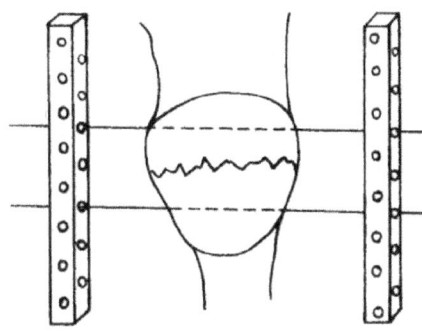

图 6-27 闭合穿针加压内固定

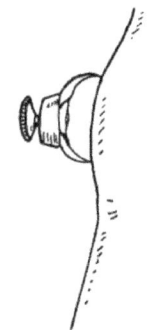

图 6-28 抓髌器固定法

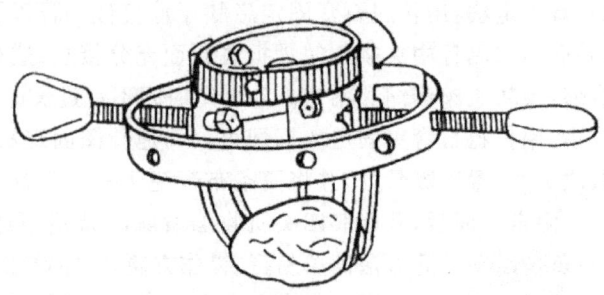

图 6-29　髌骨抱聚器固定法

2.切开复位内固定

切开复位内固定适用于髌骨上下骨折块分离在 1.5 cm 以上、不易手法复位或其他固定方法失败者。方法是在硬膜外麻醉或股神经加坐骨神经阻滞麻醉下,取膝前横弧形切口,切开皮肤皮下组织后,即进入髌前及腱膜前区,此时可见到髌骨的折面及撕裂的支持带,同时有紫红色血液由裂隙涌出,吸净积血,止血,进行内固定。目前以双 10 号丝线、不锈钢丝、张力带钢丝固定为常用(图 6-30)。

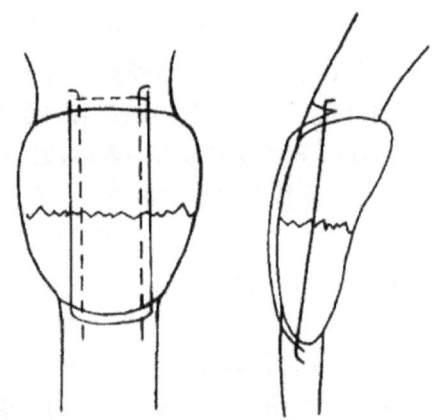

图 6-30　张力带钢丝内固定

(二)药物治疗

髌骨骨折多瘀肿严重,初期可用利水逐瘀法以祛瘀消肿。若采用穿针或外固定器治疗者,可用解毒饮加泽泻、车前子;肿胀消减后,可服接骨丹;后期关节疼痛活动受限者,可服养血止痛丸。外用药初期肿胀严重者,可外敷消肿散。无移位骨折,可外贴接骨止痛膏。去固定后,关节强硬疼痛者,可按摩展筋丹或展筋酊,并可用活血通经舒筋利节之苏木煎外洗。

(三)功能康复

复位固定肿胀消退后,即可下床活动,让膝关节有小量的伸屈活动,使髌骨关节面得以在股骨滑车的磨造中愈合,有利于关节面的平复。2～3 周后,有托板固定者应解除,有限度地增大膝关节的活动范围,6 周后骨折愈合去固定后,可用指推活髌法解除髌骨粘连,以后逐步加强膝关节屈伸活动锻炼,使膝关节功能早日恢复。

(邢汉兵)

第七节 胫骨平台骨折

胫骨平台骨折在普通人群中较为常见。体育运动中如高速极限运动及高处坠落亦有发生。胫骨平台骨折多数涉及负重关节面,常合并韧带及半月板损伤。在诊断和治疗中既要考虑关节面的精确对位,又要创造条件,争取关节的早期功能活动。

一、功能解剖

胫骨平台似马鞍形,是支持和承重股骨髁的主要结构。胫骨平台内侧缘有内侧副韧带及比目鱼肌附着点,内侧面稍下有缝匠肌、股薄肌及半腱肌附着其上。外侧缘与腓骨小头之间称为骨间缘,与腓骨小头关节面组成上胫腓关节。外侧缘稍凹处有胫前肌附着,腓骨小头有外侧副韧带附着其上。胫骨平台正面观呈凹形,有内外半月板镶嵌其上。

内外平台之间有一骨性隆起,称为胫骨隆突,上有半月板前后角、前后交叉韧带附着点及胫骨棘。胫骨上端周缘骨皮质较胫骨中段骨皮质薄弱,平台骨皮质内纵向骨小梁与横向骨小梁交叉排列,以支撑体重。由于外侧平台骨小梁密度低于内侧平台,又因膝外侧容易遭受外来暴力打击,所以外侧胫骨平台骨折较内侧多见。

二、损伤机制

(一)压缩并外展

运动员从高处坠落,膝关节伸直并外展位,由于外侧平台外侧缘较股骨外髁宽约0.5 cm,股骨外髁如楔子插向外侧平台,形成平台塌陷或劈裂骨折。塌陷骨折块挤压腓骨头,造成腓骨头或颈部骨折。若外翻幅度大,可同时发生内侧副韧带和前交叉韧带断裂(图6-31)。

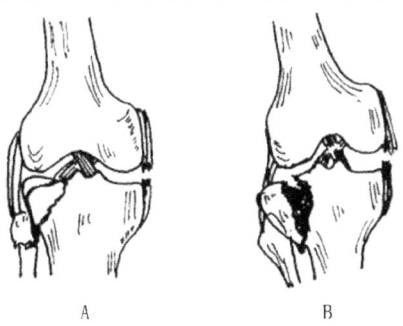

图6-31 压缩并外展致胫骨外髁骨折

A.胫骨外髁塌陷骨折;B.胫骨外髁劈裂骨折

(二)压缩并内收

高处坠落,膝关节伸直并内收,由于股骨内髁与胫骨内侧平台的边缘基本对齐,股骨内髁冲压股骨平台,致使胫骨内侧平台骨折塌陷。骨折后因内侧副韧带的牵拉作用,骨折块向内向下移位(图6-32)。若内收严重,可合并发生腓骨头撕脱骨折或腓总神经损伤。

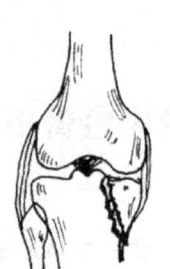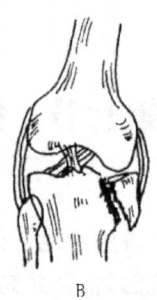

图 6-32 压缩并内收致胫骨内髁骨折

A.胫骨内髁塌陷骨折;B.胫骨内髁塌陷骨折合并旋转移位

(三)垂直压缩

高处坠落,足跟下地,股骨内外髁垂直撞击胫骨平台,地面的反作用力使胫骨平台由下向上加大撞击力,造成内外两侧平台分离骨折或粉碎骨折(图 6-33)。坠跌落地若同时伴有外翻力,外侧平台损伤较重或移位较多,若同时伴随内收力,则内侧平台损伤较重。

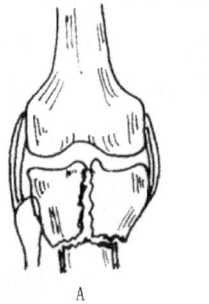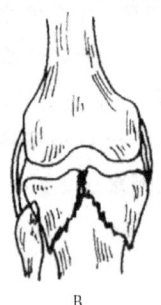

图 6-33 膝部垂直压缩致胫骨双髁骨折

A.胫骨髁 T 形骨折;B.胫骨髁 Y 形骨折

三、分类

(一)Hohl 分型

Hohl 分型将胫骨平台骨折分为六型(图 6-34)。

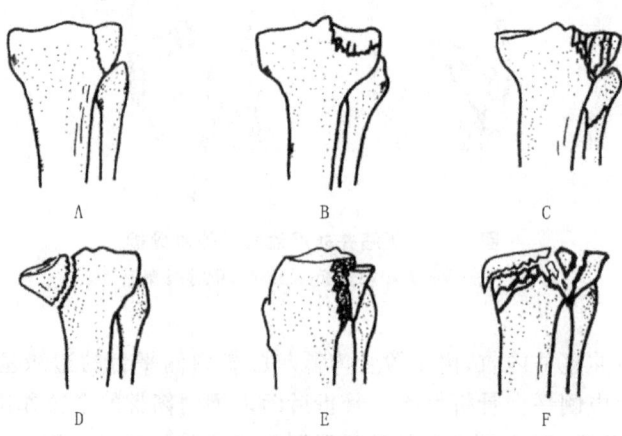

图 6-34 胫骨髁骨折 Hohl 分型

A.骨折无移位;B.部分压缩;C.劈裂压缩;D.全髁塌陷;E.劈裂骨折;F.粉碎骨折

(1) Ⅰ型:骨折无移位。

(2) Ⅱ型:骨折处部分压缩。

(3) Ⅲ型:胫骨髁劈裂又压缩骨折。

(4) Ⅳ型:髁部压缩。

(5) Ⅴ型:髁部劈裂。

(6) Ⅵ型:胫骨平台严重粉碎骨折。

(二)Morre 分类法

它将胫骨平台骨折分为两类。

1.平台骨折

轻度移位;局部压缩;劈裂压缩;全髁压缩;双髁骨折。

2.骨折脱位

劈裂骨折;全髁骨折;边缘撕脱骨折;边缘压缩骨折;四部骨折(图 6-35)。

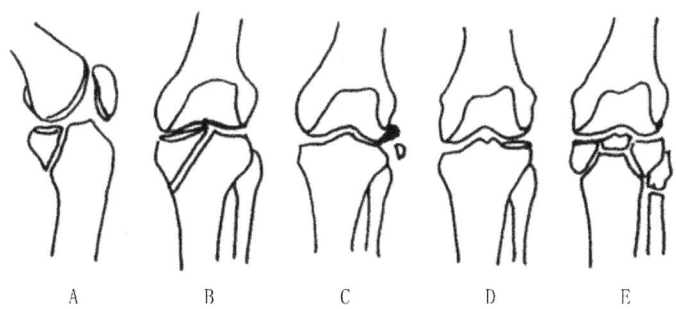

图 6-35 胫骨髁骨折 Morre 分类

A.劈裂骨折;B.全髁骨折;C.边缘撕脱骨折;D.边缘压缩骨折;E.四部骨折

四、症状及诊断

(一)损伤史

强大暴力作用于膝部的损伤史,如高处坠落损伤等。

(二)疼痛胀肿

膝部肿胀,疼痛剧烈,严重者有膝外翻或内翻畸形。

(三)功能障碍

膝关节及小腿功能障碍或丧失,不能站立行走。膝关节有异常侧向活动。

(四)X 线检查

X 线检查可显示骨折形式或骨折块移位的方向。部分病例若仅有轻微塌陷骨折,X 线难以显示。分析膝关节 X 线时应注意:①膝关节面切线。膝关节 X 线正位片,股骨关节面切线与胫骨关节面切线成平行关系。股骨纵轴与股骨关节面切线外侧夹角,正常值为 75°～85°。胫骨纵轴与胫骨关节面连线的外侧夹角为 85°～100°。膝关节内外侧副韧带损伤、胫骨髁骨折移位或膝外翻时这种关系紊乱(图 6-36)。②膝反屈角。膝关节 X 线侧位片,胫骨纵轴线与胫骨关节面连线后方之夹角称为膝反屈角,正常值小于 90°。可以此衡量胫骨平台骨折移位及复位情况(图 6-37)。

胫骨平台关节面正常时后倾 10°～15°,故摄取正位片时球管也应后斜 10°～15°,这样能更好地显示平台情况。有时须加拍左右斜位片,以防漏诊。

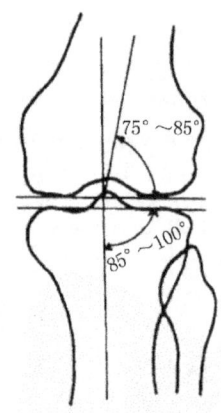

图 6-36　膝关节面切线与外侧夹角

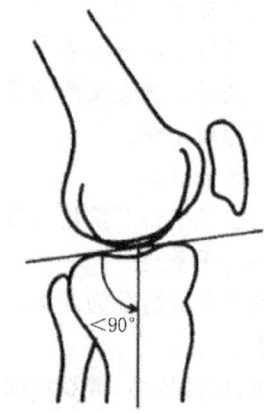

图 6-37　膝反屈角,正常值＜90°

(五)CT 及 MRI 检查

清晰地显示关节面破坏情况及骨折移位的细微变化,可以客观地评估关节面压缩程度及骨折块的立体形状,从而为选择治疗方案提供依据。

五、治疗

胫骨平台骨折的治疗目的是解剖对位和恢复关节面的平整,维持轴向对线,同时修复韧带和半月板的损伤,重建关节的稳定性。

胫骨平台骨折有各种治疗方法,观点各有不同。确定治疗方案应根据患者全身情况、运动项目、年龄、有无合并损伤、骨折类型和程度等全面考虑,综合分析。

(一)无移位或轻度移位骨折

无移位骨折均可保守治疗,如 Hohl Ⅰ型。抽净关节积血,加压包扎,以石膏托制动 3～4 周。固定期间每周进行 1～2 次膝关节主动伸屈活动,负重行走应在 8 周后进行。

轻度移位塌陷及侧方移位不超过 1 cm,膝关节无侧向不稳定也可非手术治疗,如 Hohl Ⅱ型。石膏托固定 4～6 周,固定期间进行股四头肌舒缩活动。每周进行 1～2 次膝关节主动伸屈活动。伤后 8 周膝部伸屈幅度应达到正常或接近正常。

(二)塌陷劈裂骨折

胫骨平台骨折塌陷明显或劈裂骨折,如塌陷超过 1 cm,关节不稳或合并膝关节交叉韧带损伤、侧副韧带损伤,宜手术切开内固定。如有神经-血管损伤,应首先处理。侧副韧带及交叉韧带损伤应以可靠方式重建。对于一些塌陷明显的骨折,虽已将其撬起复位固定,由于下方空虚,复位后有可能又回复到原来塌陷的位置。如平台塌陷严重,复位后空隙较大,须用骨松质或人工骨充填。若关节面已严重粉碎或不复存在,可将与胫骨髁关节面相似的髂骨软骨面放在关节面的位置上,下方空隙处填以骨松质,填实嵌紧,然后实施内固定(图 6-38)。胫骨髁骨折可采用骨松质螺钉加骨栓内固定(图 6-39),也可以支撑钢板内固定。胫骨双髁严重粉碎骨折可采用支撑钢板或加骨栓内固定(图 6-40、图 6-41)。此类骨折内固定要坚固可靠,防止因骨折块松动而导致关节面错位和不平整。术后外固定 3～4 周拆除,行膝关节伸屈练习直至正常活动。术后第 2 周开始,每周安排 1～2 次股四头肌主动伸屈活动。胫骨平台骨折如合并骨筋膜室综合征,应早期切开筋膜室减压,避免肢体因血液循环障碍而坏死。

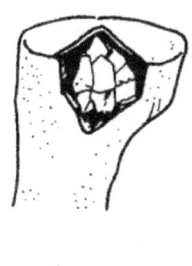 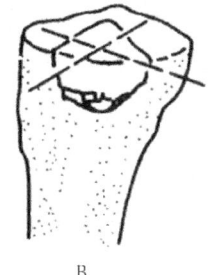 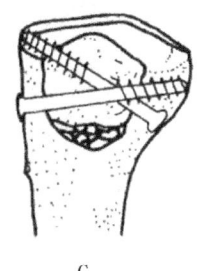

A   B   C

图 6-38 胫骨髁塌陷骨折植骨内固定

A.胫骨内髁塌陷骨折；B.先以克氏针将植骨块临时固定；C.螺钉交叉内固定

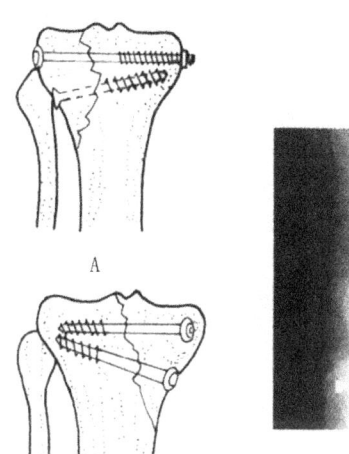

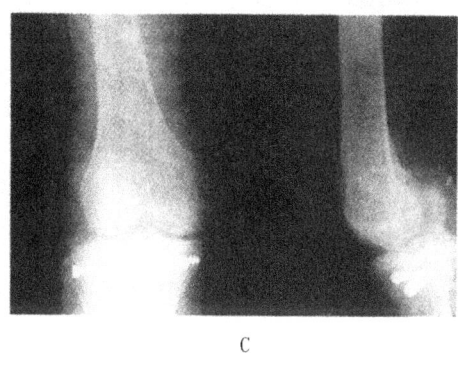

C

图 6-39 胫骨单髁骨折骨松质螺钉并骨栓内固定

A、B.胫骨单髁骨折骨松质螺钉或加骨栓内固定；C.胫骨单髁骨折骨松质螺钉内固定术后 X 线

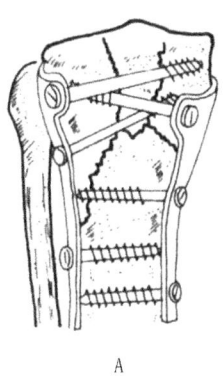 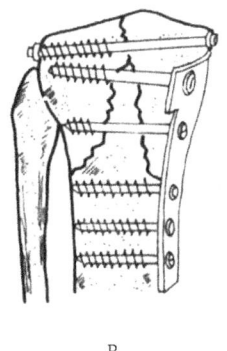

A   B

图 6-40 胫骨双髁粉碎骨折内固定

A.胫骨双髁骨折双钢板内固定；B.胫骨双髁骨折钢板加骨栓内固定

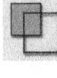

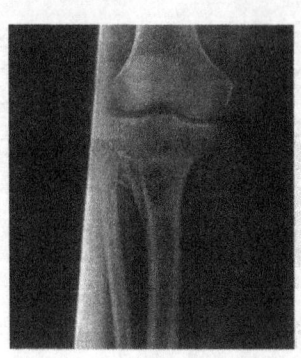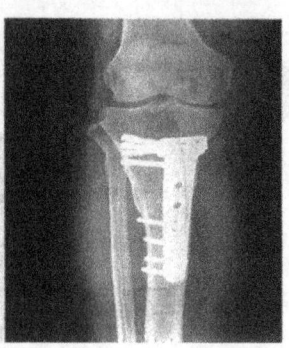

图 6-41 胫骨平台骨折及内固定

(三)关节镜监测下复位固定

通过关节镜监测可了解平台塌陷状况及有否韧带、半月板损伤。关节外开窗撬拔复位,植骨加支撑钢板固定,在关节镜辅助监测下可了解复位情况,关节面是否平整等。韧带或半月板损伤可在关节镜下修复或切除。利用关节镜手术可减少创伤干扰,有利于膝关节功能的尽快恢复。

(岳 涛)

第七章

踝 部 损 伤

第一节　踝关节外侧不稳

踝关节外侧不稳多见于踝关节损伤,踝关节扭伤是常见的运动损伤。据报道,踝关节扭伤占篮球运动损伤的 45%,占足球运动损伤的 31%。在非运动员的人群中,踝关节扭伤也很常见。踝关节内翻性损伤(外踝扭伤)远多于踝关节外翻性扭伤(内踝扭伤)。

一、解剖和生物力学

踝关节周围的骨与软组织结构是踝关节稳定的基础。这一复合体的共同作用使踝关节诸骨沿其运动轨迹活动而不发生脱位。距骨前宽后窄,因此踝关节负重时,踝穴有由上到下、由后到前自然变宽的倾向。腓骨和附着其上的外侧韧带是踝关节稳定的重要结构,主要的外侧韧带包括距腓前韧带、跟腓韧带、距腓后韧带及外侧跟距韧带。其他在踝关节周围,并对踝关节和距下关节的稳定起作用的有颈韧带、骨间韧带、腓距跟韧带(Rouvire 韧带)、下伸肌支持带、后距跟关节的前方关节囊(图 7-1)。

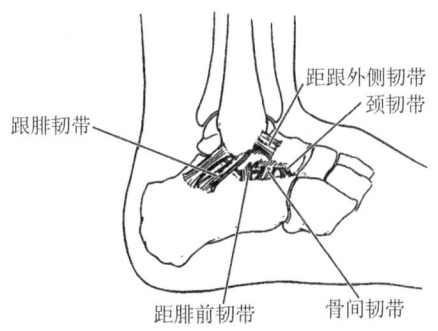

图 7-1　后足外侧面的主要韧带结构

距腓前韧带起于外踝的前缘,紧贴腓骨关节面的前方,连接到距骨的外侧缘。跟腓韧带起自外踝前缘的下方,连接到跟骨的外侧面,其外侧表面是腓骨肌腱鞘的一部分。腓距跟韧带,起于腓骨下缘、止于距骨和跟骨的后外侧面。颈韧带起自距骨远端下外侧缘的跗骨窦,止于跟骨颈结节。骨间韧带是一个束带状结构,起自距下关节的中关节面,向上、向内侧行走,止于距骨颈下。距跟后关节的前关节囊韧带形成关节囊的增厚部分。

二、病因与病理

距下关节在水平面和冠状面屈伸轴有 20°的偏移活动度,从而在踝关节屈伸活动时有内外翻和内外旋的复合运动。这样,在步态周期中,重力中心向距骨外侧移位,因此,任何使得后足外翻的机械或结构缺陷如足跟内翻、腓骨肌无力,都容易导致踝关节扭伤。

Cass 和 Settles 在内翻的踝关节和距下关节上施以轴向负荷,发现在距腓前韧带和跟腓韧带完好的情况下,距骨无倾斜。后足的内翻伴有小腿外旋,切断距腓前韧带,外旋角度从 11.1°增加到 16°;如将距腓前韧带和跟腓韧带都切断,外旋角度可增加到 30°。距骨和胫腓骨的关节面对防止距骨倾斜不起作用。他们认为距腓前韧带和跟腓韧带复合体损伤后,小腿外旋加剧,距下关节解锁,使得内翻加重;踝关节和距下关节的内翻不稳定无须距骨的倾斜。

下伸肌支持带在足中立位和背屈位时是距下关节的稳定装置。踝关节跖屈时距腓前韧带起稳定作用;踝关节背屈位时跟腓韧带起稳定作用。跟腓韧带、颈韧带和后距跟关节的前关节囊韧带,以及骨间韧带对距下关节各个方向的稳定性都是很重要的结构。下伸肌支持带除了对距下关节的稳定作用外,对踝关节距下关节不稳定的手术重建也很重要。距腓前韧带、跟腓韧带、距腓后韧带和上伸肌支持带具有协同作用。踝关节背屈同时施以轴向负荷,距腓前韧带、跟腓韧带和上伸肌支持带作用一致。即使踝关节处于中立位承受负荷,距腓前韧带也具有张力。

相比较而言,距腓前韧带是最短的和力量最弱的外侧稳定装置。跟腓韧带最长,弹性模量也最大。有学者测量过,使得跟腓韧带断裂的力是使得距腓前韧带断裂的力的 2.0～3.5 倍。距腓后韧带是最厚和最强的外侧韧带,它阻止过度的背屈及距骨的内外侧移位。三角韧带是最强的侧副韧带,它阻止距骨外翻倾斜及外旋,对阻止距骨向前移位发挥次要作用。

跖屈内翻是造成外侧韧带损伤的最常见机制,并首先影响距腓前韧带。随着应力进一步增加,跟腓韧带受累。但偶尔,也有跟腓韧带单独断裂而距腓前韧带无损伤的情况。

三、临床表现与诊断

(一)临床表现

急性踝关节扭伤是骨科临床医师最常遇见的损伤。患者常经历下楼时踩空、高处落地时地面不平、在舞蹈时身体与足反方向旋转或其他的交通伤时踝关节受到轴向暴力,以受伤时足踝部呈跖屈内翻位为多见,但多数患者不能清楚地回忆起受伤时足的准确位置。有人可回忆起位于踝关节外侧的响声或撕裂感。受伤的踝关节肿胀疼痛,严重的患者可有明显的瘀肿,不能负重。

常有多次反复的踝关节扭伤病史,这种多次反复的扭伤常在某些突然的动作(如内翻或旋转)后发生。因长期不稳定而存在骨关节炎的患者常有慢性疼痛。由于疼痛或反复扭伤,及患者无法在不平坦的地面行走;产生对踝关节的不信任感,不愿在不平坦的地面行走,并在起步和停止时感到踝关节不适。另外,患者还可能出现某些并发症症状,如踝关节内、外侧间隙内的骨与软组织撞击,腓骨肌腱炎,反复内翻损伤引起的腓骨长短肌撕裂,或以上情况同时发生。骨畸形可导致适应性的步态异常,例如距骨在踝穴中慢性的内翻倾斜,这种异常的步态是大多数人不能接受的。

(二)诊断

1.病史及体格检查

对于急诊患者而言,患者常常不能回忆起受伤时足部怎样扭曲,但是如果能清楚地记录下受伤时的机制,将对医师的诊断和临床评估提供很大的帮助。需要特别注意的是,在合并明显或不明显的骨折、关节脱位、肌腱损伤及其他隐匿性病变时,诊断踝关节韧带损伤是很困难的。有报道发现外踝骨折的患者同时伴有急性韧带不稳定,所以在评估踝与后足的复杂性损伤时要高度怀疑,充分认识到韧带损伤、关节不稳定的可能。

对急性踝关节损伤的体检最好在损伤后肿胀痉挛发生之前立即施行。但是,大多数患者来医院就诊时已经过了24～48小时,通常受伤的踝关节已经明显肿胀。检查者应记录患者能否负重、能否用受伤部位的踝关节蹬地起步、疼痛和肿胀程度,以及对受伤机制能否有精确的描述。触诊应包括所有的骨性标志:上胫腓关节、内外踝、跟骨前结节和第5跖骨基底。要检查踝关节和距下关节的主动和被动活动。触摸外侧稳定结构,包括腓骨肌腱(检查有无半脱位或激惹现象)、距腓前韧带、跟腓韧带和跗骨窦。最后,评估三角韧带和下胫腓联合韧带,将踝关节背屈外展,在远端胫腓关节处施以按压,可证实此处有无下胫腓联合韧带的损伤。关键是要区别压痛和疼痛是源自骨还是软组织。同时须用轻柔的手法做应力试验,包括前抽屉试验和距骨倾斜试验。前抽屉试验的检查方法:检查左足踝关节时,检查者左手示、中指勾住患者足跟,拇指放在足背部与示、中指对捏,右手抓住踝关节上方的小腿部,两手相对做前后推拉。检查右足时,手法相反。与健侧对比,明显松动者为阳性。注意,有时患者双侧均有踝关节的不稳定。距骨倾斜试验:检查者用手握住患者足跟部做内外翻的摆动。如果患者疼痛,并存在明显的肌紧张,可在腓骨肌腱鞘和踝关节外侧沟内使用局麻药(1%利多卡因),以便减轻疼痛和肌紧张,使得检查者能够准确地判断损伤的程度(图7-2)。

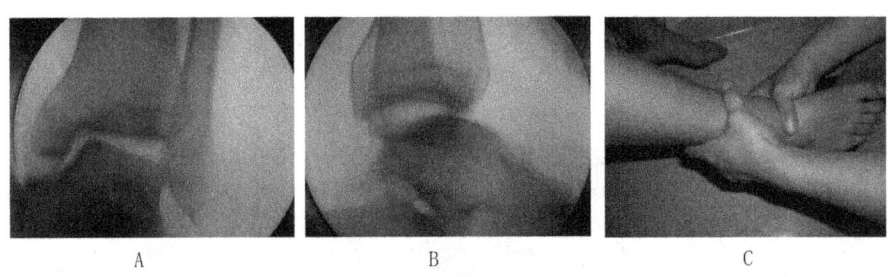

图7-2 踝关节不稳定的检查

A.内翻应力试验,距骨倾斜;B.前抽屉试验,距骨向前脱位(显示踝关节不稳定);C.抽屉试验手法

踝关节扭伤的解剖学分型是许多学者在诊断急性踝关节扭伤和踝关节不稳定时常采用的方法,对医师制订治疗计划与方案有重要的意义。多数学者结合临床发现、解剖异常与受伤的韧带将踝关节急性扭伤分为三度:Ⅰ度扭伤指距腓前韧带部分或完全的断裂;Ⅱ度扭伤指距腓前韧带和跟腓韧带部分或完全的断裂;Ⅲ度扭伤指距腓前韧带、跟腓韧带和距腓后韧带同时损伤。

踝关节扭伤后慢性疼痛或反复扭伤的患者对踝关节的不信任感,以及患者无法在不平坦的地面行走,并在起步和停止时感到不适,是临床医师在初次接触患者时,高度怀疑慢性踝关节不稳定的主要因素。在采集病史时,检查者需要关注先前任何肌腱、韧带的损伤或踝关节的骨折。要注意有无腓骨肌无力,它可自然发生,或与Charcot-Marie-Tooth病有关。对慢性不稳定患者的检查要像对急性损伤的检查一样,必须全面和完整。要注意任何解剖学病变,如后足内翻或马蹄内翻。检查跟腱和腓骨肌腱的状况,是否存在跟腱挛缩和腓骨肌腱滑脱。有腓骨肌腱鞘内肿胀和压痛的患者,可能存在腓骨长肌或短肌的纵向撕裂。检查踝关节的活动度时要重点检查胫距骨的前方接触区,以及踝关节内、外侧间隙是否有可触摸到的骨赘形成。许多患者,甚至是20多岁的踝关节不稳定患者,在距骨颈,或胫骨下缘,或外侧沟内会出现明显的骨赘。最后,做轻柔的应力试验,包括前抽屉试验和距骨倾斜试验。慢性不稳定患者的前抽屉试验常可在踝关节的前方出现凹陷,这是由于关节的活动度增大,距骨向前移位时,空出的空间由于真空负压的原因而引起皮肤内陷,即所谓的真空征(图7-3)。慢性不稳定患者如有疼痛,也可向关节内注射局麻药后进行检查。

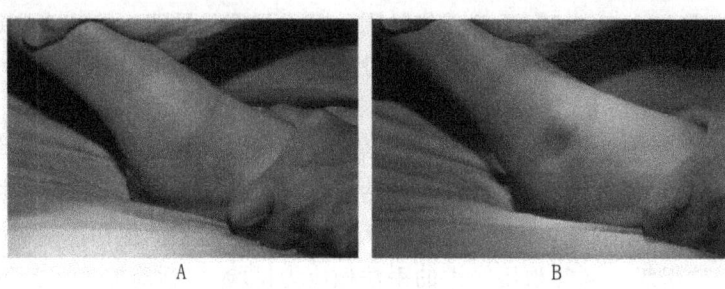

图7-3　慢性踝关节不稳定患者,前抽屉试验见真空征

A.前抽屉试验时检查者握足的方法;B.施力后可见真空征

2.影像学检查

在踝、距下关节急性损伤时,应该常规进行放射学检查,包括前后踝穴位、侧位片。全足的侧位片有助于识别跟骨前部或跗中关节的损伤。如果临床检查发现中足外侧部疼痛,应该考虑拍足的斜位片。对于所有急性损伤病例,须仔细观察骨性结构的微小细节,仔细辨别腓骨尖下撕脱骨块的出现,腓籽骨的断裂,下胫腓联合的增宽,以及距骨穹顶、跟骨前突、骰骨、第5跖骨基底部、胫骨和腓骨远端的损伤。放射学发现与相关的临床体征结合可帮助检查者做出正确的诊断(图7-4)。

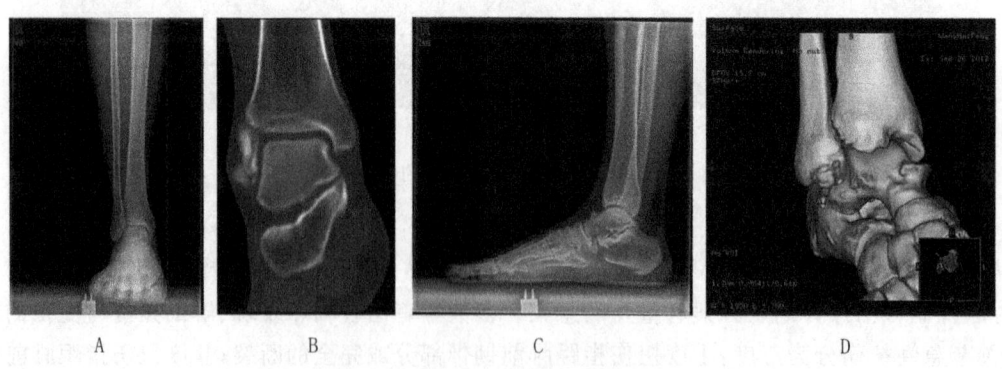

图7-4　踝关节不稳的影像学检查

A、B.腓骨远端陈旧性撕脱骨折;C、D.胫骨远端前唇及距骨前方骨赘

对慢性踝关节外侧不稳定应区分是功能性不稳定还是机械性不稳定。功能性不稳定的定义是患者主观感觉踝关节软弱、打软腿、易反复扭伤,以及在做应力手法时对踝关节的不信任感。应力位X线显示踝关节内外翻或前抽屉检查无显著变化。导致踝关节功能性不稳定的原因有很多,包括外侧韧带松弛,距下关节松弛,踝关节和距下关节的骨性组织及软组织的撞击,距骨的

骨软骨损伤,以及胫腓联合、腓骨肌功能障碍,或者腓神经浅支的牵拉。机械性不稳是指患者不但有功能性不稳的临床表现,而且应具有 X 线检查的阳性表现。在应力位 X 线表现上,什么是确定机械性不稳定的最可靠方法虽然存在一些不同的观点。但国外大多数学者接受的标准是距骨倾斜>9°,距骨前抽屉试验时半脱位>10 mm。如与对侧踝关节比较,距骨前移大于对侧超过3 mm,或距骨倾斜度大于对侧超过3°,也可诊断为不稳定(图 7-5)。问题是有时患者双侧踝关节都有病变,因此,尽管双踝的临床和放射学比较常常有助于踝关节外侧不稳定的诊断,但并非绝对。

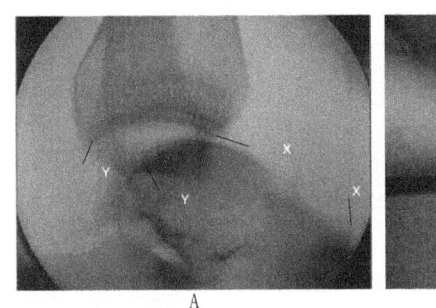
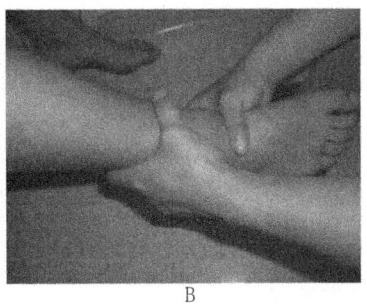

A   B

图 7-5　前抽屉试验的 X 线画线测量

A.前抽屉试验评估踝关节不稳定,表现为踝关节后方间隙(Y-Y)增大或者距骨前方尖端
到胫骨前方关节面的距离(X-X)增大;B.踝关节抽屉试验的手法

　　踝关节造影对于慢性不稳定的诊断意义不大。Chandnani 和同事比较了 MRI 成像与 MRI 成像关节造影,认为后者对于诊断慢性不稳定更加敏感。MRI 对腓骨肌腱病变的诊断效果较好,虽然一般情况下临床检查也足以做出诊断,但 MRI 可以分辨出肌腱炎症、肌腱撕裂等。CT 检查对了解撕脱性骨块、距骨穹顶损伤及游离体有帮助。超声检查近来也被用来评估踝关节韧带损伤,但是检查结果太依赖操作医师的经验,该检查方法尚未被广泛接受。

　　3.踝关节应力位放射学检查技术

　　诊断踝关节不稳定,临床症状及体格检查是临床医师进行正确判断的主要依据,而应力位摄片则可帮助临床医师证实自己的诊断。但是,放射科医师如果未经过特殊的训练是很难掌握应力摄片技术的。骨科医师对高度怀疑的踝关节不稳定患者,最好自己进行应力位 X 线检查。有学者建议对所有高度怀疑踝关节不稳的患者进行 C 形臂 X 线机检查,医师在检查的同时,也可进一步了解关节不稳的情况,制订正确的治疗方案。有人使用手法做应力位 X 线检查,有学者使用特殊的夹具器械来实施。Laurin 等的研究显示两者的效果相似。应力位 X 线在麻醉下进行,结果更可靠。在门诊检查可用局麻,在手术室检查可在全麻下进行。

　　4.鉴别诊断

　　鉴别诊断包括腓骨肌腱病变、骨与软组织撞击综合征、跗骨窦综合征、腓浅神经及其分支的卡压或牵拉等。大多腓骨肌腱撕裂、腓骨肌腱炎或腓骨肌腱滑脱在体检时可被发现。必要时可在腓骨肌腱鞘内做诊断性封闭来明确诊断。腓浅神经及其分支的卡压或牵拉的主要原因是伸肌支持带卡压,或关节周围骨赘,或滑膜增生。要在小腿远端 1/3 水平用 Tinel 征来评估腓浅神经。如果患者不是非常肥胖或处于急性水肿期,将足踝部跖屈内翻可较清晰地显示腓浅神经。

　　在怀疑骨与软组织撞击综合征的诊断时,可以进行 CT 或踝关节镜检查。踝关节前侧软组织撞击征现在是一个定义明确的疾病,会引起踝关节扭伤后慢性疼痛和功能不稳定。沿着距骨、胫骨和腓骨之间的凹槽可以看见滑膜炎和纤维化。Ferkel 等首先报道了踝关节前外侧撞击征的名词来定义这种病理情况。距腓前韧带的上部和胫腓下联合韧带可能被涉及。距骨外侧脊上有束带状的增厚或软组织球状纤维化,较常见,偶尔伴有距骨外侧或腓骨软骨磨损。广泛的滑膜切除和关节镜下清扫是有效的。

跗骨窦综合征继发于踝关节扭伤,在跗骨窦区域有慢性疼痛,往往保守治疗无效但可以通过去除跗骨窦底部的脂肪垫和韧带浅层组织得以缓解。

四、治疗

(一)保守治疗

急性与慢性踝关节扭伤经常是多个解剖部位同时发生损伤,可能并发相关疾病,故临床医师应明确患者是否存在伴随病变。对急性踝关节扭伤的治疗,目前普遍认同的观点是Ⅰ度和Ⅱ度损伤经保守治疗和早期功能康复通常恢复满意。休息、冰敷、冷压及肢端抬高,然后给予保护性制动,如绷带、夹板或支具,限制性的关节活动可以减轻疼痛和肿胀,并利于损伤部位软组织的修复。然后循序渐进地进行负重练习、本体感觉训练。腓骨肌力量训练和小腿三头肌的伸展训练相结合。轻度扭伤完全恢复活动的时间是1周,中度扭伤是2周,通常需要佩戴弹性外支具来保护活动。有学者对大多数Ⅰ度、Ⅱ度扭伤的患者使用U形支具,让患者戴支具行走。遇到疼痛、肿胀较重时,可用踝关节制动靴,让患者进行保护状态下的负重,以方便进行康复训练。对某些仍需参加训练的运动员,可用绷带来进行活动时的保护。当发生更严重的损伤或者存在并发的病变,如腓骨撕脱性骨折、距骨穹顶部软骨损伤或腓骨肌腱半脱位时,应使用管形石膏制动。管形石膏制动达4周或骨、软组织创伤已经稳定,立即更换为踝关节制动靴,以方便功能康复。伤后6周开始U形支具保护下行走(图7-6)。

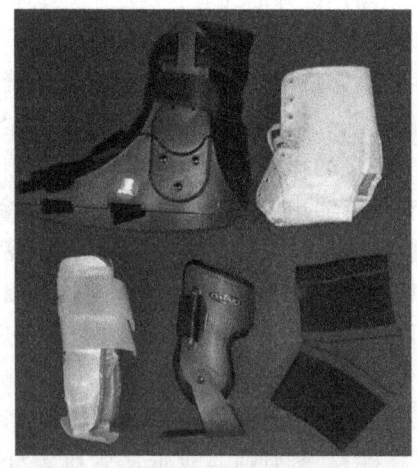

图7-6　各种踝关节支具,穿戴后在其保护下进行功能锻炼

对于严重的Ⅱ度或Ⅲ度损伤时,学者们对于应该施行手术解剖性修复还是闭合治疗仍存在一些争议。主张手术的学者认为,早期解剖修复能尽可能减少发生迟发性功能不稳定的可能性;而主张保守治疗者认为,手术有可能发生如神经瘤形成、疼痛瘢痕、感染、皮肤坏死和深静脉血栓形成等并发症;同时有报道显示,长期随访发现接受踝关节手术组与未接受手术组之间无明显差

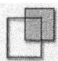

异,因而首选保守治疗。此外还有学者认为,二期手术重建或延期修复外侧韧带能够达到与一期修复一样良好的效果,因此可以挽救少见的迟发性不稳定病例,以及避免手术相关的并发症。Myerson 教授认为医师应该以患者为中心,根据其活动水平及功能要求来调整治疗方案,尤其是对有较高要求的运动员。对严重的踝关节扭伤,如果年轻的患者要求伤后有一个更耐用、功能更佳的踝关节,则应选择手术治疗。一期同时修复距腓前韧带和跟腓韧带可以通过 Brostrom 术式来完成,需要将下伸肌支持带和/或踝关节囊前移。术后康复遵循的原则与慢性不稳定修复术后康复一样。韧带损伤越严重,康复的时间就越长,恢复腓骨肌腱功能和踝关节本体感觉也越发重要。患者恢复到损伤前的活动水平可能需要 12 周时间。在患者开始恢复损伤前活动时应该使用外支具。

慢性外侧踝关节不稳定的非手术治疗依赖于重建机械稳定性,以及增强腓骨肌腱复合体的本体感受输入。Karlsson 的实验证实,用弹力绷带捆绑可以有效改善腓骨长短肌的反应时间。但大多数学者认为弹力绷带的持久性较差,外固定支具比如"U"形支具比弹力绷带更能维持其支持作用。Greene 和 Hillman 研究认为,运动员中使用具有一定强度的支具者,满意率达 76.9%,相比之下,使用绷带缠绕的运动员中仅 38.5% 有较好效果。哪种鞋具的效果最好,高帮还是低帮,这也存在着争议,而且运动员的个人喜好,似乎决定了支具的选择。

在踝关节腔内或者韧带上注射任何激素类或者酶类药物都是不提倡的。高压氧治疗急性踝关节扭伤没有价值。消炎镇痛药的使用可以减轻患者的疼痛和僵硬感。外用擦剂或药膏对踝关节扭伤仅有一定程度的止痛效果,对受伤软组织并无修复作用。关节腔抽液意义不大,而且会增加感染等的风险。

目前的文献报道中,尚无由于对踝关节不稳定的手术重建施行较晚而产生功能恢复不佳的报道。大多数报道认为不论选择哪种手术方法,都具有 90% 甚至更好的效果。因此,对踝关节不稳定的治疗不是急诊手术修复的指征,除非有其他明显的病理改变,如距骨头软骨损害、腓骨肌腱病变或者明显的踝关节前方或内外侧间隙内的骨性撞击。

(二)手术治疗

保守治疗失败的慢性踝关节不稳定患者应手术治疗。手术总体上分为两大类型:解剖性修复重建与非解剖性修复重建。前者是直接将损伤的韧带重叠加固缝合以修复外侧韧带的稳定性限制作用,其特点是与生理性解剖结构一致;有学者通过游离肌腱移植来替代韧带进行修复,也是一种解剖性重建。非解剖性修复重建是通过腓骨短肌转位或人工肌腱来替代功能不全的韧带,改变了原先的解剖形态。

在手术中合并的其他病理学改变也应手术同时解决,如腓骨肌腱撕裂的修复,腓神经卡压的神经松解术,踝关节或距下关节软组织或骨性撞击的清除术等。对存在关节炎退变性改变的患者仍可进行手术,手术可以重建稳定以阻止或延缓关节炎的发展。普遍认为距腓前韧带和跟腓韧带的解剖修复比外侧韧带的非解剖修复效果更好,因为它无须牺牲全部或部分腓骨短肌或其他结构来进行替代,理论上减轻了术后并发症,便于康复。但如果解剖性修复无法进行,则可用非解剖性的重建手术,如全部或部分的腓骨短肌腱转移,以及跖肌腱、腘绳肌腱等游离移植,或者新鲜冰冻肌腱的同种异体移植。非解剖性的重建手术在手术方式上有许多不同的变化,比如使用一半腓骨短肌,不同方向部位的钻孔和不同的肌腱固定方法。关节镜不能用来进行韧带修复,但可用它来评估和治疗踝关节的滑膜炎、关节内游离体、骨性撞击或者是距骨顶损伤。

长期随访调查研究表明,修复或者重建距腓前韧带和跟腓韧带的技术最可靠。目前最为常用的解剖修复技术是改良的 Bröstrom 方法(图 7-7),最常用的非解剖重建技术是 Elmslie 改良的 Chrisman-Snook 方法。Myerson 改进了 Chrisman-Snook 的手术方法,他仅在腓骨上打一个隧道,避免了在外侧距骨上钻孔(图 7-8),由于骨性隧道较短,仅需劈裂较短的腓骨肌腱。Watson-Jones和 Evans 手术的缺点包括牺牲了全部的腓骨短肌腱,而且没有重建跟腓韧带,踝关节的背屈受限,不稳定复发率很高。对 Evans 手术的长期随访表明,这种手术方式不能充分限制足跖屈时的距骨前方半脱位,前抽屉不稳定的发生率高达 50%。游离肌腱移植解剖重建的方法近来已被广泛使用。

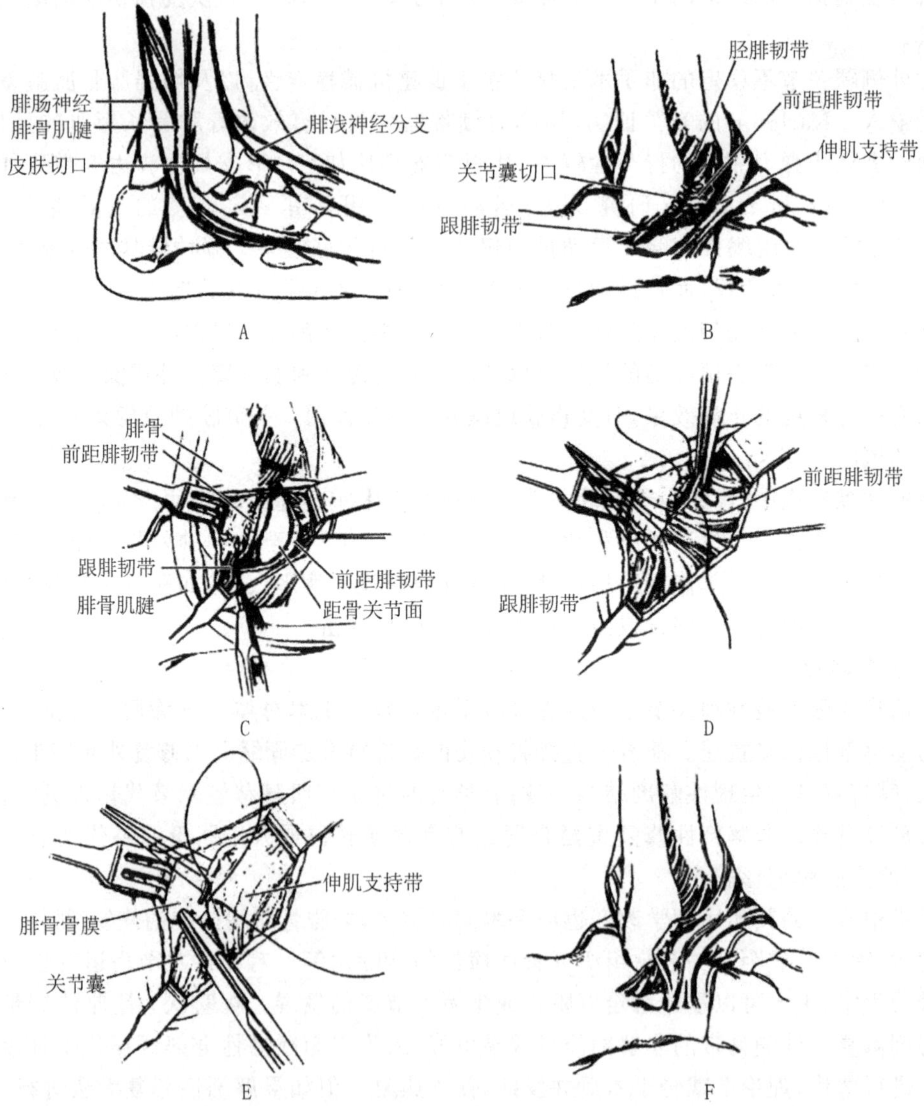

图 7-7 改良的 Bröstrom 方法(Bröstrom-Gould 手术)
A.切口;B.关节囊切开;C.切开关节囊与前距腓韧带;D.推移缝合关节囊
与前距腓韧带;E.推移缝合伸肌支持带;F.伸肌支持带缝合与外踝

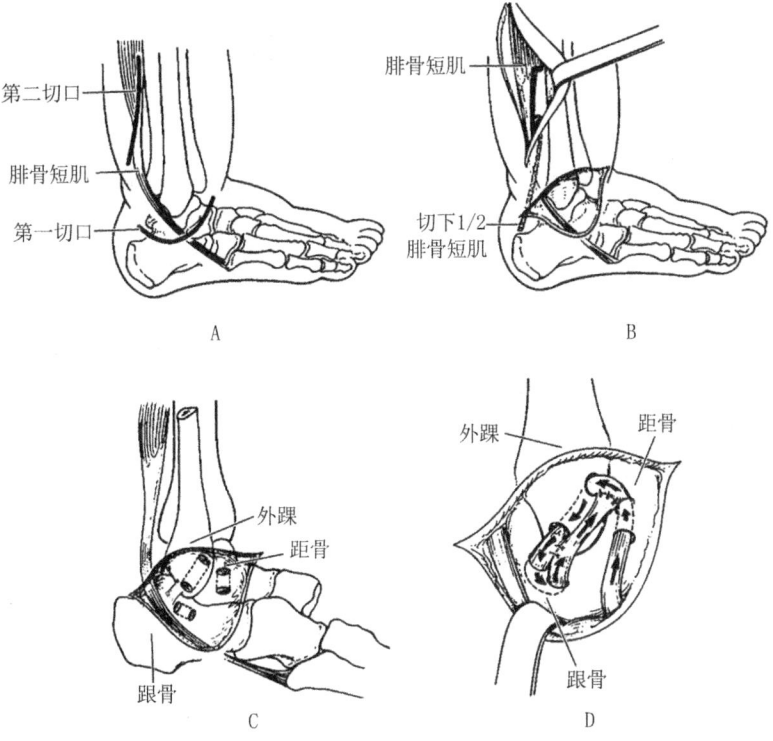

图 7-8 改良 Chrisman-Snook/Elmslie 手术
A.切口；B.切取 1/2 腓骨短肌腱；C.分别在距骨、外踝与跟骨上做骨隧道；D.修补固定

1.解剖修复的术式

改良的 Bröstrom 手术是一种解剖性的重建手术,对于任何决定手术的患者而言,都是首选。通常临床医师在手术前做好进行其他非解剖性或解剖性手术的准备,在手术当中如发现韧带明显回缩或钙化,即改行肌腱移位或肌腱移植手术。无论患者是运动员、舞蹈演员、体力劳动者还是家庭主妇,对于那些有足够韧带残留的患者,都应该行解剖性重建距腓前韧带和跟腓韧带手术。手术操作:于腓骨前方 1 cm 处做弧形切口,延伸到外踝的后下方,以便显露腓骨肌腱。切口前缘的前方为腓浅神经分支,后方为腓肠神经,手术时必须谨慎,避免损伤。切开皮肤,尽量保留较厚的皮瓣,一直切到踝关节的关节囊、韧带及腓骨肌腱鞘的浅层。结扎大的静脉血管。屈伸踝关节可帮助辨认距腓前韧带较厚的前缘。沿这一结构的上缘切开,暴露踝关节。解剖伸肌支持带的下方,以便修补韧带时向前推向腓骨,这可以增强修补的牢度。打开腓骨肌腱鞘大约3 cm,以检查下方的腓骨长肌和腓骨短肌有无撕裂,如有可以行肌腱修补。踝关节内翻应力试验可以帮助辨别跟腓韧带。在距离腓骨起点 5 cm 的位置锐性分离距腓前韧带、跟腓韧带及外侧距跟韧带。将近端韧带瓣连骨膜进一步掀起直到腓骨前缘,用骨锉或咬骨钳做出骨床,以便将韧带远端片段推回到腓骨。可用锚钉插入做好的骨床,缝合韧带的远侧瓣,以重建完整的距腓前韧带-跟腓韧带复合体。在韧带重叠覆盖缝合之前,用咬骨钳咬除距骨和腓骨之间或距下关节的钙化灶。当拉紧缝线时,助手将踝关节保持于中立位,轻度外翻,以便将外侧韧带复合体重置于外踝。将近端的韧带瓣和骨膜放置于远端韧带瓣上,用缝线缝合固定。以先修补跟腓韧带最为方便。然后,将伸肌支持带推向腓骨,用缝线固定。其他增强修补牢固的方法还有游离腓骨骨膜或前推趾短伸肌。活动踝关节,并检查其稳定性。逐层关闭伤口。用后托支具将踝关节固定于中立位,

3～5天更换踝关节固定靴固定。同时逐步进行负重练习和关节活动练习。

2.非解剖修复手术（改良 Chrisman-Snook/ Elmslie 手术）

手术取2个切口：第1切口为外踝前方的弧形切口，与 Bröstrom 修补术的切口大致相同。显露胫腓前韧带和跟腓韧带附着点。打开腓骨肌腱鞘的远侧段，检查肌腱。如果发现腓骨短肌有撕裂，通常是纵向撕裂，可以在劈裂肌腱时应用它。第2个切口在腓骨肌腱的肌腹连接处，长约6 cm。两个切口间保留大约5 cm的皮桥。腓骨长肌位于腓骨短肌浅面，向上牵拉腓骨长肌，将腓骨短肌腱在肌纤维的前方尽量高的地方劈开，不要损伤腓骨短肌腱在第5跖骨基底部的附着点。在外踝水平，用一个弯曲的肌腱分离器从下方通过完整的腓骨肌腱鞘，抓住腓骨短肌的游离端，拉向远端。沿纤维方向撕开肌腱，如果肌腱有撕裂就合并在一起。清除肌腱近端的肌肉。在距骨颈、距腓前韧带附着处附近钻孔，先用3.0 mm的钻头钻孔，然后用4.5 mm的钻头扩大。钻2个独立的孔，然后V字形打通，可用弯曲的刮匙刮除孔内的骨以连接2个钻孔成隧道。操作需要小心，避免损伤骨皮质桥。在外踝上另外钻2个孔，第1个位于距腓前韧带起点。这个孔应在前缘，钻孔时要避免损伤腓骨后侧皮质。第2个孔从外踝尖钻到第1个孔道。再次用刮匙刮通隧道。最后在跟骨上的跟腓韧带附着点附近钻孔，两孔间距1.5 cm。在使用大钻头扩孔的时候要小心，避免损伤骨皮质桥。用刮匙刮通隧道。用2-0的肌腱缝线编织肌腱的游离端，牵引肌腱先向上穿过距骨颈，再由上至下通过外踝，最后由后向前穿过跟骨。术中可用2-0的金属丝线，它可弯曲、扭转形成一个肌腱穿出器，帮助肌腱穿过孔道。将足维持在中立位，轻微外翻。先是距骨，然后腓骨，最后是跟骨逐步将松弛的肌腱拉紧。最后将肌腱的游离端固定在腓骨的前缘，再转向跟骨，以便维持固定。残余的肌腱用缝线固定在腓骨隧道口肌腱的上面。

Myerson 改良了 Snook 手术，避免了在距骨和跟骨上钻孔，仅用一个腓骨隧道（图7-9）。Sammarco 现在将锚钉置于距骨外侧缘、腓骨前缘及跟骨，以加强腓骨短肌移植转位。

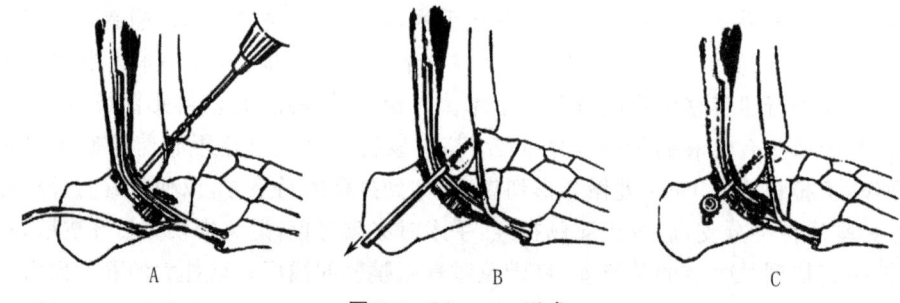

图7-9 Myerson 手术

A.切取1/2腓骨短肌腱并在外踝钻孔；B.把腓骨短肌腱从外踝的隧道引向跟骨外侧；C.固定后

常规关闭伤口。用后托支具将踝关节固定于中立位，3～5天内更换石膏固定。石膏固定2～3周，然后拆线，并用踝关节固定靴固定。同时逐步进行负重练习和关节活动练习。Sammarco 发现腓骨短肌腱会随时间增生，因而改善了外踝的薄弱，这是用一半腓骨肌腱的优点。

Sammarco 和 Carrasquillo 报道了10例外侧韧带重建失败需要再次手术的病例，并综述了文献资料，认为韧带重建的失败率在2%～18%。这10例患者中用 Sammarco 改良的 Chrisman-Snook/Elmslie法4例，类似的方法采用跖肌腱移植做重建1例，第3腓骨肌腱1例，副腓骨肌腱（腓骨短肌未找到）1例。还有3例用改良的 Brostrom 手术法。这些重建手术失败的原因是肌腱移植的位置不正确。重新进行充分折叠，尽可能拉紧缩短原先使用的韧带。经过这些处理后，10例患者中9例获得了非常好的效果，都获得了踝关节的稳定。

3.游离肌腱移植重建外侧韧带技术

这也是一种解剖性的韧带重建技术。适用于反复多次扭伤所致的慢性踝关节不稳,患者原有的距腓前韧带和/或跟腓韧带已经明显变薄、回缩或缺失的患者;残留的韧带组织量不够,无法进行直接修补缝合的患者。对于肥胖或体重大的患者,以及对功能要求高的运动爱好者或运动员,也适用这个术式。肌腱来源可采用自体肌腱移植,取自自体跖肌、腘绳肌或股薄肌。也可采用人工肌腱或同种异体肌腱移植。自体肌腱移植的优点是费用低,不存在排异反应;缺点是增加手术时间,牺牲一条自体健康的肌腱。以某些学者的经验,从肌腱的强度、手术操作简便度及供区切口的美观度等各方面考虑,自体肌腱取同侧半腱肌最合适。异体肌腱移植的优点是不存在供区问题、缩短手术时间,缺点是价格高。以目前异体肌腱的取存技术,已经几乎不必考虑疾病传播的问题。以学者实施大量异体肌腱移植的经验来看,亦没有排异反应出现。异体肌腱移植安全可靠性有保障,适用于对功能要求高的运动爱好者或运动员,以及不愿意牺牲自体肌腱的患者。手术方法如下。

(1)如果问题仅局限于外侧韧带复合体,则手术切口与 Bröstrom 方法的切口相同即可。如果病变更广泛(腓骨肌腱撕裂或踝关节前方骨赘),则采用较大切口,从腓骨后缘弧形延伸到跗骨窦。

(2)肌腱的放置:首先显露移植肌腱在距骨、跟骨上的止点及外踝。在外踝上钻一骨隧道,将移植肌腱折叠后双股塞入骨隧道,用一枚界面钉固定。此时移植肌腱的两端可用于重建距腓前韧带和跟腓韧带。肌腱两端缝线牵引备用。分别在距骨和跟骨上垂直于骨钻一 30 mm 深的骨隧道,肌腱两端的牵引线穿过长针,将针沿骨隧道穿出对侧皮肤,露出牵引线头。

(3)肌腱的固定:把踝关节置于伸屈中立位和 5°外翻位,通过肌腱两端的牵引线调节适当张力,分别在距骨和跟骨的骨隧道内钻入一枚界面钉固定(图 7-10)。

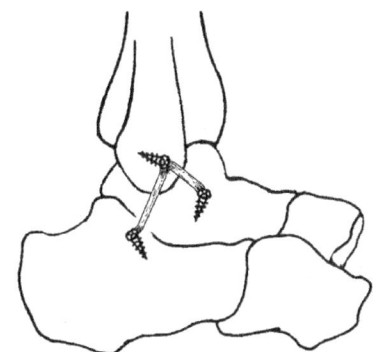

图 7-10　通过游离肌腱移植实施的解剖修复手术

(4)测试踝关节的稳定性和活动度,如果仍有不稳定,则取出界面钉,将移植肌腱拉紧,用界面钉重新固定其于轻度外翻位。

(5)术后用 U 形石膏将踝关节固定于中立位稍微外展,3～5 天更换踝关节固定靴固定。同时逐步进行负重练习和关节活动练习。

五、康复治疗

踝关节部位损伤的康复治疗应该贯穿于整个治疗过程中。在损伤的开始即应休息、冰敷、加压包扎和抬高患肢,以便减少疼痛和肿胀的程度,逐步恢复关节活动及关节的柔韧性。这是早期

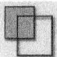

护理的特点,也是踝关节Ⅲ度扭伤早期外侧韧带重建术后及慢性不稳定的后期重建术后的标准康复治疗模式。急性阶段的疼痛和肿胀消退后,开始肌肉的康复,这包括腓肠肌-比目鱼肌装置和腓骨肌系统。康复的最后阶段的目标是将关节功能恢复到患者期望的状态,包括运动、跳舞、劳动等。

(一)第一阶段

轻度踝关节损伤及手术后 7～10 天,严重踝关节扭伤后 3 周内。通过加压包扎和冷疗来减轻肿胀。冷疗包括冰敷、按摩、冷水浸泡等,或包裹冷冻治疗仪,一天 2 次,每次 10～20 分钟。严重的肿胀可以在损伤后最初的 7 天内使用加压泵,或者简单地将患肢抬高于心脏水平。如患者对非甾体抗炎药的不良反应能够忍受,也可用以缓解急性的疼痛和肿胀。

(二)第二阶段

第二阶段为上述时限后至 3 个月。康复的目标是足踝部的肌肉和肌腱。采用各种方式恢复足踝的活动和柔韧性,并增强其耐受力。足踝关节在可以忍受的疼痛范围内进行不负重的被动和主动锻炼,对保持腓肠肌-比目鱼肌装置的正常张力和柔韧性是非常重要的。可以弯曲足趾锻炼足的内在肌。用橡皮管做等屈性锻炼可以有效地提供不负重状态下的阻力,以便进行背屈、跖屈、内翻和外翻的练习。腓骨肌系统的康复训练是踝关节,以便减少疼痛和肿胀的程度,逐步恢复关节活动及关节的柔韧性。

(三)最后阶段

康复的最后阶段是使受损的踝关节功能恢复至可以运动、跳舞或劳动,这有时需要特殊的敏捷性训练以增强踝关节的平衡觉和本体感觉。水疗和固定的自行车锻炼可以改善关节活动度。通常轻度踝关节损伤后 7～10 天,严重踝关节扭伤后 3 周,如无不适,患者可以开始直线跑步。我们通常在功能性活动训练中使用 U 形支具。国外有使用生物力学踝关节平台系统板来加强腓骨肌系统和腓肠肌-比目鱼肌装置的张力和功能,可以提高患者的平衡位置感。敏捷性训练,在患者直线跑步无不适后开始,包括 8 字活动、靠边跳和单腿跳。大多数轻度损伤的患者可以在伤后 7～10 天恢复较难的动作,严重韧带损伤重建术后的患者需要 6～8 周。

(房　光)

第二节　踝关节内侧不稳

一、解剖和生物力学

踝关节的内侧韧带复合体在解剖上有许多变异,是由一个大的,有力的,扇形韧带复合体组成,又称三角韧带,分为浅、深两层。有 5 个主要韧带:胫弹簧韧带、胫跟韧带、胫距前深韧带、胫距后深韧带、胫距后浅韧带。浅层起于内踝前丘,其没有明确的分束,但基于止点的不同可分为三部分。前部(距舟部分)止于足舟骨内侧,与弹簧韧带的上内侧纤维相融合。三角韧带的中间部分(胫跟部分)竖直向下止于跟骨的载距突。后部(胫距后部分)向后外侧延伸止于距骨内结节。三角韧带的深层在解剖上与浅层分隔。该部分厚短,分成两条鲜明的韧带即胫距前和胫距后韧带。两者都位于关节内,但处于滑囊外。胫距前韧带起于前丘外侧,止于关节面远端的距骨内侧缘。胫距后韧带作为三角韧带的最强组成部分,起自后丘,向下向后止于距骨内侧面。由于三角韧带的表层伸入弹簧韧带,所以它们共同维持踝关节内侧的稳定,不能分开(图 7-11)。

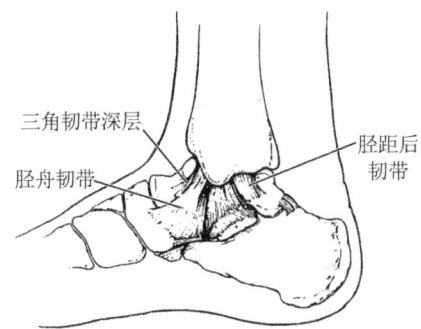

三角韧带深层
胫距后韧带
胫舟韧带

图 7-11　三角韧带是短粗的滑膜下结构,它的主要作用是限制距骨的外翻

(一)内侧韧带的表层

内侧韧带表层的主要韧带有胫弹簧韧带、胫舟韧带、胫跟韧带及胫距后浅韧带,其中前 2 个较为恒定。胫弹簧韧带位于最表层,是表层内侧副韧带中最强有力的;它几乎垂直于内踝,连接于跟舟韧带的上缘,并作为胫跟韧带的筋膜,胫弹簧韧带腱束伸入三角韧带。胫舟韧带组成内侧副韧带的大部分,发自距骨前突的前缘,伸入舟骨的背内侧面;偶然它也会伸入弹簧韧带。表层三角韧带的前部分可以作为胫舟韧带的一部分,并连于距骨。胫跟韧带发自距骨前突的内侧,伸入载距突内缘;它的一些纤维有时会连于弹簧韧带。胫跟韧带与胫弹簧韧带相互重叠。

(二)内侧韧带的深层

内侧韧带的深层在解剖上有许多变异,主要有胫距后深韧带及胫距前深韧带,只有前者是恒定的。胫距后深韧带发自丘间沟,连于内侧距骨结节和载距突,并跨过胫距关节。胫距后韧带发自丘间沟,在关节面后部伸入距骨内表面,直到距骨后内结节。胫距前深韧带发自距骨前突及内踝的丘间沟,伸入距骨的内侧面,直到关节内面的前部分。

也有文献报道内侧韧带深层分为 3 个韧带:胫距前韧带、中韧带、后韧带,走行及作用与前面大致相似。

(三)弹簧韧带复合体

由内侧部分,跟舟韧带的内上部分及跟舟下韧带组成,其中内侧部分大而有力。跟舟韧带的中上部分发自载距突的内上面及跟骨前面的前缘,并且伸向舟骨面。纤维软骨组织覆盖在距骨头的上部分。跟舟下韧带发自跟骨的前面,纵向地伸入舟骨的下面。

三角韧带表层部分进入跟舟韧带内上部分。两者纤维在距骨头处相互连接。跟舟韧带的内上部分,跟舟下韧带,三角韧带的表层组成韧带复合体,维持距骨头及距跟舟关节的稳定性。踝关节内侧不稳定与弹簧韧带复合体功能不协调有关。

二、病因与病理

三角韧带主要是限制距骨向外侧移位。完整的三角韧带只允许距骨与内踝间 2 mm 的间隙,但当切断所有外侧的三角韧带时,距骨与内踝间可有 3.7 mm 的间隙。三角韧带浅层限制距骨外展及防止距骨倾斜,三角韧带深层在踝关节外旋时断裂。并且是防止距骨旋前的首要韧带,但是其他两层的韧带结构也同样起作用。切断全层三角韧带或仅切断三角韧带浅层可导致胫距关节面接触明显减少,每减少 1 mm² ,关节面峰值压力就增加 30%。三角韧带在足跖屈、外旋及旋前时都起作用。对于一个固定的旋转轴,三角韧带的后束纤维在背屈时紧张,前束纤维在跖屈时紧张。体外研究表明踝关节韧带通过耦联机制在足与腿之间作用,尤其协调胫跟骨的旋转运动。三角韧带没有旋转胫骨的作用,也没有限制足跖屈及背屈位时的内外翻,却在足的跖屈位时明显地改变运动形式的传递。显然,踝关节复合体的耦联工作依赖于三角韧带。在重度的旋转受伤中常连累三角韧带前束纤维。完全三角韧带撕裂可见于外踝骨折及双踝骨折。慢性三角韧带功能不全可发生在胫后肌腱功能紊乱,外伤及有踝关节三关节融合史的距骨外向倾斜患者。三角韧带的慢性损伤可致踝关节内侧不稳定。三角韧带损伤可引发距骨内侧关节软骨损伤。当外侧韧带松弛的时候踝关节内侧面的压力分布增加。踝关节不稳定持续的时间与关节软骨损伤的程度及范围无关。即使很少的距骨移位也会导致胫距关节内侧压力增加,从而引发关节软骨损伤。距骨后外侧及内侧区域软骨组织最脆弱,易于受损。其他加重软骨损伤的因素:体重、性别、年龄、肌力不平衡、后足畸形等。

胫跟韧带各分区与关节的接触面积及其产生的压力各有不同。胫跟韧带作用于踝关节的内侧面,而跟腓韧带在外侧面起作用。胫跟韧带,胫弹簧韧带及胫舟韧带作用共同抵抗足旋前。距跟韧带限制距骨旋前。研究表明在负重增加时踝关节的旋转是减少的。在施以负荷的模型中发现胫距关节表面提供 30%的旋转稳定性,在内翻试验中提供 100%的稳定性。踝关节旋转时只允许存在一个轴,当存在小腿的旋转时,足内外翻就被限制了;反之亦然。但是把这些结果应用到体内时须谨慎,因为踝关节及距下关节发生旋转时需 3 个旋转轴。

如果踝关节外旋受限的话,距骨倾斜也同样受限。在轴性旋转不受限的模型中发现距腓前韧带及跟腓韧带其中之一发生松弛时不会引起距骨倾斜。但当两者都松弛的时候,距骨平均倾斜角为 20.6°。在尸体内发现小腿外旋时常伴踝关节 11°的内翻,距腓前韧带松弛后踝关节会再增加 4.9°的内翻;当跟腓韧带也松弛后,会再增加 12.8°的内翻。因此距腓前韧带和跟腓韧带以串联的方式防止距骨倾斜,而胫距关节面对防止距骨倾斜不起作用。从而推测踝关节内侧不稳定的原因之一是存在轴位的旋转。内侧韧带具有抵抗外翻及旋转外力的作用,韧带失能会导致退行性踝关节病。

三、临床表现与诊断

(一)临床表现

慢性的踝关节不稳定患者主诉有踝"无力"的感觉。在走不平道路、下山、下楼梯时有踝内侧方向的无力。疼痛位于踝关节的前内侧,有时疼痛在踝关节外侧,尤其是在足背伸时。踝关节内侧不稳定常伴随疼痛,尤其行走时出现疼痛。走在不平坦的道路上,下坡,下楼梯时的特征性脚不稳是诊断踝关节内侧不稳定的主要依据,同时患者可伴有踝关节前内侧面的疼痛,或足背屈时外侧的疼痛,患者有外翻的特征性外伤病史。典型的内侧踝韧带损伤多发生在下楼梯,落到不平的地面;或跳旋转的舞蹈时受伤。疼痛通常源于受损组织,疼痛的部位可用于诊断。踝关节前方的慢性疼痛在足背屈时加重;后方的慢性疼痛在足跖屈时加重。内踝下方凹陷处的疼痛有助于内侧不稳定的诊断。肿胀部位常为受损伤处。三角韧带受损的典型症状是内踝下方凹陷处疼痛,由内踝前缘触诊引发。后足过度外翻,前足过度旋前,并可被提踵试验纠正。还需询问全身疾病状况,糖尿病、Charcot-marie-tooth 病、结核病等常引发踝关节疾病。

踝关节内侧不稳定的诊断基于病史和查体,包括特殊活动检查及 X 线检查。重点之一是检查患者是否曾出现旋前(外翻)损伤,即在胫骨自然内旋时足向外旋转。临床体检视诊扁平外翻

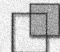

足常合并内外侧不稳定,从后方可见足外侧过多足趾,跟骨外翻等平足的体征(图7-12)。将足跟内翻时可导致第一跖骨头离开地面。当胫后肌收缩或患者提踵时,足的外翻与旋前可被纠正。内踝末端的凹陷处(有文献称为内踝沟)压痛被认为是内踝不稳的标志,但患者也可能有外踝前缘和胫后肌腱的压痛。如果胫后肌功能正常,检查者无法抵抗患者强力的抗阻力足内翻。如果胫后肌无力,就需要寻找胫后肌腱有无病理改变。临床应力试验是最可靠的诊断方法:一手握住足跟,另一手握住胫骨。在后跟用力,先内翻后外翻,来比较双侧有无过度活动的情况;然后做前抽屉试验及挤压试验,进行前抽屉试验时,患者坐在桌子边,双足下垂,膝关节屈90°。医师用一只手稳定胫骨,用另一只手向前牵拉距骨。如果内侧结构不正常,距骨会向前方错位,当足相对于胫骨内旋(旋转不稳定)时,移位量增加。如果外侧韧带也有损伤,整体前移会进一步增加。如果对患侧和健侧进行对比时,距骨相对于胫骨向前移位过多,都提示试验阳性。

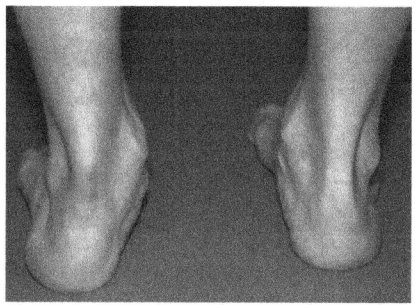

图 7-12　外观可见足扁平外翻

综合以上检查的结果有助于踝关节内侧韧带损伤的诊断。也可通过 coleman 木块试验确定第一序列跖屈是否是可复性的,以决定跟骨截骨是否需要外加第一跖骨的截骨来纠正踝关节畸形及稳定外侧踝关节。注意在做出诊断时,与同踝关节外侧不稳一样,将内侧不稳也分为功能性不稳与机械性不稳。前者是患者仅有主观踝关节不稳的表现,如踝部无力、不敢走不平的道路等;后者不但有主观表现,还有阳性体征,甚至影像学的阳性征兆。根据临床表现与检查,将踝关节内侧不稳定可分为4期(表7-1)。

表 7-1　踝关节内侧不稳的分期

分期	踝无力	足外翻/旋前	内侧沟疼痛	腓骨前缘疼痛	胫后肌腱压痛	畸形是否为可复性
1期	+	+	+	+	—	是
2期	++	+	+	+	—	是
3期	+++	++	++	++	+	否
4期	++++	+++	+++	+++	++	否

(二)影像学检查

患者行负重的正、侧位及踝穴位 X 线以检查骨骼序列,排除骨病。当三角韧带完全断裂时,负重踝关节正位片可见距骨倾斜外翻(图7-13)。但是三角韧带不完全断裂时,X 线显示正常。当怀疑有跟距骨桥或涉及关节面的骨折时,可行 CT 检查。患侧足与对侧足相比出现距骨跖屈增加(侧位距骨跖骨角)和/或距骨内旋(正位像的距骨跖骨角)增加,或有过多的移位,表明存在内侧不稳定。然而,X 线检查没有阳性发现时,并不能排除踝关节内侧不稳,而且也不能过于强调影像学的发现。因此,临床上不能依赖 X 线做出踝关节内侧不稳的诊断。MRI 可助于排除胫后肌腱的病变,也有助于踝关节内侧韧带损伤的诊断。

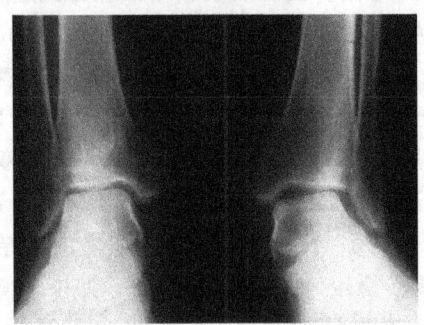

图 7-13　踝关节负重正位片,显示距骨倾斜外翻

(三)关节镜检查

踝关节镜是诊断内侧不稳定的有力工具,同时也可探查其他结构的病变。评估踝关节韧带,踝关节镜检查比磁共振更准确。

临床上根据踝关节镜的检查,将踝关节内侧不稳定分为三级。①稳定:距骨有轻微移位,但不足以打开内侧胫距关节大于 2 mm,在内侧胫距间隙无法置入 5 mm 关节镜。②中度不稳定:距骨可一定程度移出踝关节,在内侧胫距间隙允许置入 5 mm 关节镜,但不足以打开内侧胫距关节大于 5 mm。可以看到内踝表面一半的内侧胫距间隙,但无法看到胫骨后内侧缘。③重度不稳定:距骨可轻易移出踝关节,可以看到内踝表面的整个内侧胫距间隙及胫骨后内侧缘。

根据踝关节镜所见,将踝关节内侧软骨损伤分为 4 级。①Ⅰ级:表浅损伤。②Ⅱ级:小于1/2关节软骨厚度的退变。③Ⅲ级:大于 1/2 关节软骨厚度的退变。④Ⅳ级:关节软骨塌陷至软骨下骨。

四、治疗

(一)保守治疗

对三角韧带损伤的治疗决策还要考虑到其他伴随损伤。如果腓骨骨折或者下胫腓联合损伤已经得到良好的复位和固定,大多数情况下就没有必要再修复三角韧带了。对于轻度到中度的三角韧带扭伤,通常采用功能性支具固定。踝关节需要在硬质支具内固定 6～8 周以避免关节外翻,使得韧带自行愈合。

(二)手术治疗

1.术式选择原则

手术适用于经保守治疗无效的仍有症状的机械性不稳定的患者。根据临床症状及手术发现,三角韧带损伤分为三分型。①Ⅰ型:三角韧带近端的撕裂或撕脱;②Ⅱ型损伤:三角韧带中部撕裂;③Ⅲ型损伤:三角韧带及弹簧韧带远端的撕裂或撕脱。只要断裂的内侧韧带的断端尚有足够长度和牢度可供缝合,就可直接修复韧带。通常情况下,受累的韧带会延长或断裂,因此有一期修复的可能。后期直接修复的优点是保留了正常的解剖,避免了自体肌腱移植的并发症。但缺点是,它要依赖先前受损组织来达到坚强的修复。对于畸形和/或对位不良较轻的患者,可以取得较好的结果。然而,长期旋前畸形和外翻对位不良可能引起足部其他结构的复杂变化,如肌肉的不平衡、肌腱功能障碍、韧带和关节囊松弛,单纯修复踝关节内侧韧带不能充分纠正这些畸形。如果损伤的韧带结构强度较差,可考虑用游离跖肌腱移植进行加固。

当长时间的旋前畸形导致肌腱的退变和/或延长时,可以考虑缩短胫后肌腱。如果在舟骨上有游离的副骨,可考虑肌腱前移固定来恢复胫后肌的力量。严重的长时间的外翻和旋前畸形及胫舟韧带、胫韧带和/或弹簧韧带严重的退变或缺损均可考虑跟骨延长截骨术。跟骨延长截骨术的手术适应证还包括隐蔽的足的外翻和旋前畸形(如外翻和旋前畸形同时出现在对侧无症状的足上)和/或慢性踝管综合征。跟骨截骨延长纠正了足部畸形,防止重建韧带超负荷,并使肌肉恢复生理功能。

当内踝极度不稳以至于不能完全纠正患者的旋前畸形(例如出现严重的胫舟韧带和弹簧韧带缺损)时,可考虑距舟关节融合术。采取距舟关节融合术时,还需同时考虑患者的体型和术后进行的活动模式。例如对肥胖、久坐,仅仅要求术后需要足部稳定且不痛的患者可行距舟关节融合术;而对于专业运动员及术后踝关节需要大范围活动的患者,则应采取韧带重建和截骨矫形。根据以上原则,有学者列表介绍了踝关节内侧不稳的手术治疗方案(表 7-2)。

表 7-2　踝关节内侧不稳的手术治疗方案

分期	手术	内侧韧带修复	外侧韧带修复	跟骨延长截骨术	胫后肌腱缩短术	胫舟关节融合术
1 期	不做	不做	不做	不做	不做	不做
2 期	做	做	做 *	做	不做	不做
3 期	做	做	做 *	做 ☆	做 ◇	不做 §
4 期	做	不做	不做	不做	不做	做

* 如果存在外踝不稳定并经关节镜证实;☆ 如果长期不稳定/畸形超过 12 个月;◇ 如果肌腱有显著的延长和退行性改变,长期的不稳定超过 12 个月;§ 在短期不稳定/畸形(<6 个月)和需要大量体育运动者的治疗同 3 期。

2.手术方法介绍

(1)踝关节内侧韧带的手术探查:所有有症状或关节镜检查证实的内侧不稳定患者都应接受手术治疗,并且内外侧韧带都需探查。通常做法是在踝关节内侧做 4～8 cm 的切口,从内踝尖上1 cm 处开始,至舟骨内侧面。切开筋膜后可看到三角韧带的前面;然后切开胫后肌腱腱鞘,可以看到胫后肌腱、弹簧韧带、胫舟韧带和胫弹簧韧带等结构(图 7-14)。

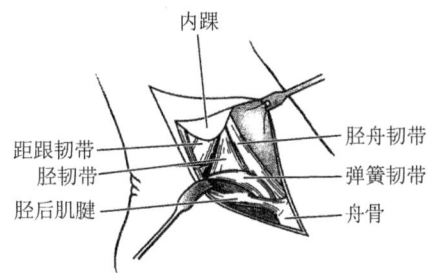

图 7-14　解剖显露踝关节内侧韧带

(图中箭头示小的纤维性隔膜)

(2)踝关节内侧韧带损伤直接缝合的解剖修复:针对踝关节内侧韧带损伤的 3 种不同类型,有不同的修复方法。①切口是一致的,即在内踝前方做一个弧形切口,切口远端略向后偏,至内踝尖下方约 2 cm。避免损伤大隐静脉。②辨认出三角韧带,此时浅层三角韧带常常已经撕裂。

深层三角韧带的损伤部位可位于韧带与内踝尖相连处——近端撕裂、韧带中间——中间撕裂及韧带与距骨相连处——远端撕，后者最为常见。③如果损伤处位于韧带近端，即远端残端较长，可在内踝尖韧带附着部位置入一枚锚钉，锚钉尾部的缝线穿过远残端韧带体部、收紧，以恢复韧带近端止点在骨面上的附着。必要时可以用软组织缝线加强缝合。④同样，如果损伤处位于韧带远端，即近端残端较长，可在距骨上置入锚钉，锚钉尾部的缝线穿过近残端韧带体部、收紧打结。⑤如果损伤位于韧带体部中间，则需在内踝尖和距骨上各置入一枚锚钉，将内踝锚钉尾部的线与韧带远残端缝合，距骨锚钉尾部的线与韧带近残端缝合。术后处理与外侧韧带损伤的修复手术相同。

（3）肌腱游离移植修复踝关节内侧韧带损伤：肌腱移植法可用于三角韧带重建。对于三角韧带慢性损伤并伴有症状的踝关节不稳定的患者，近来，更多的学者关注于使用游离的肌腱移植，或者采用人工材料替代物（图7-15），来重建损伤的踝关节韧带。将移植物按韧带原先的解剖位置放置，移植物与骨之间用界面螺钉固定。不仅更加牢固，操作更加简便，而且是解剖性的重建。现以游离跖肌腱移植修复三角韧带为例介绍：如果损伤的韧带强度较差，为重建胫韧带和胫舟韧带可以采用游离跖肌腱来增加其强度。距内踝近端顶点2～8 mm，在内踝前边界钻两个对应的3.2 mm直径的孔。用巾钳分别从两孔插入打出一条隧道。同样在舟骨韧带的止点处打出一条类似的隧道。将跖肌腱从内踝上近端的孔穿入，从远端的孔穿出。再在舟骨上同样从近端进入、由远端孔穿出。使足保持在中立位，并将移植肌腱的末端用不可吸收线以低张力缝合。残存的韧带则翻转缝合于移植肌腱上。

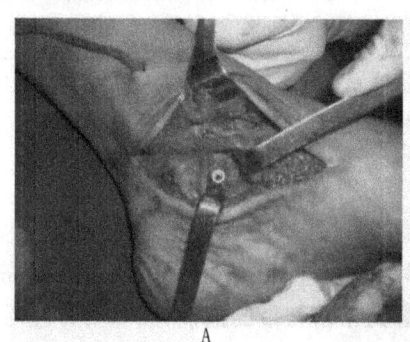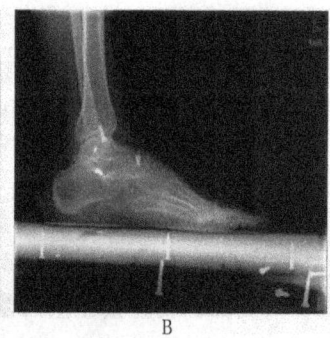

图 7-15　人工肌腱修复三角韧带

A.用人工肌腱修复三角韧带；B.术后 X 线

（4）胫后肌腱短缩术：通过舟骨截骨术将胫后肌腱远端和一小块骨分离。若舟骨上有一块分离的副舟骨。则将其与舟骨分离摘除。应该小心不要损伤舟骨跖侧的韧带结构。第二个截骨在弹簧韧带附着点远端开始。在矢状面上从近端到远端，切除内侧骨片8～12 mm。将足置于旋后位，拉紧胫后肌腱，而后用1～2个螺钉将其骨性附着固定于舟骨上。

（5）Wiltberger-Mallory：该手术为非解剖学修复，他们应用1/2胫后肌腱修补损伤失去功能的三角韧带，获得成功（图7-16）。但是用部分胫后肌腱移位重建内侧韧带结构的手术方法，对供区胫后肌腱的影响较大；目前尚未得到推广应用。

（6）跟骨延长截骨术：以跟骨颈为中心，做3～4 cm长的纵向切口将跟骨颈暴露。将一个窄深的拉钩放入跗骨窦处，另一个置于跟骨底部。跟骨截骨面平行于距下关节的后关节面。垂直于跟骨从外侧到内侧截断跟骨。并保留完整的内侧骨皮质。撑开截骨间隙后，足部旋前畸形将得到纠正。根据撑开间隙宽度的情况(通常是 4～6 mm)从髂嵴处取三层皮质骨填于截骨侧。

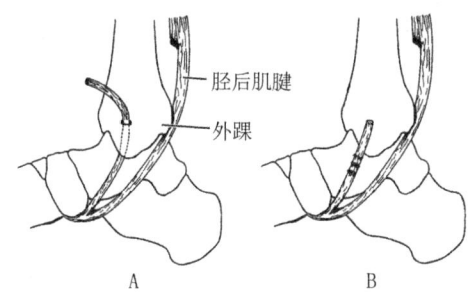

胫后肌腱
外踝

A   B

图 7-16   Wiltberger-Mallory **手术**
A.将切取的 1/2 胫后肌腱穿过内踝的骨隧道;B.胫后肌腱穿骨隧道翻转自身缝合

(7)距舟关节融合术:在足背内侧做 4～5 cm 长的切口以暴露距舟关节,去除关节软骨面。将足摆在跖行位,用 2～3 枚直径 3.5 mm 的加压螺钉固定。

3.术后处理

踝关节置于中立位,用硬质支具固定 6～8 周以避免关节外翻。然后佩戴足弓垫 6 个月。术后康复原则同踝关节外侧不稳。

近来,更多的学者关注于使用游离的肌腱移植,或者采用人工材料替代物,来重建损伤的踝关节内、外侧韧带。将移植物按韧带原先的解剖位置放置,移植物与骨之间用界面螺钉固定。不仅更加牢固,操作更加简便,而且是解剖性的重建,疗效较好。

(房　光)

第三节　踝关节骨折及脱位

一、踝关节骨折

(一)概述

踝关节是人体负重最大的关节。站立行走时全身重量均落在该关节上,日常生活中的行走和跳跃等活动,主要依靠踝关节的背伸、跖屈运动。踝关节的稳定性与灵活性十分重要,当发生骨折、脱位或韧带损伤时,如果治疗不符合该关节功能解剖特点,会对关节功能造成严重影响。

踝关节骨折分型常用 AO Danis-Weber 分型和 Lauge-Hansen 分型。

1.Danis-Weber 分型

基于腓骨骨折线和下胫腓联合的位置关系,将踝关节骨折分为 3 型和相应亚型(图 7-17)。

(1)A 型:下胫腓联合平面以下腓骨骨折。A1:单纯腓骨骨折,A2:合并内踝损伤,A3:合并后内侧骨折。

(2)B 型:下胫腓联合平面腓骨骨折。B1:单纯腓骨骨折,B2:合并内侧损伤,B3:合并内侧损伤及胫骨后外侧骨折。

（3）C型：下胫腓联合平面以上腓骨骨折。C1：单纯腓骨干骨折，C2：复合性腓骨干骨折，C3：近端腓骨骨折。

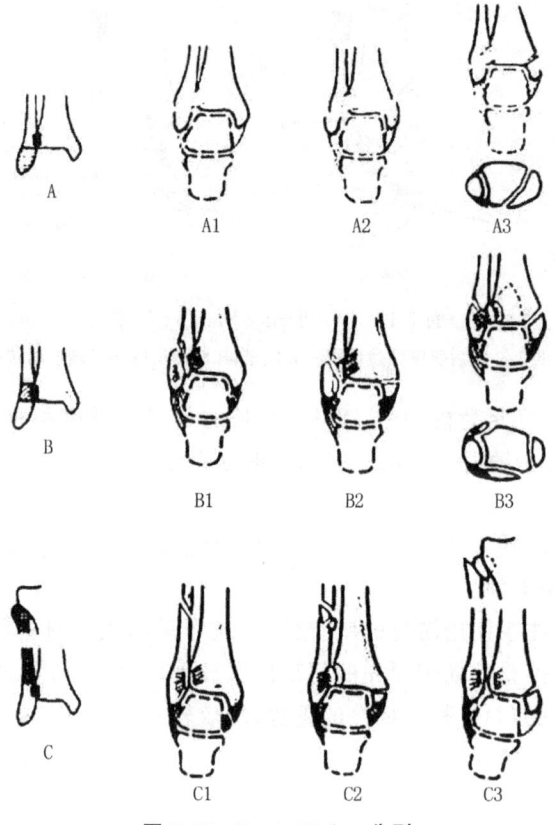

图 7-17　Danis-Weber 分型

2.Lauge-Hansen 分型

根据受伤时足部所处的位置、外力作用的方向及不同的创伤病理改变主要分为下列 4 型（图 7-18）。

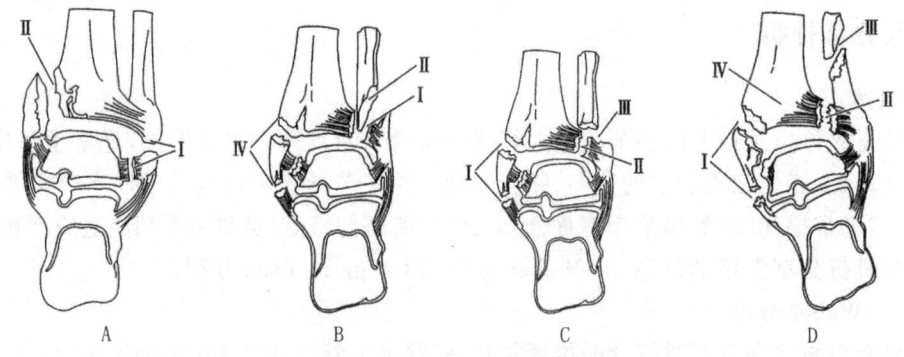

图 7-18　Lauge-Hansen 分型

A.旋后内收型；B.旋后外旋型；C.旋前外展型；D.旋前外旋型

（1）旋后-内收型：①腓骨在踝关节平面以下横形撕脱骨折或者外侧副韧带撕裂；②内踝垂直骨折。

（2）旋后-外旋型：①下胫腓前韧带断裂；②腓骨远端斜形骨折；③下胫腓后韧带断裂或后踝骨折；④内踝骨折或三角韧带断裂。

（3）旋前-外展型：①内踝横形骨折或三角韧带撕裂；②联合韧带断裂或其附着点撕脱骨折；③踝关节平面以上腓骨短、水平、斜形骨折。

（4）旋前-外旋型：①内踝横行骨折或三角韧带断裂；②下胫腓前韧带断裂；③踝关节面以上腓骨短斜形骨折；④后胫腓韧带撕裂或胫骨后外侧撕脱骨折。

虽然两种分型系统都很常用，但也都不完美。AO 分型对手术治疗有一定指导意义。Lauge-Hansen 分型主要基于踝关节的间接损伤机制，常用来指导骨折的闭合复位。此外，根据骨折稳定性的不同，踝关节骨折可分为稳定性骨折和不稳定性骨折，稳定性骨折是指踝关节骨折移位尚不足以造成踝关节功能长期的损害和正常生理承受应力能力的损害。内侧结构（内踝和三角韧带）是否受损常常是决定骨折稳定与否的关键。

（二）临床表现和诊断

局部肿胀、压痛和功能障碍是踝关节骨折的主要临床表现。接诊时应详细询问患者的受伤机制，并重点检查患处的皮肤和血运情况。踝关节骨折的 X 线检查应包括 3 个方面：前后位、侧位、内旋 20°的前后位（踝穴位），X 线检查范围应包括膝关节以防止漏诊腓骨头骨折。当骨折较粉碎或合并有后踝骨折时，CT 扫描（三维）可以清楚地显示骨块的大小和准确位置。MRI 在观察有无踝关节隐性骨折和韧带损伤方面有一定价值。

（三）踝关节骨折的治疗

1.非手术治疗

稳定性骨折可以考虑保守治疗，如石膏、支具等固定踝关节于中立位 6～8 周，但在早期，每隔 1～2 周应复查 X 线，如发现骨折移位应及时处理。

2.手术治疗的一般原则

（1）手术适应证：踝关节骨折后如果不能得到稳定的解剖复位，则要考虑行切开复位内固定。

（2）术前评估：闭合性骨折的内固定手术应在伤后 6～8 小时进行，否则，可能产生严重的软组织水肿，体查患者时可以发现小腿正常皮纹消失，表皮发亮，甚至出现张力性水疱。此时就应延迟手术至伤后 1～2 周，皮肤重新出现皱褶等消肿迹象出现时。

踝关节骨折的 X 线检查包括 3 个方面：前后位、侧位、内旋 20°的前后位（踝穴位）。CT 检查尤其是三维 CT 检查对于评估下胫腓联合损伤和后踝骨折情况有重要意义。MRI 检查有利于我们清楚地了解踝关节侧副韧带及骨软骨损伤情况。

（3）手术方法：手术在腰椎管内神经阻滞麻醉或全麻下进行。一般采用仰卧位；当行腓骨后外侧入路时可采用漂浮体位，先侧卧位处理外踝和后踝骨折，再仰卧处理内踝骨折；也可以行俯卧位同时处理外、后、内踝骨折。手术复位与固定的顺序依次为外踝、后踝和内踝。

3.腓骨骨折的复位固定

单纯腓骨中上段骨折过去往往行保守治疗，现在认为常合并下胫腓联合、骨间膜及三角韧带的损伤，除非骨折线过于靠近腓骨头，中段骨折也应行复位内固定以恢复下胫腓的稳定性。腓骨骨折常用的手术入路有外侧入路和后外侧入路，单纯的外踝骨折或者合并移位较小的简单后踝骨折常采用外侧入路，损伤小，如合并后踝骨折移位较大、复杂或存在关节面压缩时建议行后外侧入路同时直视下显露外踝和后踝以便于操作。

（1）踝关节外侧切口：可略偏前或偏后，但需小心勿伤及腓骨前缘的腓浅神经和后缘的腓肠神经(图 7-19)。最小范围地剥离骨膜显露骨折线,以尖复位钳和克氏针解剖复位和临时固定。A 型骨折行接骨板、克氏针或 4.0 mm 松质骨加压螺钉张力带内固定;B 型和 C 型骨折均采用接骨板(重建板、1/3 管状板、解剖板)及螺钉内固定,骨折线为横形或短斜形时,可选用 6～7 孔板,于骨折线两端各留置 3 孔,在胫距关节面以上水平置入皮质骨螺钉;在其水平以下,置入松质骨螺钉,并注意入钉长度,不可进入外踝与距骨之间的关节面;骨折线为长斜形时,骨折复位后,如骨折线方向在矢状位,可经放置在外侧的固定板置入 1 枚螺钉垂直骨折线;如骨折线方向在额状位,可先矢状位垂直骨折线从前向后置入 1 枚皮质骨螺钉固定,然后再进行外侧板钉固定的操作。在少数情况下,腓骨骨折无法复位时考虑内侧三角韧带或软骨片嵌入内侧骨折线影响复位,需行内侧切口辅助复位。

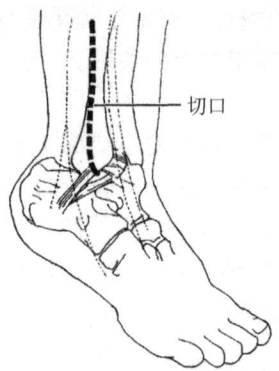

图 7-19　踝关节的外侧切口

伴有腓骨侧的下胫腓韧带撕脱骨折,在复位后可用 1 枚带垫圈的松质骨螺钉或空心螺钉固定。

(2)踝关节后外侧切口:切口位于腓骨后缘与跟腱外侧缘连线的中点(图 7-20),注意避免伤及腓肠神经,向前牵开腓骨长短肌肌腱,向后牵开姆长屈肌,显露外踝和后踝骨折,不要切断下胫腓后韧带。如为新鲜骨折,先解剖复位腓骨骨折,以克氏针临时固定,以腓骨后外侧解剖锁定钢板或 1/3 管型钢板固定。然后再复位固定后踝骨折(图 7-21)。如为陈旧骨折,则需先松解后踝与外踝骨折纤维骨痂后再行复位固定。

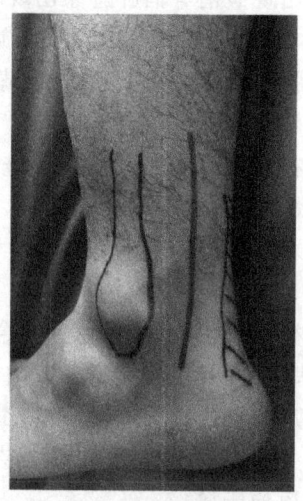

图 7-20　踝关节后外侧入路切口

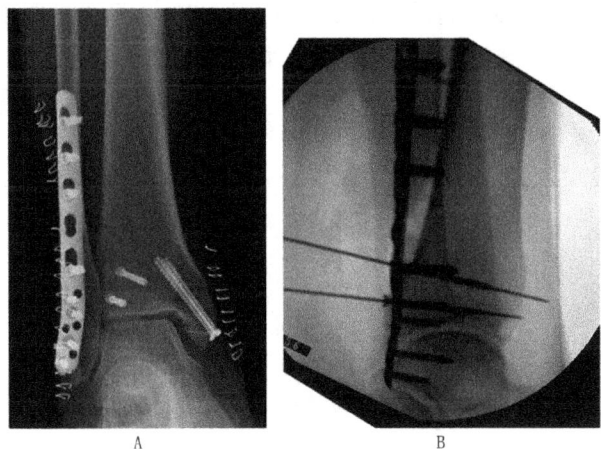

图 7-21 外踝骨折复位固定

A.术后踝关节前后位 X 线片;B.术后踝关节侧位 X 线片

4.复位固定内踝骨折

复位良好可以考虑透视下经皮操作以 2 枚 4.0 mm 空心钉固定。有移位的内踝骨折应行切开复位,沿内踝的前后缘做弧形切口,可根据骨折的位置与大小选其中的一个切口进入(图 7-22)。切开皮肤、皮下组织,尽可能小范围剥离骨膜,清晰观察到骨折线后,内翻踝关节,使骨折复位,用巾钳做临时固定,分别于前后沿内踝关节面的方向平行置入 2 枚 4.0 mm 松质骨螺钉(或可吸收螺钉);如果是粉碎性骨折,可根据情况补用张力带。

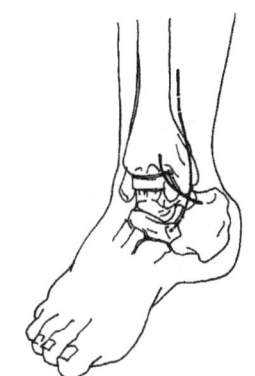

图 7-22 内踝骨折切开复位的切口

如果 X 线上没有发现内踝骨折,而内侧有压痛和瘀斑者应考虑三角韧带损伤的可能。一般不需常规探查。如果腓骨骨折复位后术中 X 线检查内侧间隙仍增宽或腓骨骨折复位困难时则应探查三角韧带。

5.处理后踝骨折

后踝骨折最常发生于胫骨后外侧,此处有下胫腓后韧带连接其与外踝。过去认为如果后踝骨折块累及超过 30% 的关节面且移位大于 2 mm 时,应行切开复位内固定。近来生物力学实验结果表明当后踝骨折块大于或等于胫骨远端关节面的 10% 时,即需要行切开复位固定,否则将改变关节内原有的接触应力,增加创伤性关节炎的发生率。术中将外踝解剖复位后,因为下胫腓后韧带的牵拉,常可以使后踝骨折块获得满意复位。如术中透视见后踝骨折复位满意,可以在透视下经皮操作以两枚4.5 mm空心钉从前向后固定(图7-23)。操作时须注意勿伤及胫前血管神经。如复位不满意,可以从外侧延长切口进入显露骨折行复位操作固定。

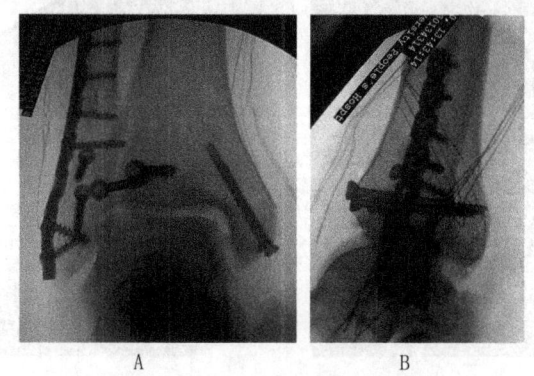

图7-23 后踝骨折由前向后固定

A.后踝从前往后螺钉固定前后位X线片;B.后踝从前往后螺钉固定侧位X线片

如前所述,如后踝骨折块复杂且移位较大或存在关节面压缩时建议行后外侧入路直视下显露后踝进行操作,采用从后向前的空心螺钉固定(图7-24),如骨块较大,可采用支撑钢板进行固定。

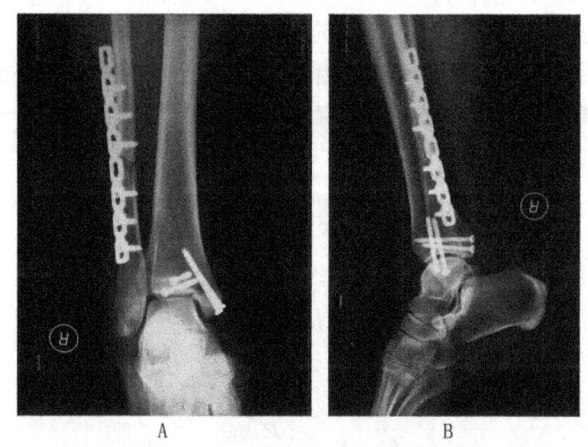

图7-24 后踝骨折由后向前固定

A.后踝从后往前螺钉固定前后位X线片;B.后踝从后往前螺钉固定侧位X线片

二、下胫腓联合损伤

(一)概述

下胫腓联合包括4条韧带,分别是下胫腓前韧带、下胫腓后韧带、下胫腓横韧带、骨间韧带。常见的损伤机制是外力使距骨在踝穴内外展或外旋,导致联合韧带断裂。有学者提出形成下胫腓分离必须具备3个条件,即内踝或三角韧带损伤、下胫腓韧带损伤及腓骨与骨间膜在同一水平的损伤。恢复下胫腓联合的解剖关系对于踝关节的功能非常重要。

(二)诊断

1.病史与体格检查

外伤史及体查时下胫腓联合前方疼痛和压痛。在不合并外踝骨折时,可行挤压试验和外旋试验来帮助诊断。

2.影像学检查

需行踝关节正侧位、踝穴位，以及胫腓骨全长正侧位 X 线检查。先判断踝关节有无骨折，不要遗漏腓骨中上段和腓骨近端的骨折线；再检查胫腓骨远端的位置关系是否正常。X 线上出现如下征象如胫腓骨间隙增大、距骨与腓骨的重叠部分减少、距骨内踝间隙增大均提示下胫腓联合损伤。一般来说，踝关节前后位和踝穴位 X 线检查，胫腓骨间隙均应＜6 mm；距骨与腓骨的重叠部分在前后位 X 线上应＞6 mm 或大于腓骨宽度的 42%，在踝穴位上应＞1 mm；踝关节处于中立位时摄踝穴位 X 线，内踝间隙应等同或略小于胫距间隙。但 X 线诊断往往不准确，现在认为多层螺旋 CT 的 MPR 横断位图像可清晰观察下胫腓联合间隙的宽度变化，能更准确地判断下胫腓联合是否损伤；也有学者采用 MRI 和关节镜检查评估下胫腓联合损伤，认为准确率颇高。

3.手术适应证

目前临床上广泛认同固定下胫腓联合的指征：①内踝三角韧带损伤未修复，腓骨骨折线高于踝关节水平间隙上方 3 cm 以上；②不行固定的腓骨近端骨折合并下胫腓联合损伤；③陈旧性的下胫腓分离；④下胫腓联合复位不稳定。术中判断下胫腓联合的稳定性常采用 Cotton 试验和应力外旋试验。Cotton 试验指在固定了内外踝骨折以后，固定胫骨远端，用尖钩轻轻向外牵拉腓骨并观察，如果活动超过 4 mm 则提示有明显的下胫腓不稳定，需要固定。也可以于内外踝骨折固定后行踝关节应力外旋试验，若透视下踝穴位 X 线胫腓间隙较前增宽＞3 mm，则认为不稳定需要固定下胫腓联合。目前认为，Cotton 试验主要是检验下胫腓联合是否存在横向不稳定，而应力外旋试验则更多地测试下胫腓联合的旋转不稳定。

4.固定方式

下胫腓联合固定方式主要有以下几种。

(1)螺钉固定术：一般采用 1～2 枚直径为 3.5～4.5 mm 的皮质骨螺钉(一般来说，2 枚螺钉或 1 枚较粗的螺钉能提供更高的稳定性)紧靠下胫腓联合的上方，平行于胫距关节面且从后向前倾斜 25°～30°，固定 3 层皮质(腓骨双侧、胫骨外侧皮质)，螺钉顶端位于胫骨髓腔内，目的是踝关节活动时可以适应下胫腓联合的正常微动，不容易发生螺钉断裂；螺钉也可以穿透 4 层皮质，一是能提供更好的稳定性，二是如果发生螺钉断裂，可以从胫骨内侧开窗轻易取出断钉。之所以采用皮质骨螺钉主要是维持下胫腓联合的正常位置，而不是对其加压从而使下胫腓联合变窄，致踝关节背伸受限。固定下胫腓联合时踝关节应处于背伸位，因为距骨体关节面略呈前宽后窄，这样可以避免踝穴狭窄而导致关节背伸受限。也有文献认为下胫腓固定时踝关节的位置并不影响功能。

(2)胫腓钩固定术：胫腓钩勾向腓骨后方，环部固定在胫骨前方并通过环部用松质骨螺钉固定(图 7-25)。其优点是可以允许下胫腓联合正常的微动，不易折断。弊端是对下胫腓联合稳定性的维持不如螺钉。

(3)可吸收钉固定术：1～2 枚 4.0 mm 或 4.5 mm 可吸收螺钉固定下胫腓(图 7-26)，其优点是避免二次手术取出内固定物，在腓骨近端骨折合并下胫腓联合、三角韧带损伤时尤其适用。

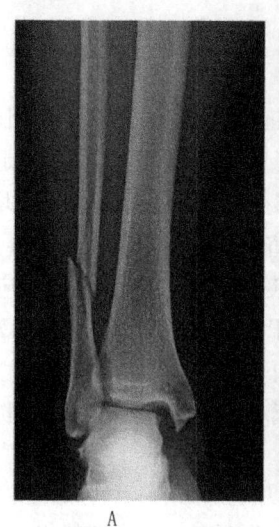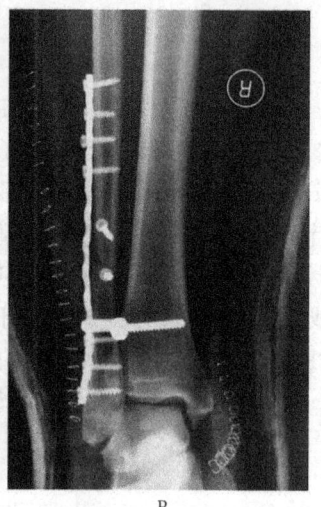

图 7-25　胫腓钩固定

A.术前显示腓骨骨折;B.腓骨用钢板螺钉固定后用腓骨钩固定下胫腓

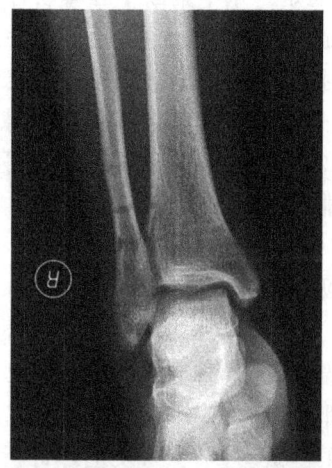

图 7-26　腓骨用 2 枚可吸收钉固定

(4)缝线纽扣钢板固定术:越来越多的学者采用缝线结合纽扣钢板固定下胫腓联合(图 7-27),其优势在于其为弹性固定,容许下胫腓联合的微动,利于在生理学环境下进行愈合;也避免了以往螺钉容易断裂的弊端;取出方便,且可以和钢板螺钉等一同取出。但是该方法进一步的治疗效果及并发症情况需要更大样本的观察和进一步的临床研究。

5.内固定物取出时间

目前尚存在争议,大部分文献认为术后应常规取出下胫腓螺钉以免限制踝关节活动或导致螺钉断裂,但时间不宜太早,以防由于尚未愈合而致下胫腓联合再分离,术后 8 周以后取出螺钉比较合适。取出前应限制踝关节的负重以免出现螺钉断裂。也有研究认为螺钉固定 3 层皮质的情况下可以允许术后负重,且可以保留螺钉至取内外踝固定时一块取出,也未发现明显不良后果。

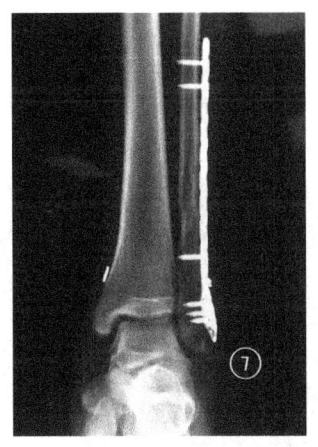

图 7-27 腓骨用缝线纽扣钢板固定

三、踝关节的特殊类型骨折

(一)Maisonneuve 骨折

法国医师 Maisonneuve 首次报道该骨折,定义为腓骨近端骨折、下胫腓联合韧带撕裂及三角韧带的断裂(图 7-28)。该骨折约占所有需要手术治疗的踝关节骨折的 5%。该骨折骨折线位于腓骨中上段,伴有长段骨间膜撕裂,稳定性极差。可疑踝关节损伤的患者 X 线检查时,检查范围应包括胫腓骨全长,尤其是踝关节 X 线仅有内踝或内后踝骨折而未见外踝骨折时,应考虑该种骨折的可能性,否则容易漏诊。

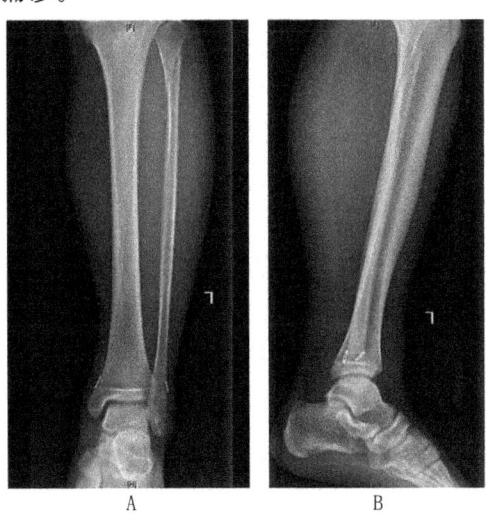

A B

图 7-28 Maisonneuve 骨折治疗后

A.Maisonneuve 骨折行纽扣固定前后位 X 线;B.侧位 X 线

Maisonneuve 骨折的治疗:绝大部分都需手术治疗,包括腓骨骨折的复位、下胫腓联合的复位固定和内侧结构的修复。腓骨近侧 1/3 骨折因为邻近腓总神经,不建议行切开复位手术,但在行下胫腓联合固定时需要通过牵引和内旋腓骨远段以纠正其短缩和外旋。腓骨中远段骨折建议切开复位固定以稳定下胫腓。下胫腓联合建议尽量复位固定,固定方式包括金属螺钉、可吸收螺钉、纽扣钢板缝线、胫腓钩等。内踝骨折解剖复位固定。三角韧带断裂是否需要切开修复尚存争议。

(二)Bosworth 骨折

Bosworth 骨折是一种复杂的踝关节骨折脱位,损伤机制为踝关节的极度外旋和跖屈。腓骨骨折近端骨折块移位至胫骨后外侧嵴并被卡住(图 7-29),一般需手术治疗,切开复位,内固定腓骨骨折,固定下胫腓联合及修复内侧结构。

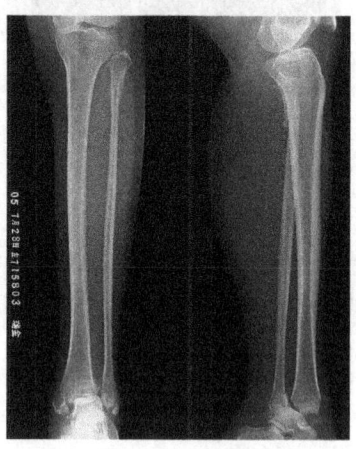

图 7-29　Bosworth 骨折 X 线显示近端骨折块向后移位卡在胫骨后侧

(三)Dupuytren 骨折

Dupuytren 骨折是一特殊类型的踝关节骨折,属于 Lauge-Hansen 分型的旋前外展型Ⅲ度损伤,特征为内踝骨折或三角韧带断裂,腓骨中 1/3 以下骨折,常合并下胫腓的明显分离。一般都需要手术治疗,包括切开复位固定腓骨骨折,下胫腓联合的复位固定,以及内侧结构的修复。

（房　光）

第八章

手足部损伤

第一节 指 骨 骨 折

一、远节指骨骨折

远节指骨骨折分为 3 种类型：爪粗隆骨折、指骨干骨折、指骨基底骨折(图 8-1)。

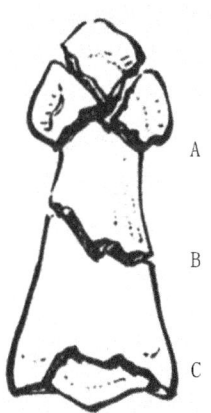

图 8-1 远节指骨骨折
A.爪粗隆骨折；B.指骨干骨折；C.指骨基底骨折

(一)爪粗隆骨折

骨折分为简单型及复杂型。简单型骨折移位较少,常伴有软组织损伤,对这种损伤的处理,软组织的修复及术后预防伤口感染应放在比治疗骨折更重要的位置。原因是骨折块由于连接于皮肤、骨膜间的纵形韧带及指甲的支持而移位较少且比较稳定。相反,由于暴力直接压砸造成的损伤,常使之碎裂,软组织损伤严重,伤口不整齐,有时手指末节血液循环破坏比较厉害,还会造成部分指腹或指端的坏死。

爪粗隆骨折因为有指甲作为支托,骨折一般不需要制动。但有时手指肿胀、疼痛剧烈时,可用一单指石膏托制动以减轻疼痛,并对伤指起到保护作用。

复杂型骨折为粉碎开放性骨折。清创时应将小块的、分离的骨块切除,但应避免去掉过多的骨质。否则可能造成不愈合及甲床基底的缺失,而间接影响指甲的生长及功能。

(二)指骨干骨折

多由压砸伤造成,可有横形、斜形、纵形及粉碎性骨折。此处由于没有肌肉或韧带的牵拉而移位较少。但无论哪种类型的骨折,任何意义的移位都应进行复位。

手法整复时需用骨折远端去对接近端,一般复位并不困难。复位后可将手指固定在屈曲位,有些开放性骨折,由于甲床可能嵌入其中、难以整复,应做切开复位,修复甲床,并用克氏针纵形穿入固定。但不要穿过远侧指间关节,以免损伤关节面,也不要损伤指甲根,以免生长畸形指甲。

(三)指骨基底骨折

指骨基底骨折均为关节内骨折,骨折可发生在指骨基底的掌侧、背侧或侧方,大多数为撕脱伤造成的。伸指肌腱撕脱骨折最常见。伸指肌腱两侧束汇合后,止于末节指骨基底背侧。在暴力强烈屈曲远节手指时,可发生撕脱骨折。骨折片大小不一,可以从针尖大小到包括大部分关节面。新鲜损伤(1周以内)可用石膏或支具将近侧指间关节屈曲,远侧指间关节过伸位固定6周。屈曲近侧指间关节,可以使近侧指间关节至远侧指间关节的一段伸指肌腱侧束松弛,远侧指间关节过伸,则可使骨折对合,以利于愈合。撕脱的骨折块如不超过关节面的1/3,可用上述外固定方法治疗。如骨折片超过关节面的1/3,且伴有远侧指间关节脱位者,可行切开复位,用钢丝或不锈钢针内固定。也可行闭合复位后,用不锈钢针固定。

如骨折片很小,可将其切除,然后将肌腱缝合固定在原止点处。

掌侧的撕脱骨折,为指深屈肌腱附着在远节指骨基底处受暴力造成,常合并有远侧指间关节掌板的破裂。在X线上,可见到手指掌侧的骨折片。骨折片的部位,视撕脱肌腱回缩多少而不同。如骨折块小于关节面的1/3,可将其切除,并使用钢丝将撕脱的肌腱重新固定在其止点部;骨折块超过关节面1/3者,可做切开复位及骨折内固定。

侧方撕脱骨折,多由指间关节侧方受直接外力或旋转暴力所致,常伴随关节囊或韧带撕裂。骨折片比较小,移位不多。可在关节伸直位固定患指,3周后进行主动功能练习。如骨折块较大、移位较多、关节有侧方不稳,可进行切开复位,用克氏针或螺丝钉作内固定(图8-2)。

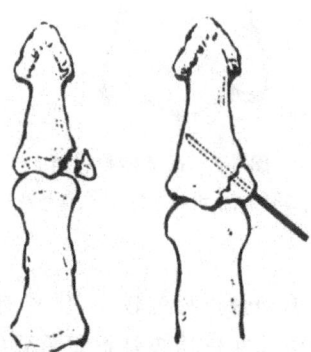

图 8-2　远节指骨基底骨折侧方骨折,用不锈钢针内固定

二、中节指骨骨折

中节指骨骨折多发生于直接暴力,如机器伤、压砸伤等。骨折的移位是受两种力量的影响,即损伤的外力和手指肌腱牵拉作用。如骨折线位于指浅屈肌腱止点远端,由于指浅屈肌腱的牵拉,使近端骨折块屈曲,同时由于指伸肌腱在远节止点的牵拉,使远端骨折块背伸,则骨折向掌侧成角(图8-3)。

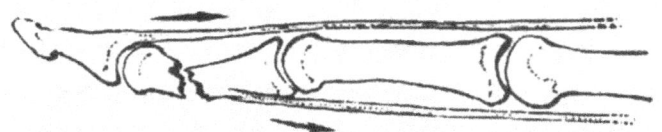

图 8-3　**骨折线位于浅屈肌止点远端,骨折向掌侧成角**

治疗可采用手法整复,将骨折远端屈曲复位,用石膏或绷带卷在屈曲位制动。

若骨折线位于指浅屈肌腱止点的近端,由于指浅屈肌腱的牵拉,使远端骨折块屈曲;指伸肌腱中央腱束在中节指骨基底背侧止点的牵拉,使近端骨折块背伸,则骨折向背侧成角(图 8-4)。

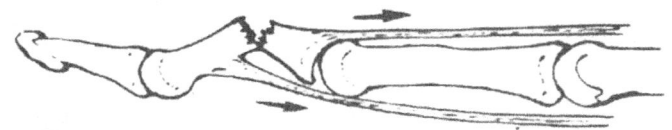

图 8-4　**骨折线位于指浅屈肌腱止点近侧,骨折向背侧成角**

整复时需将骨折远段伸直复位,用石膏托将伤指制动在伸直位。

上述两种骨折在整复时牵拉手指力量不要太大,要与骨折成角的相反方向屈或伸展手指,同时按压移位的骨折块使之复位。因为在骨折成角的凹面一般有骨膜相连,相连的骨膜可起到张力带作用,有利于骨折复位及愈合,不应在骨折复位过程中将其破坏。

为了避免手指在伸直位外固定过久而影响关节功能,或开放性骨折需要做清创术时,均可采用不锈钢针作内固定,再用石膏托进行功能位制动。中节指骨骨折还可使用微型钢板固定。目前,由于在材料及设计上的改进,钢板比以前更薄、更小,但坚固性仍然很好。因此,在中节指骨的背面及侧面放置钢板都对肌腱的活动影响不大,术后可以早期活动,对手部功能的恢复有利。当然,使用微型钢板要有适应证,如靠近关节的骨折就无法使用。

对靠近关节处的骨折及粉碎性骨折,无法使用钢板,使用克氏针也会损伤关节,另外也无法用钢针固定那些小的骨折块。此时,可用外固定架,先用手法复位骨折,再将骨折线远、近端正常骨质横向穿针,上外固定架、旋转螺丝拉长支架,同时还可用手法复位。外固定架可以保持粉碎的骨折块大致复位,还可保持关节间隙,便于将来功能恢复。

三、近节指骨骨折

在指骨骨折中最常见,常为直接暴力所造成,如压砸、挤压、打击等。

骨折线可有横形、斜形、螺旋形、纵形。近端骨折块由于骨间肌的牵拉而呈屈曲位,远端骨折块由于伸肌腱中央腱束在中节指骨止点的牵拉作用呈背伸位,使骨折向掌侧成角(图 8-5)。

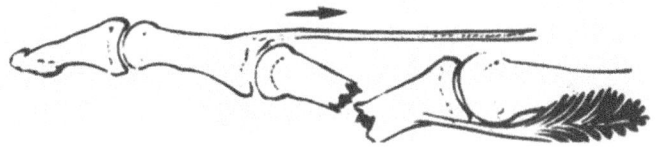

图 8-5　**近节指骨骨折**

由于肌腱的牵拉作用,骨折向掌侧成角

治疗可用手法整复外固定。对某些闭合性、稳定性骨折可闭合复位。将伤指轻轻牵拉,使骨折断端分开,术者用另一手指从掌侧向背侧按压,矫正成角。然后在牵引的情况下逐渐屈曲,掌指关节屈曲45°,近侧指间关节屈曲90°,指尖对着舟骨结节,由前臂至患指末节,用石膏托制动。还可用绷带卷制动,卷的粗细,可因手的大小而定,以握住后掌指关节及指间关节符合上述角度为宜。对有些粉碎性骨折也可用此法固定。

手法整复外固定失败者、斜形骨折不稳定者或开放性骨折需要做清创者,可考虑做切开复位内固定。

(一)不锈钢针内固定

用钢针做内固定时,逆行穿针比顺行穿针更容易。即先将钢针从骨折远端穿入远端骨折段,从皮肤穿出,复位骨折,再将针打入近骨折段,针尾留在远端骨折块皮肤外。一般要用两根针固定以防止骨折旋转。

根据不同类型骨折采用不同方式穿针。如横形骨折,用交叉钢针固定,要尽量避免钢针穿过关节面,以使关节活动不受影响。有的学者认为,交叉钢针通过手指中心轴的背侧,其固定强度要大于从中心轴掌侧穿过者。另外,钢针的交叉点在近段骨折块时,其抵抗应力的作用更大。斜形骨折,复位后可使钢针与骨折线呈垂直方向穿入。对一些小的骨折块,如撕脱骨折,可在复位后用克氏针直接将骨块穿钉在原骨折处。

克氏针作为异物,在内固定器材中是比较小的。另外,手术中不需要广泛剥离软组织,不妨碍关节活动,又不需要再次手术取出内固定物。但不锈钢针没有加压作用,骨折间有间隙等使其固定作用不够理想。虽然不锈钢针有诸多缺点,但由于其操作简单、费用低,有些特殊情况还需要它来固定,因此克氏针目前在临床上仍在广泛应用。

对于不锈钢针固定法,如应用不当,不容易维持精确的解剖复位,也不能产生骨折块间的加压作用,而且,可能使两骨折块间出现缝隙,不利于愈合。针尾留在皮肤外,虽然便于取出,但也可能成为感染源。

(二)切开复位钢丝内固定

为了克服克氏针的缺点,以求更稳定的制动。Robertson提出用钢丝做内固定的方法。即利用两根平行或互相交叉成90°的钢丝,垂直于骨折线作环绕固定骨折(图8-6)。此法适用于横形骨折,而长斜形或螺旋行及粉碎性骨折不宜用此法。

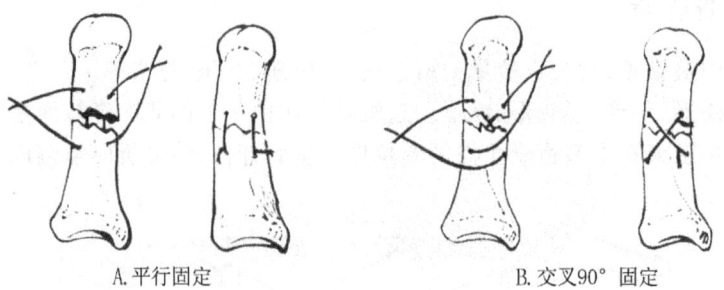

A.平行固定　　　　　　　　　　B.交叉90°固定

图8-6　应用钢丝固定骨折

对横形骨折可用钢丝固定,在早期由于钢丝拧紧时,可有一定的加压作用,对骨折有一稳定的固定。但晚期,由于钻孔拧钢丝处骨质的吸收,会出现钢丝的松动,造成骨折固定不牢,甚至有移位、成角畸形出现。因此,目前基本不再使用钢丝来作骨折的固定。一般钢丝常用在撕脱骨折时,用钢丝贯穿肌腱与骨折块间兜住骨折块,拉向骨折处,从骨折相对面穿出拧紧,使撕脱骨折复位、固定。

再有,在纵形、粉碎性骨折时,钢丝可横形捆绑骨折条,使骨折稳定。

(三)切开复位

以螺丝钉或微型钢板内固定,对斜形或螺旋行骨折,用螺丝钉垂直于骨折线固定,固定效果较好。术后可用石膏托短时间固定,或不做外固定而使手指做有限制的早期活动。其缺点是螺丝钉可能干扰肌腱的滑动,或皮下有异物突起,横形或粉碎性骨折不宜使用。螺丝钉大多需要二次手术取出。

微型钢板固定牢固,可控制骨折块间的旋转,可于术后早期活动患手。横形、短斜形的骨干骨折可选用此方法。但接近关节的骨折,由于在关节侧无法容纳钢板而不宜使用。

(高　峰)

第二节　掌骨骨折

一、损伤机制

掌骨骨折多为直接暴力造成,暴力多种多样,如重物压砸伤、机器绞伤、压面机挤伤、车辆撞击伤和压轧伤等。这种力量往往比较大,常造成皮肤、神经、肌腱等组织的复合性损伤。骨折也比较严重,多是粉碎性骨折,有明显的移位、成角、旋转畸形。此类骨折不但难处理,同时还会有皮肤、神经、肌腱等组织缺损,有的还会有血液供应障碍,可能造成手指或整个肢体坏死。

也有的损伤相对简单,如第5掌骨颈骨折,又称拳击者骨折,是发生在第五掌骨颈的骨折。当握拳做拳击动作时,暴力纵向施加掌指关节上,传达到掌骨颈部造成骨折。其次,掌骨颈骨折也可发生在第2掌骨(图8-7)。其他掌骨颈骨折较少见。

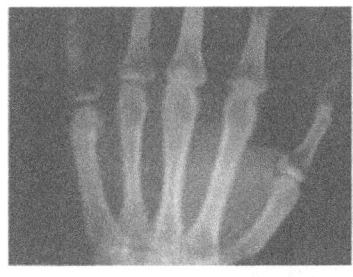
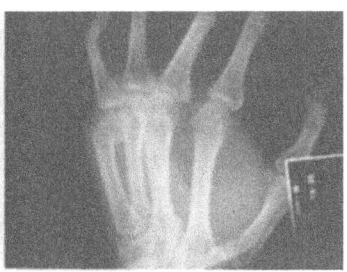

图 8-7　第 5 掌骨颈骨折

在掌骨头骨折则是由于手在握拳位,掌骨头受直接打击所致,也可发生于机器的压轧伤。掌骨头的骨折是在关节内,故骨折常影响到关节面的平整及晚期关节的活动。

发生在掌骨基底的骨折是腕掌关节内的骨折,多由于纵向撞击力量作用在掌骨,传达至腕掌关节处,造成腕掌关节骨折脱位。虽然骨折移位不多,但如果治疗不当,常会遗留局部隆起、疼痛及因屈、伸肌腱张力失衡使手指活动受限。

二、损伤分类

(一)掌骨头骨折

1.单纯掌骨头骨折

发生在掌骨头的骨折可有斜形、横形、纵形,损伤多为闭合性。骨折愈合后,如关节面不平,可影响关节活动。晚期,由于关节面反复磨损,还会造成创伤性关节炎。

2.关节软骨骨折

此种损伤多由于紧握拳时拳击锐利性的物体,如牙齿、玻璃等,致使关节内软骨破碎。损伤多为开放性,可从伤口看到破碎的软骨面。

3.掌骨头粉碎性骨折

多发生于较大暴力的损伤,常合并有相邻的掌、指骨骨折及严重的软组织损伤(图 8-8)。

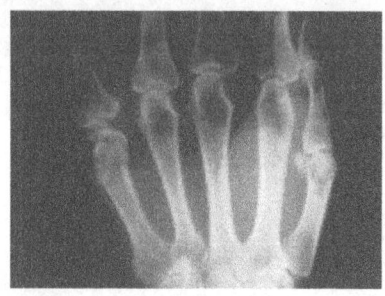

图 8-8 第 5 掌骨头骨折

(二)掌骨颈骨折

正常掌骨颈向背侧轻度成角,称颈干角,在斜位 X 线上,第 5 掌骨的颈干角约为 25°。有人认为,此角超过 30°,即为手术或整复的适应证。在 30°以内者,对手的外观及功能都没有明显影响。

(三)掌骨干骨折

掌骨干骨折发生在第 3、4 掌骨者较多。作用在手或手指上的旋转暴力,常致斜形或螺旋形骨折。由纵轴方向的暴力传达至掌骨上时,多造成横形骨折。一般横形骨折是稳定性骨折,而斜形或螺旋形骨折为不稳定性骨折。

(四)掌骨基底骨折

多为腕掌关节的骨折脱位,常发生在第 1、4、5 腕掌关节。第 4、5 腕掌关节有较大的活动,它们分别可屈、伸 15°和 20°,位于尺侧边缘,故易受伤(图 8-9)。

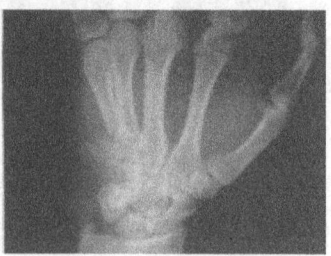

图 8-9 第 4、5 掌骨基底骨折

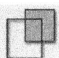

三、治疗

(一)掌骨头骨折

要根据骨折移位的情况,如骨折稳定,横形或斜形骨折,但无明显移位,而且关节面平整的,可用石膏托固定掌指关节于屈曲位。3周后解除制动做主动功能锻炼。

有移位的骨折,因骨折块在关节内,又无韧带或肌腱的牵拉,复位比较容易。要使关节在屈曲位,轻轻牵拉该指,使手指侧偏,并轻轻挤压掌骨头,可使向两侧移位的骨块复位。屈曲掌指关节,向背侧推顶掌骨头,可使向掌侧移位的骨折块复位。

如手法复位失败,可行切开复位及克氏针内固定手术。但应注意,掌骨头为松质骨,骨折复位后,钢针应准确打入,争取一次成功。否则,钢针反复穿入,会使钢针松动,固定不牢或失败。钢针可保留4周左右,然后去除固定,开始活动。

对关节软骨骨折,应彻底清创,应摘除脱入关节内的小骨折片,较大的骨折可复位后以石膏托做短时间固定,然后开始活动。

掌骨头粉碎性骨折对骨折移位不明显,关节面尚平整者,可做石膏托固定3周后开始功能练习。有移位的骨折治疗比较困难,可行切开复位,以多根细钢针分别将骨折块固定。若骨折块小,钢针粗,贯穿骨折块时容易碎裂。固定后,一旦骨折初步愈合,即可开始活动以防关节僵直。如掌骨头严重粉碎、短缩、已无法使用内固定时,用骨牵引3~4周,然后开始主动功能练习。

(二)掌骨颈骨折

对稳定性骨折,且成角在30°以内者,对手的外观及功能都没有明显的影响,可做整复或不做整复直接用石膏托固定腕关节于轻度背伸,掌指关节屈曲50°~60°,指间关节在休息位,6周后,拆除石膏,鼓励患者活动患手。有的患者可能有15°~20°的掌指关节伸展受限,一般锻炼2个月后即可恢复正常。

掌骨颈不稳定性骨折,常有较大的成角畸形及移位,可行手法整复。因为掌指关节侧副韧带附着于掌骨头两侧偏背部,掌骨颈骨折后,若将掌指关节伸直位牵引,则可使侧副韧带以掌骨头的止点处为轴,使掌骨头向掌侧旋转,加重掌屈畸形。整复时,必须将掌指关节屈曲90°,使掌指关节侧副韧带处于紧张状态,使近节指骨基底托住掌骨头,再沿近节指骨纵轴向背侧推顶,同时再在骨折背部向掌侧加压,畸形即可矫正(图8-10)。

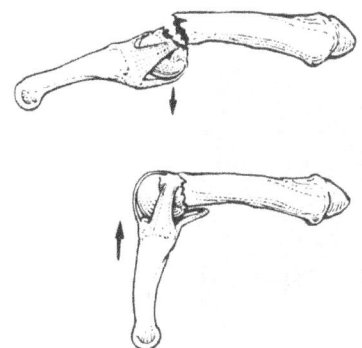

图 8-10　掌指关节屈曲90°,以近节指骨推顶掌骨头,使骨折复位

整复后,用背侧石膏托将掌指关节制动于屈曲90°及握拳位。4周后,拆除石膏,开始活动。

还可用经皮克氏针固定。先将骨折复位,然后经皮在远骨折段横形穿入不锈钢针。用相邻的正常掌骨头固定。如第5掌骨颈骨折,可固定在第4掌骨上;第2掌骨颈骨折,可固定在第3掌骨颈上。钢针应从掌骨头侧副韧带止点处穿出,若穿过韧带中部时,则限制掌指关节屈伸活动。

如掌骨颈有较多的骨质,还可使用微型钢板固定。使用T形或Y形钢板固定骨折,可达到牢固固定的目的。术后可使用短时间制动或在固定非常牢固情况下不使用制动,早期开始功能锻炼。但应注意,活动时要空手,不能负重或用力。

(三)掌骨干骨折

由于相邻骨间肌及掌骨间韧带的作用,一般骨折比较稳定。

(1)对稳定性骨折,可使用石膏托将患手固定在腕轻度背伸,掌指关节屈曲,指间关节休息位,6～8周后去除石膏,练习手部活动。

(2)骨折端有短缩或旋转时为不稳定性骨折,可行手法复位后用石膏托或石膏管型固定。但很多斜形或螺旋形骨折复位后,用石膏固定很难防止畸形再发生,应行切开复位内固定。

(3)斜形或螺旋形骨折可用不锈钢针垂直骨折线固定。为控制骨折块旋转,常需用2～3根钢针做内固定。

不稳定性骨折也可经皮用钢针横形穿过远、近骨折块固定在相邻完整的掌骨上。为使术后早期开始活动,目前应用较多的是微型钢板。由于掌骨较长,可以使用5孔或6孔钢板。固定后骨折稳定,可以早期开始活动。但应注意,开始时一定要空手活动,不能负重及用力(图8-11)。

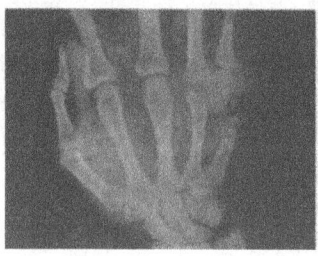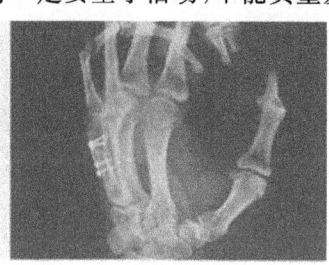

图8-11　第5掌骨干骨折,使用微型钢板固定

(四)掌骨基底骨折

常合并有腕掌关节脱位,早期容易复位。手法整复后,以短臂石膏托固定。第2、3腕掌关节因活动度小,骨折后移位少,复位后比较稳定,容易固定。而第4、5腕掌关节活动度大,复位容易,固定困难,因而可行经皮或切开复位。

经手术复位固定后预后大多较好,由于掌骨基底为松质骨,因而愈合快,很少有不愈合者。骨折愈合后对手的功能影响不大。

(高　峰)

第三节　跟 骨 骨 折

跟骨骨折是常见骨折,占全身骨折的2%。以青壮年最多见,严重损伤后易遗留伤残。至今仍没有一种大家都能认可的分类及治疗方法。应用CT分类跟骨骨折,对跟骨关节内骨折认识会更加清楚,像其他部位关节内骨折一样,解剖复位、坚强内固定、早期活动是达到理想功能效果的基础。

一、分类

跟骨骨折根据骨折线是否波及距下关节分为关节内骨折和关节外骨折。

(一)关节内骨折

1.Essex-Lopresti 分型法

根据 X 线检查把骨折分为舌状骨折和关节塌陷型骨折。缺点是关节塌陷型包含了过多骨折,对于骨折评价和临床预后带来困难。

(1)A 型:无移位骨折。

(2)B_1 型:舌状骨折。

(3)B_2 型:粉碎性舌状骨折。

(4)C_1 型:关节压缩型。

(5)C_2 型:粉碎性关节压缩型。

(6)D 型:粉碎性关节内骨折。

2.Sanders CT 分型法

Sanders 根据后关节面的三柱理论,通过初级和继发骨折线的位置分为若干亚型,其分型基于冠状面 CT 扫描(图 8-12)。在冠状面上选择跟骨后距关节面最宽处,从外向内将其分为 A、B、C 三部分,分别代表骨折线位置。这样,就可能有四部分骨折块、三部分关节面骨折块和二部分载距突骨折块。

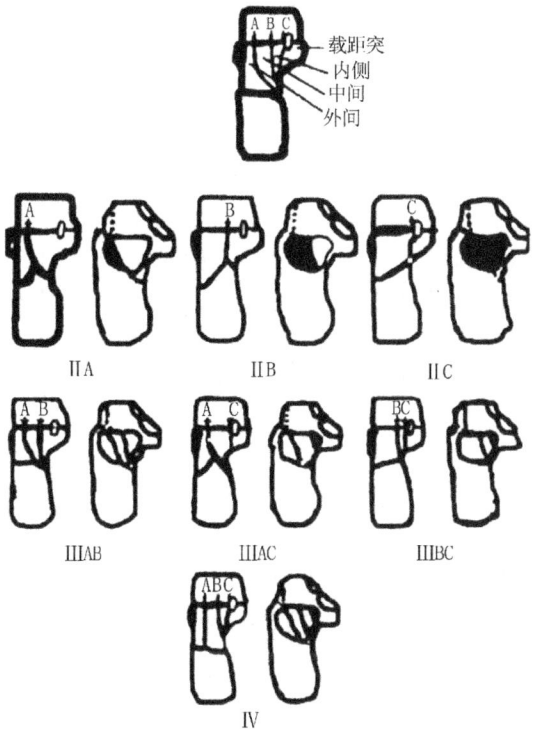

图 8-12　Sanders CT 分型法

(1)Ⅰ型：所有无移位骨折。

(2)Ⅱ型：二部分骨折，根据骨折位置在 A、B 或 C 又分为ⅡA、ⅡB、ⅡC 骨折。

(3)Ⅲ型：三部分骨折，同样，根据骨折位置在 A、B 或 C 又分为ⅢAB、ⅢBC、ⅢAC 骨折，典型骨折有一中央压缩骨块。

(4)Ⅳ型：骨折含有所有骨折线，ⅣABC。

(二)关节外骨折

按解剖部位关节外骨折可分为：①跟骨结节骨折；②跟骨前结节骨折；③载距突骨折；④跟骨体骨折(图 8-13)。

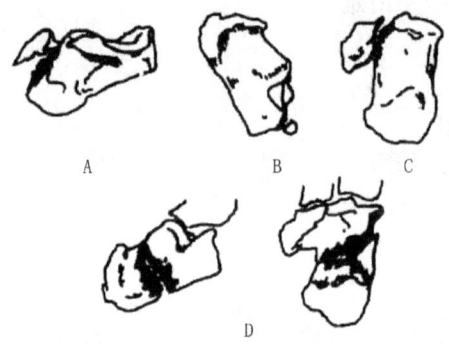

图 8-13　跟骨关节外骨折

A.跟骨结节骨折；B.跟骨前结节骨折；C.载距突骨折；D.跟骨体骨折

二、关节内骨折

关节内骨折约占所有跟骨骨折的 70%。

(一)损伤机制与病理

由于跟骨形态差异、暴力大小方向和足受伤时位置不同，可产生各种类型跟骨后关节面粉碎性骨折。但在临床中常会出现以下三种情况：①跟骨骨折后，载距突骨折块总是保持原位，和距骨有着正常关系。骨折线常位于跟距骨间韧带外侧。②关节压缩型骨折较常见，SandersⅡ型骨折较常见。后关节面骨折线常位于矢状面，且多将后关节面分为两部分，内侧部分位于载距突上，外侧部分常陷于关节面之下，并由于距骨外侧缘撞击而呈旋转外翻，陷入跟骨体内。③由于距骨外侧缘撞击跟骨后关节面，使骨折进入跟骨体内，从而推挤跟骨外侧壁突出隆起，使跟腓间距减小，产生跟腓撞击综合征和腓骨肌腱嵌压征(图 8-14)。

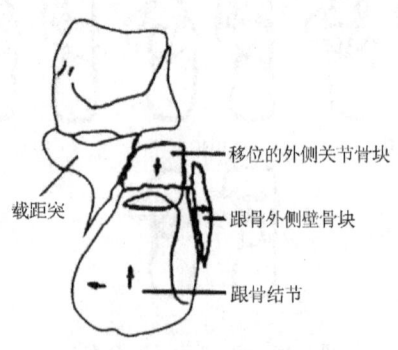

载距突　　移位的外侧关节骨块　　跟骨外侧壁骨块　　跟骨结节

图 8-14　骨折后病理改变

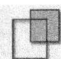

跟骨骨折后可出现：①跟骨高度丧失，尤其是内侧壁。②跟骨宽度增加。③距下关节面破坏。④外侧壁突起。⑤跟骨结节内翻。因此，如想恢复跟骨功能，应首先恢复距下关节面完整和跟骨外形。

（二）临床表现

骨折多发生于高处坠落伤或交通事故伤。男性青壮年多见。伤后足在数小时内迅速肿胀，皮肤可出现水疱或血泡。如疼痛剧烈，足感觉障碍，被动伸趾引起剧烈疼痛时，应注意足骨筋膜室综合征的可能。亦应注意全身其他合并损伤，如脊柱、脊髓损伤。

（三）诊断

1.X 线检查

足前后位 X 线平片可见骨折是否波及跟骰关节，侧位可显示跟骨结节角和交叉角（Gissane角）变化，跟骨高度降低，跟骨轴位可显示跟骨宽度变化及跟骨内、外翻。Broden 位（图 8-15）是一种常用的斜位，可在术前、术中了解距下关节面损伤及复位情况。投照时，伤足内旋 40°，X 线球管对准外踝并向头侧分别倾斜 10°、20°、30°、40°。

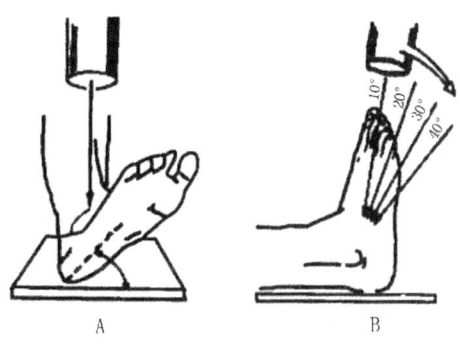

图 8-15　Broden 投照方法

A.正面观；B.侧面观

2.CT 检查

关节内骨折应常规行 CT 检查，以了解关节面损伤情况，必要时行螺旋 CT 进行三维重建。

（四）治疗

对于跟骨关节内骨折是行手术治疗还是非手术治疗，多年来一直存在争论。CT 分类使我们对关节内骨折的病理变化更加清楚，使用标准入路和术中透视可明显减少手术并发症。各种专用钢板的出现，使内固定更加稳定，患者可早期活动。跟骨关节内骨折如要获得好的功能，应该解剖复位跟骨关节面及跟骨外形，但即使是达到解剖复位也不能保证一定可以获得好的功能。

1.治疗应考虑的因素

（1）年龄：老年患者，骨折后关节易僵硬，且骨质疏松，不易牢固内固定，一般 50 岁以上的患者，以非手术治疗为宜。

（2）全身情况：如合并较严重糖尿病、周围血管疾病，身体极度虚弱，或合并全身其他部位损伤不宜手术时，应考虑非手术治疗。

（3）局部情况：足部严重肿胀、皮肤水疱，不宜马上手术，应等 1～2 周肿胀消退后方可手术。开放性损伤时，如软组织损伤较重，可用外固定器固定。

（4）损伤后时间：手术应在伤后 3 周内完成。如果肿胀、水疱或其他合并损伤而不能及时手术时,采用非手术治疗。

(5)骨折类型:无移位或移位小于 2 mm 时,采用非手术治疗。Sanders Ⅱ、Ⅲ型骨折应选用切开复位。虽然关节面骨折块无明显移位,但跟骨体骨折移位较大,为减少晚期并发症,也应切开复位,内固定。关节面严重粉碎性骨折,恢复关节面形态已不可能,可选用非手术治疗。如有条件,也可在恢复跟骨外形后一期融合距下关节。

(6)医师的经验和条件:手术切开有一定的技术和设备条件要求,如不具备时,应将患者转到其他有条件医院治疗或选用非手术方法治疗。不能达到理想复位及固定的手术,不如不做。

2.治疗方法

(1)功能疗法:功能疗法适用于无移位或少量移位骨折,或年龄较大、功能要求不高或有全身并发症不适于手术治疗的患者。

适应证及禁忌证:无移位或少量移位骨折,应用此方法,可早期活动,较早恢复足的功能。但对移位骨折由于未复位骨折可能会遗留足跟加宽,结节关节角减小,足弓消失及足内、外翻畸形等,患者多不能恢复正常功能。

具体操作方法:伤后立即卧床休息,抬高患肢,并用冰袋冷敷患足,24 小时后开始主动活动足距小腿关节,3 天后开始用弹性绷带包扎,1 周左右可开始拄拐行走,3 周后在保护下或穿跟骨矫形鞋部分负重,6 周后可完全负重。伤后 4 个月可逐渐开始恢复轻工作。

(2)闭合复位疗法:用手法结合某些器械或钢针复位移位的骨折。有以下两种方法。

Bahler 法:在跟骨结节下方及胫骨中下段各横穿一钢针,做牵引和反牵引,以期恢复结节关节角和跟骨宽度以及距下关节面,逐渐夹紧则可将跟骨体部恢复正常,透视位置满意后,石膏固定足于中立位,并将钢针固定于石膏之中。内、外踝下方及足跟部仔细塑形,4～6 周去除石膏和钢针,开始活动足距小腿关节。此方法由于不能够较好恢复距下关节面,疗效不满意,现已很少采用。

Essex-Eopresti 法:患者取俯卧位,在跟腱止点处插入一根斯氏针,针尖沿跟骨纵轴向前并略微偏向外侧,达后关节面下方后撬起。撬拨复位后再用双手在跟骨部做侧方挤压,侧位及轴位透视,位置满意后,将斯氏针穿入跟骨前方。粉碎性骨折时,也可将斯氏针穿过跟骰关节,然后用石膏将斯氏针固定于小腿石膏管型内。6 周后去除石膏和斯氏针。此方法适用于某些舌状骨折。由于石膏固定,功能恢复较慢。

(3)切开复位术:可在直视下复位关节面骨块和跟骨外侧壁,结合牵引可同时恢复跟骨轴线并纠正短缩和内、外翻。使用钢板螺钉达到较坚强固定,可使患者早期活动。尽快地恢复足的功能,避免了由于复位不良带来的各种并发症。

患者体位取单侧骨折侧卧位,如为双侧骨折,则取俯卧位。切口采用外侧"L"形切口。纵形切口位于跟腱和腓骨长短肌腱之间,水平切口位于外踝尖部和足底皮肤之间。切开皮肤后,从骨膜下翻起皮瓣,显露距下关节和跟骰关节,用三根克氏针从皮瓣下分别钻入腓骨、距骨和骰骨后,向上弯曲以扩大显露。腓肠神经位于皮瓣中,注意不要损伤。复位,掀开跟骨外侧壁,显露后关节面。寻找骨折线,认清关节面骨折情况。取出载距突关节面外侧压缩移位的关节内骨折块。使用 Schanz 针或跟骨牵引,先内翻跟骨结节,同时向下牵引,再外翻,以纠正跟骨短缩及跟骨结节内翻,使跟骨内侧壁复位,用克氏针维持复位。然后把取出的关节面骨折块复位,放回外侧壁并恢复 Gissane 角和跟骰关节面,克氏针固定各骨折块。透视检查骨折位置,尤其是 Broden 位查看跟骨后关节面是否完全复位。如骨折压缩严重,空腔较大,可使用骨移植,但一般不需要骨移植。根据骨折类型选用钢板和螺钉固定,如可能,螺钉应固定外侧壁到对侧载距突下骨皮质上,以保证固定确实可靠。少数严重粉碎性骨折,需要加用内侧切口协助复位固定。固定后,伤口放置引流管或引流条,关闭伤口,2 周拆线。伤口愈合良好时,开始活动,6～10 周穿行走靴部分负重。12～16 周去除行走靴负重行走,逐渐开始正常活动。

(4)关节融合术:严重粉碎性骨折的年轻患者对功能要求较高时,切开难以达到关节面解剖复位,非手术治疗又极有可能遗留跟骨畸形而影响功能。一期融合并同时恢复跟骨外形可缩短治疗时间,使患者尽快地恢复工作。在切开复位时,亦应有做关节融合术的准备,一旦不能达到较好复位,也可一期融合距下关节。手术时用磨钻磨去关节软骨,大的骨缺损可植骨,用钢板维持跟骨基本外形,用 1 枚 6.5 mm 或7.3 mm直径的全长螺纹空心螺钉经导针从跟骨结节到距骨。

(五)并发症

1.伤口皮肤坏死感染

外侧入路"L"形切口时,皮瓣角部边缘有可能发生坏死,所以手术时应仔细操作,避免过度牵拉。一旦出现坏死,应停止活动。如伤口感染为浅部感染,可保留内置物,伤口换药有时需要皮瓣转移。深部感染需取出钢板和螺钉。

2.神经炎、神经瘤

手术时可能会损伤腓肠神经,造成局部麻木或形成神经瘤后引起疼痛。如疼痛不能缓解,可切除神经瘤后,将神经残端埋入腓骨短肌中。在非手术治疗时,由于跟骨畸形愈合后内侧挤压刺激胫后神经分支引起足跟内侧疼痛,非手术治疗无效时,可手术松解。

3.腓骨肌腱脱位、肌腱炎

骨折后由于跟骨外侧壁突出,缩小了跟骨和腓骨间隙,挤压腓骨长短肌腱引起肌腱脱位或嵌压。手术时切开腱鞘使肌腱直接接触距下关节或螺钉、钢板的摩擦及手术后瘢痕也是引起肌腱炎的原因。腓骨肌腱脱位、嵌压后,如患者有症状,可手术切除突出的跟骨外侧壁,扩大跟骨和腓骨间隙。同时紧缩腓骨肌上支持带,加深外踝后侧沟。

4.距下关节和跟骰关节创伤性关节炎

由于关节面骨折复位不良或关节软骨的损伤,距下关节和跟骰关节退变产生创伤性关节炎,关节出现疼痛及活动障碍。可使用消炎止痛药物、理疗和支具等治疗,如症状不缓解,应做距下关节或三关节融合术。

5.跟痛

跟痛可由于外伤时损伤跟下脂肪垫引起,也可因跟骨结节跖侧骨突出所致。可用足跟垫减轻症状,如无效可手术切除骨突出。

三、关节外骨折

关节外骨折占所有跟骨骨折的30%～40%。一般由较小暴力引起,常不需手术治疗,预后较好。

(一)前结节骨折

前结节骨折可分为两种类型。撕脱骨折多见,常由足跖屈、内翻应力引起。分歧韧带或伸趾短肌牵拉跟骨前结节附着部造成骨折。骨折块较小并不波及跟骰关节。足强力外展造成跟骰关节压缩骨折较少见,骨折块常较大并波及跟骰关节,骨折易被误诊为踝扭伤。骨折后距下关节活动受限,压痛点位于前距腓韧带前 2 cm 处,向下 1 cm。检查者也可用拇指置于患者外踝尖部,中指置于第 5 跖骨基底尖部,示指微屈后指腹正好落在前结节压痛点。加压包扎免负重 6～

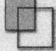

8周,预后也较好。

(二)跟骨结节骨折

跟骨结节骨折也有两种类型:一种是腓肠肌突然猛烈收缩牵拉跟腱附着部,发生跟骨后部撕脱骨折;另一种为直接暴力引起的跟骨后上鸟嘴样骨折(图8-16)。骨折移位较大时,跟骨结节明显突出,有时可压迫皮肤坏死。畸形愈合后可使穿鞋困难。借助Tompson试验可帮助判断是否跟腱和骨块相连。有时骨块可连带部分距下关节后关节面。骨折无移位或有少量移位时,用石膏固定患足跖屈位固定6周。骨折移位较大时,应手法复位,如复位失败可切开复位,螺钉或钢针固定。

(三)跟骨结节内、外侧突骨折

单纯跟骨结节内、外侧突骨折少见且常常无移动位,相比较而言,内侧突更易骨折。骨折常由足内或外翻时受到垂直应力而产生的剪切力作用所致,通过跟骨轴位或CT检查可做出诊断。无移位或少量移位时可用小腿石膏固定8～10周。可闭式复位,经皮钢针或螺钉固定。如果骨折畸形愈合且有跟部疼痛时,可通过矫形鞋改善症状,无效者也可手术切除骨突起部位。

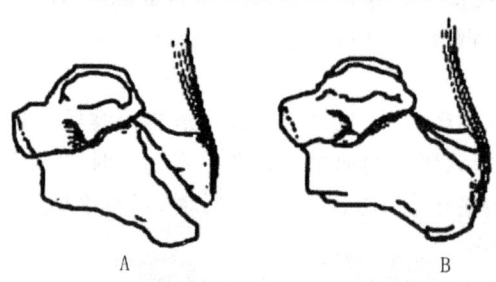

图8-16 跟骨结节骨折

A.撕脱骨折;B.鸟嘴样骨折

(四)载距突骨折

单纯载距突骨折很少见。按Sanders分类此类骨折为ⅡC骨折。骨折后可偶见屈趾长肌腱卡压于骨折之中,移位骨块也可挤压神经血管束,被动过伸足趾可引起局部疼痛加重。无移位骨折可用小腿石膏固定6周。移位骨折可手法复位足内翻跖屈,用手指直接推挤载距突复位,较大骨折块时也可切开复位。骨折不愈合较少见,不要轻易切除载距突骨块,因为有可能失去弹簧韧带附着而致扁平足。

(五)跟骨体骨折

跟骨体骨折因不影响距下关节面,一般预后较好。骨折机制类似于关节内骨折,常发生于高处坠落伤。骨折后可有移位,如跟骨体增宽,高度减低,跟骨结节内外翻等。此类骨折除常规X线检查外,还应行CT检查,以明确关节面是否受累及骨折移位情况。骨折移位较大时,可手法复位石膏外固定或切开复位、内固定。

(高 峰)

第四节 跖 骨 骨 折

跖骨又称脚掌骨,是圆柱状的小管状骨,并列于前足,从内向外依次为第1～5跖骨,每根跖骨均由基底部、干部、颈部、头部等构成。5个跖骨中,以第1跖骨最短,同时最坚强,在负重上亦最重要。第1跖骨在某些方面与第1掌骨近似,底呈肾形,与第2跖骨基底部之间无关节,亦无任何韧带相接,具有相当的活动度,它的跖面通常有2个籽骨。外侧4个跖骨基底部之间均有关节相连,借背侧、跖侧及侧副韧带相接,比较固定,其中尤以第2、3跖骨最稳定。第4跖骨基底部呈四边形,与第3、5跖骨相接。第5跖骨基底部大致呈三角形,这两根跖骨具有少量活动度。第1、2、3跖骨基底部,分别与1、2、3楔骨相接;第4、5跖骨基底部,与骰骨相接,共同构成微动的跖跗关节。第1~5跖骨头分别与第1~5趾骨近节基底部相接,构成跖趾关节。第5跖骨基底部张开,形成粗隆,向外下方突出,超越骨干及相邻骰骨外面,是足外侧的明显标志。在所有附着于第5跖骨基底部的肌肉中,只有腓骨短肌腱有足够的力量导致撕脱骨折的发生,而不是肌腱断裂。

第1与第5跖骨头是构成足内外侧纵弓前方的支重点,与后方的足跟形成整个足部的三个负重点。5根跖骨之间又构成足的横弓,跖骨骨折后必须恢复上述关系,以便获得良好负重功能。跖骨骨折是足部最常见的骨折,多发生于成年人。

一、发病机制

跖骨骨折多由直接暴力,如压砸或重物打击而引起,以第2、3、4跖骨较多见,可多根跖骨同时骨折。间接暴力如扭伤等,亦可引起跖骨骨折,如第5跖骨基底部撕脱骨折。长途跋涉或行军则可引起疲劳骨折。骨折的部位可发生于基底部、骨干及颈部。

按骨折移位程度,可分为无移位骨折和移位骨折。由于跖骨并排排列,相互支撑,单一跖骨骨折,多无移位或仅有轻微移位。但多发跖骨骨折,由于失去了相互支撑作用,可以出现明显移位(图8-17)。

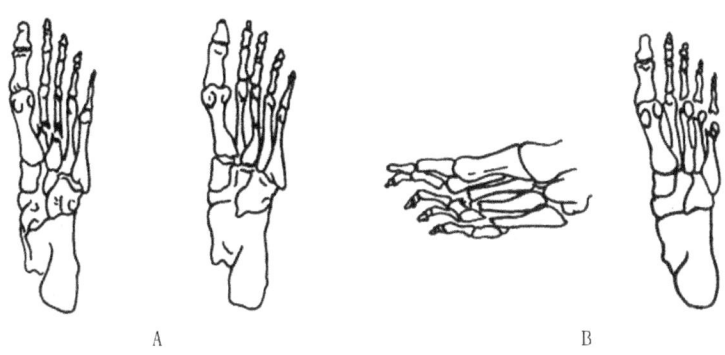

A   B

图8-17 跖骨骨折类型
A.无移位型跖骨骨折;B.移位型跖骨骨折

按骨折线可分为横断、斜行及粉碎骨折。按骨折的部位,又可分为跖骨基底部骨折、跖骨颈部骨折、跖骨干骨折。

(一)跖骨基底部骨折

最常见的是第5跖骨基底部撕脱骨折。骨折常发生在足跖屈内翻时,腓骨短肌腱牵拉将基底部粗隆撕脱。

(二)跖骨颈骨折

骨折常因为踝跖屈、前足内收而引起。少部分也可以由直接暴力引起。由于该部血液供应主要来自从关节囊进入的干骺端血管和自跖骨干内侧中部进入的滋养血管,血供相对较差,骨折后愈合较慢。

跖骨颈部还可发生疲劳骨折,因好发于长途行军的战士,故又名行军骨折。骨骼的正常代谢是破骨和成骨活动基本上处于平衡状态,如果对它施加的应力强度增加及持续更长的时间时,骨骼本身会重新塑形以适应增加了的负荷。当破骨活动超过骨正常的生理代谢速度后,而成骨活动又不能及时加以修复时,就可在局部发生微细的骨折,继续发展就成为疲劳骨折。多发于第2、第3跖骨。

（三）跖骨干骨折

跖骨干骨折多由于直接暴力所致,可为一根或多根,易发生开放性骨折。骨折端多向跖侧成角,受骨间肌的牵拉,骨折端还会有侧方移位。

跖骨骨折任何方向的成角都会出现相应的并发症,如背侧残留成角,则跖骨头部位可以出现顽固性痛性胼胝。跖侧成角残留,可导致邻趾出现胼胝,侧方移位则可以挤压胼间神经造成神经瘤。因此,有移位的骨折应尽量纠正。

二、诊断要点

外伤后足部疼痛剧烈、压痛、明显肿胀,活动功能障碍,纵向叩击痛,不能用前足站立和行走,碾压伤者可以合并严重的肿胀和瘀斑。

跖骨骨折应常规摄前足正、斜位X线。跖骨疲劳骨折最初为前足痛,劳累后加剧,休息后减轻,X线可能无异常,3周后,可以发现骨膜反应,骨折线多不清楚,在局部可摸到有骨隆凸,不要误诊为肿瘤,由于没有明显的暴力外伤史,诊断常被延误。第5跖骨基底部撕脱骨折,就诊患者为儿童时,应注意与骨骺相区别,儿童跖骨基底部骨骺在X线上表现为一和骨干平行的亮线,且边缘光滑。成人应与腓骨肌籽骨相鉴别,这些籽骨边缘光滑、规则、且为双侧性,局部多无症状。而骨折块多边缘毛糙,认真阅片,应该不难鉴别。

三、治疗方法

跖骨骨折后,一般侧方移位错位不大,上下错位应力求满意复位。尤其是第1和第5跖骨头为足纵弓三个支撑点的其中两个,因此在第1和第5跖骨头骨折中,一定要格外重视,以免影响足的负重。

（一）整复固定方法

无移位骨折、第5跖骨基底部骨折、疲劳骨折应局部石膏托固定4～6周。

1.手法复位外固定

(1)整复方法:①跖骨基底部骨折或合并跖跗关节脱位:在麻醉下,患者取仰卧位,一助手固定踝部,另一助手握持前足部做拔伸牵引。骨折向背、外侧移位者,术者可用两拇指置足背1、2跖跗关节处向内、下推按,余指置足底和内侧跖骨部对抗,同时握持前足部的助手将前足背伸外翻即可复位。②跖骨干部骨折:在适当麻醉下,先牵引骨折部位对应的足趾,以矫正其重叠移位,以另一手的拇指从足底部推压断端,矫正向跖侧的成角。如仍有残留的侧方移位,仍在牵引下,从跖骨之间用拇、示二指采用夹挤分骨手法迫使其复位(图8-18A、B)。③跖骨颈部骨折:颈部骨折后,短小的远折端多向外及跖侧倾斜成角突起移位。整复时,一助手固定踝部,另一助手持前足牵拉,术者两手拇指置足底远折端移位突起部,向足背推顶,余指置足背近折端扶持对抗和按压跖骨头,同时牵拉前足之助手将足趾跖屈即可。

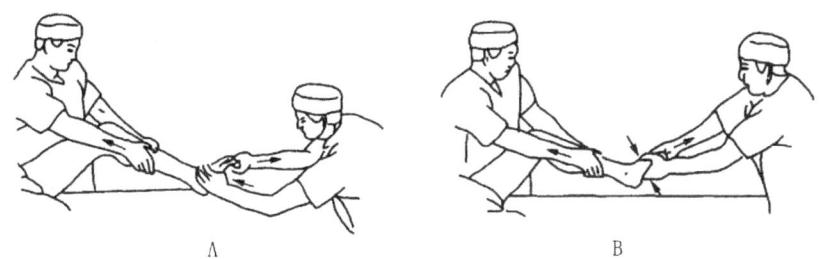

图 8-18 跖骨骨折整复法

（2）固定方法：整复后，局部外敷药膏，沿跖骨间隙放置分骨垫，胶布固定后，用连脚托板加牵引的固定方法：即连脚托板固定后，在与跖骨骨折相应的趾骨上贴上胶布，用橡皮筋穿过胶布进行牵拉，并将它固定在脚板背侧。牵引力量要适当，避免引起趾骨坏死。移位严重的多发跖骨骨折，在第 1 周内，应透视检查 1 次。固定时间 6～8 周。

2.外固定器复位固定

跖骨骨折也可以采取小腿钳夹固定。操作在 X 线透视或 C 形臂下进行。麻醉后，常规消毒，铺无菌治疗巾。跖骨基底部骨折合并跖跗关节脱位者，从跖骨的背、外侧和第一楔骨内下缘进针。不合并跖跗关节脱位者可以固定跖骨的背、外侧和第一跖骨基底部的内缘。固定时先将钳夹尖端刺进皮肤后，在 C 形臂下复位，选择稳定点进行钳夹。牢固后用无菌纱布包扎，石膏托固定，4 周后确定骨折愈合去除外固定器，下床活动（图 8-19）。

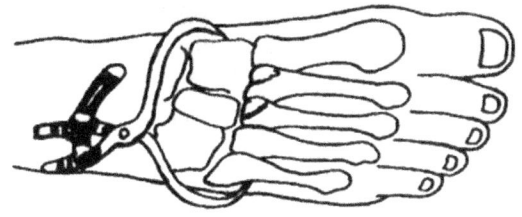

图 8-19 钳夹固定法

3.切开复位内固定

经闭合复位不成功或伴有开放性伤口者，可考虑切开复位内固定。

以骨折部为中心，在足背部做一长约 3 cm 的纵切口，切开皮肤及皮下组织，将趾伸肌腱拉向一侧，找到骨折端，切开骨膜并在骨膜下剥离，向两侧拉开软组织充分暴露骨折端，用小的骨膜剥离器或刮匙，将远折段的断端撬出切口处，背伸患趾用手摇钻将克氏针从远折段的髓腔钻入，经跖骨头和皮肤穿出，当针尾达骨折部平面时，将骨折复位，再把克氏针从近折段的髓腔钻入，直至钢针尾触到跖骨基底部为止，然后剪断多余钢针，使其断端在皮外 1～2 cm，缝合皮下组织和皮肤。第 1 跖骨干骨折最好采用克氏针交叉固定。第 5 跖骨基底粗隆部骨折也可以采用张力带固定。术后用石膏固定 4～6 周。其他内固定物如小钢板、螺丝钉等固定牢固，术后功能恢复快，患者更容易接受（图 8-20，图 8-21）。

（二）药物治疗

按骨折三期辨证用药，早期内服活血化瘀、消肿止痛类方剂，如桃红四物汤加二花、连翘、蒲公英、地丁等清热解毒药，肿胀严重者还可以配合云苓、薏苡仁等利湿类药物治疗。中期内服新伤续断汤或正骨紫金丹。后期解除固定后，用中草药熏洗患部，加强功能锻炼。

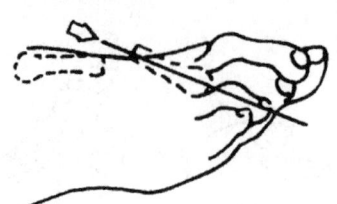

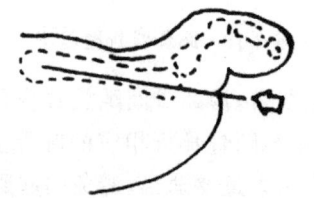

图 8-20　跖骨骨折髓内穿针固定

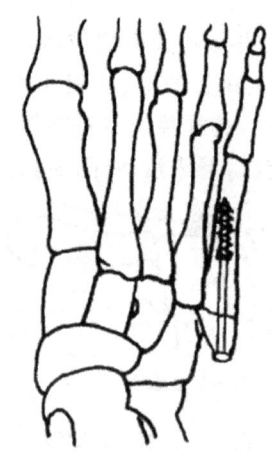

图 8-21　跖骨骨折螺钉固定

（三）功能康复

复位固定后，可做足趾关节屈伸活动。2周后做扶拐不负重步行锻炼。解除固定后，逐渐下地负重行走，并做足底踩滚圆棍等活动，使关节面和足弓自行模造而恢复足的功能。

（高　峰）

第五节　趾　骨　骨　折

趾骨又叫脚趾骨，除足踇趾2节外，余趾均3节，每节趾骨可分为基底部、体部、滑车部三部分。第一跖趾关节的跖侧面，有内、外两个籽骨，其他各趾间关节也可以出现籽骨。足踇趾的这种籽骨是其重要的负重结构，它可以保护足踇长屈肌腱、保护第一跖骨头，吸收应力，减少摩擦，并为足屈踇短肌腱提供一作用杠杆。

趾骨骨折多见于成年人,占足部骨折的第二位。足趾具有足的附着力的功能,可防止人在行走中滑倒,并有辅助足的推进与弹跳作用。故对趾骨骨折的治疗,应要求维持跖趾关节活动的灵活性和足趾跖面没有骨折断端突起。

一、发病机制

趾骨骨折多由踢撞硬物或重物砸伤所致,前者多为粉碎或纵裂骨折,后者多为横断或斜形骨折。第5趾骨损伤的机会较多,第2、3、4趾骨骨折较少发生,第1趾骨较粗大,其功能也较重要,第1趾骨近端骨折亦较常见,多为粉碎性骨折。由于跖骨头与地面的夹挤,可引起足姆趾的籽骨骨折,以内侧籽骨损伤多见,常为粉碎性。趾骨骨折常合并有皮肤或甲床的损伤,伤后亦容易引起感染。

二、诊断要点

趾骨骨折有明显外伤史,伤后患趾疼痛剧烈,肿胀,甲下有发绀瘀斑,活动受限,有移位者可以出现明显畸形。触诊可有局部压痛、纵向叩击痛、骨擦音和异常活动。根据临床症状和足的正、斜位 X 线可以明确诊断,并观察骨折类型及移位情况。籽骨骨折者应注意先天性双籽骨和三籽骨鉴别,后者骨块光整规则,大小相等,局部无相应症状。

三、治疗方法

趾骨骨折有伤口者,应清创缝合,预防感染,甲下血肿严重者,可放血或拔甲。无移位的趾骨骨折,可用消肿止痛类中药外敷,局部外固定,3～4 周即可愈合。

(一)整复固定方法

有移位的骨折,应手法复位。在局麻下,患者仰卧位,足跟垫 1 沙袋,术者用 1 块纱布包裹骨折远端,一手拇、示二指捏住患趾近段的内外侧,另一手拇指、示指捏住患趾远段上下侧,进行相对拔伸,并稍屈趾即可复位。若有侧方移位,术者一手拇指、示指捏住伤趾末节拔伸,另一手拇指、示指在患趾两侧对挤使骨折端对位(图 8-22)。整复后,患趾用 2 块夹板置于趾骨背侧和跖侧固定。应注意固定不可过紧,容易影响远端血液循环,发生趾部坏死。

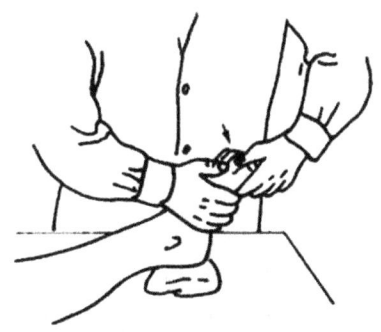

图 8-22 趾骨骨折整复手法

对于不稳定骨折者,可行趾骨及皮肤牵引固定。或者行克氏针内固定治疗。4～6 周骨折愈合后拔出克氏针,加强功能锻炼。

(二)药物治疗

药物治疗一般按骨折三期用药,初期肿胀严重者用活血类配合利湿解毒类方剂加减治疗,肿胀减轻后用活血接骨类方剂加减治疗。去除固定后应用中草药熏洗患部,促进功能恢复。

(三)功能康复

骨折整复固定后,即可进行膝关节的屈伸练习,肿胀减轻后,可下床不负重活动,3～4周后解除固定,做足趾的屈伸锻炼,早日下地行走。

(高　峰)

第六节　手部先天性畸形手术

一、手部先天畸形手术治疗原则

除改善手的外形外,与其他手部疾病的治疗一样,手部先天性畸形的治疗主要集中在重建功能(如抓握和手指对捏等),同时控制或延缓畸形的进一步发展,以及由此带来的继发性畸形。当然,既将外形改善的非常完美,又将功能重建的十分理想,对于临床医师来说确是一项极其艰难的工做。特别是对于那些严重、复杂的手部畸形,多数情况下,在外形和功能两者之间,只能偏倚其中之一。患儿家长或患者本人对治疗结果的要求也是选择治疗方法的因素之一。以下原则在选择手术治疗时应予以注意。

(1)一般情况下,到底是重建外形,还是重建功能为主,不同的医师对此有各自的看法,在治疗中应根据畸形严重程度、医师所具备的技术水平、患者及家属要求等综合考虑。

(2)治疗应尽量不损伤原有的手功能,如总的治疗方案确实无法避免损伤部分已有的手功能,同时还应考虑设计相应的后续重建措施。

(3)严重妨碍手部发育的畸形应尽早手术治疗。

(4)对于复杂手部先天畸形,分期手术是一个重要特点,负责治疗的医师应事先制订详细周密的治疗方案,以免延误治疗时机,并应该向家属做充分交代,使其对此有相应的心理准备及经济储备。

(5)骨性手术应避免损伤骨骺,如确认选择的手术对骨骺将会有严重损伤,可将相关手术推迟到骨骺发育完成后实施。

(6)如条件或病情允许,整个手术治疗过程应在学龄前完成,以免患儿入学后的心理负担及功能上的不适应。

(7)对某些不适宜马上手术或非手术期的病例,应尽可能使用矫形支具或正规的矫形器,控制畸形的进一步发展,使患儿在最大限度上发挥其手功能,不但可以在一定程度上保持其生活质量,同时也有利于患儿培养相对正常的生活习惯,也可以为下一步手术治疗创造一定的软组织条件。对某些畸形,矫形支具的合理利用可免除某些手术治疗的过程。

(8)手术后也应提供相应的矫形支具及康复治疗,进一步维持手术效果。

(9)非手术期间(甚至从新生儿开始)对患儿进行系统、持续、合理、正规的康复及功能训练。

(10)手部手术前,需全面了解患儿是否有其他部位或器官的严重畸形,特别是可能危及生命的重要脏器的畸形,如有必要应于手部手术前先给予相应治疗,或与有关治疗人员协同制订一个完整合理的系统治疗方案。

（11）除非有特殊需要,某些手部先天畸形可能终身不需要手术治疗,如先天性桡腕关节融合、腕骨间融合等。某些年龄较大,治疗前手部具有一定功能,而估计手术后又很难取得功能及外观显著改善者,也可以不选择手术治疗,如先天性桡骨缺如。

（12）条件允许时,可采用一些新型的医疗技术或手段治疗手部畸形,如微型外固定架或延长器、特型软组织扩张器等。

（13）功能重建手术设计时,还应考虑患儿将来对某些现代生活方式的适应及患者是否有特殊的生活要求,如术后患手是否有利于操作电脑、是否适合弹奏乐器等。

（14）对于年龄较小的患儿,应慎重选择显微外科手术。

二、多指畸形的手术治疗

(一)概述

先天性多指畸形的发病率是手和上肢先天畸形中最高的,为肢芽胚基分化早期受到某种或多种致病因素作用引起,常有遗传倾向。可合并其他手部先天畸形或综合征,部分患者可双侧发病。

按多指发生的部位,多指畸形分为桡侧多指、尺侧多指及中央多指,桡侧多指最为多见。

根据多指所含组织结构的情况,又有下列三种类型。Ⅰ型:多余指仅由皮肤软组织组成,类似一"肉赘",不含肌腱及骨组织,仅以一个狭细的皮蒂与正常手指相连。Ⅱ型:多余指包含指骨、指甲及肌腱等组织,但发育很不完全,外形及功能上也有相当的缺陷。Ⅲ型:具有相对完整的类似正常手指的结构,如指骨、指甲、肌腱及神经血管束等,也具有相对好的外形及功能。

根据拇指成分分裂和重复发生的解剖位置及治疗的难易程度,桡侧多指畸形分为 5 型。Ⅰ型:远节指骨型;Ⅱ型:近节指骨型;Ⅲ型:掌骨型;Ⅳ型:三节指骨型;Ⅴ型:漂浮拇指型。

Wassel 将桡侧多指分为 7 型。Ⅰ型:远节指骨远端分叉,近端骨骺与正常的近节指骨相关节;Ⅱ型:远节指骨完全分开,各自的骨骺与正常的近节指骨相关节;Ⅲ型:远节指骨完全分开,近节指骨远端分叉,并与正常的掌骨相关节;Ⅳ型:远节及近节指骨均完全分开,两节近节指骨各自拥有独立的骨骺,并与正常的掌骨相关节,掌骨有时略有增宽;Ⅴ型:掌骨远端分叉,每一个掌骨头分别与相应的已完整分开的远、近节指骨相关节;Ⅵ型:两个独立的拇指形成;Ⅶ型:三节指骨型拇指或具备三节指骨型拇指的某些成分同时伴随一个正常的拇指。桡侧多指畸形通常又称为复拇指或双拇指畸形。多数情况下,桡侧多指畸形中的两个拇指在大小和外形上均不一致,将形态接近正常者称为"主拇指",另外一个称为"次拇指"。有时两个拇指也可在形态上一致或十分接近,将其称为"镜影拇指"。尺侧多指少见,多数都像漂浮拇指多指一样,由细小的皮肤软组织蒂与正常手指相连,蒂内可含有微细的血管神经束;有时也有骨关节、肌腱等结构存在,几乎像一个完全的手指形成。

中央多指极为少见,一般分为三型。Ⅰ型:中央指仅由多余软组织形成,没有骨骼等组织;Ⅱ型:多指部分与邻近手指重叠挤压在一起;Ⅲ型:多指部分具有像正常手指一样的骨关节、肌腱、血管神经等组织。

(二)手术目的及手术时机

手术主要是为了恢复和重建拇指的功能及外形,同时控制畸形拇指对手指正常或相对正常部分发育的影响,减轻患者的心理障碍。一般可根据多指发生的病理解剖情况、患者年龄、合并其他先天畸形等来选择合适的手术方式及手术时机。漂浮拇指多指或部分单纯性多指可在新生儿期行手术治疗。如多生手指的骨关节、肌腱、血管神经束与正常手指联系复杂,手术较为复杂,可适当推迟手术时间。如果麻醉条件及经治医师手术技术均允许,尽量不要将手术推迟太晚,以免日后畸形越来越重,使手术更加复杂化,同时患者和家属也承受较大的心理负担,一般可在2岁左右完成手术治疗。分期手术治疗者,整个手术治疗过程应在学龄前完成。有可能损伤骨骺的骨关节手术,可以等到骨骺发育停止或接近停止或患儿成年后施行。

1.末节指骨不完全分裂拇指多指

(1)操作步骤。①切口:手术应将发育不良的拇指(次要拇指)完全切除,在将要切除的次要拇指掌背侧各做一 V 形切口,切除范围包括次要拇指指甲及掌侧部分指腹,保留其桡侧适当量的皮肤,使其形成的 U 形皮瓣足以覆盖次要拇指切除后主要拇指桡侧残留的皮肤软组织缺损。②切开皮肤、皮下组织,分离并找到次要拇指指间关节桡侧关节囊韧带,从其指骨基底将关节囊韧带远端从指骨基底上游离并保留。完整显露次要拇指指骨及其与主拇指指骨相融合部分,以微型骨刀将相连之指骨基底凿开,将设计切除的次要拇指全部切除。③在主要拇指远节指骨基底桡侧以较粗的克氏针转孔,用细钢丝或可吸收缝线呈 8 字形穿过关节囊韧带,再穿过主要拇指远节指骨基底骨孔,然后予以固定或缝合。行拇指指间关节侧方应力试验,以检验缝合之侧副韧带是否松弛,如发现有松弛可进行适当紧缩,也可用细克氏针固定指间关节,维持关节稳定。④修整已预留的 U 形皮瓣上多余的脂肪组织,然后覆盖主要拇指桡侧的软组织缺损,缝合伤口。⑤伤口内可放置橡皮引流条,无菌敷料包扎伤口。见图 8-23。

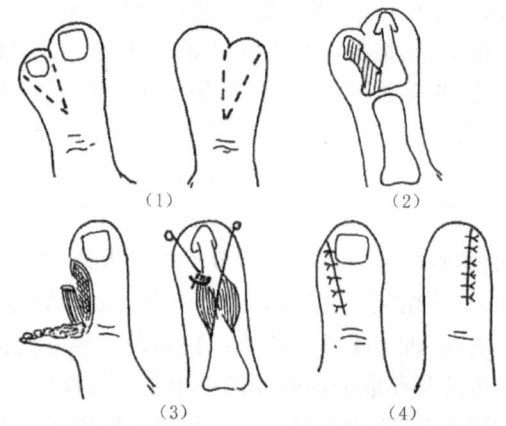

图 8-23 末节指骨不完全分裂拇指多指
(1)畸形及切口;(2)多余指骨截除范围;(3)保留侧副韧带并
予以固定缝合,如关节不稳定,可用克氏针固定;(4)缝合伤口

(2)术中注意事项:预留桡侧 U 形皮瓣时,应事先估量好其大小,以免皮瓣太小,造成覆盖不足或皮瓣缝合张力过大。凿除次要拇指指骨时,注意用力不要太粗暴,否则将造成主要拇指远节指骨关节软骨或骨骺的不必要损伤。如果主要和次要拇指均有各自的屈伸指肌腱,可以将次要拇指一侧去除或将其移位到主要拇指一侧,加强保留的主拇指的肌腱功能。

(3)术后处理:术后 48 小时拆除引流条,2 周拆除缝线。功能位石膏托外固定 3~4 周,同时拔除克氏针,以拇指指托继续固定 2~3 周,开始功能锻炼。

2.末节指骨不全分裂,末节多指部分与正常部分相等

(1)操作步骤。①切口:一般采用 V 形切口,V 形切口两臂各沿两个发育相等的拇指纵轴由

指端向近端延续,直到两臂相交于指间关节附近,其指甲各保留一半。掌背侧切口形状一样。②首先将设计范围内的指甲及皮肤软组织沿设计切口行楔形切开,相应的关节囊、屈伸肌腱均需部分切除,注意留下足够的关节囊、肌腱组织,待修复。③以微型骨刀切除设计范围内的指骨,骨切除范围包括两指骨的中央相融合部分,将截骨断面以微型骨挫将残留骨突起磨平,用无菌生理盐水清洗伤口,以免残留骨屑遗留在关节间隙。④以细克氏针在保留的末节两侧指骨钻孔,将保留的两部分指骨合拢在一起,确认位置可以接受后,以克氏针和细钢丝或可吸收缝线固定(如有条件可拍摄X线确认指骨对位的位置),并修复相关的关节囊、肌腱和甲床,甲床可使用 5-0 或 7-0无创缝合线缝合修复。如原甲板已去除或无法使用,可采用甲板替代物(如医用硅橡胶材料)固定甲床。⑤缝合皮肤伤口。见图 8-24。

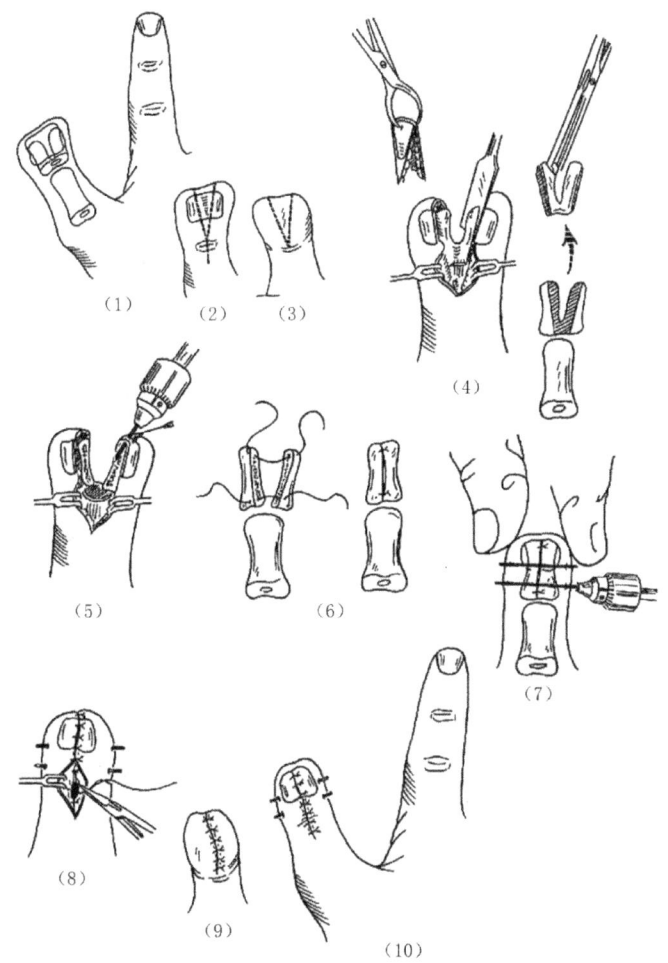

图 8-24　缝合皮肤伤口

(2)术中注意事项:截除指骨时应尽量使用微型器械,保护将要保留的关节软骨。指骨截除后,保留的两块指骨对合要精确,如有条件可在术中拍摄 X 线予以确认,否则将引起指骨畸形愈合或延迟愈合,甚至不愈合,导致新的拇指畸形。

(3)术后处理:术后 2 周拆除缝线。石膏托外固定,直到 4~6 周骨折愈合。随之可进行康复功能锻炼。

3.末节指骨完全分裂型拇指多指

(1)操作步骤。①切口:在桡侧发育不良之次要拇指与主拇指相连的指根部行掌背侧梭形切口,掌侧应预留相对大些的皮瓣,以备覆盖次要拇指切除后主拇指桡背侧残留的皮肤软组织缺损。②切开皮肤、皮下组织,探查相关的血管、神经、肌腱的分布情况,并做相应的保留和处理。如果存在两套血管、神经或肌腱组织,则需小心保留主拇指一侧的;如果主拇指一侧的相关组织缺如或发育不良,则需将次要拇指一侧的移位于主拇指。③在背侧切口内,如主拇指伸指肌腱正常,将次要拇指的伸指肌腱切断;否则应行肌腱移位,重建伸拇功能。保留完好的关节侧副韧带及关节囊瓣以备修复。切开关节囊后,显露次要拇指关节指间关节,以骨刀凿除近节指骨桡侧远端膨隆多余之骨组织。④在掌侧切口内,结扎切断和处理走向次要拇指的血管神经束,如主拇指屈指肌腱正常,次要拇指屈指肌腱予以切断;否则应行肌腱移位,重建屈拇功能。切开掌侧关节囊,从指间关节水平将次要拇指完整切除。⑤如设计保留的主要拇指有侧偏畸形,近节指骨远端需行相应的楔形截骨,截骨后以克氏针固定。如有条件可拍摄 X 线确认截骨位置良好。⑥修复关节囊及韧带,通过侧方应力试验确认关节稳定,否则需行韧带紧缩。⑦修整预留的指掌侧皮瓣,止血、缝合皮肤。伤口内可放置橡皮引流条。见图 8-25。

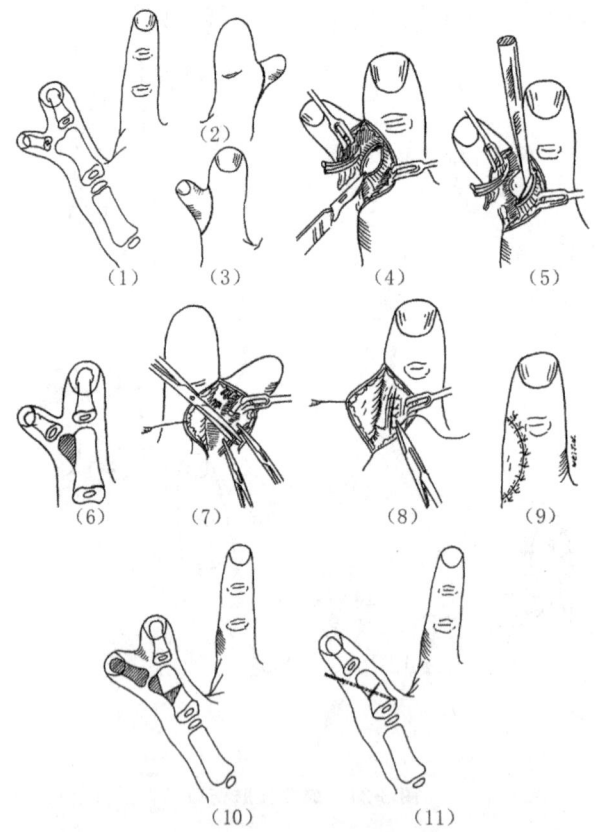

图 8-25　拇指末节重复桡侧发育小的多生指切除术

(1)拇指末节重复、桡侧发育小的多生指畸形;(2)、(3)切口;(4)、(5)、(6)切除发育小的多生指,切开关节囊,凿除近节指骨桡侧膨隆骨质;(7)切断结扎多生手指的指动脉;(8)、(9)缝合关节囊及皮肤;(10)、(11)如主要拇指有尺侧偏斜畸形、切除多生手指后,可于近节指骨做楔形截骨矫正畸形

（2）术中注意事项：截骨过程中，应注意保护关节软骨，切勿损伤。

（3）术后处理：石膏托外固定，直到4～6周骨折愈合。随之可进行康复功能锻炼。

4.近节指骨不完全分裂型拇指多指

（1）操作步骤。①切口：在主拇指与将要切除的发育不良的次要拇指之间行V形切口，切口设计时，应在将被切除的次要拇指桡侧保留一舌形皮瓣，其大小应足以覆盖次要拇指切除后主拇指残留的皮肤软组织缺损。②沿设计好的切口切开皮肤及皮下组织后，在次要拇指掀起已设计好的舌形皮瓣。在次要拇指掌指关节桡侧，显露拇短展肌止点的腱性部分及关节囊和侧副韧带，并从尽可能远的部位将其游离并切断，保留之以备重建所用。③切断次要拇指与主拇指所有的软组织联系（包括拇长伸、屈指肌腱及指血管神经束），结扎指动脉。④暴露掌指关节，显露主拇指及将要截除的次要拇指的近节指骨近端及主、次要拇指近节指骨相融合部分，分别在两近节指骨的基底行截骨，将其截断。与掌关节面相关节的指骨部分（即指骨融合部分）保留好，保留的指骨部分的大小应与掌骨或掌指关节大小相匹配。如果保留的近端指骨较长，可以将其适当截短一部分，直到主拇指近节指骨基底截骨面能够合适的与其对合复位。⑤主拇指指间关节尺侧行侧方正中切口，切开指间关节关节囊及韧带，逐层进入并显露远侧指间关节，以微型电锯或骨凿行关节截骨，直到其侧偏畸形得以矫正，并将关节融合于功能位。将主拇指近节指骨保留部分移向保留的近节指骨部分，并对合复位，以克氏针固定截骨部位及融合之指间关节。如有条件可拍摄X线，确认截骨面复位和关节融合位置是否满意。⑥缝合和修复掌指关节侧副韧带，测试韧带张力，如松弛可适当进行紧缩。以粗丝线缝合或细钢丝固定拇短展肌腱性止点于近节指骨基底。⑦如主拇指的屈伸指肌腱或指神经有畸形或缺损，可行相应的重建和修复，如肌腱、神经移位或移植，或肌腱止点重建。⑧以预先设计的掌侧皮瓣覆盖主拇指桡背侧残留的皮肤软组织缺损，缝合皮肤伤口。伤口内可放置橡皮引流条。见图8-26。

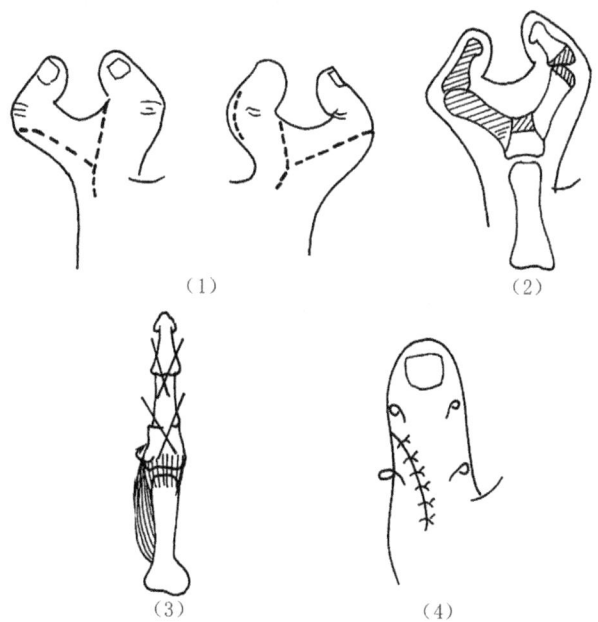

（1）　　　　　　　　　　　　（2）

（3）　　　　　　　　　　　　（4）

图8-26　近节指骨不完全分裂型拇指多指

（1）畸形外形及切口；（2）截骨范围；（3）克氏针固定指骨及融合的关节；（4）缝合伤口

(2)术中注意事项：截骨时应注意保护关节软骨。重建缝合侧副韧带和拇短展肌时，张力尽可能大一些，以免术后掌指关节不稳定或拇指外展力弱。如果合并拇指蹼挛缩，可根据挛缩的程度，一并行指蹼松解或植皮术，或先预构腹部皮管，二期用皮管重建拇指蹼。术中应根据屈伸拇指肌腱的分布和畸变情况，进行相应的修复和重建。

(3)术后处理：术后48小时拆除引流条，2周拆线。拇指外展对掌位石膏托外固定，直到截骨愈合，拔除克氏针。随之可进行康复功能锻炼。

5.第1掌骨不完全分裂型拇指多指

(1)操作步骤。①切口：在主拇指和次要拇指之间设计 V 形切口，掌背侧切口形状一致，次要拇指桡侧预留一舌形皮瓣。从切口两臂交汇点还可适当向近端延长切口。②切开皮肤、皮下组织，显露次要拇指的指屈、伸肌腱、血管神经束及鱼际肌腱性止点。同时掀起次要拇指桡侧的舌形皮瓣，以备用来覆盖次要拇指切除后主拇指桡侧残留的皮肤软组织缺损。③切断已显露好的次要拇指屈伸指肌腱及血管神经束，结扎指固有动脉，指固有神经残端回缩在正常组织内。在鱼际肌腱性止点处将其切断，保留备用。④完全显露主、次要拇指在掌骨的相连部分，用微型骨凿将次要拇指掌骨从主拇指掌骨上截断，切断次要拇指与主拇指所有相连接的软组织，次要拇指得以完全切除。根据主拇指掌骨尺侧偏斜的程度，在主拇指掌骨畸形最明显处行楔形截骨，彻底纠正掌骨尺偏畸形。截骨后，以克氏针交叉固定或用微型接骨板螺丝钉固定。⑤保留的大鱼肌腱性止点缝合在主拇指掌指关节桡侧关节囊远侧。⑥以预留的次要拇指桡侧舌形皮瓣覆盖主拇指桡侧的皮肤软组织缺损，缝合伤口。伤口内可放置橡皮引流条。见图 8-27。

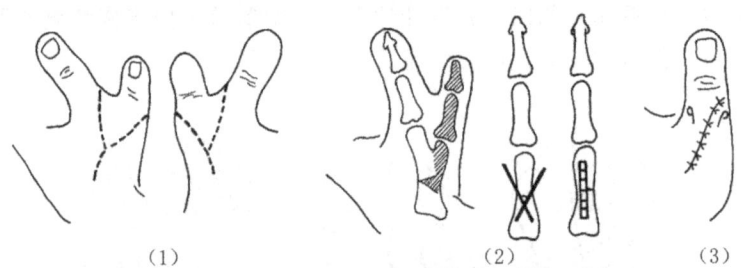

图 8-27　第一掌骨不完全分裂型拇指多指

(1)畸形外形及切口；(2)截骨范围及截骨后掌骨内固定；(3)缝合伤口

(2)术中注意事项：如术中发现主要的肌腱结构位于次要拇指，则需进行主拇指肌腱的重建，可采用肌腱移位或肌腱移植等方法。主拇指应根据具体情况保留相应的血管神经结构，以免造成术后功能障碍。掌指关节关节囊如有松弛，可以进行适当的紧缩，或用一枚克氏针固定3周左右。截骨范围应比照术前 X 线来确定，术中应通过透视或 X 线来确认截骨的程度和复位情况。

(3)术后处理：术后48小时拆除引流条，2周拆除缝线。拇指 U 形石膏托固定 4～6 周，直到截骨部位愈合。

三、并指畸形的治疗

(一)概述

并指畸形是手部常见的先天性畸形之一。胚胎早期，特别是胚胎 3～12 周时，受某种因素影响导致胎儿手指分化障碍,形成并指畸形。以中环指并指最为多见,其他依次为环小指、示中指、拇、示指。除皮肤短缺外,尚可合并骨关节畸形,如骨性融合、骨发育不良、异常骨桥、手指关节融合或僵直;畸形严重者也引起继发性骨关节畸形、神经血管及肌腱肌肉组织畸形。还可合并其他的手畸形,如多指、裂手、缩窄带等,设计治疗方案时应统筹考虑。部分患者为双侧发病,也可有家族遗传性,多为常染色体显性遗传,其余为常染色体隐性遗传或性染色体遗传。通常将其分为两大类:软组织并指(相连手指仅由皮肤软组织相连接)和骨性并指(除皮肤相连接外相连手指尚有骨性连接存在)。合并其他手畸形或除皮肤相连接外尚有多种组织相连(如肌腱、神经、血管等)时则为复合性并指。根据并指连接程度的不同,又分为不完全性并指(相邻两指皮肤连接较正常指蹼长,但未达手指全长)和完全性并指(相邻两指皮肤连接达手指全长)。也可为多个手指并指,甚至手指全部相连。

(二)手术目的及手术时机

手术以改善和控制畸形、尽早恢复手功能为主。多数学者认为手术可以在5~6岁进行。目前,越来越趋向早期开始手术治疗,国外甚至有学者主张在出生后6个月内即进行手术,这样可将骨发育受影响的程度减少到最小,同时也可尽早地恢复手功能。有学者认为,伴有指骨融合、手指生长严重不对称或有旋转及成角畸形、手指关节活动严重障碍、拇、示指并指的先天性并指畸形可优先考虑手术,手术时机也可以适当提前。多指并指畸形者需分期手术治疗,手术时间也可适当提前,以便整个手术过程能在学龄前完成,同时也可在最大的程度上避免继发的手指畸形。合并其他手的畸形者,应从整体治疗角度综合考虑和制订手术方案及选择手术时机。

1.皮肤并指畸形的分指术

(1)操作步骤。①切口:切口设计为锯齿形,并指相连的皮肤掌背侧锯齿形切口方向应相反。并连手指基底常设计掌背侧三角形皮瓣、矩形皮瓣或双叶皮瓣,用来重建指蹼。②按切口设计,切开皮肤及皮下组织,掀起掌背侧所有三角形皮瓣,将皮下脂肪保留在皮瓣上,从手指远端将手指相连的其他软组织完全分开,直至手指指蹼,此时已达神经血管分叉,应注意保护。分开手指时还应仔细分离组织,特别注意在切开掌侧组织时需辨认并保护指神经血管束,并确认有无神经、血管组织畸形。③如指蹼不够深度,可以切断掌骨头间横韧带,以加深指蹼。用手指基底部形成的掌背侧三角形皮瓣、矩形或双叶皮瓣重建指蹼。④放松止血带,彻底止血。⑤将手指上的各个三角形皮瓣充分掀起,交错覆盖手指及指蹼创面,皮瓣应尽可能覆盖手指关节部位。⑥缝合伤口,残留在手指的皮肤软组织缺损用全厚或厚断层皮片移植覆盖,皮片加压打包。见图8-28。

(2)术后处理及手术注意事项:见末节骨性连接的并指分指术。

2.末节骨性连接的并指分指术

(1)操作步骤。①切口:并连手指末节背侧指甲交界处切口为纵形,掌侧指腹部应设计预留一皮瓣,蒂保留在该皮瓣将要覆盖手指的一侧;远节手指近侧的切口与皮肤并指相似,为锯齿形切口。指蹼部掌背侧各设计一个三角形皮瓣,用来重建指蹼。②沿设计的切口,从手指基底开始切开皮肤、皮下组织,掀起除末节外所有已形成的皮瓣。末节背侧将指甲锐性切开,并显露指骨骨性连接处;掌侧指腹沿设计切口先掀起并形成一个皮瓣,然后在其深面再掀起一个浅筋膜组织瓣,蒂保留在另一手指,同时显露掌侧指骨融合处。③完全显露指骨骨性连接处,以骨凿将其凿开,使其完全分离。按切口设计,进一步掀起并指掌背侧及指蹼处所有三角形皮瓣,并指得以完全分离开。修整截骨断面,使之光滑没有骨突。④在末节,分别以已形成的浅筋膜组织瓣及指腹皮瓣覆盖各个手指末节指骨的裸露面。在手指其他部分及指蹼,用已形成的三角形皮瓣,交错覆盖手指及指蹼创面。残留的皮肤软组织缺损及末节浅筋膜组织瓣上面以中厚或厚断层皮片游离移植,皮片加压打包。无菌敷料包扎伤口。⑤指蹼的重建与皮肤并指畸形的分指相同。见图 8-29。

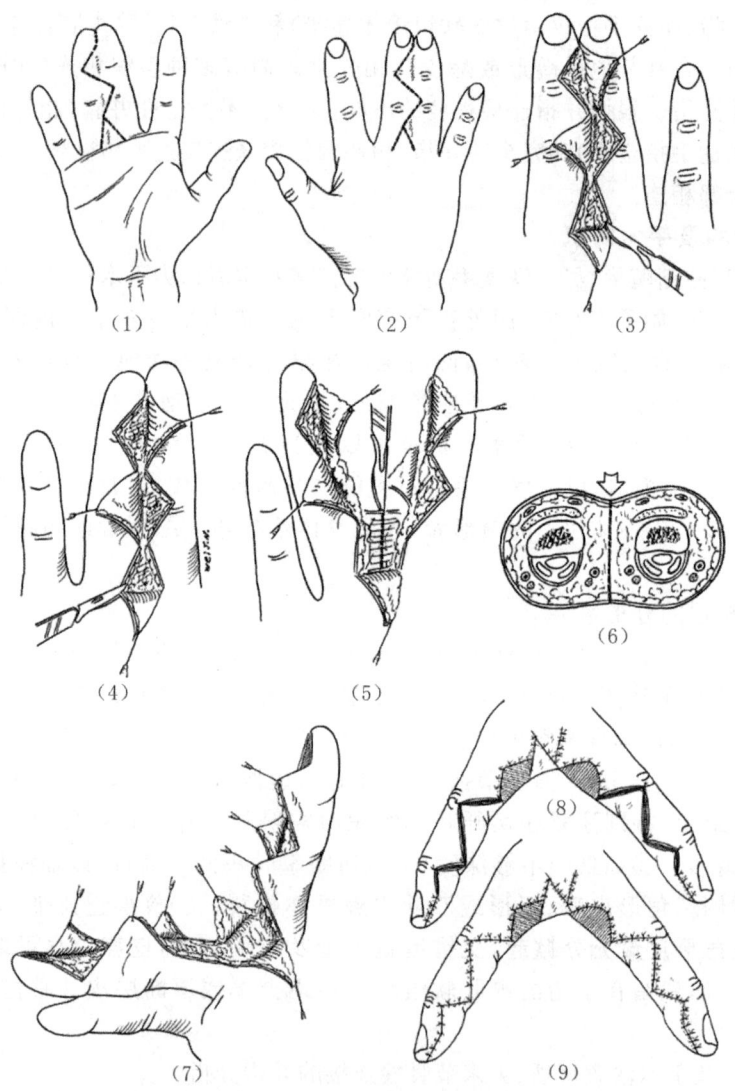

图 8-28　先天性并指畸形的分指术

(1)、(2)切口设计,用两个三角形皮瓣形成指蹼;(3)、(4)并指间做锯齿形切口,并指基底部背侧及掌侧分离掀起两个三角形皮瓣;(5)、(6)分指时应将并连的手指完全分离至指蹼处;(7)并指分离后,将手指上的三角形皮瓣及指蹼处的三角形皮瓣掀起,交错覆盖手指及指蹼创面;(8)、(9)缝合伤口,遗留创面用厚断层皮片移植覆盖

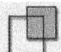

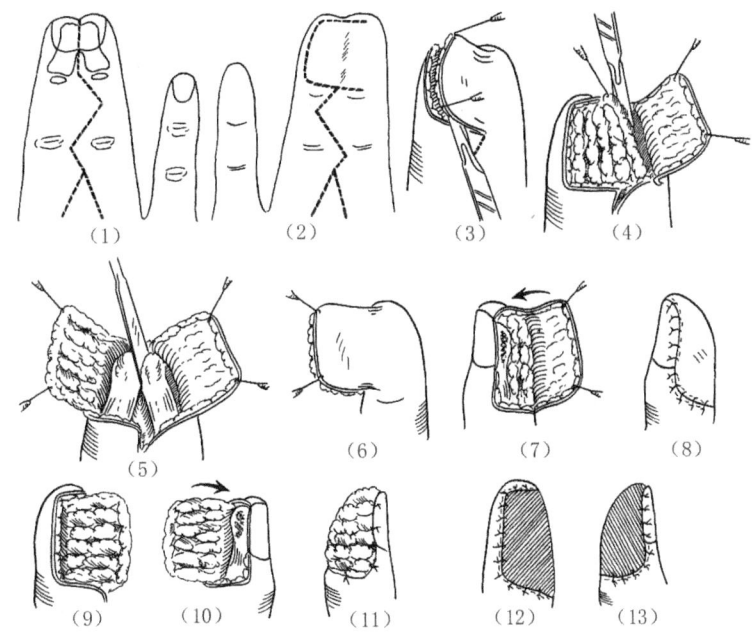

图 8-29 末节指骨相连的并指分指

(1)、(2)切口设计;(3)、(4)于指腹部形成一个皮瓣和一个皮下
组织瓣;(5)凿断末节指骨连接部;(6)、(7)、(8)用皮瓣覆盖一个
手指骨质外露的创面;(9)～(13)用皮下组织瓣覆盖另一个手指
有骨质外露的创面,然后在皮下组织瓣上施行游离植皮术

(2)术中注意事项:①如术中发现指血管神经束在指蹼处的分叉较远,可结扎一侧的动脉,指
神经可在显微镜下向近端适当劈开至合适位置。②切开皮肤形成之三角形皮瓣厚度应掌握好,
缝合时张力也应适中,皮瓣太薄或缝合张力太大容易引起皮瓣血液供应障碍,或压迫指动脉导致
手指坏死,或术后过量瘢痕形成。③对于畸形严重或多指并指者,术前应充分考虑血管、神经的
变异,分指时注意保存血液供应;根据手指功能的重要程度,将神经保留在合适的手指或指侧。
④对于拇、示指并指者,分指前可先行腹部皮管成形术,分指后用预构的皮管重建拇指指蹼,可以
获得良好的外形及功能。⑤重建的指蹼其深度及宽度应稍大于正常者,重建的指蹼过小,术后将
引起指蹼挛缩,手指功能受影响,甚至需再次手术分指。⑥指蹼间隙应使用松软的敷料充填,以
防止指蹼皮瓣受压引起血液循环障碍或缺血坏死。⑦在末节浅筋膜组织瓣上植皮加压打包时,
压力不要太大,否则会引起筋膜组织瓣和皮片坏死。⑧多个手指并指时,一般应行多次手术分
指,以免引起手指分离后血液循环障碍,甚至手指坏死。

(3)术后处理:术后以功能位石膏托固定2周,然后拆除缝线。如皮瓣或手指血液循环差,可
抬高患肢或适量应用扩张血管药物。拆除外固定后,可进行康复治疗。如手指有挛缩或侧偏畸
形发生,可使用矫形器或支具进行纠正,严重者需再次手术。

四、先天性桡骨缺如

(一)概述

由于手及上肢桡侧部分发育的形成障碍造成桡侧缺如或发育不良而形成一系列的畸形,对
此有多种称谓,如桡侧纵列缺如、桡侧发育不良、桡侧球棒手等。主要表现为桡骨、桡侧腕骨、拇

指缺如或程度不一的发育不良,其相应的肌肉(腱)、血管、神经、皮肤等组织也有不同程度的缺如和发育不良。大多数情况下,还合并手的其他畸形或肩、肘畸形,其他器官或系统的先天异常有心血管系统缺陷、消化系统缺陷及造血系统功能障碍等也常有发生。

根据桡骨缺如或发育不良的程度将其分为4型。Ⅰ型:桡骨远端短缩。桡骨远端骨骺存在,但发育的较短,桡骨近端发育尚正常。桡骨整个长度较尺骨短,但解剖形状尚正常。拇指或桡侧腕骨常出现发育不良。腕关节虽有轻度偏斜,但尚稳定,功能受影响不大。Ⅱ型:桡骨发育不良。桡骨远、近端骨骺存在,但均有缺陷,桡骨短、小;尺骨开始变短粗,桡侧腕骨和拇指发育不良,尺骨向桡侧弯曲。腕关节桡侧偏斜较大,关节不稳定明显。Ⅲ型:桡骨部分缺如。多发生在桡骨远端或中段1/3,近端1/3也可发生;尺骨进一步变粗、变短,并向桡侧弯曲。桡侧的腕骨、掌骨及指骨常出现缺如。腕关节不稳定更加严重。Ⅳ型:桡骨完全缺如。最为严重和常见的类型。此时,前臂软组织严重畸形和挛缩,拇指和桡侧腕骨发育不良也更加严重,手完全失去桡侧的支持,并向桡侧严重弯曲。舟骨、大多角骨、第1掌骨、拇指指骨可出现轴列缺如,或出现漂浮状拇指。肱骨也可出现发育不全。

(二)手术目的及手术时机

手术目的是矫正畸形,改善患手及整个上肢的功能,可能的情况下改善部分外观。鉴于畸形的病理解剖机制复杂,治疗应充分考虑桡侧发育不良及软组织畸变的程度、功能损害程度及年龄等情况。正规的治疗应该是一个系统性的治疗过程,从出生—发现畸形即应开始治疗和矫正,非手术方法和手术治疗应合理的配合进行。支具或矫形器在非手术期、手术期及手术后均为重要的治疗手段,如利用合理可大大提高手术治疗效果。外科手术适应于严重的腕关节桡偏畸形或不稳定、手部明显偏移或位置不正、拇指缺如或严重发育不良及不能用支具或矫形器矫正的软组织畸形。Ⅰ型桡偏畸形较轻,可用支具或矫形器,如拇指发育不良可采用手术治疗,重建拇指的功能。严重的Ⅰ型和轻度Ⅱ型可采用桡骨延长术延长桡骨,以加强腕关节的支持,控制腕关节的进一步桡偏畸形。较为严重的Ⅱ型、Ⅲ型、Ⅳ型可采用尺骨中央化或尺骨桡侧化。同时,还应根据软组织畸形的情况,选择相应的软组织矫形或重建术。

对于一个先天性桡骨缺如的患者,治疗应该从出生后即开始,特别是非手术治疗,如应用支具或矫形器,可控制和延缓软组织畸形的发展,同时为手术治疗提供有利的条件。国外有人认为开始手术治疗的理想时机在出生后6个月至1年,也有学者主张外科手术从2~3岁开始,早期可通过手术松解软组织,如肌肉、肌腱及韧带。对于拇指发育不良者,如需行示指拇化术,应选择在4~5岁时,且最好先纠正桡骨畸形。腕关节稳定手术或桡骨延长术、尺骨中央化术等骨性手术可在稍晚时候进行。但由于具体条件所限,多数患者并不可能从一出生即能得到正规系统的治疗,就诊时年龄、畸形严重程度及合并其他畸形的情况已非常复杂,应根据具体情况灵活制订相关的治疗方案。对于年龄已大,患手又保留有一定功能且能满足日常生活者,可以不行手术治疗。

1.尺骨中央化手术

(1)操作步骤。①切口:根据腕尺背侧皮肤软组织多出的程度,设计相应大小的横楔形切口,并将多余的皮肤部分予以切除。腕关节及前臂远端桡背侧行Z字形切口,切口尺侧臂向尺侧及近端延续至尺骨干中下段。当腕桡侧偏斜畸形不严重或桡侧皮肤较为富足时,也可采用腕背侧至前臂远端的S形纵切口,该切口一般不必将尺侧多余的皮肤切除。无论采用哪一种切口,均应首先找到并分离出腕及前臂背侧的主要静脉及尺神经背侧支,用牵引条将其牵开保护。②切开皮肤及皮下组织后,牵拉并保护有关血管及神经,在腕背尺侧切开腕背侧筋膜及肌腱鞘管壁,显露尺侧腕伸肌腱,将其向远近端游离、牵拉向尺侧,并显露尺骨远端及腕背关节囊尺侧。切开关节囊,将尺骨远端分离开。③从小指伸指肌腱尺侧开始,尽量将手指伸指肌腱连同其腱鞘从其深面游离,使其成为一个整体,将其向牵拉桡侧。此时,整个背侧腕关节囊可较完整地显露。④从尺侧横形切开腕关节背侧关节囊剩余部分及相关韧带,显露尺骨小头及腕骨。牵拉开尺骨远端,显露腕掌侧关节囊,并适当剥离松解。牵拉开腕关节囊瓣,进一步充分显露位于尺骨远端及其桡侧的腕骨。⑤试行将腕骨复位于尺骨远端上,如复位困难,可将桡侧紧张的肌肉或肌腱切断或延长,如桡侧腕屈肌及肱桡肌等,同时将桡侧紧张的筋膜和纤维索条予以切除或松解。⑥根据尺骨远端膨大的具体情况,可适当对其进行修整,切除尺骨远端关节软骨面和尺骨茎突。以头骨和月骨为中心,凿除部分腕骨,将腕骨修整形成一个与尺骨远端大小相匹配的骨穴。将尺骨远端移入腕骨骨穴,用克氏针1枚或2枚从第2掌骨近端或第2、3掌骨逆行固定掌骨、腕骨及尺骨远端,此时腕关节应固定在轻度尺偏和轻度伸直位。如骨穴仍不能容纳尺骨小头,则需进一步修整和去除更多的腕骨,直到骨穴能合适地容纳尺骨小头为止。⑦以可吸收缝线缝合腕背侧关节囊,调整尺侧腕伸肌腱张力,做相应的紧缩缝合。如尺侧腕屈肌腱松弛,可一并予以紧缩缝合。⑧如尺骨弯曲严重,延长切口后,分离并找出尺骨干,切开、剥离骨膜,在尺骨干中下段行楔形截骨,截骨后可用接骨板螺丝钉或克氏针固定,拍摄X线确认截骨面复位满意。⑨以无菌生理盐水冲洗伤口,彻底止血,逐层缝合伤口。伤口可放置负压引流装置或橡皮引流条。见图8-30。

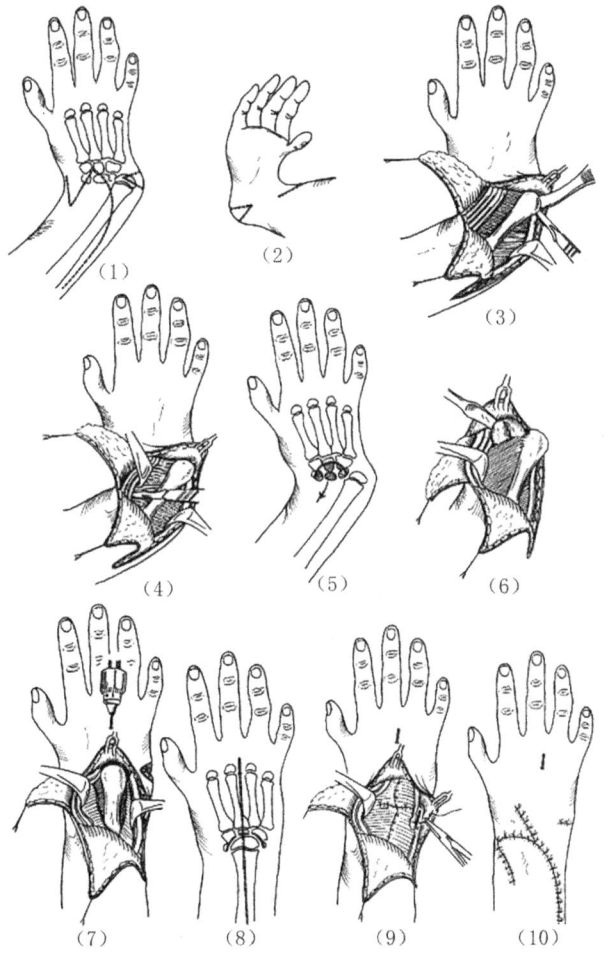

(1)　　　(2)　　　(3)

(4)　　　(5)　　　(6)

(7)　　　(8)　　　(9)　　　(10)

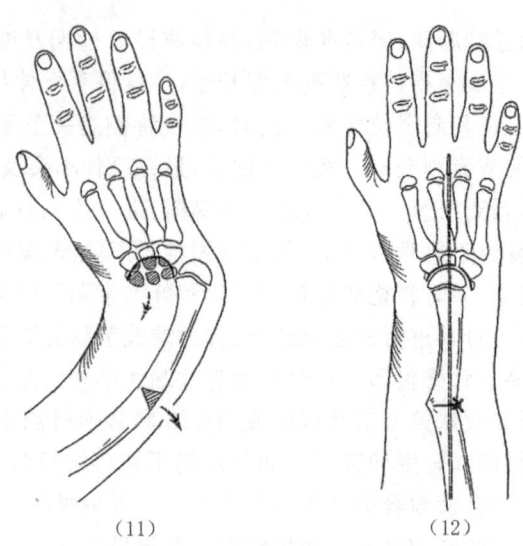

（11）　　　　　　　　　　（12）

图 8-30　先天性桡骨缺损桡侧球棒手的矫形术

（1）、（2）切口；（3）显露和分离尺骨远端及尺侧腕伸肌腱；（4）在小指伸肌腱尺侧开始，向桡侧将所有伸肌腱从其深面做整块游离，并向桡侧牵开；（5）、（6）切除尺骨远端软骨面和尺骨茎突，用半圆凿将腕骨修整成一个适合放入尺骨远端的半圆形的穴；（7）、（8）将尺骨远端放入腕骨半圆形的穴内，用克氏针自第 3 掌骨向近端、经腕骨及尺骨远端中央穿入尺骨；（9）缝合关节囊，将松弛的尺侧腕伸肌腱做紧缩重叠缝合；（10）缝合伤口；（11）、（12）如球棒手的尺骨过度弯曲，可于尺骨干中 1/3 或中下 1/3 做楔形截骨矫正

　　（2）术后处理：术后用长臂石膏托固定前臂于功能位，48～72 小时后拔除引流条或拆除引流装置。6～8 周骨愈合形成后，拆除石膏托及克氏针，然后继续以短臂石膏托固定腕关节 4～6 周，同时进行手指的功能锻炼。停止石膏外固定后，用支具夹板或矫形器维持腕关节的固定 2～3 年，甚至到骨发育成熟，此阶段可每天取下外固定数次，进行腕关节功能锻炼。

　　（3）术中注意事项：显露尺骨远端时应尽量保留尺骨远端掌侧和尺侧的软组织联系，尽量不做环行剥离，以免伤及尺骨远端骨骺血运供应。仔细辨认尺骨远端骨骺，并予以保护，勿将其误认为腕骨间隙造成损伤，引起尺骨发育障碍或畸形。腕和前臂背侧的静脉应格外保护，如损伤将引起术后肢体血液循环障碍及肿胀。游离和移动伸指总肌腱时，需将其作为一个整体，以避免和减轻肌腱粘连。尺骨远端放入腕骨骨穴内、内固定完成及尺骨截骨固定后，如有条件尽量拍摄 X 线，确认其位置合适。松解和剥离掌侧腕关节囊时，注意不要过度靠近腕掌侧，以免损伤正中神经及尺神经、尺动脉。尺侧腕屈、伸肌腱也可以在各自的止点处切断，调整张力合适后将其重新固定在第 5 掌骨基底。

五、分裂手畸形

（一）概述

　　分裂手畸形又称为裂手、裂掌或龙虾爪形手畸形。分裂手畸形是一种由于肢体形成障碍而形成的中央纵列缺如。一般双侧发病多见，双足也可同时受累及，具有遗传因素，常合并其他严重手畸形。典型分裂手的特点是手中央部分缺如，其边缘部分手指相对正常。非典型裂手表现为手中央部分发育不良和边缘部分组织的退化。Blauth 将分裂手分为两型。①中央型：以第

Ⅲ列骨发育障碍为主的近中央轴线缺陷,分裂向近端延伸达掌骨和腕骨,手掌部可见一深的纵行裂,将手掌分为两部分。②中央偏桡侧型:主要累及第一列或第二列手指的骨性结构,手裂Ⅴ型缺如的顶点斜向第1掌骨,第2和第3掌骨远端常有一横行的异常骨。患手虽畸形严重,但往往具有一定的功能。

Manske 及 Halikis 根据外科手术的需要将中央裂手畸形分为 5 型,Ⅰ型:正常指指蹼型-拇指指蹼没有狭窄。Ⅱ型:指蹼狭窄型分为ⅡA:轻度指蹼狭窄型-拇指蹼轻度狭窄;ⅡB:严重指蹼狭窄型-拇指蹼严重狭窄。Ⅲ型:并指型指蹼-拇、示指轴列并指,拇指蹼消失。Ⅳ型:指蹼合并型-示指轴列发育受抑制,拇指蹼与手裂部分合并。Ⅴ型:指蹼缺如型-拇指发育受抑制,尺侧列仍存在,拇指蹼缺如。

(二)手术目的及手术时机

手术以合并手指的分裂部分、改善功能为主,同时在一定程度上改善外形。一般可在学龄前完成治疗,但如果技术条件允许,适当提早手术可预防和减轻畸形对手其他部分发育的影响,特别是合并其他畸形时。对于某些外观虽较差,但功能尚好者,可以不进行手术治疗,除非患者有强烈的美观要求。

1.Ⅲ型分裂手的手术治疗

(1)操作步骤。①畸形及切口:因拇、示指轴列呈完全性并指,因此切口设计与并指畸形相似。②按所画切口分别在手指掌背侧切开皮肤及皮下组织,并掀起已形成的三角形皮瓣,手指基底部掌背侧三角形皮瓣用来重建虎口。③将拇、示指之间的连接组织联系切断后,将发育异常之示指中节以远部分截除,横行指骨与拇指指骨相融合处以骨刀切除,进一步将拇内收肌切断,直至拇指外展达到最大。④以 1.2～1.5 mm 克氏针一枚横行贯穿第 1、2 掌骨颈,将拇指固定于充分外展对掌位。如拇指掌指关节和指间关节有侧方不稳定,可分别用 1.0 mm 克氏针纵形贯穿固定关节,然后将侧副韧带修复加固。⑤缝合掀起的皮瓣,拇指蹼以掀起之三角形皮瓣交叉重建。拇、示指残留皮肤缺损以中厚或厚断层皮片移植覆盖,皮片加压打包。见图 8-31。

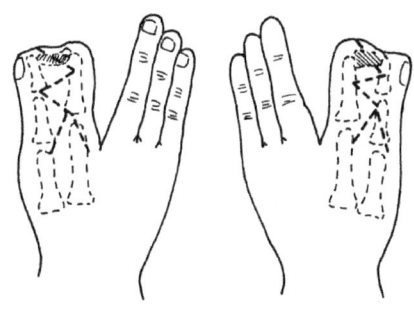

图 8-31　Ⅲ型分裂手的手术治疗(畸形与手术切口)

(2)术后处理:拇指外展对掌位石膏托外固定 3 周左右,去除外固定时可同时拔除克氏针。之后,可继续佩戴拇指外展支具维持拇指外展位置数月。

(3)术中注意事项:术中仔细分离血管神经束,以免损伤。拇指蹼开大应充分,否则术后将形成拇指蹼挛缩,影响手功能的恢复,或增加再次手术的可能。如果局部三角形皮瓣无法重建拇指蹼,可以同时采用腹部皮管移植术来重建。如果有必要,术后 3～6 个月,可进一步处理示中指之间的分裂畸形,方法见下述Ⅰ型裂手的手术治疗。

2.Ⅱ型裂手的手术治疗

(1)操作步骤:①图 8-32 显示典型的中央型裂手,拇指蹼狭窄。②按设计好的切口,逐层切开皮肤及皮下组织,先将示、环指指蹼皮瓣由背侧向掌侧掀起,皮瓣蒂保留在手掌部;背侧掀起皮瓣时尽量保留示指的静脉回流系统,过多损伤极易导致术后严重的静脉回流障碍;掌侧也应仔细分离拇、示指之间的指血管神经束,并使其显露清楚。适度松解拇指蹼挛缩的皮肤软组织,如发现通向拇指的尺侧指固有动脉影响示指的移位,先用显微血管夹夹闭之,如拇指血液循环不受影响,可将其切断结扎。同时将第 3 掌骨头及其远端显露。③牵拉开并保护好掌、背侧的血管神经束。测量好第 2、3 掌骨的截骨位置,第 2 掌骨截骨位置一般位于掌骨基底,第 3 掌骨截骨位置则根据第 2 掌骨截骨后剩余长度来决定。切开并剥离各掌骨骨膜,根据预先估计,显露各掌骨截骨位置,以骨刀或微型电锯完成截骨。第 3 掌骨截骨后,其远端部分完全游离,予以去除。第 2 掌骨截骨后,其远端移向尺侧的第 3 掌骨截骨近端。此时,应充分估量示指移位后其肌腱和神经血管束的紧张程度,如紧张度过大可再适当短缩部分第 2 掌骨。④确认第 2 掌骨截骨远端及第 3 掌骨截骨近端对位满意,以克氏针 2 枚交叉固定截骨面。有条件者可通过术中拍摄 X 线来证实截骨的复位位置满意。确认各手指解剖排列正常后,以细克氏针分别在第 2 及第 4 掌骨颈转骨孔,以细钢丝或粗尼龙线穿过骨孔,固定第 2 和第 4 掌骨头,并确认固定牢固。⑤彻底松解拇指蹼,将已掀起的示、环指指蹼皮瓣移向拇指蹼,覆盖其残留的缺损。如需要可以用克氏针一枚固定第 1、2 掌骨于拇指外展对掌位,以维持拇指位置,以防拇指蹼术后挛缩复发。⑥缝合伤口,如伤口无法直接缝合,可采用中厚游离皮片移植覆盖相关区域的皮肤软组织缺损。

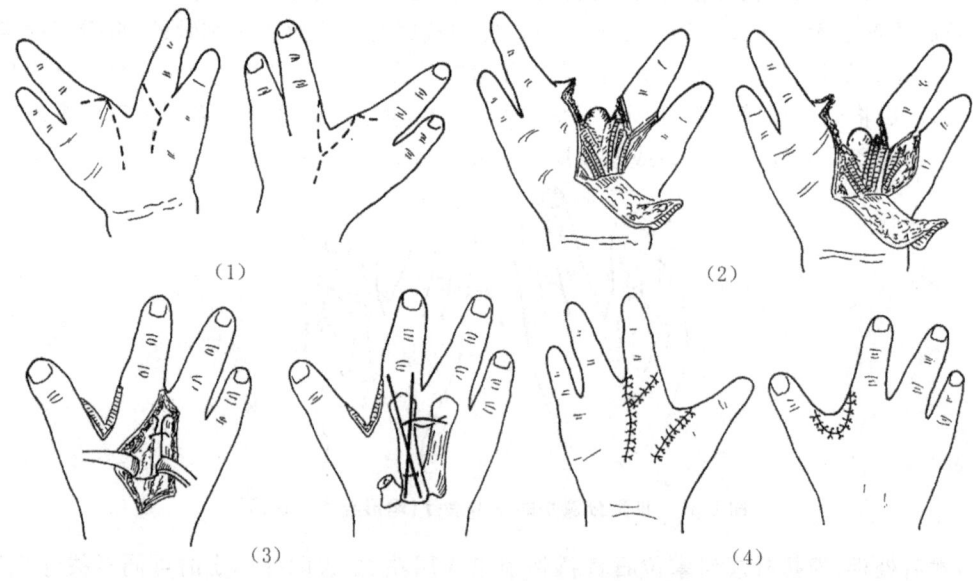

(1)　　　　　　　　　　　　　　　　(2)

(3)　　　　　　　　　　　　　　　　(4)

图 8-32　Ⅱ型分裂手的手术治疗

(1)畸形外形及切口;(2)掀起示、环指指蹼间皮瓣,结扎并切断指动脉拇指尺侧分支;
(3)截骨后用克氏针固定,第二、四掌骨颈以钢丝或粗丝线固定;(4)缝合伤口

(2)术后处理:术后 2 周拆除缝线。功能位石膏托外固定,直到截骨端骨愈合,拔除克氏针,有条件者可行康复治疗。

(3)术中注意事项:示、环指指蹼皮瓣掀起时应注意皮瓣长宽比例。如拇指蹼挛缩严重,术中可用一枚克氏针将第1、3掌骨颈固定,维持拇指于外展对掌位,2～3周后予以拔除。

3.Ⅰ型裂手的手术治疗

(1)操作步骤。①畸形表现及切口:与Ⅱ型裂手的区别在于拇指蹼无狭窄,切口设计为掌背侧双排锯齿状。②沿设计好的切口,切开皮肤及皮下组织,将图8-33中所示投影部分的多余皮肤予以切除。在局部切口内小心分离,找出与第3掌骨及横行骨相关的屈、伸指肌腱,将其与示指正常肌腱分离开,在手掌和手背部分别将异常的肌腱切除。剥离出发育不良的第3掌骨和横形的异常指骨,将其截除,掌骨截骨平面位于第3掌骨基底。横形骨切除后在第2掌指关节尺侧可能残留关节囊缺损或原来即有关节囊缺陷,可以用横行骨切除后局部残留的骨膜关节囊组织瓣予以覆盖,用可吸收缝线缝合。③在第2和第4掌骨颈以克氏针钻孔,用细钢丝或粗丝线穿过骨孔,固定第2和第4掌骨,同时两骨之间的掌骨头间横韧带也需行紧缩缝合。④放松止血带,止血彻底,缝合伤口。⑤伤口内可放置橡皮引流条。

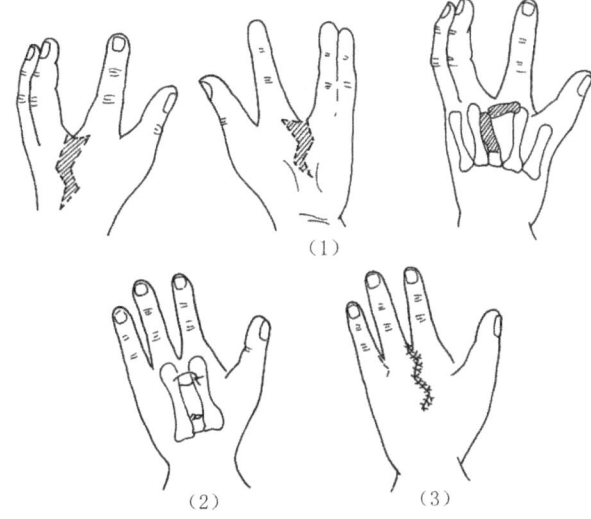

图 8-33　Ⅰ型分裂手的手术治疗
(1)畸形表现及切口;(2)固定第二和第四掌骨颈;(3)缝合伤口

(2)术后处理:石膏托外固定患手于功能位,2～3周后可拆除外固定。

(3)术中注意事项:术中应注意保护手指血管神经束,用钢丝或粗丝线固定第2、4掌骨颈要牢固。

六、先天性巨指(肢)畸形

(一)概述

先天性巨指(肢)畸形的发病原因有多种学说,Brooks等认为与全身神经纤维瘤病有关;而Inglis提出神经分布、血流分布和激素调节异常等学说,如胚胎发育过程中,局部生长抑制因子对生长激素的控制失调,导致局部生长过度。总的来讲,先天性巨指畸形目前尚无明确的病因学解释。

从临床角度,将先天性巨肢(指)畸形分为真性巨肢(指)和继发性巨肢(指)畸形。前者根据巨指(肢)生长速度的不同分为稳定型和进行型。稳定型出生时或生后不久出现,但其后的生长速度与身体其他部位成比例;进行型较稳定型多见,不一定在出生时发生,一般于2岁左右肢体增大的速度加快,但与正常部分不成比例。继发性巨肢(指)畸形是由于某些全身或局部的疾病引起,如神经纤维瘤病、淋巴管瘤和血管瘤等疾病。

先天性巨指(肢)畸形主要表现为手指和/或肢体的所有结构或部分结构发生肥大,引起手指,甚至手和整个上肢的粗大,下肢及足趾也可受侵犯。正中神经支配区域的桡侧手指受累及的较多见,依次为示指、中指及拇指,环、小指较为少见,可波及掌骨、腕骨和部分前臂,甚至整个上肢。由于腕管内正中神经受压,可引起腕管综合征的表现。本畸形严重影响手和肢体的功能及美观,同时也会给患者和家属造成极大的心理压力。

(二)手术目的及手术时机

目前还没有相应的治疗方法能治愈本病,手术仅可在一定程度上改善患手(肢)功能及美观,同时缓解患者及家属的部分心理压力。除非为了美观原因,稳定型巨指可以不进行手术治疗。而进行型巨指需手术治疗,手术可选择在1~2岁进行。如畸形巨大,严重影响功能和美观者,手术时机可适当提前。患者往往需多次手术治疗,方可获得一定的功能和外形改善。对于功能极差且外形又不佳者,有时只能采取截肢或截指手术。

手术方式可根据不同的临床表现来选择,如软组织过度生长,可行皮肤软组织切除修整、粗大弯曲的指神经切除和游离神经移植术;骨骼生长过度者,可行骨骺阻滞或骨组织截骨切除术,以阻止手指纵向生长,但不能控制横向生长和软组织的过度生长;手指偏斜畸形者,可行截骨术,除改善畸形外尚可短缩部分骨组织;合并腕管综合征者,行腕管切开减压术;截肢(指)术仅适用于畸形特别严重且功能严重障碍或肥大手指过于巨大同时对其他手指功能也造成严重影响者。根据临床情况的不同,上述术式可以以不同的组合同时进行。对于就治时畸形或功能障碍已相当严重者,可适时根据病情及家属的要求或对治疗方案的接受程度来设计手术。

1.皮肤软组织及指神经切除,游离腓肠神经移植术

(1)操作步骤。①切口及畸形表现:在肥大手指一侧行双排锯齿形切口,切口远端可包括部分指端组织甚至部分指甲,根据病变范围也可适当向手掌延长切口。②切开皮肤及皮下组织,分离并显露肥大的指神经,指动脉予以分离,并尽量予以保留。③切除多余皮肤、皮下增生脂肪组织及肥大的指神经,近端神经应在正常部位切除,最好能保留末节手指部分正常指神经或部分神经纤维(其他肥大的指神经予以切除),以备于移植神经缝接所用。也可切除大部分指神经纤维束,保留少量神经纤维组织的连续性,此时也可不进行神经移植。④如需要可同时将末节指骨远端部分及部分指甲截除(甲床修复缝合时需使用7-0无创缝合线)。⑤对侧小腿取相应长度的腓肠神经或桡神经感觉支分支。⑥用于移植的腓肠神经或桡神经桥接指神经缺损,以9-0无创缝合线行神经外膜端-端缝合。⑦放松止血带,彻底止血,缝合伤口。伤口内可放置多枚橡皮引流条。⑧无菌敷料包扎伤口。见图8-34。

(2)术后处理:术后48~72小时拆除引流条。屈腕屈指位石膏托固定3周,术后2周拆除缝线。外固定拆除后,应配合康复功能锻炼,以恢复手指功能。

(3)术中注意事项:术中皮肤软组织切除范围应设计合适,切除过多将造成皮瓣缝合后张力过大;皮下脂肪切除或修整不能过度,以免破坏其血液循环。为避免手指缺血坏死,有时手术应分期进行,间隔3~6个月。小儿神经组织细小,缝合神经时尽量使用放大镜或显微镜。

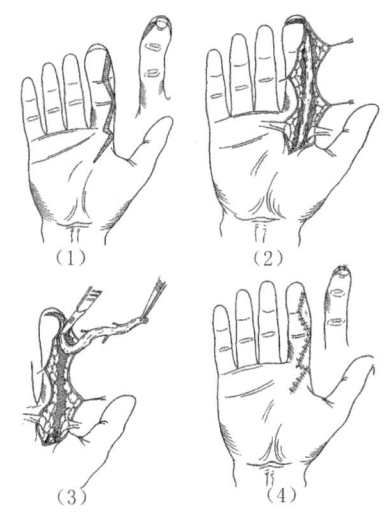

图 8-34 先天性巨指畸形软组织切除术

(1)切口;(2)、(3)切除多余皮肤、皮下脂肪及肥大的指神经;(4)缝合伤口

2.骨骺阻滞术

(1)操作步骤:①切口选择在手指生长过度一侧。如皮肤软组织肥大较轻,可行侧方正中切口;如肥大较为严重,可行双排锯齿状切口,先将过剩之皮肤软组织切除。②切开或切除皮肤、皮下组织后,显露并确定将要阻滞的骨骺部位。③可用高速电钻在骨骺骺板钻孔或骨凿凿除部分骺板或 U 形金属钉固定指骨骨骺和指骨干骺端一侧等方法实施骺阻滞。④如关节侧方不稳定发生,可以用克氏针固定关节,同时修复和缝合或紧缩关节侧副韧带。⑤放松止血带,彻底止血,缝合伤口。见图 8-35。

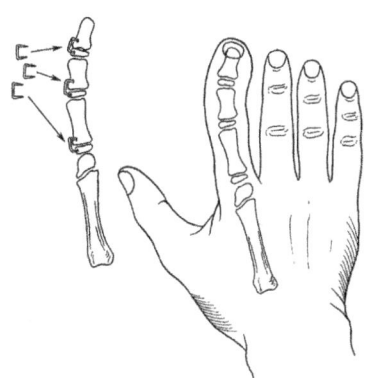

图 8-35 先天性巨指畸形阻止骨骺发育的内固定术

(2)术后处理:可用石膏托固定 3 周左右,术后 2 周拆除缝线。患指可佩戴矫形支具或夹板,维持数月。

(3)术中注意事项:注意不要过多剥离或损伤关节周围的侧副韧带,否则将引起关节不稳定。

3.侧偏畸形截骨矫正术

(1)操作步骤。①切口:设计切口应同时考虑软组织切除的便利,多选择手指侧方正中切口;如需要切除部分皮肤软组织,也可行双排锯齿状切口。如截骨范围较大,其主切口可设计为手指背侧弧形切口。②切开皮肤、皮下组织，如有必要先将多余的皮肤和增生的皮下组织切除。适当分离屈、伸指肌腱，切开并剥离骨膜组织，显露截骨部位，截骨范围及截骨角度可根据侧偏畸形的具体情况设计和决定，如需要同时可行骨骺切除，截骨可用咬骨钳、骨刀或电动微型锯完成。③截骨完成后，将截骨两断面复位。④截骨面复位完成后以克氏针固定。如有条件可在术中拍摄 X 线，确认截骨及其复位满意。⑤放松止血带，彻底止血，缝合切口。切口内可放置橡皮引流条。见图 8-36。

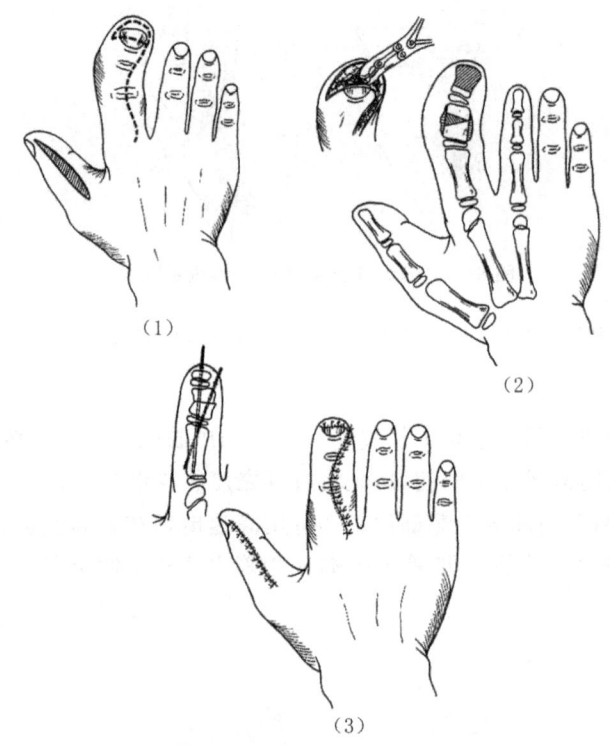

（1）

（2）

（3）

图 8-36　先天性巨指畸形截骨矫形术

（1）切口：拇指软组织切除切口，示指软组织切除、短缩末节及中节指骨截

骨矫形切口；（2）截骨位置；（3）截骨后用克氏针内固定和缝合伤口

（2）术后处理：石膏托外固定维持截骨位置，X 线显示骨愈合后拔除克氏针。

（3）术中注意事项：手术分离过程中，注意保护肌腱组织，创伤过大会造成术后严重粘连。术前设计截骨角度应合理，以免畸形矫正不全或过度。

4.巨指截指、示指残端拇化拇指再造术

（1）操作步骤：以一期截除巨指为例。①切口：拇指截除水平一般位于掌指关节，示指截除水平位于近节手指中远端。拇指残端皮瓣预留在桡尺侧，示指残端皮瓣预留在掌背侧。②沿设计的切口，切开皮肤及皮下组织，分别显露屈伸指肌腱、指血管神经束及示指近节指骨和拇指掌指关节。③切断屈伸指肌腱、指血管神经束，将手指动、静脉断端结扎，使神经残断回缩至伤口近端正常组织内。在设计好的平面截断指骨，并将手指完全截除，或从掌指关节离断拇指。修整手指残端掌背侧或桡尺侧皮瓣，如手指残端皮瓣脂肪组织过多，可适当进行去除，用骨锉将指骨或掌骨（软骨面应先予以去除）残端磨平滑。④放松止血带，彻底止血，缝合手指残端皮瓣。伤口内可置橡皮引流条。

（2）术后处理：伤口加压包扎，术后 48 小时拔除引流条，两周拆除缝线。可配合康复治疗，以保持残留关节的运动功能。

（3）术中注意事项：截除手指时，应完整保留拇指蹼，以便为二期示指残端拇化再造拇指创造良好条件。

七、先天性缩窄带综合征

（一）概述

先天性缩窄带综合征发生在胚胎后期，严重者可表现为宫内截肢或截指，较轻者则表现为肢体或手指软组织的挛缩性缩窄带。有多种称谓，如先天性环状沟、先天性束带综合征、绞扼轮综合征等。可出现在前臂或手指或两者兼有，也可见于足踝及足趾。同一手可有多个手指受累及，或同一手指或肢体可有多个缩窄带，也可以是双侧肢体受累及，拇指受累及的概率较小。其环状缩窄带有深有浅，但多数波及皮肤、皮下组织及深部筋膜，严重者甚至可波及骨膜及骨组织。缩窄带常环绕整个手指，部分较轻者也可仅波及手指的背侧面。缩窄带绞窄严重者引起手指血液循环障碍及淋巴回流障碍。常伴有并指、短指、手指发育不良或指端缺如等畸形。缩窄带两端常伴有多余的软组织脂肪垫，缩窄带远端手指常常发育不良，手指末节似圆锥形，指甲外形较差或指甲缺如。畸形手指关节也可受累及，引起关节活动障碍。临床上所见者，多数不仅外形较差，同时功能也严重障碍。

（二）手术目的及手术时机

手术以改善畸形和手的功能为目的，同时控制患指或患肢因缩窄带挛缩引起的发育障碍。畸形严重影响手部功能、外形及发育者，可在出生后 3～6 个月进行手术。畸形较轻者可在 2 岁左右进行手术。手指或肢体有血液循环障碍者应尽早进行手术治疗。由于手术常需要分期进行，设计手术时应考虑到整个手术过程应在学龄前完成。

（三）操作步骤

（1）畸形外形及切口：以缩窄带为横轴，做多 Z 形切口。较深的缩窄带，可先切除缩窄带皮肤及皮下其他的不正常缩窄组织，切口两边可进行适当松解，并适当切除多余的脂肪组织，再行Z 形切开（图 8-37）。

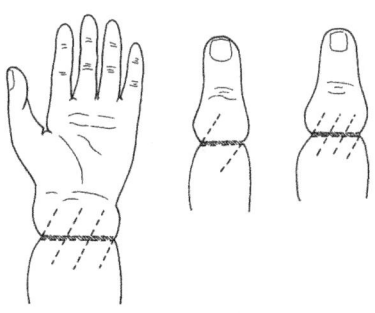

图 8-37　先天性缩窄带综合征

（2）切口完成后，在筋膜组织深层掀起各三角形皮瓣，适当切除部分多余的软组织或修整皮瓣上多余的脂肪组织。

（3）放松止血带（如需修整皮瓣多余脂肪组织或软组织，应先将止血带松开，在直视皮瓣血液循环下进行修整，以免修整过度引起皮瓣坏死），彻底止血。

（4）将掀起之三角形皮瓣分别进行交叉旋转互换，缝合伤口。

（5）因患儿手指细小，有时多 Z 形切口所形成的皮瓣窄小，血液循环较差，可在术前设计单 Z 形切口，上述缺点即可避免。

（四）术后处理

伤口用疏松外敷料包扎，切勿包扎太紧，以免造成皮瓣受压，影响其血液循环。术后可用功能位石膏托外固定 1～2 周，抬高患肢 3～5 天，2 周拆除缝线。

（五）术中注意事项

全环状缩窄带应分期手术，先处理一侧缩窄带，否则可能造成手指血液循环障碍；两次手术间隔 3～6 个月。皮瓣或多余脂肪软组织修整前最好先放松止血带，在直视皮瓣血液循环下完成皮瓣的修整，避免皮瓣修整过多。另外缝合皮瓣时应在无张力下进行，否则将造成皮瓣血液循环障碍，严重者引起皮瓣坏死。处理掌侧缩窄带时，因手指血管神经细小，为防止损伤，可使用手术显微镜或手术放大镜进行操作。前臂缩窄带切除时，局部的前臂深筋膜应切除彻底，否则不能完全解除其对血管神经和肌肉组织的压迫。

八、先天性拇指扳机指

（一）概述

先天性拇指扳机指多发生于拇指掌指关节籽骨水平，拇长屈肌腱鞘管起始部（A1 滑车）管壁增厚、狭窄，拇长屈肌腱局部梭形肿大形成一个"硬结"，当拇指屈伸活动时，"硬结"被阻挡在鞘管入口外，或"硬结"被卡在鞘管入口处滑车近端，不能通过鞘管狭窄处，导致肌腱在鞘管内滑动受限，引起相应的症状和体征。单侧发病多见，双侧者也时有发生。往往在出生后数周或数月，家长偶尔发现患儿一侧或双侧拇指指间关节交锁于屈曲位，主动伸直障碍，用力伸直或被动伸直拇指指间关节时，会发生卡嗒音或可感觉到弹响感。严重者可引起拇指指间关节的固定屈曲畸形，时间较长时，可引起相应的其他畸形，如皮肤关节囊挛缩、末节尺偏畸形、骨关节发育畸形等。有时，如肌腱"硬结"卡在 A1 滑车近端，引起拇指指间关节交锁于伸直位，导致指间关节主动屈曲障碍。掌指关节掌侧可触及拇长屈肌腱上有质地较硬的"硬结"，可随拇指指间关节屈伸活动向远或近侧移动。可有家族遗传史。

（二）手术目的及手术时机

手术的主要目的是改善手指运动功能，控制畸形带来进一步的功能损害及发育障碍。因其有自愈的可能，2 岁以内可行非手术治疗，也有学者主张手术可在 1 岁左右实施。如保守治疗效果不佳或出现持续的拇指指间关节固定畸形或拇指功能严重障碍时，则应随时进行手术治疗（在麻醉水平允许的情况下），以免引起拇指的继发畸形和更加严重的功能障碍。

（三）操作步骤

（1）切口拇指掌指横纹近端做与其平行的皮肤横向切口，长约 1 cm。

（2）切开皮肤及皮下组织后，行钝性分离，寻找拇长屈肌腱鞘管起始部 A1 滑车及拇长屈肌腱。

（3）保护并用微型牵开器牵拉开手指两侧的指固有血管神经束，充分显露拇长屈肌腱鞘管入口处 A1 滑车及其近端拇长屈肌腱上的"硬结"。

（4）用手术刀片从 A1 滑车侧方纵行切开鞘管壁增厚狭窄部分，并予以切除或用手术剪刀剪除增厚和狭窄鞘管壁组织，并将切除部位近端与鞘管壁相延续且包绕肌腱的韧性纤维组织一并予以切除或松解。

（5）被动屈伸拇指指间关节，如鞘管壁切除合适，拇长屈肌腱上的"硬结"将不再受到鞘管壁阻挡，肌腱可向远端和近端自由滑动，肌腱上的"硬结"此时暴露于鞘管外的皮下。

（6）有时由于长期局部按摩和注射封闭药物等原因引起肌腱与鞘管壁或周围其他组织粘连，也可一并进行松解，以解除肌腱与其周围组织的粘连。

（7）松解完成后，向远端牵拉拇长屈肌腱拇指指间关节屈曲度与被动屈曲度一致，向近端牵拉可感觉到肌腹良好的弹性或收缩。

（8）彻底止血，缝合伤口。伤口内可放置橡皮引流条。见图8-38。

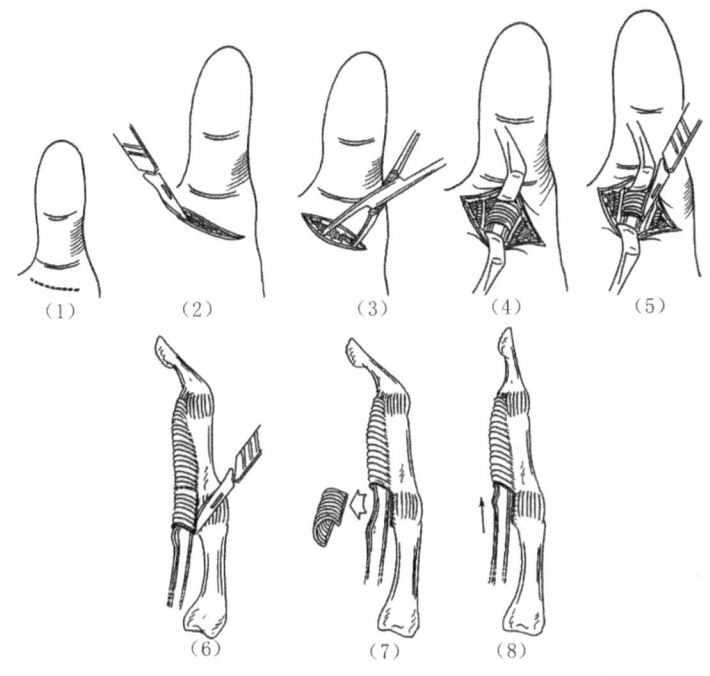

图 8-38 先天性拇指扳机指的部分腱鞘切除术
（1）切口；（2）、（3）切开皮肤后用止血钳钝性分离皮下组织；（4）充分显露屈肌腱鞘 A1 滑车及拇长屈肌腱在 A1 滑车入口的硬结；（5）在 A1 滑车的侧方纵切开屈肌腱鞘；（6）、（7）将狭窄的 A1 滑车腱鞘切除；（8）伸直拇指末节、拇长屈肌腱上的硬结完全暴露于腱鞘外皮下

（四）术中注意事项

滑车切除应充分，以免肌腱滑动仍受影响。因患儿血管神经束细小，显露过程中应注意保护，最好先将指神经血管束暴露充分，然后在直视血管神经束下进行操作。切勿做纵行皮肤切口，否则将由于瘢痕挛缩引起关节屈曲挛缩；切口也不应做在掌指横纹，掌指横纹解剖结构特殊应予以保护。肌腱上的"硬结"不必修整或去除，以防引起术后严重的肌腱反应性水肿、肌腱粘连或肌腱断裂。不提倡用皮下切断鞘管壁的方法治疗本病，这种方法极易损伤血管神经束和拇长屈肌腱。

（五）术后处理

无菌敷料包扎伤口，术后 24 小时开始拇指屈伸活动，以防肌腱粘连形成。术后 2 周拆线。患儿疼痛耐受性差，功能锻炼应在家长的密切配合下进行，否则将影响手术效果；功能锻炼的强度应根据患儿的耐受能力、伤口情况而定。

（许立平）

第七节　足部先天性畸形手术

一、先天性扁平足

先天性平足俗称扁平足,指足内侧纵弓低平、塌陷甚至丧失的畸形。扁平足常伴有跟骨外翻、距下关节半脱位、跟腱短缩等畸形。先天性平足分为先天姿势性,又称松弛型平足与结构性平足。先天结构性平足主要包括先天性垂直距骨、先天性跗骨桥和先天性跗舟骨,此处仅介绍先天松弛型,既往称天性姿势性平足症;此类型的特点表现为患儿先天性肌肉与韧带松弛,无结构上的畸形。常见有以下两种类型。

(一)松弛型

患儿父母之一或两人均有不同程度的扁平足。患儿出生后,即有韧带松弛,肌肉乏力,负重时足弓下沉并出现足外翻,不负重时足弓恢复正常。这种患儿若平足程度较轻,能及时得到治疗,给予穿矫形鞋,并锻炼足肌,可以治愈而不出现平足症;若平足程度重,又缺乏及时或正确的治疗,便会产生平足症,出现畸形与症状;严重者将影响患儿的生活,经保守治疗两年以上症状不见好转者需行外科治疗。年龄在 10 岁以上,跗骨无明显变形,软组织改变不多者,根据 X 线负重时的侧位 X 线显示的情况,如纵弓下陷主要在舟楔关节,则行舟骨与第 1、2 楔骨融合术;若为距舟关节下陷,则行胫前肌腱移位及距舟关节融合;若上述两关节均下陷,则需同时做胫前肌腱移位及舟楔关节融合术。如已有明显骨性畸形,特别是骨性关节炎和软组织挛缩者,需行关节融合术。以上各种手术,如需要应同时做跟腱延长术。

1.舟楔及楔骨与第 1 跖骨融合术

(1)适应证:年龄 10 岁以上,松弛性扁平足经非手术治疗两年以上无效,仍有明显症状,但无明显骨性畸形及软组织挛缩等改变,承重时侧位 X 线显示纵弓下陷主要在舟楔关节者。

(2)禁忌证:固定性足外翻畸形,足部主要关节严重松弛,跗骨明显畸形。

(3)麻醉:硬膜外麻醉或全麻。

(4)体位:仰卧位。

(5)操作步骤:若跟腱短缩,先行跟腱延长术。①切口:沿足内侧做纵形切口,略向背侧呈弧形,自跟骨开始,跨越舟骨及第 1 楔骨内侧达第 1 跖骨基底部。显露跟舟跖侧韧带、胫前肌及胫后肌腱。找到胫前肌腱,将其分离提起。②用锐利骨刀劈下一条基部向后的包括胫后肌腱、薄层舟骨及第 1 楔骨内侧的筋膜骨片,显露出距舟、舟楔及第 1 楔骨与第 1 跖骨间的关节(图 8-39)。③融合:将附着于舟骨、楔骨上的韧带、关节囊向两侧剥离。凿去舟楔之间及第 1 楔骨与第 1 跖骨基部间的关节软骨及软骨下皮质骨,并根据纠正纵弓下陷之需要,做下宽上窄的楔形截骨。若舟骨内侧部分较突出,则将其修平,并将修下的骨切成条块,植入关节间隙。④缝合:纠正畸形后,将凿下的筋膜骨片向远端穿过胫后肌腱并拉紧,在其两侧紧密缝合于第 1 跖骨及第 1 楔骨上(见图 8-39)。将两侧剥离的关节囊、韧带缝合于此筋膜骨片上,缝合切口。若第 1 楔骨与第 1 跖骨间的关节松弛下陷,可仅做舟楔关节融合术(Hoke 手术)。凿去舟骨与第 1 楔骨间的关节面,将前足置于下垂位以形成纵弓,跨过舟、楔关节凿一方形骨槽,取同样大小的胫骨皮质骨嵌入槽内(图 8-40)。缝合切口。

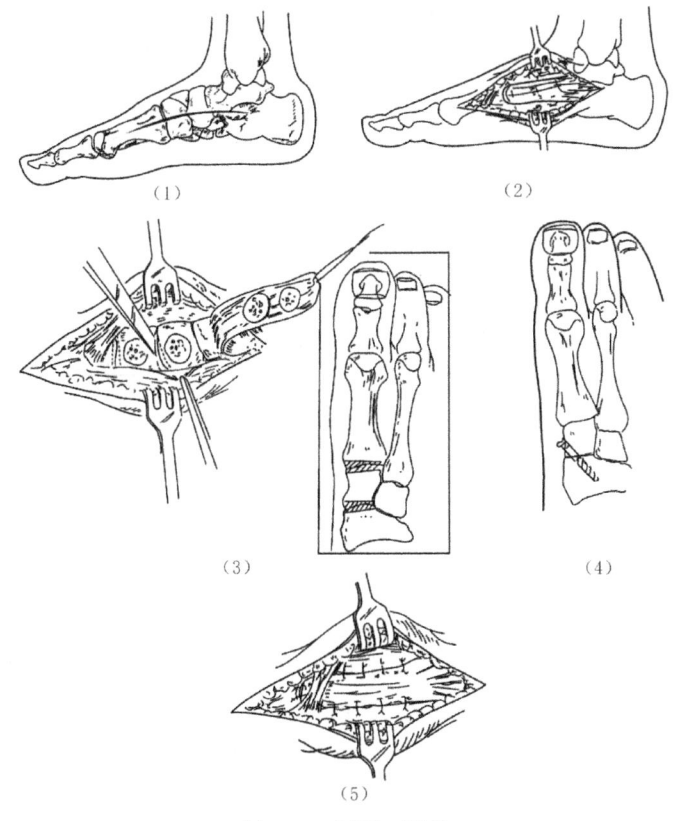

图 8-39 Miller **手术**

(1)切口;(2)骨筋膜瓣切口;(3)楔形截骨;(4)螺丝钉固定截骨面;(5)缝合骨筋膜瓣

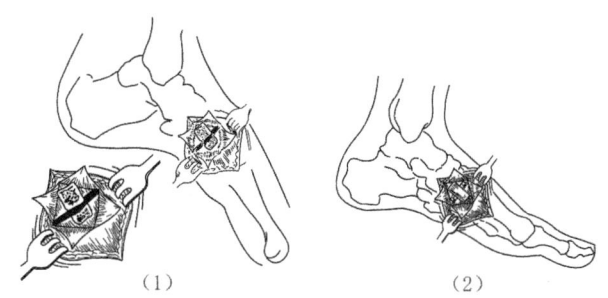

图 8-40 Hoke **手术**

(1)舟、楔骨形成矩形骨槽,切除关节软骨面;(2)取矩形骨块置于骨槽内

(6)术后处理:先用足部石膏靴保持足弓良好塑形、前足下垂及足跟内翻位,待石膏干固后,将足背屈至中立位,将石膏加长至大腿中下 1/3 处。两周后拆石膏拆线,改为小腿管型石膏固定4 周。然后改用加铁镫行走石膏靴 4 周。再穿硬底靴,并穿用足纵弓垫半年以上。

2.胫前肌肌腱移位术

(1)适应证:10 岁以上患儿,足弓下陷主要在距舟关节者。

(2)麻醉与体位:舟楔及楔骨与第 1 跖骨融合术。

(3)操作步骤:手术的原理是利用移位之胫前肌以提起纵弓。必要时先做跟腱延长术。①切口:自内踝下方做足内侧弧形切口,越过舟骨背侧转向内侧下方,达第 1 跖骨基部内侧。分离出胫前肌腱直至其止点处。②舟骨背侧中部，舟骨结节的外侧 1.3 cm 处，向距侧钻一直径为 6～7 mm 的骨洞，将洞的背侧孔略扩大呈卵圆形。自第 1 楔骨及舟骨的跖侧凿一骨槽，使胫前肌腱止点与骨洞跖侧孔连接。然后在舟骨结节与骨洞之间凿一向后内侧开口的骨缝。③胫前肌移位：切开胫前肌远端腱鞘，将此肌腱自鞘内游离出来，直达止点处。自骨缝处将此肌腱移位于骨洞中。骨缝用碎片填塞。缝合切口（图 8-41）。

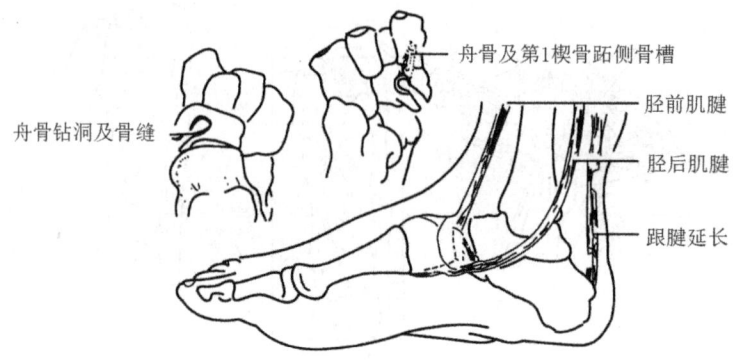

舟骨及第1楔骨跖侧骨槽

舟骨钻洞及骨缝

胫前肌腱

胫后肌腱

跟腱延长

图 8-41　胫前肌肌腱移位术

若距骨颈过长产生畸形，可切除部分距骨头及舟骨关节面以纠正畸形，并做距舟关节融合术。也可同时将胫后肌腱移位至距骨与舟骨之间的间隙中的外侧，使其达到提起纵弓的作用。

（4）术后处理：足背屈 5°、中立位、屈膝 20°，用长腿管型石膏固定，足弓塑形。2 周后石膏开窗拆线。8 周后拆除石膏，可逐渐练习行走。若未行跟腱延长术者，拆线后改用小腿管型石膏固定 4 周，然后在小腿石膏上安装行走镫继续固定 4 周。4 周后拆除石膏练习行走。

3.距下关节内置物充填术

距下关节内置物充填术又称距下关节制动术又称距下关节内置物充填术。有学者的生物力学研究显示当内植物植入跗骨窦，可以阻止距骨向前下移位和旋前，但距下关节仍可正常运动；同时，内置物的植入还能抬高足纵弓，从而解除症状。这一理论与实践引起了骨科界的重视，并在临床上开始了推广应用。

（1）适应证：年龄在 8～12 岁的少年柔软性平足症，长期非手术疗法不能缓解疼痛者。

（2）禁忌证：僵硬型平足症。

（3）麻醉与体位：硬膜外麻醉，全身麻醉。仰卧位，患肢下方垫以薄枕，在止血带下行手术。

（4）操作步骤。①切口：于足背外前方的跗骨窦体表处做 3 cm 长斜行切口（图 8-42）。②显露：切开皮肤、皮下组织后切开深筋膜，将趾短伸肌从止点上剥离下来并向两侧牵开，即可显露出跗骨窦（图 8-42）。③定位：先将一导针从跗骨窦外侧插入，使其从内侧穿出。通过 X 线检查位置无差错后将试子插入，以选择合适直径的内置物。将 Maxwell-Brancheau 内置物通过足背外侧跗骨窦入路植入中、后距下关节之间，以阻止距骨向前下移位和旋前，但距下关节仍可正常运动，同时内置物的植入还能抬高足纵弓，从而解除症状。内置物直径大小的选择，以能较为顺利拧入的试子为准，选择比其大一号的内置物即可。经 X 线证实满意后，选择同等大小的内置物植入（图 8-42）。④关闭切口：松止血带止血，分层缝合关闭切口。

（5）术后处理：术后 3～5 天换药，防止感染。两周拆线。术后即可扶拐下地逐渐负重行走。4 周后可完全负重。

(二)外翻平足型

患儿因足内侧三角韧带松弛,致使足自胫距关节处向外翻(部分伴有旋转),跟骨与跟腱的轴线向外翻转。此类患儿多较肥胖且伴有膝外翻,负重时足纵弓塌陷,出现平足外翻畸形,不负重时足纵弓恢复,平足畸形消失。多数患儿行走时前足内旋,使载重力线移至足的中部或外缘,在不自觉中自行矫正畸形,畸形消失后步态可恢复正常。若患儿行走时前足不内旋,可穿用足弓垫进行矫正(图 8-43),从鞋后跟的内侧半延长到距舟关节;并积极进行足部肌肉锻炼,常可控制症状。9 岁前若能应用上述方法坚持治疗 1~2 年,40%~50%的患儿可以恢复正常,约 40%有进步。经保守治疗 2 年以上、>10 岁的患儿,若症状显著,可考虑手术治疗。手术治疗应根据不同情况采用不同的手术方法。凡伴有膝外翻者,应首先矫正膝外翻畸形,然后或同时矫正足外翻。其他治疗原则同松弛型平足症。

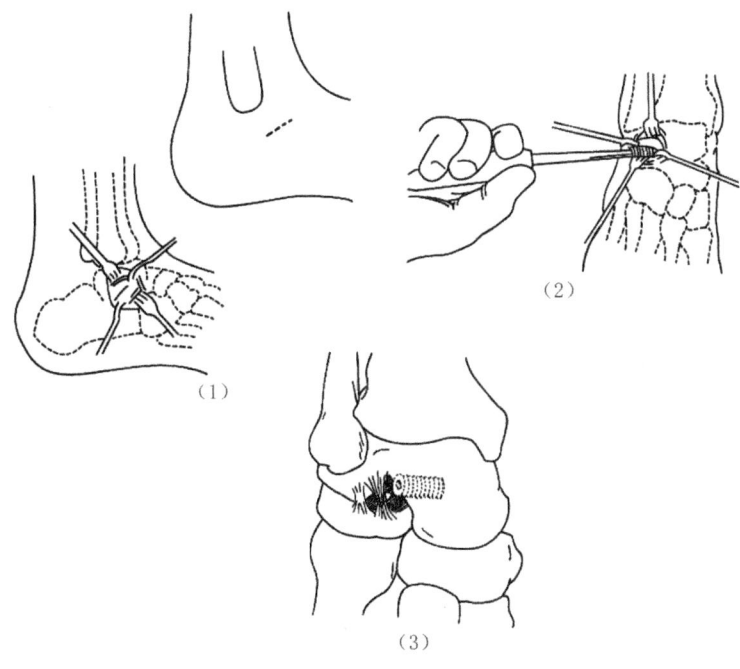

图 8-42 距下关节内置物充填术手术

(1)皮肤切口与显露跗骨窦;(2)放入内置物;(3)内置物放入后

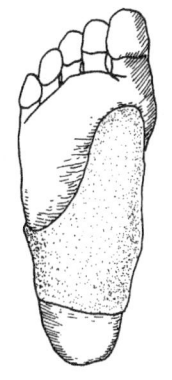

图 8-43 扁平足的足弓垫

二、先天性垂直距骨

先天性垂直距骨是足的先天结构性平足,是先天性平足症的常见类型。此类患者足部骨结构上有畸形,有的出生后即有足部僵硬畸形;有的在学龄期,约 10 岁,生长发育迅速,活动增加,方表现出足部畸形与症状。有的若能得到及早正确的治疗而不出现症状,因而骨科医师应警惕此病的发生,以便早期诊断、早期治疗,预防疾病的发展,解除患儿的病痛。先天性垂直距骨的 X 线表现主要为距骨垂直、跟骨下垂、足前部背屈并向外侧倾斜、足底呈凸形;侧位片上可见距骨垂直,几乎与胫骨纵轴相平行,距骨处于跖屈的位置,前足在中跗关节有明显背伸。

先天性垂直距骨(距骨垂直)为少数的胚胎性畸形。由于距骨直立,产生距骨与舟骨间脱位,舟骨与距骨颈的背侧接触,距骨头楔入舟骨与跟骨之间,将足内侧半的骨骼向前足和后足挤开。其关节面突向足跖侧,跟骨向后外侧移位并跖屈,跟骰关节向背外侧半脱位,前足外展背伸(图 8-44),久之将出现足部僵硬的骨性畸形。足背侧及胫舟、距舟、跟骰等韧带明显短缩,而足跖侧及内侧的跖侧跟舟等韧带松弛、减弱。胫前肌、姆长伸肌、趾长伸肌、腓骨长、短肌及小腿后侧腓肠肌、比目鱼肌等诸肌挛缩,胫骨后肌及腓骨长、短肌前移等软组织的改变。本病诊断较易,患儿出生即有足部畸形,足底呈摇椅状,多并发于多关节挛缩与腰骶畸形易于诊断;但应与距骨垂直性平足相鉴别可做患足极度跖屈位侧位 X 线,观察距跗序列是否恢复,后者可以手法矫形。

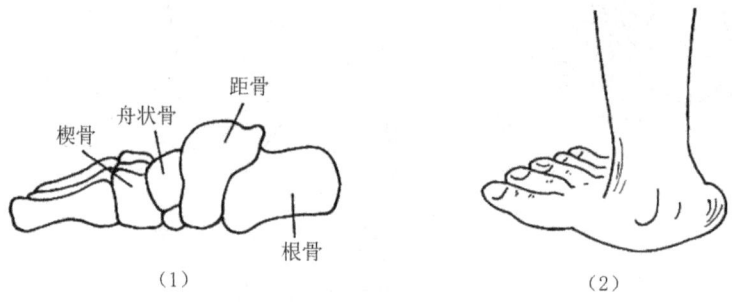

图 8-44 距骨垂直畸形的骨与关节改变
(1)先天性垂直距骨的骨排列;(2)先天性垂直距骨患足外形

(一)婴幼儿的治疗

1.保守治疗

出生后一经发现,应立即开始治疗。即每天做轻手法按捏矫形数次,每次 2～3 分钟,使足部跖屈、内收及内翻,背屈踝关节拉长跟腱,使跟骨前端背伸等。待皮肤及软组织逐渐松解后,用长腿管型石膏固定于矫正位置。石膏每周更换一次。6～8 周后,可试行手法复位,偶可成功。对复位成功的患者,自第 1～2 趾间向后穿 1 枚克氏针,贯穿距舟关节,将足固定于跖屈内翻位,并用管型石膏固定。2～3 周后更换石膏,增加足背伸。石膏固定时间至少 3 个月,使软组织逐渐松弛,有利于切开复位。手术要充分松解挛缩的肌腱,否则很难得到远期满意结果。

2.手术治疗

垂直距骨切开复位术。

(1)适应证:手法复位失败者,应在出生后 6 个月时或尽早进行切开复位。

(2)术前准备:如前所述,用手法及石膏固定,使足背挛缩的肌腱及皮肤拉松。

(3)麻醉:全身麻醉。

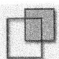

(4)体位：仰卧，略屈膝，使足内侧向上。

(5)操作步骤：①切口：自内踝尖端后方 1 cm，跖侧 0.5 cm 处起向前做弧形切口，直达第 1 跖骨基底部。②显露：分离切口两侧软组织，分别向背侧和跖侧牵开，显露距骨的背侧、内侧及跖侧。分离出胫骨后肌腱，自舟骨结节处将其切断，腱端缝一丝线作为标记。注意认清解剖位置：距骨的关节面垂直向足的跖内侧；舟骨关节面紧贴于距骨颈的背侧。自跟骨载距突处切断跟舟跖侧韧带，其远端缝一丝线，向远侧翻转。自远侧横行切断胫舟韧带（三角韧带的前部）及距舟韧带的背内侧部分，以形成一附着于舟骨的关节囊袖套。将此切口纵形延长，在下方切开距骨头及颈部的关节囊，两段切口成 T 形。③复位：认清距骨头的关节面，自其中心穿入一克氏针，由距骨体内侧面穿出。用此克氏针及一骨撬将距骨头向背侧撬起，同时将前足内翻，使距骨头恢复与舟骨关节面的解剖位关系。年龄较大的儿童，跟骰及距跟骨间韧带可能妨碍跗中及距跟关节的复位，可另做前外侧切口将其切断。若胫骨前肌、姆长伸肌、趾长伸肌及腓骨长、短肌等肌腱过短而妨碍复位时，可另做切口予以延长。④固定：将已穿入距骨内的克氏针向前穿入舟骨、楔骨及第 1 跖骨做固定。摄 X 线确定是否复位良好。⑤关节囊紧缩修补：先将近端跖侧的关节囊及韧带片向背侧远方提起缝于远侧片背侧角；再将近端背侧片向跖侧远方拉紧缝于远侧片跖侧角；然后将远侧片向近侧拉紧与近侧片重叠间断缝合。跟舟跖侧韧带拉紧缝合于跟骨载距突处。胫后肌腱向下拉紧缝于第 1 楔骨跖侧。⑥分层缝合伤口：皮外的克氏针剪断埋于皮下。于跟骨上横穿一粗克氏钢针用长腿管型固定于屈膝 45°、踝背屈 10°～15°、足跟 10°内翻、前足跖屈内翻位。足跟横穿的克氏钢针两端包括在石膏内，并于足底纵弓及足跟处将石膏塑形。

(6)术后处理：术后长腿管型石膏固定，6 周后拔出克氏针，继续用长腿管型石膏固定到 12 周。12 周后再用小腿管型石膏固定，并加行走镫放于足跟后方，继续固定 4 周。

(二)4～6 岁儿童的治疗

如前所述先做石膏矫形，但多数无效，应及早手术。按上述手术方法做切开复位，术中需切断距跟骨间韧带，切开跟骰关节背外侧关节囊，并做足背外侧诸肌腱延长，手术后即做或在手术后 3 周加做关节外距跟关节融合术。本术是在跗骨窦处植骨融合距跟骨关节，于足背外侧做短弧形皮肤切口，切开皮下组织后向两侧牵开切口。切断趾短伸肌起点，分离后将其牵向远侧，此时即可显露出跗骨窦。刮除跗骨窦部脂肪组织，用磨钻将跗骨窦周围的骨皮质打磨粗糙。从髂骨切取松质骨填塞在跗骨窦内，以使距跟关节融合。将伸趾短肌缝回原位，然后关闭切口。术后用短腿石膏管型固定足于功能位，手术后两周拆除石膏、拆线，更换为可行走的管型石膏，逐渐下地行走；待 X 线检查骨愈合后去除石膏外固定。

(三)6 岁以上者的治疗

切开复位常失败，并常发生距骨缺血性坏死，故此等到 12 岁后行三关节融合术为宜。

三、先天性跗骨桥

先天性跗骨桥又称"先天性跗骨连接"，是先天结构性平足的另一类型。本病为先天性发育畸形，在跗骨之间可以产生各种不同部位和不同程度的骨性、软骨性或纤维性连接，或突起、骨异常肥大等。这种连接可发生于距骨与跟骨之间、跟骨与舟骨、距骨与舟骨之间、跟骨与骰骨之间，也可多处同时发生。其中以距骨与跟骨之间者最为常见，临床上常称为跟距桥畸形。跟距桥常发生于内侧，也可发生于跖侧与背侧。跟距桥与跟舟桥畸形限制跟距关节的活动，产生僵硬型平足，并常引起腓骨肌群痉挛，产生临床上痉挛性平足的症状。其余部位的跗骨间骨性连接不产生明显症状。

出生时这种跗骨间的连接多为纤维性或软骨性,对跗骨间关节活动的影响较少,因而婴儿常无症状。随着年龄的增长,体重增加,活动量增多,受伤的机会增大,跗骨间连接也逐渐骨化,限制距下关节的活动,开始出现症状。跟舟桥常在 8～12 岁间骨化,跟距桥在 12～16 岁间骨化。X 线片可确定诊断。45°的跟骨轴位 X 线能较好地显示跟距桥畸形,但有时因关节面的方向有变异,需改用 30°、35°或 45°的轴位摄片才能显示清除。跟舟桥畸形用足后部外侧 45°斜位X 线显示良好。

(一)治疗原则

根据不同情况采取不同治疗方法。大多数患者可用非手术疗法获得较好效果。生长期儿童足外翻畸形较轻者,可用足纵弓垫及鞋跟内侧垫高治疗。因外伤或劳损后腓骨长短肌痉挛急性发做者,可用小腿行走管型石膏固定 4～6 周治疗。若疼痛及痉挛反复发作,可行骨桥切除术。晚期距跟及距舟关节已有明显骨性关节炎及畸形严重者,应手术治疗。内侧距跟关节完全融合而外翻畸形不超过 15°者,仅做距舟关节融合术,偶尔需将突出的骨桥部分削平,以免摩擦鞋面产生症状。若距跟桥不完全或足跟外翻畸形超过 15°,则需行三关节融合术,并将骨桥切除。跟舟畸形而尚未发生距舟关节骨性关节炎者,行骨桥切除术。若已有骨性关节炎或有其他跗骨间联合畸形时,则需行三关节融合术。

(二)手术治疗

1.距跟桥切除术(以内侧为例)

(1)适应证:软骨、纤维组织相连或较小的骨性距跟桥畸形,距跟、距舟关节无骨性关节炎改变者一般年龄在 14 岁以下。

(2)麻醉:全身麻醉。

(3)体位:仰卧,略屈膝,使足内侧向上。

(4)操作步骤。①切口:按跟骨内侧显露途径在内踝下方 2 cm 处做弧形切口,长约 5 cm。②显露:切开皮肤后分离皮下组织,认清踝管内肌腱与血管神经束并加以保护,平行于踝管下方切开深筋膜,分离出胫后肌腱并牵向跗后方显露骨桥部。③切除骨桥:骨桥被确认后,将骨桥做长方形整块切除,不要切成楔形。注意尽量不打开距跟关节;切除的范围要足够,范围应超出联合以外 0.5 cm。粗糙骨面用电烙与骨蜡止血。④缝合:分离出部分踇展肌起点并向远端游离一段距离,然后缝一铬肠线,将此部分填入切除骨桥后留下之空隙中,肠线两端自足外侧皮肤分别穿出,结扎于垫有纱布的纽扣上。缝合伤口后,用小腿管型石膏固定。

(5)术后处理:两周后将管型石膏切开成前后两瓣;做足内、外翻活动锻炼时取下,练习后包扎。3 周拆除缝线,去除石膏,8～10 周后开始承重行走并穿用足纵弓鞋垫 6 个月。

2.距跟关节融合术

(1)适应证:14 岁以上儿童,内侧跟距桥畸形所致僵硬型扁平足,经非手术治疗或骨桥切除后仍有症状反复发作或呈持续者,且足跟外翻在 15°以内,经手术探查证明跟距间骨桥完全性融合者。

(2)禁忌证:14 岁以下儿童足跟外翻畸形在 15°以上,跟距间不完全融合者。

(3)麻醉与体位:同距跟桥切除术。

(4)操作步骤。①切口:自第 1 楔骨基底至内踝尖端下方及后方各 2 cm 处做弧形切口。分离胫后肌腱,将其牵向跗侧后方,即可显露出距下关节(图 8-45)。②检查及融合距舟关节:探查距跟桥情况,若为完全性融合,即在切口前端显露距跟关节,凿除相对关节软骨面。③分层缝合伤口,用小腿管型石膏固定,注意足弓塑形。

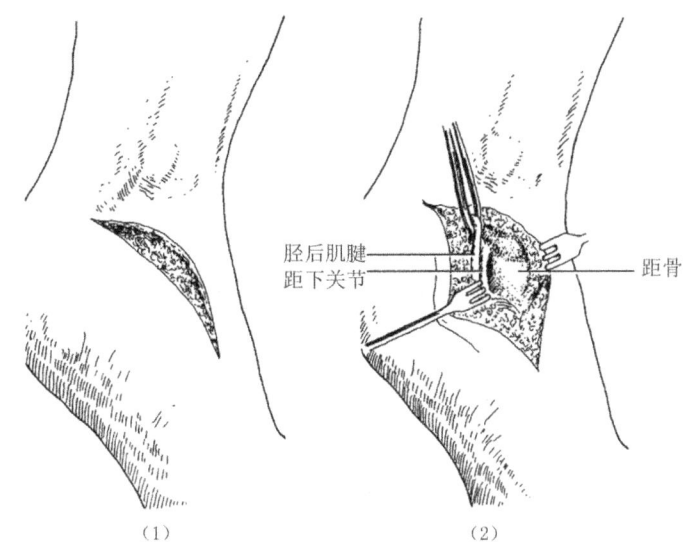

图 8-45 距跟关节融合术

(1)切口;(2)胫后肌腱牵向后下方,显露距下关节

(5)术后处理:小腿管型石膏固定 6 周,换行走管型石膏 4 周,然后穿硬底长筒靴穿用纵弓鞋垫 6～12 个月。

3.距跟关节和距舟关节融合术

(1)适应证:14 岁以上者。内侧距跟桥畸形所致僵硬型扁平足,经非手术治疗仍有症状反复发做或呈持续者,且足跟外翻严重,在 15°以上者,经手术探查证明跟距间尚未完全骨性融合者。

(2)禁忌证:年龄在 14 岁以下者。

(3)麻醉与体位:同距跟桥切除术。

(4)操作步骤。①切口:同距跟桥切除术。②探查距跟桥情况,若为完全性连接,则做单纯的距跟骨桥切除(见上一手术)。若为不完全连接则需同时做距下关节融合。先切除距骨前方阻挡的距舟骨桥,再继续向后方切开内侧关节囊,以显露距跟后关节,切除关节面,内侧切骨可稍多些以便足以矫正足跟外翻。但切忌切骨太多,以免产生足跟内翻。③分层缝合伤口,并用小腿管型石膏固定,注意足弓塑形。

(5)术后处理:同距跟桥切除术。

4.跟舟桥切除术

(1)适应证:跟舟桥畸形,距舟关节无骨性关节炎改变者,一般年龄在 14 岁以下。

(2)麻醉:椎管内麻醉或全麻。

(3)体位:仰卧位,患侧膝略屈,使足内侧向上。

(4)操作步骤。①切口:做足背外侧弧形切口。将趾短伸肌起点做整块剥离,并向下翻转,即可显露跟舟桥。②探查骨桥:将骨桥做长方形整块切除,不要切成楔形。注意勿打开距舟关节。切除的范围要足够一般超出骨桥的 0.5 cm。粗糙骨面用电烙与骨蜡止血(图 8-46)。③缝合:于趾短伸肌起点处缝一铬肠线,将此肌全部填入切除骨桥后留下之空隙中,肠线两端自足内侧皮肤分别穿出,结扎于垫有纱布的纽扣上。缝合伤口,用小腿管型石膏固定。

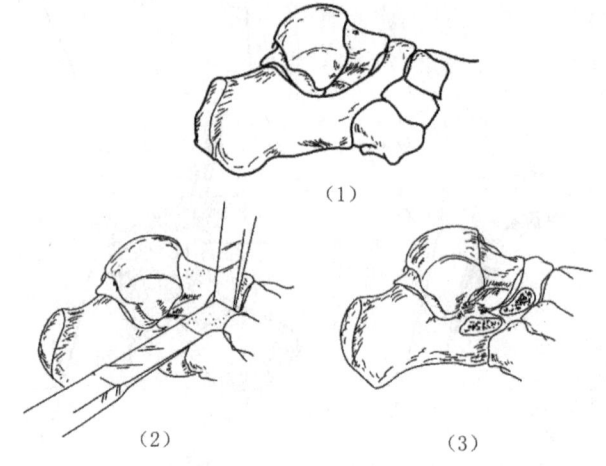

图 8-46　跟舟桥切除术

(1)跟舟桥示意;(2)用骨刀垂直切除骨桥;(3)骨桥切除后

(6)术后处理:2 周后将管型石膏切开成前、后两瓣,做足内、外翻活动锻炼时取下,练习后包扎。3 周后拆除肠线,拆除石膏,8～10 周后开始承重行走,并垫足纵弓垫 6 个月。

四、先天性马蹄内翻足

先天性马蹄内翻足较为常见,其发病率约为 1%。男性多于女性,双侧者约占半数。临床特征表现为后足马蹄、内翻、内旋、前足内翻、内旋、高弓。每例畸形程度可有所不同,但均有固定畸形,随年龄增长加剧。因本病为先天性畸形,其治疗应从新生儿开始。治疗方法分为非手术治疗与手术治疗两类。

(一)非手术治疗

保守治疗虽然费时,且有一定的复发率、残留畸形,但仍不失为新生儿、小婴儿、比较软弱的畸形足的早期首选治疗。保守治疗的方法是手法按摩、连续石膏矫形和使用 Denis Brown 等支具,是对新生儿及小婴儿经常采用的治疗方法。

1.手法按摩

采用手法按摩治疗先天性马蹄内翻足虽然不可能矫治畸形,但可防止畸形加重,为治疗做准备,正确轻柔的手法,有助于增加足的柔韧性。相反,粗暴错误的手法,会使畸形足更加僵硬,为以后的治疗带来困难。具体方法:将患足足跟握持在母亲对侧手的掌心中,另一只手用拇指与示、中指捏持前足,轻柔的矫正前足内收、内翻畸形,当前足畸形矫正后,背伸踝关节,逐渐牵张跟腱。每一畸形按摩达到目的时,应保持足于被矫正的位置上数 10 秒钟。

2.连续石膏矫形

石膏矫形必须遵循先矫正前足内收、内翻、后矫正跟骨内翻、踝关节跖屈的原则。否则,会出现摇椅足畸形。具体做法是由一名家长、两名医务人员配合完成:将患儿横放在床上,仰卧,家长站在头侧扶持,一名医师站在足侧,一手托持小腿,维持患儿于 90°屈髋、90°屈膝位,另一手以拇指与示、中指,与足长轴一致方向捏持前足矫正前足畸形。薄薄地裹上一层石膏棉,自大腿中上

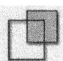

段开始,直接用石膏绷带缠绕,直至小腿下端,固定膝关节于90°屈膝位,第2卷石膏自大腿中上段开始,一直缠至足尖,将捏持前足的手指也缠在石膏内,直至指跟。抽出手指,翻转石膏露出足趾,然后开始塑形,一只手塑形矫正前足内收、内翻,另一只手用虎口塑出足跟轮廓。第3卷石膏折叠4~5层做成一个足的底托加强足底,然后继续缠绕加固管型石膏。根据患儿年龄与畸形僵硬程度获得矫正后,逐渐矫正后足马蹄畸形,直至畸形过度矫正。

3.使用 Denis-Brown 支具

使用 Denis Brown 支具的方法:先在小腿与足皮肤涂苯甲酸酊,在第5跖骨基底及足跟外侧贴上5 cm 厚胶垫,把足底托板贴靠足底,用2.5 cm 宽橡皮膏,自小趾下方开始由内向外绕过足背,固定两圈。然后绕足跟一圈至踝部。将足底托板的垂直臂向小腿外侧靠拢。达到矫正足畸形的目的。此时,如张力过大,不要强行矫正,以免影响血液循环,可将其角度掰大一些。橡皮膏向近端绕四圈固定垂直臂。观察血运情况,24小时后足内旋位连接横挡板。每天或隔天逐渐旋转足底托板与横挡板之间的坚固齿旋体,至中立位、外旋位。治疗过程中,每次矫形后,要有1~2周维持此位置的间隙期,以使皮肤、神经、血管、肌腱韧带等软组织逐渐耐受,利于足的生长发育。经过以上保守治疗,若畸形已被矫正,还必须穿用足套、矫形鞋等支具,观察至学龄。

注意事项:在进行保守治疗时,手法应轻柔;同时根据年龄、畸形程度、足的僵硬情况使以不同的矫正力。小儿软骨比韧带更为软弱,暴力矫正时,软骨所承受的压力比韧带更大。一旦损伤软骨,不可避免要出现僵足,应予以警惕。

(二)手术治疗

对保守治疗难以获得成功的病例,或一旦保守治疗无效或疗效不明显时应尽早手术。早期通过手术彻底纠正距跟的旋转畸形,恢复足的序列,是一种新的治疗趋势。

1.软组织松解手术

当婴儿保守治疗无效,或患儿年龄偏大,或僵硬型马蹄内翻足畸形,应予以软组织松解术治疗。可根据不同情况选择不同的术式。

(1)后侧松解术。①适应证:婴幼儿经保守治疗前足畸形已矫正,跟腱有明显挛缩。②麻醉:全身麻醉或硬膜外阻滞麻醉。③体位仰卧位。④操作步骤:按踝关节后内侧显露途径,在跟腱内侧做纵形切口,游离跟腱,切断跖肌腱。矢状面将跟腱劈为两半,保留跟腱外侧半跟骨附丽处Z形延长跟腱。活动踝关节,明确关节间隙后,横行切开后侧关节囊。注意勿损伤内侧的血管神经束、踇长、趾长屈肌腱、胫后肌腱及外侧的腓骨肌腱。在5°~10°背伸踝关节的状态下吻合跟腱,缝合肌腱外滑膜鞘。术后,用长腿石膏托制动两周。

(2)跖底松解术。①适应证:足底软组织,如跖腱膜、跖肌紧张或挛缩,与其他软组织或骨矫形手术同时矫正。②麻醉:全身麻醉或硬膜外阻滞麻醉。③体位:仰卧位。③操作步骤:按跟骨足底内侧显露途径,在足内侧自跟骨内侧向前延伸做3 cm 长皮肤切口。锐性剥离显露跖腱膜,自跟骨附丽处横行切断并切除一段跖腱膜,检查跖底外侧跖长韧带,如紧张一并切断。个别挛缩严重的病例,需将跖底附丽的小肌肉起点用骨膜剥离器向远端剥离,但最多剥离到跟骰关节平面。

(3)后内侧松解术。①适应证:保守治疗失败的严重马蹄内翻者与其他软组织松解同时应用;1岁以上患儿畸形比较固定,非僵硬型,跟骨内旋不显著。②麻醉:全身麻醉。③体位:仰卧位。④操作步骤。切口:自第1跖骨基底至跟腱内侧顺内侧足弓做8~9 cm 长弧形或纵形皮肤切口,后部切口沿跟腱内侧向上延长至踝上6 cm 处。为了能够清楚地松解跟腓韧带,有人提出可将踝上切口移至跟腱与外踝之间,此种改良切口皮瓣游离过于广泛,有皮肤坏死之虞。游离胫后肌、趾长屈肌、踇长屈肌腱和血管神经束,矢状面 Z 形切断并延长跟腱,保留其在跟骨外侧的附丽部,直视下切开踝关节后侧关节囊。必要时,与跟腓韧带一并切开距下关节后关节囊。切开屈肌支持带,游离血管神经束,自跟骨起游离展肌,将血管神经束牵向足底侧,切开胫后肌腱腱鞘。在踝上将近侧端胫后肌腱 Z 形延长切断,以胫后肌腱远端为引导,游离至舟骨结节。严重畸形足舟骨可紧靠在内踝前方,其关节面与足的内缘平行。切开距舟关节背侧与跖侧的关节囊,通过关节钝性剥离外侧关节囊,以利于复位。如不能复位,则需要松解跖底,对于年龄偏大的病例,往往还需要再加上外侧松解、骰骨楔形截骨,才能使舟骨复位,矫正前足畸形。使足外翻,从跟骨后侧松解三角韧带的浅层,必要时切除趾长、踇长屈肌腱的腱鞘,切开跟距关节内侧关节囊,切断骨间韧带,保留胫距韧带,以防止出现扁平足畸形,保留距下关节外侧关节囊的连续性,以防止跟骨滑向外侧,出现过度矫正。将距舟关节复位,注意不要过度矫正。用 1 枚细克氏针自第 1 跖骨干背侧,经第 1 楔骨、舟骨、距骨,固定距舟关节,如术中完全松解骨间韧带,距下关节已完全游离,用另 1 枚克氏针,经跟骨、距骨固定跟距关节。将踝关节于中立位吻合跟腱、胫后肌腱,将克氏针剪短留在皮下。⑤术后处理:术后用膝上石膏固定,6 周后拔出克氏针,继续用膝下石膏管型或矫形足套固定至术后 4 个月。

(4)后内外侧松解。①适应证:患足畸形严重,且比较僵硬,行走时足背着地,足跟内翻,足有明显内旋畸形,内外踝连线与足底纵轴交角<75°(正常为 85°~90°)。经过手术矫治仍呈内旋步态的马蹄内翻足。②麻醉:全身麻醉。③体位:俯卧位或仰卧位。④操作步骤。切口:自足背外侧跟骰关节处开始,向后通过外踝下 3 mm 处,再向后绕过足跟后方延长到足的内侧,通过内踝下方继续向前,至第 1 跖骨基底处。在跟腱后外侧,尽量保留小隐静脉与腓肠神经的连续性。向近侧游离跟腱,冠状面 Z 形延长切断之。如马蹄明显,为避免过多的游离可在跟腱的腱腹交界处另做一个 1 cm 长纵形切口,切开腱周后,在此近侧小切口内紧贴跟腱插入一个小钩,向下划行直至跟部的皮肤切口露出钩端。用刀片将跟腱自跟骨附丽处矢状面纵形劈成两半,将小钩插入切口并维持其在肌腱内向上拉,一直劈至腱腹交界处,保留外侧半跟骨附丽处,Z 形延长切断跟腱。牵开跟腱远断端,显露跟距关节后侧关节囊,横行切开。切断增厚的腓骨肌腱上支持带、跟腓韧带、后侧距跟韧带,松解腓骨肌腱腱鞘,显露并切断距跟韧带、距下关节外侧关节囊。必要时游离趾短伸肌起点,切断跟骰背侧韧带、舟骰韧带,以允许跟骨外旋。切开分裂韧带,游离血管神经束至足的跖侧。自跟骨起点处游离踇展肌。在内踝上方切开胫后肌腱腱鞘,Z 形延长并切断胫后肌腱,以胫后肌腱为指引,游离舟骨及距舟关节。切断三角韧带、背侧距舟韧带、跖侧跟舟韧带,切开距舟关节内侧、背侧、跖侧、外侧关节囊,切断跟骨前端内侧的叉状韧带,切开距下关节内侧关节囊。先摆正距骨舟骨关系,恢复距骨楔骨序列。用 1 枚克氏针自距骨后方穿入,穿过距舟、舟楔关节,经第 1 跖骨外侧,自第 1、2 趾间皮肤穿出。校正足下垂,必要时切断后距腓韧带,延长趾长屈肌腱、踇长屈肌腱。要保留后胫腓韧带、三角韧带深层部分胫距韧带的连续性,以保持后踝的稳定性。矫正跟骨在水平面的内旋畸形,将跟骨外旋,同时矫正跟骨的内翻倾斜。如距骨后内侧突出部分妨碍旋转,可将其切除。当跟骨外旋至内外踝连线与足底轴线交角恢复为85°~90°时,自跟骨下方向距骨内穿入 2 枚克氏针固定。⑤术后处理:术后屈膝 90°位长腿石膏制动,6 周后拔除克氏针开始功能练习。

(5)距下关节完全松解。①适应证:仅适用于严重僵硬的马蹄内翻足,曾经手术治疗完全失败的病例,最好年龄在 4 岁以下。距骨顶变扁、长期石膏制动或反复手术后踝关节前侧关节囊挛

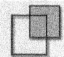

缩,跖屈严重受限,是手术的相对禁忌证。②麻醉:全身麻醉。③体位:俯卧位或仰卧位。④操作步骤。切口:3 岁以下采用上述后内外侧松解的皮肤切口,3 岁以上可选用内侧松解的皮肤切口,再加上一个斜行的后外侧切口,以防止皮肤坏死。松解足内侧浅层:自分裂韧带游离姆展肌浅层起点,保留其在跟骨上深层的起点,游离血管神经束至足跟分支水平。松解足、踝后侧:游离跟腱,矢状面 Z 形延长切断之。自内踝近端至 Henry 结节切开屈趾长肌腱腱鞘,Z 形延长该腱。在内踝近端 Z 形延长切断胫后肌腱,并打开踝远端的部分鞘管。自外向内切开踝关节后侧关节囊。姆长屈肌腱位于距下关节内侧,可用以确定距下关节的位置,切开距下关节后侧关节囊。松解足外侧:在距下关节外侧水平切开腓骨肌腱腱鞘(保留外踝处鞘管完整,以防止腓骨肌腱向前滑移),环形切除腱鞘。将腓骨长短肌腱与腓肠神经一并牵向前侧,在跟距关节平面游离跟腓韧带,自跟骨附丽处切断。然后将腓骨肌腱牵向外侧,垂直切断距腓后韧带。自距舟关节外侧平面,切开跟距关节外侧关节囊。钝性剥离背侧关节囊,切开距舟关节外侧关节囊,尽可能切断骨间韧带。松解足内侧深层:用一根钝头细探针插入胫后肌腱腱鞘,向远端一直通到该腱附丽处,在探针顶端切一个小切口,将胫后肌腱远端自鞘管内抽出,保留一段鞘管做滑车,有助于维持纵弓。将血管神经束牵向前侧,保护跖内侧神经,显露三角韧带浅层。彻底游离姆长屈肌腱,切断三角韧带浅层及跟距关节囊内侧部分。以胫后肌腱附丽为指引,切开距舟关节。在游离距舟关节背侧关节囊时,由于舟骨脱位与胫骨相接触,要小心贴着舟骨一侧游离切开,以避免损伤至距骨颈的距骨滋养血管。游离跖侧跟舟韧带,距骨头往往滑移至跟舟韧带内侧,慎勿损伤距骨头的关节面。距舟关节囊完全切开后,切开距跟关节前内侧、后内侧关节囊,切开残留的骨间韧带,使跟距骨间可以自由旋转。前足畸形不能完全矫正仍有内收,或矫正后有阻力,可以再松解跟骰关节。3 岁以上患儿,往往需要做跟骨骰骨突截骨,或骰骨楔形闭合截骨。如有跖底挛缩,则切断跖腱膜松解跖底。复位内固定:由于完全松解,术后必须行内固定 6～8 周,以使韧带修复。可用克氏针分别固定距舟、距跟关节,必要时固定跟骰关节。⑤术后处理:膝关节屈曲 90°、踝关节稍背伸小于 10°位,长腿石膏制动。术后 10 天更换石膏管型,3 周后拔除克氏针,继续用石膏管型制动 6 周。拆石膏后,白天穿矫形鞋,夜间应用支具,持续两年。

2.胫前肌腱外移术

很多马蹄内翻足存在足内、外翻肌力不平衡。因此,有些学者主张及早行胫前肌外移,甚至短缩腓骨肌腱。但实际上,如果存在固定畸形,肌腱移位很难达到预期的结果。如果畸形可以完全纠正,也就没有肌腱移位的必要。所以,肌腱移位只是一种辅助的手段,不能代替其他手术。①适应证:骨性畸形已获矫正,没有固定的马蹄内翻畸形,但存在明显的腓骨肌力弱,行走时有动力性内翻,若胫前肌肌力在 3 级以上,为预防内翻畸形复发,可将胫前肌外移。②麻醉:全身麻醉。③体位:仰卧位。④操作步骤:在第 1 楔骨背侧,沿胫前肌肌腱走行方向,在其止点处做 3 cm 长纵形皮肤切口(1)。显露胫骨前肌腱,将止点连同远侧筋膜一段切下,向近端切开部分腱鞘,游离该肌腱(图 8-47)。于小腿中、下 1/3 交界处胫骨前外方做纵行皮肤切口,长 4～5 cm(2)。切开深筋膜,找到紧贴胫骨前外侧的胫骨前肌,稍加分离,将远端肌腱在此切口拉出,缝合切口(1)。在第 3 楔骨或骰骨背侧做纵行皮肤切口(3),长 4～5 cm。牵开伸趾肌腱,在(2)、(3)两个切口间通过踝前支持下带做皮下隧道,将胫骨前肌腱无扭曲地引至切口(3)缝合切口(2)。在楔骨或骰骨背侧,由足背垂直向足底方向用 5 mm 粗钻头做骨隧道。把肌腱游离端穿引两股细钢丝,将钢丝牵引的肌腱通过骨隧道拉向足底。在跖侧把穿出的钢丝拉紧肌腱,使足背伸于 10°位并矫正内翻。缝入纽扣 1 枚,扎牢固定于皮外,缝合切口(图 8-47)。也可用铆钉直接固定于第三楔骨。

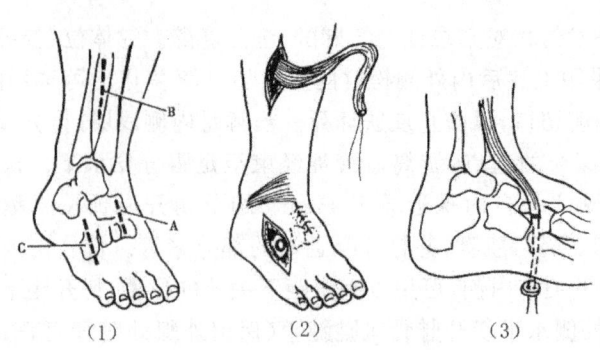

图 8-47　胫骨前肌腱外移术

(1)切口；(2)游离的胫骨前肌和第 3 楔骨钻骨隧道；(3)外移后足底用钮扣固定

3.骨性手术

骨性手术虽不能彻底矫正骨与关节的畸形，但有助于简化对软组织手术的要求，对年龄大、条件差的病例，是一种实用的好方法。一般骨性手术应在 5 岁以上，若行三关节融合术应在 14 岁以上。在行骨性手术时应注意，凡能通过关节外截骨矫正，或截骨后能逐渐矫正的病例，不应选择关节内截骨融合的术式。

(1)关节外骨性手术。

骰骨截骨术。①适应证：软组织松解后，前足畸形需缩短足的外侧柱方可矫正时，先行骰骨楔形截骨。②麻醉：全身麻醉或硬脊膜外阻滞麻醉。③体位：仰卧位。④操作步骤：足外侧弧形切口，游离部分趾短伸肌，显露跟骰关节、骰跖关节。保留关节囊完整，在腓骨短肌腱背侧切开骨膜，剥离并显露骰骨外侧面，楔形截骨。使楔形的基底在前外侧，楔形的顶点可达到第 3 楔骨。将足外展、外翻，用"∏"形钉或螺丝钉固定。检查骨面对合情况满意后，关闭切口。术后用短腿石膏管型制动 6 周(图 8-48)。

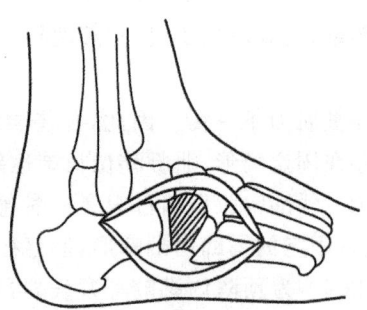

图 8-48　骰骨楔形截骨

跟骨和骰骨突截骨术。①适应证：骰骨楔形截骨仍不能达到矫正要求，可同时行跟骨骰骨突的楔形截骨。②麻醉：全身麻醉或硬脊膜外阻滞麻醉。③体位：仰卧位。④操作步骤：皮肤切口同上，在切口的后部，向外踝方向弧形延长近端切口，游离趾短伸肌起点，牵向背侧，游离跟骨、骰骨突的前外缘，将腓骨肌腱牵向跖侧，显露骨面，在接近跟骰关节分别在跟骨与骰骨的骨突处做基底在外侧的楔形截骨，顶点不穿过对侧骨面，上面不进入跟距关节前关节面，手法挤压对合截骨面，用"∏"形钉或螺丝钉固定。检查骨面对合情况满意后，关闭切口。术后用短腿石膏管型制动 6 周(图 8-49)。

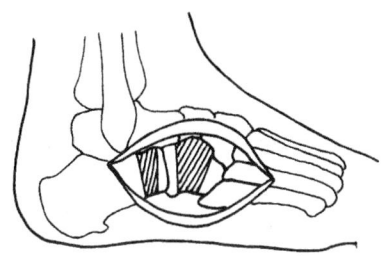

图 8-49 骰骨、跟骨骰骨突双楔形截骨

跟骨外翻截骨术。①适应证:年龄大,跟骨有骨性内翻畸形,或矫正手术后残留有跟骨内翻、高弓畸形。②麻醉:硬脊膜外阻滞或全身麻醉。③体位:仰卧位。④操作步骤:在足跟外侧与腓骨肌腱走行方向平行足底缘做弧形皮肤切口。显露腓骨肌腱腱鞘,在其下方将骨面显露清楚,做一个底在外侧与跟骨轴线垂直的楔形截骨,楔形的顶点在内侧骨皮质,手法折断对合截骨面后用"Π"形钉或螺丝钉固定。检查骨面对合情况满意后,关闭切口。术后用短腿石膏管型制动6周。

(2)关节内骨手术。关节内骨手术有三种,分别适用于不同的年龄与畸形。①跟骰关节切除融合术:适应于4岁以上,9岁以下,前足畸形虽经软组织松解仍很显著的病例。这种手术矫形后,有发育性继发足外翻的可能。②中跗关节截骨融合术:适应于8岁以上,后足畸形已获得矫正,前足仍有明显内收、内翻、高弓畸形的病例。做底在背外侧的楔形截骨后融合跟骰、距舟关节。③三关节融合术:适应于12岁以上,最好在14岁以上,未经过矫治或矫治后畸形复发,治疗失败、骨畸形严重、软组织僵硬的大龄儿童与青少年,又无法通过其他手术方法获得矫形的病例,三关节融合术是可靠的选择。但踝关节晚期都会出现不同程度的退行性改变。

4.用 Illizarov 技术矫形

Illizarov 足矫形技术是通过牵张关节、软组织,或通过特殊的截骨后,牵张、旋转、展收截骨端,通过新骨生骨,改变跗骨的形状,从而达到矫正矫形,使足底落平位负重的目的。这是近年来新开展且正在推广的一种新的矫形方法,目前仍在不断的探索中。年龄小的病例不需要截骨,称为无血手术。年龄大畸形重者,应选择不同的术式截骨,遵循骨痂延长的原则,逐渐牵张、旋转矫正畸形。

(1)基本装置:用4枚骨圆针、2个环固定小腿,作为矫正足畸形的基础。用2个马蹄环、4枚骨圆针分别把持前足与后足。通过螺杆与各种连接装置将小腿与前、后足的马蹄环连成一体,通过牵张、旋转矫正畸形。小腿的两个环分别放置在小腿的中段与下端,每个环固定2枚交叉穿入的直径为1.5 mm的克氏针,小腿远端的1枚克氏针要贯穿胫腓骨,以控制旋转,注意勿损伤胫骨远端的骺生长板。足的穿针方向尽可能与畸形足的前足、后足保持垂直,每个马蹄环上的两枚针要保持平行。

(2)截骨术式:应用 Illizarov 外固定器进行矫形,需根据足部不同的畸形同时给予相应的截骨术。常用的截骨术有踝上截骨、V形截骨、U形截骨、跟骨截骨、中足截骨、距骨截骨。踝上截骨适用于胫骨远端水平的马蹄、内翻。截骨线选在胫骨远端骺生长板的近侧。V形截骨适用于同时矫正前足和后足畸形。截骨线包括与跟骨轴线垂直的跟骨截骨和经距骨颈的截骨线,V形的顶点指向跟骨的距侧面。U形截骨适用于矫正距骨滑车已变平的马蹄内翻畸形足。其弧形截骨线自跟骨后侧开始,经过距下关节下方,止于距骨颈的背侧。

5.残留畸形的矫治

除上述矫形方法外,还有几种矫正残留畸形的矫形方法。

(1)残留跖内翻的矫治:被动可以矫正至中立位的跖内翻,通过长时间穿用矫形鞋或足套,往往可以获得矫正或改善。固定的、被动不能达到中立位的跖内翻,则需要手术矫形。

跖骨基底关节囊松解术。①适应证:3~8岁治疗后残留的跖内翻。②麻醉:全身麻醉或硬脊膜外阻滞。③体位:仰卧位。④操作步骤:于足的背侧跖跗关节远侧做横弧形皮肤切口,或分别在1~2跖骨间与第4跖骨背侧正中做两个纵形切口,保护蹬长伸肌腱、趾长伸肌腱、跖间血管神经束,显露并切断跖间韧带、1~5跖跗关节背侧与内侧关节囊、1~4跖跗关节跖侧内2/3关节囊。然后,手法矫正畸形用短腿石膏管型固定。必要时可自第1与第5跖骨分别穿入1枚克氏针止足跗骨上固定足于矫形的位置上。⑤术后处理年龄较大的病例,矫形以后关节面是不适应的,需要较长时间的再塑形,术后需短腿石膏制动3~4个月。

跖骨基底穹顶式截骨。①适应证:5岁以上畸形严重的跖内翻。②麻醉:全身麻醉或硬脊膜外阻滞或全麻。③体位:仰卧位。④操作步骤:皮肤切口与显露同上。显露每1跖骨的干骺端,做穹顶向近侧的穹形截骨,考虑到第1跖骨骨骺位于近端,为避免损伤,可改良松解第1跖楔关节,第2~5跖骨基底截骨。术后用克氏针固定第1、5跖跗关节止跗骨上6周。

(2)残留严重畸形足的矫治方法:所谓残留严重畸形是指残留的"豆样畸形足"。这种畸形表现为前足内收、中足旋后、后足内翻、足外侧柱变长,内旋步态,用足外侧缘行走,穿鞋非常困难。经常摔倒,偶有膝关节、踝关节疼痛,可行下列手术。

楔骨开放、骰骨闭合楔形截骨术。①适应证:年龄在4~5岁以上,尚未达到三关节融合年龄,既往矫形不彻底,残留"豆样畸形足"。②麻醉硬脊膜外阻滞或蛛网膜下腔阻滞。③体位:仰卧位。④操作步骤于骰骨背外侧做纵形小切口,在骰骨背外侧截除一个基底1 cm的楔形骨块,然后在足的内侧第1楔骨处线形截骨,手法矫治足畸形,撑开楔骨截骨线,将取自外侧的楔形骨块嵌入内侧撑开的楔形间隙,用2 mm克氏针固定6周。⑤术后处理术后6周拔除克氏针,再用石膏制动4周。然后,用支具或矫形足套保护6个月以上。

(许立平)

第八节　足部后天性畸形手术

一、平足症畸形的手术治疗

平足、扁平足或平底足是一个笼统的概念,它指的是各种原因所引起的足弓塌陷等足的畸形,无论有无症状。当平足伴有疼痛等临床症状时,称为平足症;当畸形与症状严重时具备手术治疗的指征。

扁平足分为柔韧性扁平足和僵硬性(痉挛性)扁平足,前者是指在非负重情况下,足弓外观尚正常,而后者系指即使在非负重情况下,失去了足弓外观。当扁平足发生了骨与软组织结构的改变时,仅仅通过调整鞋具的治疗方法已达不到缓解症状的目的。在各种保守治疗均无效的情况下才考虑手术治疗,而任何矫正扁平足的手术均以缓解引起功能障碍的疼痛为目的。然而目前对扁平足的治疗仍有很大的争议,以致始终没有达成共识:有的只建议手术治疗,甚至从很小年龄开始;有的不主张手术治疗也不主张任何保守治疗;而绝大多数骨科医师的治疗建议介于两者之间。在各种保守治疗均无效的情况下,行关节融合术是缓解扁平足所引起的疼痛的最有效方法,但取得此效果要以牺牲患者的内翻和外翻运动为代价。

根据不同情况应采取不同的手术方法,现介绍如下手术方法。

(一)Miller 手术(舟-楔-第 1 跖骨关节融合术)

1.适应证

年龄在 10 岁以上;平足经非手术治疗两年以上无效,仍有明显症状;无明显骨性畸形及软组织挛缩等;负重 X 线侧位片显示纵弓下陷主要在舟楔关节者,适合采用此术式。

2.手术方法

(1)切口始于内踝下 2 cm,沿足内侧纵形切开,自跟骨开始呈微弧形越过舟骨及第 1 楔骨内侧,达第 1 跖骨基底部(显露跟舟跖侧韧带、胫前肌和胫后肌,用锋利骨刀劈下一条基底部向后的包括胫后肌腱、薄层舟骨以及第 1 楔骨内侧的筋膜骨片)。

(2)截去舟、楔和跖骨之间的关节软骨及软骨下皮质,为纠正纵弓下陷的需要,做下宽上窄的楔形截骨。若舟骨内侧有部分突出,则将其修平。

(3)纠正畸形后,将凿下的筋膜骨片向远端穿过胫前肌腱并拉紧,在其两侧紧密缝合于第 1 跖骨及第 1 楔骨上。将两侧剥离的关节囊、韧带缝合于此筋膜骨片上。

3.术后处理

屈膝长腿管型石膏固定 6~8 周,然后改用短腿步行石膏管型固定 6~8 周。术后 14 天更换原管型石膏并拆线;术后 8 周将管型石膏更换为负重石膏管型,允许患者在可耐受的程度内进行负重。此后穿硬底鞋,并加足弓垫半年以上。

(二)改良 Hoke-Miller 术

1.适应证

此术式包括舟楔关节融合术、基底位于背侧的第 1 楔骨楔形开放截骨术以及包括跖侧跟舟韧带在内的骨-骨膜瓣远端推进术。用于 10 岁以上青少年疼痛性柔韧性扁平足,负重下侧位片显示距舟或舟楔关节下陷。

2.切口

与 Miller 术式的切口相同。

3.手术方法

(1)舟骨-第 1 楔骨关节融合及第 1 楔骨张开楔形截骨术。切取舟、楔与第一跖骨筋膜瓣的方法同 Miller 手术。将基底位于近侧的骨-骨膜瓣牵向后侧,去除足舟骨-第 1 楔骨关节的关节面,以薄骨刀切削,仅切除关节软骨。切除这些关节面的目的并不是为了形成一个基底部位于内侧或跖侧的楔形。

(2)以骨刀在第 1 楔骨背侧中央开始截骨。骨刀方向应内倾 10°,向近端倾斜 10°,避免穿透跖侧皮质,将从足舟骨粗隆切除的骨块作为移植之用。将其插入第 1 楔骨背侧开放截骨面中。用 1 枚克氏针或松质骨螺钉行足舟骨-第 1 楔骨关节内固定。行基底位于背侧的楔形开放截骨是为了恢复患足的足弓。

(3)骨-骨膜瓣及跖侧跟舟韧带、胫后肌腱前移。将基底部位于近侧的骨-骨膜瓣向远侧前移至胫前肌肌腱的远端跖侧,并将组织瓣缝于邻近韧带上。将胫后肌腱向跖侧牵拉,同时将距骨头还纳于舟骨窝内。由近及远将跖侧跟舟韧带、胫后肌腱在跖侧的附着部缝于骨-骨膜瓣上。此操作的目的是矫正因距骨向跖内侧移位而产生的旋前畸形。

4.术后处理

屈膝长腿石膏管型固定,维持前足于跖屈旋后位,后足轻度马蹄位,塑出内侧纵弓。术后14天拆线,更换新的长腿屈膝石膏管型于相同位置上。术后8周改为短腿石膏管型,在可耐受范围内负重。术后12~14周可穿塑形的踝足矫形支具3~6个月。

(三)Durham 扁平足矫形术

1.适应证

此术式包括胫后肌前移和骨-骨膜瓣及融合足舟骨-第1楔骨关节两部分。适用于柔韧性扁平足,长期保守治疗不能缓解足部疼痛且患足不能正常穿鞋。

2.切口

与 Miller 术式的切口相同。

3.手术方法

(1)胫后肌松解和骨-骨膜瓣游离:找到胫后肌腱,松解其在舟骨的附着处。在其背侧、跖侧和深面将其切断,牵向近端。另一骨膜瓣起于近侧距舟关节远侧达第1跖骨基底部,连同足舟骨和第1楔骨的薄层皮质-松质骨一起游离。显露载距突。

(2)足舟骨-第1楔骨关节融合术:在足舟骨和第1楔骨关节面上凿去一个基底位于内侧、跖侧的楔形骨块,对合截骨面。用克氏针或松质骨螺钉固定,将前足旋后、内收和跖屈,以达到矫正畸形的目的。

(3)骨-骨膜瓣和胫后肌腱的前移:清理舟骨跖侧骨面,将胫后肌腱重新附着于原切断处之前跖侧。足舟骨背侧打两孔,缝合编织胫后肌后固定在此处打孔;也可用铆钉直接固定。找到载距突,用巾钳打两孔,这是恢复患足纵弓最为重要的一步操作。缝合骨-骨膜瓣的游离端,将缝线末端由跖侧向背侧穿过骨孔,在前足旋后跖屈下打结,将组织瓣固定于载距突上,胫后肌腱在准备好的背侧部位打结,然后逐层缝合。

4.术后处理

短腿石膏前后托固定,塑出纵弓,并将踝关节维持于中立位或不超过下垂10°位。术后抬高患肢3天,3天后可下地扶双拐非负重活动。术后2周拆线,换短腿管型石膏不负重。术后8周改用短腿行走管型石膏4~5周。根据X线,可穿踝足矫形鞋5~6个月。

(四)三关节融合术

1.适应证

14岁以上已丧失柔韧性的扁平足,即使在非负重情况下,内侧纵弓业已丧失了复原的能力。足部畸形更加固定,并可能出现症状。为矫正距下关节外翻、距舟关节的跖屈下陷以及前足的外展畸形,可通过三关节融合术得以解决。

2.切口

Oller 切口。

3.手术方法

行 Oller 切口,起自外踝下一横指,通过距骨窦达距骨头部的稍弧形切口,足背处以伸趾肌腱为界、外后方以腓骨肌管为界。显露距舟、跟骰以及距下关节。

先将距骨、跟骨、骰骨和舟骨之间的十字韧带切断,截距舟、跟骰关节。原则上是楔形截骨面

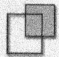

朝下、跖侧，即背侧少截，跖侧多截，以恢复足纵弓；而另一个平面是外侧少截，内侧多截，以矫正外翻畸形。故距舟、跟骰关节楔形截骨面在跖侧、内侧，以矫正中跗关节下陷和前足外展畸形，而距下关节楔形截骨面在内侧，以矫正后足外翻畸形。

4.术后处理

短腿前后托石膏固定，塑出足纵弓，矫正前足外展、后足外翻畸形。术后14天拆线，换短腿石膏管型固定10周，在其固定6周后开始足部着地负重。

(五)跟骨后部截骨移位术

1.适应证

对于年龄在10~14岁的大龄儿童具有症状的伴有跟骨外翻的柔韧性扁平足，可采用此种术式，目的在于将跟骨后部移向内侧以恢复正常的负重力线。

2.手术方法

俯卧位，切口起自跟腱外侧缘，向远端跖面斜向走行，长约4 cm，止于跟骨远端下缘。切口正好经过腓骨肌腱后缘，注意勿伤及腓肠神经及其分支。在截骨前处理好深部的腓动脉的跟骨分支。

沿距骨后缘后方1~1.5 cm处，斜向跟骨远侧之跖面，止于跟骨结节下部远侧的1~1.5 cm处的斜线。以0.3 cm钻头钻出穿透两侧骨皮质的小孔。这一斜线方向几乎与跟骨长轴相垂直，截骨线跖面在腓骨肌结节的后方。

完成跟骨截骨后，将截下的后部远端跟骨块向内侧移动的距离为跟骨宽度的1/4~1/3(一般1 cm左右)。此时，内侧缘与载距突在同一条直线上。然后用克氏针或斯氏针固定已经移位的跟骨块。拍X线侧位片。关闭伤口前，大量盐水冲洗，彻底止血，避免伤口的张力过大。

3.术后处理

短腿石膏前后托固定，2周后拆线，更换短腿石膏管型，拔去斯氏针。术后6周去石膏管型，拍X线。若截骨处已愈合，则可开始负重行走；若愈合不好，则继续石膏固定直至达到骨性愈合。

二、弓形足(高弓足)畸形

弓形足常见的类型：①高弓仰趾足；②高弓爪状足；③高弓内翻足；④高弓外翻足；⑤高弓跟行足。

(一)治疗原则

(1)高弓仰趾足和高弓跟行足主要是由于腓肠肌和比目鱼肌瘫痪，而足的部分背伸肌有力，同时跖腱膜挛缩二者合并存在。

(2)高弓爪状足是足内在肌或外在肌一组或几组肌力不平衡所致，兼跖腱膜挛缩；若足的内、外翻肌力不平衡，也常伴有足内、外翻畸形。骨与关节随生长发育逐渐产生结构性改变。高弓爪形足的治疗，通常依赖畸形类型和程度，当畸形很轻，只是足弓比一般稍高，负重时消失，可保守治疗。畸形严重，成为固定性，宜行手术治疗。

(3)高弓仰趾足治疗的关键是加强屈趾力，后期有固定性畸形者，更需配合截骨手术矫正畸形。

(4)高弓跟行足治疗需加强小腿三头肌力量，见跟行足治疗项。并有内翻或外翻畸形的高弓畸形治疗，需同时矫正内、外翻畸形。

（5）矫正高弓足畸形，儿童及轻度者，主要行跖腱膜切断术；成人及严重者，宜于在跖腱膜切断的同时，行跗骨间楔形截骨术、跖骨截骨术，或距下关节楔形截骨术及严重者行三关节融合术等。

（6）足弓高低评价主要根据 X 线测量，即站立位足侧位片，底面至足舟状骨距面的高度超过对侧；且距骨跖骨角＞4°。

（二）跖腱膜切断术

1.适应证

跖腱膜挛缩为主的高弓足畸形，年龄在 8 岁以上。如足骨关节已发生结构改变，则应联合应用跖腱膜切断术及截骨术。

2.手术方法

将足背伸，可见挛缩之跖腱膜，在足跟前内侧缘取纵向切口长约 3 cm，剥离跖腱膜深、浅两层，找到内外侧边缘，用骨膜剥离器剥离到第 1 跖骨头处，切断并切除 2～3 cm 的部分跖腱膜。

3.术后处理

短腿前后托石膏中立位固定 3 周。

（三）跗骨间楔形截骨术（中跗关节截骨术、Cole 手术）

1.适应证

单纯高弓足畸形，年龄在 14 岁以上。

2.手术方法

跗骨关节近端至第 2、3 跖骨之间做一背侧纵切口，长 5～6 cm。拉开伸趾肌腱，保护距舟关节和跟骰关节，切开骨膜，剥离舟骨、骰骨和楔骨。选舟骨、骰骨做横行截骨，截骨方向垂直向下达跗骨跖面，此为第 1 截骨线。然后在第 1 截骨线以远使楔形截骨基底位于背侧做第 2 截骨线。基底宽度根据畸形程度而定，摘除楔形截骨块，背伸抬高前足，矫正高弓畸形。

3.术后处理

短腿前后托石膏中立位固定 2 周，第 2 周拆线后更换短腿管型石膏固定 12 周。

（四）三关节融合术

1.适应证

14 岁以上的马蹄内翻足、高弓足等畸形，骨畸形明显者。

2.切口

Oller 切口。

3.手术方法

显露距骨、舟骨、跟骨和骰骨，切断此四骨之间的韧带。切除距骨窦内之脂肪组织。若高弓畸形严重，在截除距舟关节和跟骰关节的骨块时，注意要使背侧多截，跖侧少截。楔形截骨的基底位于背侧。截除距下关节的骨块时，若存在马蹄内翻足畸形，要使楔形骨块的基底部位于外侧，而且距下关节前端所切除的骨量要适当多于后端所切除的骨量。

三、跟行足畸形

跟行足又称仰趾足，可因小腿三头肌瘫痪或合并其他跖屈肌瘫痪引起，而踝关节背伸肌功能仍存在所造成。临床表现为跟腱松弛、踝关节背屈活动度加大、行走时足跟部负重。根据跟行足程度和有无合并其他足部畸形分为单纯跟行足、跟行外翻足、跟行弓形足、跟行内翻足等。

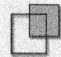

在治疗上,可行肌腱移位代跟腱术。对其中合并骨性畸形改变的跟行足,在实施跟腱替代的同时加做跟距关节或三关节融合术矫正骨性畸形。

(一)三关节融合术

1.适应证

跟行足畸形,由于小腿三头肌瘫痪,使内侧纵弓角度变小,有时<90°。即不仅存在跟行足畸形,而且还合并高弓畸形。因此三关节截骨的要求也不同。典型跟足畸形,内侧纵弓角度<90°,此时跟骨竖立,力矩等于零,此种情况下移位而来的有肌力的肌腱也不能发挥作用。只有在三关节截骨恢复足正常的内纵弓,尽量将跟骨向后推移,加大跟骨力矩才可发挥代跟腱的肌肉力量。

2.切口

Oller切口。

3.手术方法

显露距舟、跟骰和距下关节。距下关节截骨有时需前部少截,后部多截,使跟骨向后旋转,以增大内侧纵弓角度。距舟关节多截,而跟骰关节少截,促使距舟关节截骨面对合时被动将跟骨推移向后,以达到增大力矩的目的。此时可用一枚斯氏针固定跟骨、距骨的位置,然后抬起前足。

4.术后处理

三关节融合术最好一期进行,以短腿前后托石膏固定。术后2周拆线,更换短腿石膏管型固定后,拔除斯氏针,继续固定10周。有了这一步为基础,二期才可行肌腱移位以重建跟腱,因重建跟腱后术后需固定在跖屈20°位以放松跟腱。

(二)胫前肌重建跟腱

1.适应证

腓骨肌、胫后肌瘫痪时,胫前肌肌力在4级以上。

2.手术方法

按常规方法取胫前肌备用。为了保证移位肌腱的力线准确,胫前肌重建跟腱时要从骨间膜开窗通过。取跟腱内侧切口3~4 cm,在跟骨的后正中部位钻出骨性隧道,将胫前肌从中穿过,返折后与自身编织缝合;也可用铆钉固定肌腱于跟腱止点处。此时应在足跖屈20°位时拉紧缝合。

3.术后处理

小腿前后托石膏固定在足跖屈20°~30°位。术后2周拆线,换短腿石膏管型固定4周。

(三)胫后肌重建跟腱

1.适应证

腓肠肌与比目羽肌瘫痪,胫后肌肌力正常,腓骨肌力弱。

2.手术方法

取胫后肌方法同前。在跟腱止点下方钻出骨性隧道,将胫后肌拉向跟部,拉紧跟腱调整好张力。使足跖屈20°位,肌腱返折后自身交辫缝合;或直接用1~2枚铆钉固定,不必钻骨隧道。

3.术后处理

术后用小腿前后托石膏固定在足跖屈20°~30°位。术后2周拆线,换短腿石膏管型固定4周后拆除,练习足部功能。

(四)腓骨长短肌重建跟腱

1.适应证

跟足外翻,足背伸肌尚有 3～4 级肌力,腓骨肌肌力 5 级,腓骨长短肌后置后不会引起伸足肌力的严重障碍。

2.手术方法

取腓骨长短肌方法同前,在小腿外侧中下处做切口并拉出备用。在跟腱外侧做纵形切口,下端起自跟骨 5～6 cm。在此切口与小腿外侧切口相通做皮下隧道,将备用之腓骨长短肌引到跟骨切口,以备重建跟腱之用。

显露跟骨后结节,在跟骨后侧正中钻一纵行骨洞,将腓骨长短肌腱引入,拉紧使足跖屈 20°位,反转后与自身交辫缝合,将无力的肌腱做返折紧缩后再缝合侧方诸肌腱。也可用 1～2 枚铆钉固定,不必钻骨隧道。

3.术后处理

小腿前后托石膏固定于足跖屈 20°位。术后 2 周拆线,换小腿石膏管型再固定 4 周后拆除石膏,拆线,锻炼行走。

四、足内外翻畸形

足部因胫前肌、胫后肌以及腓骨长短肌之间肌力不平衡,可导致足部的内外翻畸形。采用跟骨移位截骨、距下或三关节融合术和肌腱移位术即可以纠正足部的内外翻畸形,其适应证广泛存在。

(一)内翻足畸形

1.普通三关节融合术

(1)适应证:①各种原因引起的多种严重足内翻畸形。②足部中跗关节陈旧性骨折、脱位、合并不稳定以及因骨性关节炎疼痛剧烈者。③年龄在 14 岁以上的严重马蹄内翻、高弓足等骨性畸形者。

(2)切口:Oller 切口。

(3)手术方法:从外踝下 1.5 cm(一横指)通过距骨窦达距骨头部的稍弧形切口,足背以伸趾肌腱为界,外后方以腓骨肌管为界,显露距舟关节、跟骰关节和距下关节。

楔形截除距下关节,楔形截骨块的底部应朝向外侧以矫正跟骨的内翻畸形。楔形截除距舟关节和跟骰关节,楔形截骨块的底部应朝向背侧。以上两种楔形截骨块的宽度应根据足下垂畸形的严重程度而定。

骨性畸形纠正后还需调整足部肌力的平衡。内翻足畸形多为腓骨肌部分或完全麻痹。胫骨前肌和胫骨后肌之肌力应进行调整,将胫骨前后肌止点取下移至第 2 或第 3 楔骨中心处,以消除内、外翻力量,增强足背伸力量,即为胫骨前肌外置术和胫骨后肌前置术。

(4)术后处理:短腿前后托石膏固定,2 周后拆线,更换短腿管型石膏固定 10 周,6 周后可扶双拐下地行走,但需保护石膏的完整性。

2.Lamnrinudi 三关节融合术

(1)适应证:用来矫正踝关节僵硬的严重的足下垂,尤其是前足下垂和由于多种原因所导致的马蹄足、马蹄内翻足畸形以及下垂足畸形。

(2)切口:Oller 切口。

(3)手术方法:显露距舟关节、跟骰关节和距下关节,清除距骨窦内之脂肪组织,截除距下关节面,楔形截骨块的底部应朝向前外侧,距下关节前部的截骨量多于后部,将距骨头截成一同法截除跟骰关节面。截除距舟关节软骨面时,舟骨跖底侧关节面留意切除,舟骨上部少截骨而下部(跖侧)多截骨,大约是在舟骨的上下对角线方向截骨而成一斜形骨面,将前足被动跖屈,将截骨后的距骨前部以尖端嵌插于舟骨下方,使截骨面对合良好,矫正畸形。维持足部于 30°的背伸位。

(4)术后处理:短腿前后托石膏固定,2 周后拆线,更换短腿管型石膏,10 周后拆石膏,拍X 线,如骨性愈合即可进行进一步的康复训练。

(二)外翻足畸形

外翻足畸形主要是胫骨前肌、胫骨后肌完全瘫痪,腓骨肌肌力正常,肌力失衡所致,可行跟骨楔形截骨、距下关节融合,晚期患者行三关节融合术纠正畸形,并将腓骨短肌,移位至第 2 楔骨处以增强足背伸力量。

1.腓骨长短肌前置术

腓骨长短肌前置术可直接消除足外翻的动力因素,以借两肌的联合动力来重建胫骨前肌功能,临床效果肯定。

(1)适应证:胫骨前肌、胫骨后肌肌力瘫痪,腓骨长短肌肌力良好,外翻畸形明显。

(2)手术方法:完成截骨后,矫正畸形。自止点上取下腓骨长短肌备用,完成关节截骨融合术后,将备用的腓骨长短肌前移至第 2 楔骨背侧,用铆钉固定之。

(3)术后处理:短腿前后托石膏固定,2 周后拆线,更换短腿管型石膏固定 10 周。

2.距下关节外融合术

(1)适应证:14 岁以上患儿,足外翻畸形不宜行三关节融合术者。无肌腱转移重建条件或重建条件不足以矫正外翻畸形者。

(2)手术方法:足外侧距下关节处皮肤作纵行或直切口 4～5 cm,与足底平行。

显露距骨窦,清除其内脂肪组织及筋膜,使足跖屈并内翻。显露距下关节,在跟骨关节面前上部切除少量骨质,露出松质骨,游离并切断腓骨长肌,以备植骨后作肌腱转移之用。

胫骨上端外侧前方做纵切口 5 cm,分离胫骨取长方形骨块 4.5 cm×1.5 cm,并于中部将其斜形切断成为两个不等边四边形。将两松质骨面对合,切除四角后,牵开并嵌入跟距骨外侧之间的松质骨粗糙面中,彼此扣合紧密,并用松质骨螺钉固定防止骨片脱出。将腓骨长肌移位至第 2 楔骨处。

(3)术后处理:负重腿石膏前后托固定患足于背伸 0°位,2 周后拆线,更换短腿管型石膏固定10 周后拆石膏,拍 X 线证实已出现骨性愈合;可去石膏进行功能康复。

(许立平)

第九节 断肢及断指再植术

一、概述

目前,断肢再植已经成为一项成熟的技术,在近几十年的实践中有了很大发展。①手术设备和器械的改善,显微外科技术的广泛普及,现已成为外科医师比较普遍掌握的基本技术。许多基层医院都能进行断肢(指)再植,西藏高原也有断肢再植成功的报道。②断肢再植手术指征扩大,幼儿的断肢、儿童的断指、手指末节离断的再植,多段断肢和断指的再植,十指离断十指再植的报道均在文献中屡屡出现,显示出我国极高的技术水平。③移位再植的应用,使肢体功能的重建成为可能。对双小腿在不同平面离断的患者,倘若离断平面较低一侧的肢体不适合再植时,可以将离断平面较高的一侧的脚进行移位再植,既可重建下肢的负重功能,又可适当保留肢体的长度。对双前臂不同平面离断的患者,当一侧前臂毁损而手部相对完整,另一侧前臂相对完整而手部毁损时,将相对完整的断手移位再植到另一侧相对完整的前臂,尽管外形一反常态,但能重建部分手功能。离断手指移位再植已司空见惯。有人在特殊条件下把小腿远段连同足踝一起旋转180°,移位再植到大腿残端,用踝关节替代膝关节,通过肢体旋转成形术达到保留肢体并重建部分功能的目的。④断肢再植技术用于肢体恶性肿瘤的保肢治疗,如上臂低度恶性肿瘤患者,上臂肿瘤段截除之后,将其前臂和手再植到躯干,使手和前臂保留了接近正常的功能。

断肢再植在我国已经成为规范和成熟的技术,成活率已超过90%。今后的研究方向是如何提高和改善再植肢体和手指的功能,并对无法再植的断肢患者寻找重建功能的有效方法。

二、断肢再植

按照肢体离断的程度分为完全性断肢和不完全性断肢。前者肢体因切割、绞榨、碾砸等而完全离断,与肢体近端没有任何组织相连;后者肢体大部离断,但相连的组织不足肢体周径的1/3,而且主要血管断裂、内膜挫伤或血栓形成,不吻合血管则肢体不能成活。

(一)手术指征

断肢再植的影响因素很多,准确规定再植的指征比较困难,应根据病例的具体情况,因时因地因人而异。原则是利用一切有利因素,积极创造条件,使可以再植的离断肢体都能得到再植,并恢复有用的功能。

1.患者的全身情况

断肢再植应首先考虑到伤者的生命安全。肢体高位离断可能合并创伤性休克和重要脏器的损伤。任何情况下都必须先抢救危及生命的并发症,只有在伤者身体和精神完全能够耐受的情况下才能进行断肢再植。如果患者的全身情况危急,而断肢再植手术又势在必行,可将离断的肢体在无菌条件下干燥冷藏,以待时机成熟实施再植。

2.离断的平面

由于截肢后安装假肢对肢体功能的代偿程度的不同,上肢离断再植的指征远高于下肢。同一肢体离断的平面不同,再植的指征也有差异。一般地说,离断的平面越高,再植肢体功能恢复越差,再植的指征就越弱。从Ⅲ区至Ⅴ区任何平面的断手,再植都可望恢复相当的功能,其预后优于任何一种假肢。离断平面超过前臂中段,虽然也有再植的指征,但应谨慎从事。离断平面超过肘关节时,并发症的风险上升,而功能恢复的可能性下降。因为离断的平面高,离断肢体富含肌肉组织,断肢血运一旦恢复,积聚在断肢肌肉组织内的代谢毒素可能大量集中地进入机体,引起致命的并发症,如果预计到有这种可能,就不应当冒险行断肢再植;如果断肢已经再植,则应严密观察患者的全身情况,一旦确认有中毒症状,即应果断截除再植的肢体,以保全患者的生命。特别是下肢,腿部肌肉较丰富,耐受缺血的能力较差,加上没有足够的感觉恢复,足部软组织有坏死的危险。对膝关节以下的小腿离断伤,再植之前更要权衡利弊,和伤者及其家属共同讨论,决定取舍。因为膝关节健在,安装假肢后,步态接近正常,小腿的功能得到相当大的代偿,再植的必要性就值得探讨。但在儿童,任何平面的肢体离断都不应当放弃再植的尝试。儿童断肢再植的成活率虽然较低,但成活后功能恢复较好,即便是足踝或小腿的再植,一般都能得到满意的结果。

3.离断肢体的状况

离断的肢体必须具备相对的完整性才有可能再植。如锐器离断伤,组织损伤只限于断面,远段肢体完整性很好,再植的指征强。如撕脱伤,断面参差不齐,其组织有不同程度的损伤,再植条件侧较差;如离断的远端肢体还有严重的挤压伤,组织内血管床广泛破损,则不宜再植。撕脱性损伤所造成的断肢,再植的指征取决于能否有效地重建功能。

离断肢体的处置方式也影响再植的指征,正确的保存方法是将其干燥冷藏。将离断的肢体浸泡在各种高渗、低渗,甚至凝固性消毒剂溶液里,液体进入断肢的血管和组织内,引起血管内膜的损伤和组织细胞的变性,文献上有再植成功的报道,但成活率大受影响。因此,长时间浸泡在不等渗溶液里的断肢不宜再植。

4.近端肢体的状况

近端肢体的状况是否适合于再植,主要有三个方面:一是有没有适合用于和离断肢体吻合的血管。二是主要神经干的近端是否存在和能否用于修复。如果神经干近端挫灭或严重损伤,神经不能修复,它所支配的肌肉的功能就无望重建,离断的肢体将失去再植的意义。三是局部软组织及骨骼损伤和缺损的情况,这在下肢离断伤中显得更为重要。因为下肢缩短过多,两下肢不等长超过一定限度,再植的指征就会丧失。一般认为,成人下肢缩短超过 10 cm,两侧肢体的不等长无法通过骨盆倾斜,脊柱侧弯和鞋底垫高等加以代偿纠正,再植没有意义。但在儿童,由于骨骺尚未闭合,即使再植时肢体缩短较多,仍可望通过患侧骨骺延长,健侧骨骺阻滞来减少肢体长度差异的程度,改善再植后肢体的行走功能。

5.断肢缺血的时间

离断肢体的组织在缺血情况下进行无氧代谢,会产生毒素,再植后一旦血液循环重建,这些毒素将进入体循环,引发危害机体的不良作用。另一方面,缺血超过一定时限,组织细胞变性坏死,即使血液循环重建,肢体也不会复活。一般地说,常温下肢体缺血超过 6 小时,组织将发生不可逆的变性坏死,不适宜再植。肢体所含对缺血十分敏感的肌肉组织越多,缺血时限就越短。不过,在干燥冷藏的情况下,断肢组织代谢的速度减慢,肢体缺血的时限可以延长。临床上再植成活的断肢,缺血时间最长达 36 小时。

6.预期的功能效果

断肢再植的根本目的是重建肢体的功能,如果再植的肢体仅仅成活而没有功能,再植手术就谈不上成功。在考虑断肢再植手术的适应证时,必须对再植肢体能否重获有用的功能进行评估。如果再植肢体的功能无望重建,再植的指征就值得怀疑。如上肢带撕脱性离断伤往往伴有臂丛神经的根性损伤,再植时无法修复神经,再植肢体即使成活,也不可能恢复有用的活动功能,这样的断肢不宜再植。下肢离断,如果胫后神经无望修复,足底没有保护性感觉,再植将毫无意义。

7.设备和技术条件

断肢再植是一个高难度的精细手术,首先必须满足手术要求的设备和器械,即手术显微镜和显微外科器械。其次要有相当的医疗条件,能确保其能耐受长时间的手术,使断肢再植能安全顺利地进行,包括必须具备输血的条件,以便补充伤者的血容量。最重要的是经治的医师必须能胜任断肢再植手术。在技术力量不足的情况下,应当或者在保证安全的前提下,把伤者及时转送到附近有条件的医院,让断肢及时得到再植;或者对离断肢体在术前保存数天,创造条件做延迟断肢再植手术。当然这种延迟只能是不得已而为之,不能作为常规措施来实行,而且即使需要延迟,时间也应当越短越好。众所周知,肢体缺血时间的长短与断肢再植的成活率息息相关。只有及早施行断肢再植,尽快重建离断肢体的血液循环,缩短肢体缺血时间,才能使再植肢体成活,为重建肢体的功能提供充实的物质基础。

(二)术前准备

术前必须对患者头、胸、腹部的情况仔细检查并对损伤的范围和程度作出正确的评估,同时采取对应的处理措施确保伤者的生命安全,包括维持气道通畅,局部加压包扎控制创面出血,输血输液补充血容量,纠正和治疗可能存在的创伤性、出血性休克。适当的时候完成 X 线检查,拍照记录。如果有危及生命的情况需要处理,一时不能进行断肢再植时,要对离断的肢体做妥善处理:即用含抗生素的生理盐水冲净伤肢,擦干后用无菌敷料包裹,放进密封的消毒塑料袋,置于4 ℃冰箱内冷藏。在不完全离断的病例,有少许皮肤软组织相连,远侧肢体的干燥冷藏有困难,需要做适当处理。如果残存的皮肤软组织内没有知名的血管和神经,而断肢再植手术预计要延迟比较长时间,可以切断皮肤软组织,将远端肢体清洁后干燥冷藏。断肢再植手术前,经治医师应当把伤情,准备采取的手术措施,术中、中后可能发生的问题,以及预期的效果向患者及其家属说明,求得理解、认同和配合。术前还应适当应用镇痛剂、抗生素和破伤风抗毒素。

(三)手术方法

断肢再植手术由清创、骨支架重建、修复肌腱和神经、吻合血管和关闭创面等几个步骤组成。不过,根据各个病例具体情况的不同以及手术医师的经验与习惯的差异,手术步骤的先后顺序可以因人而异。

1.清创

清创的目的是清除异物,切除被污染和失去活力的组织,为创口的愈合创造条件。清创前,用大量生理盐水冲洗创口,尽可能清除污染创面的异物。注意保护神经、血管等重要结构,避免进一步损伤。不能让带刺激性的液体进入血管的管腔,以免损伤血管内膜。为缩短肢体缺血的时间,最好对肢体的远、近两端同时进行清创,互相通报肢体相关组织的损伤程度和重要结构的确认情况,以便统筹考虑再植手术的设计和程序。如近端神经损伤无法修复,远端肢体上它所支配的肌肉应予切除。如发现神经缺损而又必须修复者,应考虑更多地缩短骨骼,以便在再植时能在无张力的情况下直接缝合神经。血管的暴露、分离和清创最好在手术显微镜下进行,以减少损伤。彻底切除管壁挫伤的血管,直到血管壁正常为止,即使造成缺损也在所不惜。软组织的清创必须力求彻底,特别是断面上活力可疑的组织应毫不犹豫地加以切除。因为再植肢体的成活固然很大程度上依赖血管吻合和血运重建的质量,但断肢创口的愈合却依赖断面上对合的组织的活力。如果断面组织的清创不彻底,再植平面上软组织术后可能发生坏死,轻则招致感染,延长病程,即使创口最后愈合,形成的环形瘢痕也会阻碍远段肢体的静脉回流,影响再植肢体的功能恢复;重则累及吻合的血管,引起栓塞或感染破溃,导致再植手术的彻底失败。

2.重建骨支架

牢固的骨固定对骨支架的重建极具重要性,不仅有益于愈合,还可避免因断端活动而影响血管、神经和其他结构的修复。由于骨骼本身的损伤,加之其他组织缺损修复的需要,再植时需不同程度地缩短骨骼。过去强调根据血管吻合的需要来决定骨骼缩短的程度,目的是力求再植肢体的成活;现在主张根据神经和肌肉的缺损程度适当缩短骨骼,追求的是再植肢体的术后功能恢复。血管缺损可以通过自体静脉移植来克服;神经和肌肉能否得到满意的修复,却直接影响着再植肢体的功能,缺损时又缺乏有效的替代物,只能通过缩短骨骼来达到修复神经和肌肉缺损的目的。

骨支架重建的固定,大多选择内固定,方法以简便牢靠为原则。如果骨干需要缩短,可以将断端修成对应的阶梯状,对合精确时用1~2枚螺钉贯穿固定,即能有效控制旋转和成角,达到的牢固地固定,操作简便、省时(图8-50)。

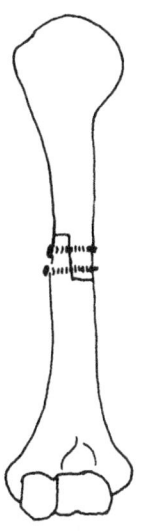

图8-50　肱骨阶梯状短缩螺钉固定

接骨板螺丝钉固定需要比较广泛的剥离骨膜,操作费时多,技术要求高,很多情况下不如应用髓内钉简单、省时,却又不乏稳定性(图8-51)。

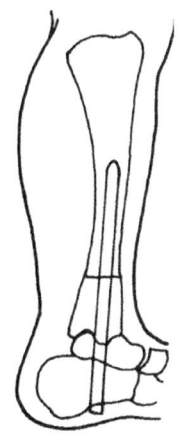

图8-51　髓内钉固定胫骨

单侧外固定支架也有操作简便的优点,又能为术后断肢创口的换药和护理提供方便,根据医师的习惯和技术熟悉程度,在大肢体离断再植时也可选用,还可在成活后改做内固定。

3.修复肌腱和肌肉

肌肉、肌腱的修复能为再植肢体的活动功能提供动力,而且肌肉多位于骨骼周围,修复的肌肉可以覆盖骨折部位,填充清创后遗留的无效腔,其血供丰富有利于骨折的愈合。根据支配神经的状况和功能重建的要求,决定需要修复的肌肉与肌腱的数量和顺序。上臂离断再植时,修复肱二头肌和肱三头肌。前臂离断再植时,伸腕和屈腕的肌肉必须修复,如果离断平面接近腕关节,有学者主张行腕关节融合,而不必修复腕部伸肌和屈肌,既简化手术,在前臂其他肌肉损伤时还可以用其近端的肌腹重建手指的活动功能。一般来说,控制拇指伸屈活动的肌肉和指总伸肌必须修复,而控制手指屈曲的深、浅两组肌肉中,只需修复一组,分别将各屈指浅肌的肌腹与屈指深肌的肌腱对应交叉缝合。这样,利用各屈指浅肌肌腹有独立收缩的能力,而屈指深肌肌腱能带动远侧和近侧指间关节的特点,达到修复较少肌肉和肌腱又能满足功能重建要求的目的。可简化手术操作、缩短手术时间,还能减少术后肌腱粘连,改善手指的活动功能。不需要缝合的肌肉可以切除,以减少筋膜间室内的组织容量,为术后肌肉肿胀提供缓解张力的空间,减轻再植肢体的术后肿胀。肌肉和肌腱缝合时,应让缝合的部位在不同的平面,以减少术后发生粘连的机会。肌肉与肌肉缝合时,不同的肌层要对齐,先缝合肌间隔或骨间膜。缺血时间长的病例,做预防性深筋膜切开,以免缺血的肌肉在血运重建后发生再灌注损伤,肌纤维水肿,引发骨筋膜间室综合征,危及再植肢体的存活。肌腱肌肉缝合的方法和张力的调节,与常规技术相同。

4.修复神经

神经的修复是再植肢体功能恢复的基础。如神经两端的断面清晰,可一期修复。撕裂伤或爆炸伤引起的断肢,神经往往严重挫伤,清创时难以确定神经的活力和切除的范围,则不宜一期修复神经,可以在神经端做好标记,适当拉紧后缝在周围软组织上,防止术后回缩,为二期修复提供方便。神经缝合时注意准确对位,避免张力缝合。神经束膜缝合固然能提高神经束对合的准确度,但费时颇多,而且效果并不明显。一般主张行外膜缝合修复神经。神经张力过高时,不应勉强缝合,可以通过神经改道,游离远、近两端,以及屈曲关节来减少神经缝合的张力,必要时做神经移植,但在断肢再植时较少使用,因为神经缺损多能通过骨骼缩短来克服(图8-52)。

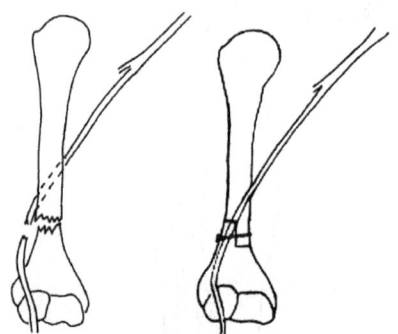

图8-52　肱骨缩短桡神经改道

5.重建血运

血管吻合的质量是再植肢体能否成活的关键。血管吻合之前,再次检查伤者的血压及循环血量,通过输血、输液纠正血容量不足。血管吻合前半小时开始静脉滴注5%右旋糖酐-40,以降低血液黏稠度,增加血流速度,防止吻合的血管形成血栓。吻合血管之前,第一要确认血管清创的彻底性。健康血管的标志是断端血管壁光整、内膜没有淤血和分离。第二要解除可能存在的血管痉挛。方法有局部温盐水湿敷,血管周围滴注6.25%硫酸镁溶液或2%利多卡因,用1.25 mg/mL肝素生理盐水对血管做节段性液压扩张等。放松阻断血管的微血管夹后,近端动脉有搏动性喷血是动脉血管痉挛解除的客观标志。第三要确认血管长度是否足够。将准备吻合的血管试行对合,若张力过高、长度不足,改用静脉移植来修复动脉的缺损。除非因肢体缺血时间长,为及早恢复断肢的血液循环而要求先吻合动脉之外,一般先吻合静脉,后吻合动脉,这样可以在无血的环境里吻合血管,方便操作,又减少失血量。动静脉血管吻合的数目与比例,主要考虑建立动脉供血与静脉回流之间的平衡。断肢再植时,一般只要吻合1～2条动脉就能满足再植肢体的供血要求,而静脉应比动脉多吻合1～2条。血管吻合时两端血管要平整对合,轻度外翻以保证两端血管的内膜紧密接触,保持光滑完整(图8-53)。

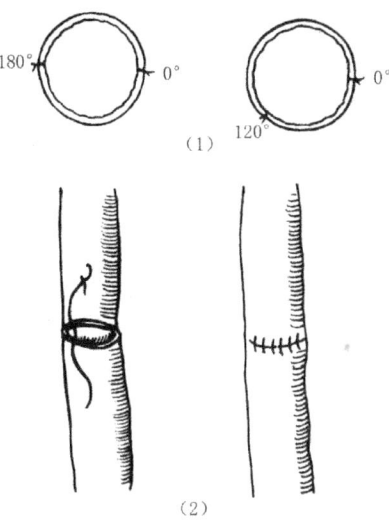

图 8-53 静脉间断吻合

(1)血管断端平整对合;(2)间断缝合血管

只要不漏血,应尽量减少缝合针数。除用无损伤缝针间断吻合血管之外,临床上还有套接、粘合等方法,根据医师的习惯和熟练程度而选用。血管吻合完成后,常规检查血管的通畅性和肢体循环重建的效果,做勒血试验(图8-54)。

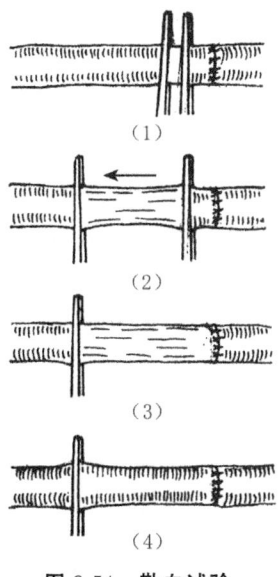

图 8-54 勒血试验

(1)吻合端一侧夹闭血管;(2)移开血管夹;(3)取下
近吻合口的血管夹;(4)检查血管充盈程度

再植肢体血液循环恢复的征象：吻合口远侧的动脉可以看到和摸到搏动；吻合的静脉充盈，不断有血液回流；断肢近侧创面组织有渗血；再植肢体皮肤红润，温度逐渐回升。

6.关闭创面

应尽可能一期闭合创面，以减少体液丧失，防止感染，缩短病程。关闭创面之前，要仔细止血，在渗血较多的部位，应放置引流，以免形成血肿压迫吻合的血管。创面多能通过皮肤直接缝合而关闭。断肢再植时，应避免在断面留下环形皮肤缝合线，否则创面愈合后，瘢痕挛缩会形成环形缩窄，影响再植肢体的静脉回流。可在断面皮肤上做多个Z字皮肤整形，缝合后切口呈锯齿状（图 8-55）。

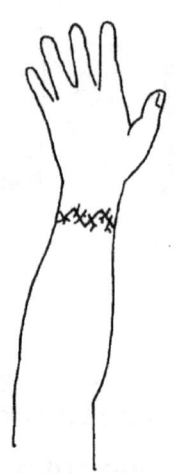

图 8-55　皮肤切口 Z 字整形后缝合

如有皮肤缺损，或肢体肿胀皮肤不能直接缝合时，则植皮覆盖。如有血管、神经或骨骼外露，可用局部转移皮瓣覆盖，而在皮瓣供区植皮。如需行游离皮瓣移植覆盖创面，多主张延迟 3～5 天，待确定再植肢体有望成活后实施。手术结束，用无菌敷料覆盖创面，包扎时应无压力，并让肢端裸露，以便观察再植肢体的血液循环状况。

（四）术后处理

断肢再植应进行监护，观察患者的全身情况和再植肢体的局部情况。前者主要是测量血压、心率和呼吸，特别注意是否存在低血容量休克、肾衰竭、脂肪栓塞的征象，一经发现，应及时处理。后者主要观察再植肢体的肤色、肿胀程度、毛细血管充盈时间，皮肤温度的动态变化。再植肢体血液循环正常的表现为皮肤红润，指（趾）端饱满有弹性，毛细血管充盈时间正常（2 秒左右），皮肤温度与健侧相似或略高。其中任何一项的改变，都提示再植肢体可能存在循环障碍。皮温突然下降超过 2 ℃往往提示血管危象的存在，必须紧急查明原因，及时处理。动脉血管危象表现为肢端肤色变苍白，质地不饱满，毛细充盈时间延长或没有充盈，皮肤温度下降。静脉回流障碍的表现为肢端肤色偏紫，指（趾）腹发胀，毛细血管充盈时间缩短（晚期充盈消失），皮肤温度下降。血管危象的原因可以是血管痉挛，也可以是血管栓塞，两者可以互为因果，往往难以准确区分。一旦发现血管危象，应先分析可能引起血管痉挛的因素，如疼痛和寒冷的刺激，伤者情绪焦虑、紧张和激动，以及血容量不足，局部敷料压迫等外在因素，采取镇痛、安定药物，输液输血补足血容量，更换敷料等措施进行对症处理，同时严密观察。如果再植肢体血液循环无好转，应立即手术探查，确定血管危象的真正原因，作出对应的处理，重新恢复再植肢体的血液循环。且各种治疗措施应争分夺秒,抓紧实施。

术后常规用药,除用广谱抗生素预防感染之外,还需要给解痉、抗凝药物,包括静脉滴注右旋糖酐-40,500 mL,每天 2 次,用 7～10 天;肌内注射妥拉苏林,25 mg,每天 3 次;口服阿司匹林,15 mg,每天 3 次。

缺血时间比较长的断肢,重建血运后再植肢体肿胀明显,皮肤温度低,末梢循环差者,可行高压氧治疗。方法是在 2～3 个大气压的高压氧舱中,让患者用面罩吸纯氧 20 分钟,停 10 分钟,再吸 20 分钟,每天治疗 1～2 次,连续 7 天为 1 个疗程。高压氧治疗的同时,可以静脉注射人体清蛋白、能量合剂和右旋糖酐-40,效果更好。

术后 48 小时以内拔除引流条,在渗出比较多的病例,及时更换敷料;患肢适当抬高以促进静脉回流,减少肢体肿胀。患肢及早开始被动活动,有助于防止关节粘连,促进活动功能的恢复;一旦修复的肌腱允许,可以进行主动功能训练。创口愈合良好者,术后 2 周拆线。外固定去除的时间取决于骨骼固定的方式和骨折愈合情况,由于神经缝合后再生的速度慢,神经修复所需要的时间长,再植肢体在术后很长一段时间内缺乏保护性感觉,术后康复锻炼和治疗时要注意保护,避免皮肤烫伤和其他意外损伤。

三、断肢再植的特殊问题

(一)移位再植

同时存在多处肢体离断,而肢体局部条件不允许做原位再植时,可行断肢移位再植。如双侧小腿在不同平面完全离断,断端组织挫伤广泛,如果两侧肢体都做原位再植,必须大幅缩短肢体,再植即使成功,伤者将成侏儒。如果将一侧离断平面较高的小腿的远端移位再植到对侧离断平面较低的小腿的近端,就可能恢复小腿原有的长度,而在另一侧小腿做残端修整,装上不带膝关节的假肢,伤者康复后将恢复负重和行走功能。

断肢移位再植和原位断肢再植在技术上是一致的,所不同的是肢体远近两侧各种组织,包括神经、肌腱、血管和骨骼的排列不对应,骨骼、血管和肌腱形成内外侧交叉。例如小腿移位再植,将右侧小腿远端移植到左侧小腿近端时,位于右小腿前外侧的胫前肌群将位于左小腿的前内侧,需要交叉越过胫骨前方,才能与左侧胫前肌群对合,彼此缝合在一起,完成肌肉和肌腱的修复。其他相应的肌群如腓骨长短肌及胫后肌群存在同样的情况,只有小腿三头肌仍然居于小腿后侧,能够对应缝合。神经的情况特殊一些,因为小腿再植修复的胫后(或者和胫前)神经是混合神经,所含的运动和感觉纤维在不同的平面所处的相对位置是不同的,移位再植时胫后神经远近两端神经纤维的对合就不仅是像肌肉肌腱那样只是个内外侧交叉,可能还需要做不同程度的旋转。好在下肢的主要功能是负重,对脚的内在肌活动功能的要求远不及对足底皮肤感觉功能的要求高。下肢移位再植成功后,遗留的功能问题不多,只需定做矫形鞋即可。有报告双侧前臂完全离断,右侧在上 1/3 离断,近端挫伤严重,丧失再植条件,而右前臂远端和手却相对完整;左前臂在下 1/3 离断,左手挫灭,没有再植指征。将右手于左前臂进行移位再植。在修复拇指的肌腱时会遇到困难,在修复正中神经和尺神经时会碰到更多的困难。而再植成功之后,功能恢复时伤员需要有一个适应和再训练的过程,因为右手安到左前臂之后,新的"左手"的拇指排列在内侧,没有眼睛直视的配合,伤者要指挥和应用这只新手进行有效的活动,没有相当长时间的训练是不可能的。文献上也有人报告,利用废弃的小腿中段,移位再植,桥接前臂和手。

(二)断肢复合组织移植

下肢再植时对肢体长度的要求较高,两侧肢体的长度不等会影响功能。在这种情况下,就要考虑能否充分利用断肢的组织,用于近端肢体的修复和重建,最大限度地保留和重建残肢的功能。在小腿外伤性截肢病例,如无再植指征,则应尽量保留残存的膝关节,想方设法让患者能有效地应用伤肢带动膝关节以下的假肢,最大限度地代偿下肢负重和行走功能。如果膝关节的结构和功能健全,而残留的胫骨过短,还是不能安装不带膝关节的假肢。在这种情况下,可将离断的肢体解剖游离成带神经血管蒂的复合组织,移植到近端肢体上,既增加胫骨长度,同时提供软组织覆盖皮肤创面,其小腿截肢残端可足以佩戴膝关节以下假肢。

(三)肢体旋转成形术

Borggreve 在治疗一个膝关节结核后关节强直肢体短缩的患者时,把患肢的脚旋转180°,用踝关节替代膝关节,第一次提出了旋转成形术的概念。Van Nes 用同样的方法治疗一个先天性股骨畸形的患儿。Salzer 又把旋转成形术应用于股骨远端恶性肿瘤的保肢治疗。文献中还有人报告在治疗髋关节恶性肿瘤时,将下肢旋转180°,用膝关节替代髋关节。这样,旋转成形术成为治疗下肢恶性肿瘤保留肢体部分功能的有效方法。手术技术的要点是除了未被病变累及的主要神经干之外,将病变肢体整体切除,再把远端的正常肢体旋转180°后再植到肢体近端,吻合血管重建血液循环,修复控制关节活动的必要装置,将保持完整的神经盘曲在软组织中。创口愈合后,装上特制的假肢,达到最大限度地保留患肢功能。

旋转成形术也用于下肢节段性毁损的急诊治疗,把截肢和断肢再植两项技术巧妙结合起来,实现重建伤残肢体功能的目的。有学者曾为一例下肢节段性毁灭性损伤的患儿,将相对完整的小腿下段及足部旋转180°,移位再植到大腿残端,重建动力结构,用踝关节替代膝关节,保留并恢复下肢的部分功能,取得良好效果。

四、断指再植

(一)手术指征

断指再植的适应证,依次为拇指离断、多指离断、断掌和单个手指末节离断。断指也像断肢一样,确定再植指征时必须统筹考虑患指断端和患者全身的状况。即便有一个明确的适应证,如拇指离断,是否选择再植还取决于组织损伤的程度。皮肤完全脱套的断手指一般不考虑再植,患者因全身多发损伤或疾病不能耐受麻醉和手术,断指再植给生命带来的风险超过断指给肢体造成功能丧失的程度,也应放弃再植。考虑断手指再植的指征时,功能占相当大的权重。拇指几乎占手的功能的一半,拇指离断时应当尽可能再植,只要能够存活,即便运动和感觉均较差,也能为患手提供对掌所需要的支柱,功能的恢复依然会令患者满意。其次是示指和中指,相比之下,环指和小指的功能显得不怎么重要,是否再植要视伤者的年龄、职业和意愿而定。一般来说,多指离断的再植指征比单个手指离断强,儿童断指再植的指征比成人强。就单个手指离断而言,末节离断的再植指征比中节、近节平面离断强,因为末节断指再植需要融合远侧指间关节,不涉及肌腱和关节活动能力的重建,只要成活就有十分满意的功能恢复。而对中节或近节断指,再植手指的功能取决于肌腱修复的完美程度。如果活动功能恢复不满意,再植的手指关节僵硬,对整个手的功能只有妨碍而无帮助。从这个意义上说,单个手指多段离断时是否应当再植值得斟酌。

(二)术前处置

断指患者如需转送到有条件的医院,应在相对无菌的条件下轻柔地将离断的手指洗干净,用透气良好的湿纱布包裹,放在贮藏容器中,周围放些冰块降温冷藏。把断手指泡在冷的生理盐水里也许不会有害,但是如果持续时间较长,组织会被泡得很软。不能用干冰做冷藏,因为它会冻伤断手指。由于手指不含肌肉组织,断手指对缺氧的耐受性高,缺血时限较长。一般认为,手指热缺血时限可达 8 小时,有文献记载,断指缺血 96 小时后再植获得成活。

术前准备包括保暖、静脉输液以维持血容量和血压稳定;X 线检查可以发现可能存在的骨片缺失,供选择骨骼固定方式时参考;预防性应用抗生素和破伤风抗毒素。术前还应向患者及其家属通报病情。让他们对断指再植以及可能相关的返修措施、静脉移植、神经移植、植皮、植骨以及游离皮瓣覆盖等手术;预期的效果和可能发生的并发症,包括手术失败的可能;以及手术后功能康复锻炼等事项都有充分的知晓和理解,保证断指再植手术和术后康复计划能顺利进行,以求成功。

(三)再植手术

1.清创

血管的清创对断指再植的成活至关重要,应在手术放大镜或显微镜下解剖和游离断手指远近两端的血管,切除管壁已经损伤的血管,即使造成缺损也宁愿移植静脉来桥接。如果手指表面的皮肤沿血管行径有瘀斑,提示这个区域的血管束承受过严重的撕脱应力,这些血管吻合后再通的希望不大,不能姑息保留。动脉、静脉和神经游离后分别标记,以供识别,以免回缩在软组织内难以找寻。无活力的组织和碎屑应彻底清除,肌腱的清创按常规,骨端应当像处理开放性骨折一样,用刮匙清创。最后用抗生素生理盐水溶液灌洗残端,对创面做抑菌处理。手指撕脱离断者,部分肌腹可能在腕管处撕脱,应打开腕管探查,切开腕横韧带,去除失去活力的肌肉组织,有可能需行前臂深筋膜切开,以防可能发生的骨筋膜室综合征。

2.重建骨支架

重建骨支架的固定方法有多种,就手指而言,最简单的往往是最好的。最常使用的是交叉克氏针固定(图 8-56)。接骨板螺丝钉能够提供良好的固定,术后可以较早开始功能锻炼,有利于功能的恢复。但耗时多,且需剥离软组织,只在近节指骨、掌骨中段水平再植时适当选用。接骨板骨支架重建后应将骨膜修复,特别是背侧部分,以减少骨与伸肌腱的粘连。

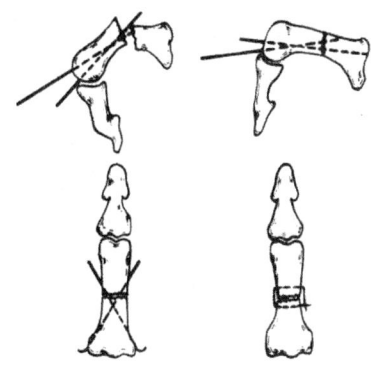

图 8-56 断指内固定

3.修复肌腱神经

肌腱断端的修整不宜过多,离断平面在 Ⅱ 区,如肌腱的断面不整齐,可用 Bunnel 拉出缝合法只缝合深肌腱。以达到坚强牢固、断面平整为好。

如缺血时间很短,可以先缝合神经再吻合血管;否则应当先吻合血管再缝合神经。指神经是感觉神经,修复时仅缝合外膜即可,但应无张力。神经缺损最好通过神经移植来修复,如对再植的成活没有把握,神经移植可以留到二期进行。移植神经可取自其他损伤严重不能再植的手指,也可取自前臂内侧皮神经或腓肠神经。

4.吻合血管

只要可能,有学者主张对近段动脉用肝素生理盐水做液压扩张,解除因解剖游离而造成的血管痉挛。血管多能直接端-端吻合,有缺损者行静脉移植。移植静脉可取自前臂远端掌侧或足背。如果再植部位皮肤缺损,神经血管修复后缺乏皮肤覆盖,覆盖移植静脉的皮肤可随静脉一道切取,作为一个低流量的静脉皮瓣,同时修复血管和皮肤的缺损(图 8-57)。

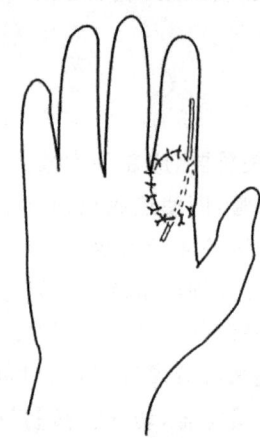

图 8-57　静脉皮瓣游离移植修复掌侧皮肤和动脉缺损

动脉吻合后,手指应很快变红,但经过冷藏或缺血时间较长者,可能要过 10～15 分钟才会变红。观察手指的充盈情况,如果充盈不佳,提示动脉供血不良,需重新吻合动脉或吻合第二条动脉。每个手指吻合两条动脉会提高再植的存活率,但是,只要质量可靠血流通畅,可只吻合一条动脉。手指暖热后,静脉会有明显的活动性出血,选择其中出血较多的两条静脉进行吻合。静脉选择的余地大,很少需要移植。如断指的背侧皮肤缺损,这需要静脉皮瓣游离移植或有长静脉蒂的邻指皮瓣转移(图 8-58)。静脉吻合后,仔细结扎或用双极电凝处理其他出血点。如无出血的静脉,而发现回流的活动性出血来自对侧的动脉,可将该动脉与近端静脉吻合,建立血液回流通道。

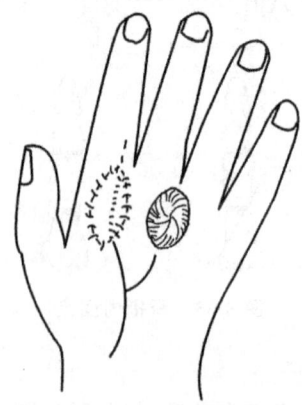

图 8-58 静脉皮瓣带蒂转移修复指背皮肤和静脉缺损

5.关闭创面

缝合皮肤完全关闭创面,尽可能少缝几针,特别注意避免压迫静脉。如有张力,可用小块无网眼的中厚皮片覆盖。辅料避免环状包扎,并露出指端,便于术后观察血液循环。

多个手指离断,如不是所有断指都能再植,则需行移位再植。应从手的整体功能出发,首先应使功能比较重要的手指得到再植。如拇指和其他手指均完全离断,拇指远端损伤严重不能再植,应将其他离断的手指移位再植到拇指。断指移位再植需要处理的组织与原位再植相差无几,再植成活后功能锻炼也无多大差异。

(四)术后处理

患者应在显微外科术后病房严密观察,室温保持在 25 ℃左右,局部利用烤灯保暖。有条件时使用止痛泵,经静脉持续给予丁哌卡因,维持 5 天,不仅可以解除疼痛,还可起到化学性交感神经切除术的效果。常规静脉输注 5% 右旋糖酐-40,500 mL,每天 2 次,共 7~10 天。肌内注射解痉药,如妥拉苏林 25 mg,每天 2 次。适当应用抗凝剂,例如口服阿司匹林,325 mg/d,直至术后 3 周。观察的内容与断肢再植术后相同,主要是动态记录再植手指的血液循环状态。常用半导体仪器测量皮肤的温度,强调定点、定时、定测量方式,确保数值的可靠性。一般而言,血管再通良好的手指温度应高于 31 ℃。虽然足够的灌注量有时也会有低温表现,但动脉灌注不足肯定会导致再植手指的温度迅速降低。还可以用安置在手指末端的脉冲血氧定量计评估手指血液循环状况,通过血氧数值的显示来反映手指灌注量的变化。另外还可用激光多普勒流量计进行测量和观察。

(五)血管危象的处理

重要的是及时发现血管危象,针对可能发生的原因,采取对应的非手术措施:输液输血纠正血容量不足、松开敷料解除包扎带来的压迫、臂丛神经阻滞解除血管痉挛。一旦无效,应毫不犹豫地进行手术探查。清除血栓、解除痉挛、重新吻合血管,包括必要的静脉移植,是唯一有效的治疗方法。手术探查的成功率为 9%~89%,除了处理的及时性和技术因素之外,与手指遭受的原发及手术继发损伤有关。当然,如果手指原来受过严重的撕脱或挤压伤,或者围术期出现全身并发症,手术探查和保指的努力就值得怀疑了。

静脉回流不足又缺乏可以吻合的静脉时,如在手指末节断指,可以拔除指甲,或在吻合动脉的对侧,于手指的侧方纵行切开皮肤,将蘸有肝素溶液的小拭子间断地放置在甲床或切口上,促其出血,作为对静脉回流的一种代偿,减轻组织的张力,以维持动脉的血流。国外主张使用医用水蛭,为静脉回流障碍的再植肢体形成让离断肢体存活的足够回流。常需治疗 2~3 天,但也有学者提出有必要延长为 5~6 天。水蛭治疗的主要并发症是失血,还有感染的危险,通过输血和应用第三代头孢类抗生素可以治疗和预防。

(六)并发症

断指再植的并发症一般不严重,往往是患者本身潜在的疾病所致。术中、术后应用抗凝剂可能引起出血,如果发生严重出血,就要权衡再植的价值和输血的不良反应之间的得失,并同患者讨论是否继续治疗。术后感染并不常见,且通常与受伤时污染的程度及手术时清创是否彻底密切相关。但感染能直接引发血栓形成,导致再植的手指坏死。对于感染,预防是最好的治疗,措施包括彻底清创,用有正常血供的组织覆盖创面。

再植手指成活后的问题主要是活动受限和功能不佳。骨不连少见,关节失神经支配可能发生神经性关节炎,但也不常见。若有感染或软组织缺损,再植手指可能发生部分坏死,只能予以截除。感觉和运动功能不佳时需要二次手术，包括神经松解或神经移植、肌腱松解或肌腱移植。

五、断指再植的特殊问题

(一)小儿断指再植

小儿的手指在解剖、生理及病理变化上都与成人有不同之处，加上儿童年幼，对治疗的依从性较差，因此小儿断指再植的难度陡然增加。不过，儿童各种组织的再生能力旺盛，创伤愈合的速度比成人快，且可塑性强，小儿断指再植一旦存活，功能恢复也较成人好。因此，只要可能又可行，小儿断指者都应当竭尽全力创造条件实施断指再植。

小儿断指再植手术的顺序及方法均与成人相似，术者可以根据自身的习惯进行选择。只是儿童个体小，手指的血管、神经等结构比较纤细，清创时应小心辨认，避免损伤。一般建议在显微镜下进行手指断面的清创，对于重点结构的解剖最好在放大 20 倍以上的手术显微镜下操作，以最大限度地保留健康组织。

小儿骨骼正处于生长时期，骨骺尚未闭合，是手指生长的主要部位，再植手术重建骨支架时应尽量避免刺激和损伤骨骺。固定指骨骨干建议选用 0.8 mm 克氏针行髓内固定，末节指骨甚至可以用 0.6 mm 或 0.7 mm 的注射针头进行固定。必须短缩骨骼者，应尽量缩短远离骨骺的骨骼。再植平面处于关节的病例，除非关节严重损伤，尽量不做关节融合。遇皮肤软组织缺损的病例，只要可能，宁愿转移皮瓣进行修复，也不要轻易缩短骨骼。缝合手指的伸、屈肌腱应做到"无创"操作技术，切忌钳夹肌腱。缝合屈肌腱采用 Bunnel 或改良 Kessler 缝合法，指伸肌腱可采用 8 字缝合法。

小儿手指血管尽管细小薄嫩，容易发生痉挛，但只要精心操作，血管吻合不仅可行，而且能够取得较高的通畅率，确保断指再植的成活和成功。

(二)末节和指尖断指再植

手指末节和指尖断肢再植的特殊性在于其解剖结构上位于手指的末端，动脉静脉血管不仅周径小吻合技术要求高；而且分布位置特别，手术中不容易找到。由此产生一些技术上的难点，需要认真应对。不过，再植手术不涉及肌腱，再植成活就意味着成功是其优点。因此，只要可能和可行，离断的末节和指尖都值得再植。

解剖上，手指两侧的指固有动脉在指甲半月线平面彼此吻合形成动脉弓，而后向远端发出 5 个分支。指尖的背侧为甲床和指甲，静脉主要在掌侧，位于手指两侧的静脉比较粗，小指桡侧和其他手指尺侧的静脉比对侧粗一点，而位于指尖掌侧的静脉呈网状结构。依此，Yamano 将手指末节分为三个区域：Ⅰ区为指动脉弓以远的部位；Ⅱ区为指动脉弓至远侧(拇指为指间关节)指间关节处；Ⅲ区为远侧指间关节(拇指为指间关节)至中节指骨远侧 1/3。田万成又将 Yamano Ⅰ区损伤分为三种类型：Ⅰ型为甲弧至半月线处离断，指动脉断裂，在指腹侧可找到供吻合的静脉；Ⅱ型为指甲中段以远离断，指动脉终末支均受损，掌侧难以找到可供吻合的静脉；Ⅲ型为混合型，系指尖各种斜形离断，部分指动脉终末支受损，掌侧可找到供吻合的静脉。指尖的神经与指固有动脉相伴，在动脉弓处从位于动脉的前内侧移行至其前外侧，呈树枝状向远侧延伸。

手指末节和指尖断指再植时，清创除了仔细之外，要减少对健康组织的切除，因为远侧肢体的体积不大。骨骼原则上不要缩短，皮肤边缘的切除要节制。肢体两端动静脉的寻找有赖于对局部解剖的熟悉程度和经验多寡。根据有学者的经验，末节断端掌侧可供吻合的静脉血管在时钟 3～5 点和 7～9 点的区域出现的比例较高。手术中应优先在该区域寻找，以缩短时间和避免不必要的血管损伤。寻找静脉血管的技巧：①直视下在真皮下层深面潜行分离并寻找；②根据横断面出血点，纵形切开真皮层寻找；③还找不到者，别盲目分离以免损伤静脉，可先吻合动脉，通血后再根据出血点寻找适合吻合的静脉。

手指末节和指尖再植手术的顺序依手术者的偏好和习惯不同而异。有学者建议首先缝合掌侧皮肤，接着吻合静脉、动脉，缝合神经，然后固定指骨，最后缝合关闭背侧创口。静脉要尽可能多地吻合，因为足够的静脉回流往往是再植手术成功的关键。若遇无静脉可以吻合的病例，也可采用指端切口滴血、拔甲放血等措施解决静脉回流，但存在出血量控制困难，再植成功率低，远期指尖切口瘢痕，指腹萎缩等缺点。

指骨多采用细的克氏针，甚至可以使用注射针头固定。

（三）多指多段断指再植

单指多段或多指多段离断较为少见，其成功再植无疑是对医师的技术、毅力和奉献精神的考验。因为手术时需要处理多个平面、不同组织结构的清创和修复，需要吻合多条血管或1条血管需要吻合多处，而每一个吻合口都必须通畅无误。加上损伤的情况比一般断指患者的复杂，甚至合并有其他损伤，因此病例的选择应当严格，要根据患者年龄、伤情及手指再植后的长度与功能预后进行全面考虑。再植的指征包括伤者全身情况允许；断指缺血时间不长而且结构相对完整；离断的节段清创后的长度超过1 cm，血运重建、肌腱骨骼修复后能为远侧节段的再植提供条件。

为缩短断指缺血的时间，最好由多组医师对各个手指节段同时进行清创和再植准备。各组医师对手术过程中发现的动脉、静脉和指神经的位置和状况要及时通报，并做好标记，便于主要手术者对最终的再植手术做到心中有数，合理安排。

再植的手术顺序应自远而近，先完成远端节段的再植。那样的话，所有结构的处置都可以在离体的状态下进行和完成，一则可以由多组医师同时进行，二则在手术显微镜下可以自由调整断指的位置，便于操作以提高处理的质量。

再植手术的具体操作，与普通断手指的再植无异。

（四）旋转撕脱性断指再植

旋转撕脱性断指，顾名思义是手指遭受旋转牵拉的暴力导致手指离断，其平面可以位于指间关节或掌指关节。旋转撕脱性断指多见于拇指，而且其再植的意义最大，其次为示、中、环指。由于手指各组织的强度和韧性不同，在相同暴力下各组织损伤后离断的平面不一样：皮肤具有韧性，常在手指离断平面或其附近环形撕断，当暴力较大时也可形成大块手背皮肤撕脱或手指脱套；静脉离断平面多在皮肤断面附近；动脉及神经有一定的弹性，常从近端抽出，长度不等，神经抽出的长度往往比动脉的长；肌腱坚韧而结实，能抵抗较大拉力而不致断裂，因此常常从肌腱和肌腹结合处抽出。有鉴于此，旋转撕脱性断指可能存在血管、神经、肌腱，甚至皮肤的缺损或缺失，需要在再植时设法克服，造成其断指再植手术的困难和特殊性。

由于这类断指在再植时可能需要从正常的部位转移或移植血管、神经、肌腱，甚至皮瓣，因此，手术指征必须严格。一般认为，只有在远端手指结构完整，没有遭受严重挤压伤的情况下才有再植的指征。清创可以按常规进行，除了确定肌腱、神经撕脱的平面和部位之外，必须仔细评估血管损伤的情况，务必在手术显微镜下对断指远端的血管进行清创，遵循"宁多勿少"的原则，彻底切除可疑的损伤血管，直到正常血管为止。再植手术的顺序及方法与一般性断指再植的相似，重要的是选用合适的手段重建动力机制、神经支配和血液循环，需要具体情况具体分析、因地制宜个体化解决。动力结构的重建一般需要转移或移植肌腱。在选择转移的肌腱时应考虑对供

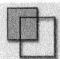

指的功能影响、肌腱转位后肌力降低以及转位的力线、动力方向等。拇指撕脱性离断者,再植时可以转移示指固有伸肌腱和环指指浅屈肌腱,分别与拇长伸肌腱和拇长屈肌腱的远端缝合。其他手指撕脱离断再植时可以转移邻指的指屈浅肌腱重建屈指功能,转移示指或小指的固有伸肌腱重建伸指功能。指神经缺损者,可以利用一侧的指神经移植修复另一侧的指神经,或者采用异体神经移植进行修复。对于血管缺损,有学者主张通过静脉移植、血管转位、血管交叉吻合等方法进行血管修复。静脉移植多无困难,利用邻近手指的固有动脉转位重建再植手指的血液循环时,必须行手指 Allen 试验,确保血管转位后供指有足够的血液供应,否则宁愿采用静脉移植的方法加以解决。皮肤软组织缺损者,可以通过局部皮瓣带蒂转移或游离移植覆盖创面,其间还可以利用皮瓣所包含的静脉进行血管移植解决断指再植血液循环重建的问题。

(许立平)

第九章

脊柱及脊髓损伤

第一节　脊柱及脊髓损伤概述

在所有节段的脊柱损伤患者中,10％～25％会发生不同程度的脊髓损伤,其中发生于颈椎者脊髓损伤可达40％,发生于胸腰椎者为15％～20％。这些患者年龄多在25～35岁,80％～85％为男性。脊柱损伤最主要的原因为交通伤(45％)、其次为摔伤(20％)、运动损伤(15％)、暴力打击(15％)以及其他原因(5％)。

一、脊柱解剖生理特点

脊柱是人体的中轴,四肢和头颅均直接或间接附着其上,故身体任何部位的冲击力或压力,均可能传导到脊柱而造成损伤。脊柱有四个生理弧度,在脊柱的后凸和前凸的转换处,受力作用较大,是整个脊柱中最易受伤害的部分。绝大多数的脊柱骨折和脱位均发生在脊柱活动范围大与活动度小的移行处,此处也正是生理性前凸和后凸的转换处,如 $C_{1～2}$、$C_{5～6}$、$T_{11～12}$、$L_{1～2}$ 和 $L_{4～5}$ 处的骨折脱位最为常见,占脊柱骨折的90％以上,而胸腰段 $T_{11～12}$ 和 $L_{1～2}$ 的骨折,又占脊柱骨折的 2/3～3/4。

胎儿1～3个月时脊髓与椎骨长度一致。自胚胎第4个月起,脊髓与椎骨的生长不一致,椎骨生长速度快而脊髓慢,终使脊髓的节段和椎骨的平面不相符。新生儿脊髓的下端平对第三腰椎;至成人则平对第一腰椎下缘。第二腰椎以下无脊髓,仅有脊髓发出的马尾神经。因而脊髓内部运动和感觉的分节及其神经的分出,均与相应的脊椎平面不符合,脊髓分节平面较相应椎体节段高,在颈部高1个节段,在 $T_{1～6}$ 部位高2个节段,$T_{6～11}$ 部位高3个节段。整个腰脊髓位于 $T_{10～12}$,骶脊髓位于 T_{12} 与 L_1。应根据脊柱损伤的节段来分析神经损伤的情况。

二、损伤原因及机制

造成脊柱骨折的各种暴力包括屈曲暴力、旋转暴力、后伸暴力、侧屈暴力和纵向压缩暴力,也可以是复合暴力。由各种暴力引起的骨折、脱位和骨折脱位的形式取决于脊柱受累的部位以及前方或后方韧带结构是否破裂。脊柱损伤后稳定与否,除与骨、关节损伤类型有关外,与周围软组织和韧带损伤的程度也很有关系。如周围的软组织和韧带还比较完整,则脊柱可保留一定的稳定性;若软组织和韧带也同时破裂,则脊柱将丧失其稳定性。

(一)屈曲暴力

屈曲暴力最常见,占全部脊柱骨折的60％～70％,致伤原因如下。

（1）从高处坠落，足或臀部先着地，脊柱随之猛烈向前屈曲，上位椎体前下部挤压下位椎体的前上部，致使下位椎体发生楔形压缩骨折。若屈曲力较弱，则椎体压缩只累及 1 或 2 个椎体。屈曲力较大时可波及 5~6 个椎体。后方韧带结构可有不同程度的断裂。脊柱可有后凸、侧弯等畸形。

（2）向前弯腰时，重物砸于上背部，致使脊柱极度前屈，发生椎体压缩骨折，压缩范围可达椎体一半以上，且常为粉碎骨折。脊椎的后方韧带结构也可断裂，常合并椎间关节半脱位、脱位、交锁等。也常有关节突骨折。

（3）正在运动的物体撞击于站立或行走的人体背部，可发生脊柱的骨折脱位。椎体可压缩或粉碎，后方有椎板骨折、关节突骨折脱位，常有脊髓损伤。上位椎体大都移位至下位椎体的前方或侧方。在纯粹的屈曲应力下，后方韧带结构是很难破裂的。后方韧带结构完整时，应力消耗在椎体上，产生楔形压缩骨折。这是由纯粹的屈曲应力引起的。常见于胸、腰椎。

（二）屈曲旋转暴力

若受伤时的作用力不仅屈曲且伴有旋转，椎体除可发生前楔形或侧楔形压缩外，还可有一侧椎间关节脱位、半脱位或交锁。后方韧带结构常破裂，而且旋转的成分越大，破裂的程度越严重。后方韧带断裂后，1 个或 2 个关节突同时骨折，上位椎体带着椎间盘和下椎体上部薄薄的一块三角骨片在下位椎体之上旋转，形成典型的屈曲旋转骨折脱位，常合并截瘫。这种骨折脱位极不稳定。

（三）后伸暴力

因前纵韧带很坚强，且外力使脊椎后伸较前屈的机会少，故后伸性损伤少见。可发生于舞蹈、杂技等演员，腰部急剧过度后伸时，有时可发生椎板或关节突骨折或骨折脱位。跌倒时面部着地，颈椎过伸，也可发生此类损伤，易并发脊髓损伤。在纯粹的后伸暴力作用下，韧带通常是完整的。椎体的后部可有椎板和椎弓根骨折，较罕见。

（四）后伸旋转暴力

后伸性损伤少见，后伸旋转性损伤也极少。损伤的类型同后伸性损伤。因合并韧带断裂，故更不稳定，更易并发脊髓损伤。

（五）纵向压缩暴力

暴力直接沿着脊柱纵轴传导，只能发生于能保持直立的脊柱，即颈椎和腰椎。暴力作用颅顶后，沿着脊柱纵轴向下传导至脊柱产生椎体的爆散骨折。在颈部常合并四肢瘫痪，脊髓常被椎体后部所伤。这种暴力也可引起典型的寰椎前后弓骨折。

（六）侧向暴力

发生的机会相对少，多发生于颈椎，可造成侧块关节突的骨折。

三、急诊室初步评估

首先评价呼吸道的通畅性、通气和循环功能状态并进行相应处理。快速确定患者的意识情况，进行 Glasgow 评分，包括瞳孔的大小和反射。硬膜外或硬膜下血肿、凹陷性颅骨骨折或其他颅内病理改变都可以造成神经功能的进行性恶化。

检查脊柱脊髓情况，观察整个脊柱有无畸形、皮下淤血及皮肤擦伤。头颈部损伤常提示颈椎外伤，枕部有皮裂伤提示为屈曲型损伤，而前额或头顶的损伤则分别提示为伸展型或轴向压缩型损伤，胸腹部外伤提示胸腰段的损伤，注意肩部或大腿是否存在安全带勒痕。观察呼吸周期中胸

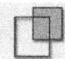

腹部活动情况,吸气时胸廓活动正常提示肋间肌神经支配未受损。触摸棘突有无台阶或分离。四肢的感觉运动及反射功能检查,特别是骶段脊髓的功能检查,包括肛门周围皮肤感觉、肛门括约肌自主收缩功能、肛门反射和球海绵体反射。对脊柱脊髓损伤情况做初步判断,受伤局部用支具制动保护,下一步行影像学检查。

对于多发伤合并脊柱创伤的患者,脊柱损伤的诊断延误可能是影响创伤患者治疗的一个大问题。主要原因是警惕性不高、醉酒、多发伤、意识差以及跳跃性脊柱骨折。严重头外伤患者,表现为意识下降或合并头皮撕裂伤者,很有可能会有颈椎损伤。跳跃性脊柱骨折的发生率在所有脊柱骨折中占 4%~5%,而在上颈段发生率更高。

相反,存在脊柱骨折时应高度警惕有严重而隐匿性内脏损伤的可能性。胸椎骨折导致截瘫时,很可能合并多发肋骨骨折和肺挫伤,该水平的平移剪力损伤与大动脉损伤密切相关。脊柱损伤患者中内脏损伤的诊断延误率可高达 50%。将近 2/3 的安全带引起的屈曲牵张性骨折患者会合并有空腔脏器的损伤。总之,有 50%~60% 的脊柱损伤患者可合并脊柱以外的损伤,从简单的肢体闭合性骨折,直到危及生命的胸腹部损伤。

强直性脊柱炎的患者由于脊柱周围的软组织不断发生骨化以及进行性僵硬,而椎体骨密度减低,因此容易发生创伤性脊柱骨折。发生长节段融合的椎体丧失了间盘、韧带对能量的吸收作用,一些低能量损伤甚至生理性负荷都可能引起脊柱骨折。在遭受创伤后一定要高度怀疑其有无隐匿性骨折以及跳跃性脊柱骨折,这类患者遭受创伤后应检查全脊柱 X 线,因为一旦漏诊就可能会导致进行性脊柱畸形和神经症状。MRI 在评价(脊柱)创伤后的病理变化方面最为敏感,它能够显示出急性骨折后出现的髓内水肿和周围血肿。其损伤形式与长骨的损伤形式相似,颈椎是最容易受累的部位。脊柱的骨折往往穿越椎间盘,伴或不伴椎体受累,并且常伴发后柱骨折。

四、影像学检查方法的选择

(一)X 线检查

脊柱 X 线检查的目的是明确可疑部位有无骨折、大体观察脊柱的序列、骨折脱位程度,协助确定损伤类型,确定进一步 CT 或 MRI 检查的部位。

(二)CT 检查

可进一步评价 X 线上不确定的影像,详细显示骨性结构损伤情况,为外科手术提供参考,可显示颈胸交界部位、内固定的位置、骨块和异物对椎管的侵占。在颈部可显示枕骨髁、寰椎、齿突及各椎体的关节突、椎板骨折,在胸腰椎及骶尾部损伤的重要用途是显示骨块和异物对椎管的侵占。

(三)MRI(检查)

在矢状和横断面显示脊柱结构,更准确地显示软组织损伤,准确显示硬膜外间隙以便观察血肿、骨块、间盘组织及骨刺,直接显示脊髓本身的损伤,对脊髓损伤的预后提供参考依据。T_1 加权成像显示基本解剖结构,T_2 加权成像显示病理结构和韧带损伤。急性颈椎损伤 MRI 可显示脊髓的水肿出血和挫伤,水肿时 T_1 像正常或略低信号,T_2 高信号;急性和亚急性出血(1~7 天)T_1 像呈高或与脊髓等信号,T_2 低信号,7 天后 T_1 和 T_2 像均为高信号。

五、脊髓损伤的急诊室药物治疗

当脊髓损伤患者复苏满意后,主要的治疗任务是防止已受损的脊髓进一步损伤,并保护正常的脊髓组织。要做到这一点,恢复脊柱序列和稳定脊柱是关键的环节。在治疗方法上,药物治疗恐怕是对降低脊髓损害程度最为快捷的。

(一)皮质类固醇

甲基泼尼松龙是唯一被食品药品监督管理局批准的治疗脊髓损伤药物。有研究表明,在脊髓损伤早期(伤后 8 小时内)给予大剂量甲基泼尼松龙(首次冲击量 30 mg/kg 静脉滴注 30 分钟完毕,30 分钟之后以 5.4 mg/(kg·h)持续静脉滴注 23 小时)能明显改善脊髓损伤患者的运动、感觉功能。另有研究证明对脊髓损伤后 3 小时内用甲基泼尼松龙者,宜使用 24 小时给药法(首次冲击量 30 mg/kg 静脉滴注 30 分钟完毕,30 分钟之后以 5.4 mg/(kg·h)持续静脉滴注 23 小时),对伤后 3~8 小时内给甲基泼尼松龙者宜使用 48 小时给药法(首次冲击量 30 mg/kg 静脉滴注 30 分钟完毕,30 分钟之后以 5.4mg/(kg·h)持续静脉滴注 48 小时),但超过 8 小时给药甚至会使病情恶化,因此建议 8 小时内给药。这些研究推荐甲基泼尼松龙作为治疗的选择,但不是标准性治疗或推荐性治疗方法。另外,也有少数学者的研究结果表明甲基泼尼松龙治疗急性脊髓损伤无效并可造成严重的并发症。

甲基泼尼松龙对脊髓断裂者无效,脊髓轻微损伤不需要应用甲基泼尼松龙,完全脊髓损伤与严重不全脊髓损伤是甲基泼尼松龙治疗的对象。但应注意,大剂量甲基泼尼松龙可能产生肺部及胃肠道并发症,高龄者易引起呼吸系统并发症及感染。总之,在进行甲基泼尼松龙治疗的过程中应注意并发症的预防。也可应用 20 mg 地塞米松,每天一次,持续应用 5 天停药,以免长期大剂量使用激素出现并发症。

(二)神经节苷脂

神经节苷脂是广泛存在于哺乳类动物细胞膜上含糖酯的唾液酸,在中枢神经系统外层细胞膜有较高的浓度,尤其在突触区含量特别高。用单唾液酸神经节苷脂治疗脊髓损伤患者,每天 100 mg,持续 18~23 天静脉滴注,1 年后随访较对照组有明显疗效。尽管它们的真正功能还不清楚,实验证据表明它们能促进神经外生和突触传递介导的轴索再生和发芽,减少损伤后神经溃变,促进神经发育和塑形。研究认为单唾液酸神经节苷脂一般在损伤后 48 小时给药,平均持续 26 天,也有学者认为单唾液酸神经节苷脂无法阻止继发性损伤的进程。目前神经节苷脂治疗脊髓损伤虽已在临床开展,但由于其机制仍不明确,研究仍在继续,因此其临床广泛应用也受到限制。

(三)神经营养药

甲钴胺是一种辅酶型 B_{12},具有一个活性甲基结合在中心的钴原子上,容易吸收,使血清维生素 B_{12} 浓度升高,并进一步转移进入神经组织的细胞器内,其主要药理作用:增强神经细胞内核酸和蛋白质的合成;促进髓鞘主要成分卵磷脂的合成,有利于受损神经纤维的修复。

(四)脱水药

减轻脊髓水肿,常用药物为甘露醇,应注意每次剂量不超过 50 g,每天不超过 200 g,主张以 0.25 g/kg 每 6 小时 1 次静脉滴注,20% 甘露醇静脉输注速度以 10 mL/min 为宜,有心功能不全、冠心病、肾功能不全的患者,滴速过快可能会导致致命疾病的发生。对老年人或潜在肾功能不全者应密切观察尿量、尿色及尿常规的变化,如每天尿量少于 1 500 mL 要慎用。恰当补充水分和电解质以防脱水、血容量不足,并应监测水、电解质与肾功能。

（任志远）

第二节 上颈椎损伤

一、寰枕关节脱位

创伤性寰枕关节脱位是指寰椎和枕骨分离的病理状态,是一种并非罕见的致命性外伤,患者多在事故现场死于脑干横贯性损伤。随着时间的推移,越来越多的病例被报道,车祸伤增加是原因之一,而 CT、MRI 等设备的使用和对寰枕关节脱位认识水平的提高也是重要因素。

(一)损伤机制和分型

枕骨、寰椎和枢椎构成一个功能单元,连接枕骨和寰椎的韧带包括寰枕关节囊和前、后、侧寰枕膜。连接枕骨和枢椎的韧带包括覆膜、翼状韧带和齿突尖韧带。这后一组韧带对寰枕关节的稳定起更重要的作用。寰枕关节脱位通常是由暴力产生的极度过伸动作所致,有时在过屈动作下也可以发生,偶有在侧屈动作下发生的。在暴力作用下,覆膜和翼状韧带断裂,可以发生单纯的韧带损伤,也可以合并枕骨髁骨折。

Traynelis 报道了 1 例创伤性寰枕关节脱位的幸存者,并分析了以往文献报道的 17 例患者,依据侧位 X 线提出以下分型。Ⅰ型:前脱位,枕骨髁相对于寰椎侧块向前移位。Ⅱ型:纵向脱位,枕骨髁相对于寰椎侧块垂直向上移位大于 2 mm。Ⅲ型:后脱位,枕骨髁相对于寰椎侧块向后移位,此型相对少见。Jevtich 报道了 1 例寰枕关节侧方脱位的病例。还有一些病例的脱位情况比较复杂。

(二)临床表现

寰枕关节脱位的临床表现差异很大,可以没有任何神经症状和体征,也可以表现为颈部疼痛、颈椎活动受限、低位颅神经麻痹(特别是展神经、迷走神经和舌下神经)、单肢瘫、半身瘫、四肢瘫和呼吸功能衰竭。据 Przybylski 等学者的文献综述统计,18%的患者没有神经损伤,10%存在颅神经损伤,34%表现为单侧肢体功能障碍,38%为四肢瘫。

(三)诊断

寰枕关节脱位靠平片诊断比较困难。大多数伴有完全性脊髓损伤的病例都可见到枕骨髁与寰椎侧块的分离。对于尚存在部分脊髓功能的病例,平片上均无明显异常,寰枕关节的对线尚可,也没有纵向分离,这是因为颈部肌肉痉挛的缘故。大多数寰枕关节脱位的患者都有严重的脑外伤,这使得诊断更加困难。平片诊断寰枕关节脱位的依据包括严重的椎前软组织肿胀、颅底点与齿突尖的距离加大和枕骨髁与寰椎侧块的分离。

有几种用 X 线平片测量的方法可以检测寰枕关节脱位。这些方法都是利用侧位平片测量颅底与颈椎的关系(图 9-1)。

Wackenheim 线是斜坡后表面的一条由头向尾侧的连线,这条线应与齿突尖的后部相切。如果枕骨向前脱位,这条线将与齿突交叉。如果枕骨向后脱位,这条线将与齿突分离。它可以对寰枕关节脱位有一个大概的评价。

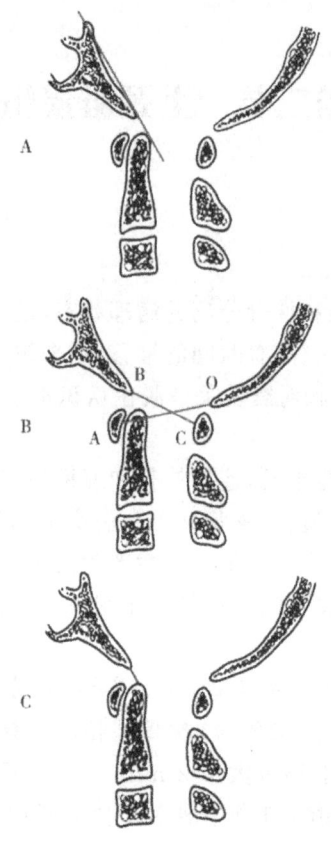

图 9-1　颅底与颈椎的关系

A.Wackenheim 线；B.Power ratio；C.Basion-Dens 距

　　Power ratio 是两条线的长度比：颅底点与寰椎后弓间的连线为 BC 线，颅后点与寰椎前弓的连线为 OA 线。正常人 BC/OA＝0.77，如果比值大于 1.0 即可诊断前脱位。这种方法不能应用于儿童或颅椎区先天畸形的病例，当存在纵向及后脱位时可以表现为假阴性。另有研究证实，在重建 CT（矢状面）上测量该指标的准确性优于平片。

　　Basion-Dens 距是测量颅底点与齿突尖中点的间距。正常人平均是 9 mm，成人如＞15 mm，或儿童＞12 mm 应视为异常。

　　虽然平片对寰枕关节脱位的直接检出率不高，但颈椎椎前软组织肿胀却很常见，有文献报道在 41 个寰枕关节脱位的病例中 37 个有软组织肿胀（90％）。这个异常影像可以作为警示信号，提示有做进一步检查的必要。观察椎前软组织对于诊断颅椎区的损伤相当重要。

　　对可疑病例行颅椎区行 CT 检查，薄层扫描的 CT 及三维影像重建对于确定诊断很有帮助。

　　MRI 虽然不能清楚显示骨的解剖结构但它可以确定颅椎区广泛的韧带和软组织损伤，可以估计脊髓和脑干的完整性。

　　（四）治疗

　　寰枕关节脱位后由于韧带撕裂会出现非常严重的不稳定，有迟发性神经损伤的危险，现场救治时头颈部制动很重要。纠正脱位的尝试可能会造成进一步损伤，应在 X 线或透视监测下小心施行。对于仅有纵向移位的Ⅱ型脱位，轴向的负荷或轻压头可以减轻分离，而颈椎牵引或颈围领都可以产生使寰枕关节分离的损伤应力,使神经症状加重。

对于寰枕关节不稳定的治疗有外固定和内固定植骨融合两种方法可以选择。儿童的组织愈合能力强,在头环背心的制动下即可以达到坚强的纤维愈合,不必手术治疗;对成年病例保守治疗效果不好,枕颈内固定植骨融合术才是更好的选择。

二、寰椎横韧带损伤

(一)寰椎横韧带的结构与功能

寰椎横韧带位于枢椎齿突的后方,它的两端附着于寰椎侧块内结节上。横韧带将齿突束缚于寰椎前弓的后面。横韧带的长度约为 20 mm,中间部比较宽阔,宽度约为 10.7 mm,在接近两侧块的附着部最窄,宽度约为 6.6 mm,横韧带中点部位的厚度约为 2.1 mm。

寰椎横韧带是维持寰枢关节稳定的最重要的韧带结构,它的作用是限制寰椎在枢椎上向前滑移。当头颅后部突然遭受暴力寰椎前移,横韧带受齿突切割可能发生断裂。生物力学实验发现,横韧带的载荷为 330 N,超过这个量横韧带即可断裂。

(二)临床表现和诊断

寰椎横韧带断裂后寰椎前脱位,在枢椎齿突与寰椎后弓的钳夹下可能会出现脊髓损伤。由于呼吸肌麻痹,患者可以当场死亡。由于有脊髓损伤的病例多来不及抢救而死于呼吸衰竭,所以我们在临床上见到的因外伤导致横韧带断裂的病例多没有神经损伤。Dickman 对一组 39 个寰椎横韧带损伤的病例做了统计分析,其中 1 例因高位四肢瘫入院不久即死亡,另一例有轻微的四肢瘫,其余 37 例均无神经损伤。

普通 X 线无法显示寰椎横韧带,但可以从寰枢椎之间的位置关系判断横韧带的完整性。最常用的方法是观察颈椎侧位 X 线上的寰齿间距,当屈颈侧位 X 线上由寰椎前弓后缘至齿突前缘的距离超过 3 mm(儿童超过 5 mm)即表明寰椎横韧带断裂,CT 也不能直接观察到韧带,但可以发现韧带在侧块内结节附着点的撕脱骨折,在这种情况下虽然韧带是完整的,但已失去了它的功能。MRI 用梯度回波序列成像技术可以直接显示韧带并评价它的解剖完整性,在韧带内有高强度信号、解剖形态中断和韧带附着点的积血都是韧带断裂的表现。

Dickman 把寰椎横韧带损伤分为两种类型(图 9-2):Ⅰ型是横韧带实质部分的断裂。Ⅱ型是横韧带由寰椎侧块附着点的撕脱骨折。两种分型有不同的预后,需要不同的处理。

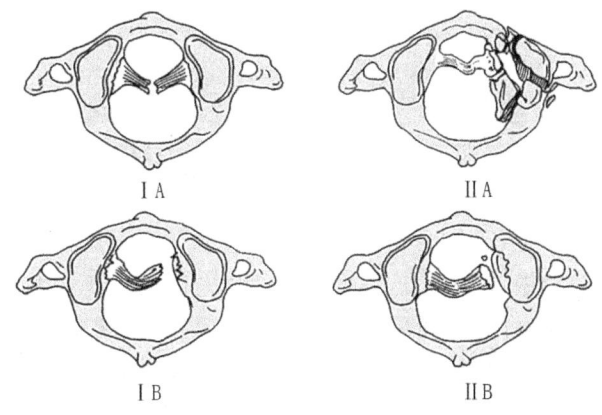

ⅠA ⅡA

ⅠB ⅡB

图 9-2　寰椎横韧带损伤的 Dickman 分型

（三）治疗

Ⅰ型损伤在支具的保护下是不能愈合的，因为韧带无修复能力。这种损伤应尽早行寰枢关节融合术。Ⅱ型损伤应先行保守治疗，在头环背心固定下Ⅱ型损伤的愈合率是74％。如果固定了3~4个月韧带附着点仍未愈合，仍存在不稳定，则应手术治疗。

三、寰椎骨折

寰椎骨折各种各样，常伴发颈椎其他部位的骨折或韧带损伤。寰椎骨折占脊柱骨折的1％~2％，占颈椎骨折的2％~13％。Cooper首次报道了在尸解时发现的寰椎骨折。Jefferson研究分析了以往文献报道过的42个病例以及他自己的4个病例，发现寰椎骨折可以是爆裂性的，在前后弓可以各有两个断点，整个寰椎断为四块，这种骨折以后被称为Jefferson骨折。但是，在临床实践中典型的Jefferson骨折是很少见的，三处以下的寰椎骨折比较多见。如果前后弓均有骨折，导致两侧块分离，我们称其为寰椎爆裂骨折。寰椎骨折后椎管变宽，一般不会出现脊髓损伤。

（一）损伤机制及骨折类型

最常见的致伤原因是高速车祸，其他如高处坠落、重物打击及与体育运动相关的损伤都可以造成寰椎骨折。各种损伤机制可以单独或合并发生，形成各种类型的骨折。这取决于诸多因素，例如：作用于头颅的力的向量、受伤时头颈的位置、寰椎的几何形状以及伤者的体质。

寰椎骨折可以出现在前、后弓，也可以在寰椎侧块（图9-3）。当前后弓均断裂时侧块将发生分离，寰椎韧带在过度的张力作用下断裂。韧带可以在其实质部断裂，也可以在其附着处发生撕脱骨折。横韧带撕脱骨折的发生率占寰椎骨折的35％。不论横韧带断裂或是撕脱骨折都会丧失韧带的功能，使寰椎向前失稳。如果前弓的两端均断裂将会出现寰椎向后失稳。如果寰椎后弓的两端均断裂，对寰枢关节的稳定影响不大。

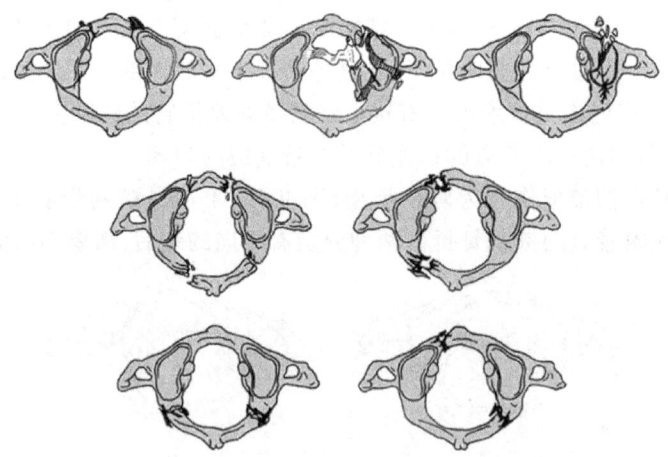

图9-3 寰椎骨折

（二）影像学诊断

寰椎骨折的诊断首先要做X线检查，在颈椎侧位片上可以看到寰椎后弓的骨折。在开口位X线上观察寰枢椎侧块的对位情况，如果寰椎侧块向外移位，说明有寰椎骨折。Spence等发现当左右两侧寰椎侧块移位总计达到6.9 mm时提示寰椎横韧带已断裂（图9-4）。有时在开口位片上还可以看到横韧带在侧块附着点的撕脱骨折。CT扫描可以显示寰椎的全貌，可以看到骨折的位置，以及是否有横韧带的撕脱骨折，从而确定寰椎的稳定性。摄屈颈侧位X线观察寰齿前间隙是否增大,进而判断寰椎横韧带完整性的方法是不实际的。因为寰椎骨折后疼痛导致的肌肉痉挛将影响患者做屈颈动作。

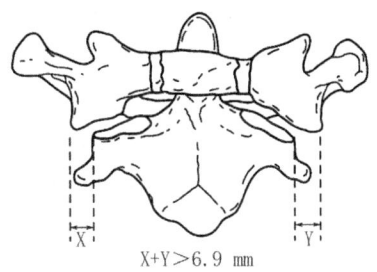

X+Y＞6.9 mm

图 9-4 寰椎骨折,侧块移位

(三)治疗

无论哪种寰椎骨折都应首选保守治疗。对于侧块没有分离的稳定性寰椎骨折,用软围领保护即可。如果寰椎侧块分离＜6.9 mm,应用涉及枕颈胸的支具 3 个月。侧块分离＞6.9 mm 的病例应用头环背心固定。文献报道寰椎骨折保守治疗的效果是很好的,横韧带撕脱骨折的骨性愈合率在 80％以上。只有极个别的病例因迟发性的寰枢关节不稳定需要手术治疗。

如果骨折愈合后确有寰枢关节不稳定,则应做寰枢关节融合术。枕颈融合术只有在寰椎侧块粉碎骨折不良愈合而产生顽固性疼痛时才有必要,对于伴有横韧带断裂或Ⅱ型齿突骨折的后弓骨折没有必要做枕颈融合术。

四、齿状突骨折

(一)相关解剖和分型

作为第二颈椎的枢椎除了有一个向上突起的齿突外,在结构上比寰椎更像下面的脊椎。齿突的前面有关节面,与寰椎前弓的后面形成关节。齿突有一个尖状的突起,是尖韧带的起点。齿突的两侧比较平坦,各有翼状韧带附着。齿突的后面有一个凹槽,寰椎横韧带由此经过。

枢椎的骨折大多涉及齿突。Anderson 根据骨折的部位将 齿突骨折分为三型:齿突尖骨折(Ⅰ型)、齿突基底部骨折(Ⅱ型)、涉及枢椎体的齿突骨折(Ⅲ型)(图 9-5)。Anderson 的分型方法对治疗方式的选择有指导意义:Ⅰ型骨折是翼状韧带的撕脱骨折,仅需保守治疗;Ⅱ型骨折位于齿突直径最小的部位,愈合比较困难,可以选择保守治疗或手术治疗;Ⅲ型骨折由于骨折的位置很低,骨折面较大,骨松质丰富,易于愈合,所以适合保守治疗。

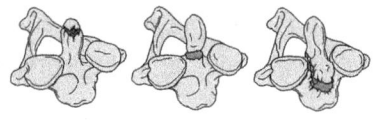

图 9-5 齿状突骨折的 Anderson 分型

(二)影像学检查

颈椎侧位和开口位 X 线片是首先要做的影像检查。如果患者确有齿突骨折,将会表现为头颈部剧痛,此时做颈椎屈、伸侧位摄片会很困难。如果就诊时创伤已经发生几个小时了,在颈椎侧位 X 线上可以见到咽后壁肿胀)。如果 X 线片难以确定有否齿如骨折,可以做枢椎 CT,以齿突为中心的冠状和矢状面重建 CT 可以证实平片上的可疑影像。CT 比 X 线影像可以提供更多的信息,但也容易因为成像质量的问题而产生误导,造成误诊。患者如果没有神经损伤就不必做MRI 检查。在中矢面重建 CT 和 MRI 影像上见到的软骨结合残迹容易被误认为是齿突的骨折线。

(三)治疗原则

齿突骨折的治疗包括使用支具固定的保守治疗和借助于内固定的手术治疗。支具可以选择无创的，如颈围领、枕颏胸固定装置，和有创的头环背心。手术有前、后两种入路。前入路用中空螺钉经骨折端固定；后入路手术固定并植骨融合寰枢关节，不指望骨折端的愈合。由于齿突中空螺钉固定可以保留寰枢关节的旋转功能，所以应作为首选的手术方式。

Ⅰ型骨折由于位于寰椎横韧带以上，对寰枢关节的稳定性影响不大，所以用最简单的支具保守治疗就可以。

确定Ⅱ型骨折治疗方案，要参考骨折原始移位的程度、齿突与枢椎体成角的度数、患者的年龄、骨折端是否为粉碎性的、骨折面的走向以及患者自身对治疗方式的选择。骨折发生的一瞬间，齿突平移或与枢椎体成角的程度越大，骨折愈合的可能性越小；患者的年龄越高骨折越不易愈合；粉碎性骨折即使得到很好的固定也很难自然愈合。如果估计骨折愈合的可能性很小，可以选择直接做后路寰枢关节融合术。

对Ⅱ型骨折如果选择保守治疗则必须用最坚固的外固定方式（如头环背心）。由于头环背心仅有固定没有牵引复位作用，所以如果在骨折发生后马上就安装，不一定能将骨折在解剖对位状态下固定。Ⅱ型骨折由于骨折的对合面比较小，而对合程度与骨折的愈合结果又密切相关，所以应努力将其固定在解剖对位状态。如此，可以先使用头环或颅骨牵引弓在病床上做颅骨牵引，待骨折解剖对位后再持续2～3周，以便寰枢关节的软组织得到修复、骨折端形成初期的纤维连接。此时再安装头环背心，就可以很容易地将骨折端固定在解剖复位了。文献报道Ⅱ型齿突骨折用头环背心固定的愈合率为70%左右。

Ⅱ型齿突骨折如果骨折面是横的，或是从前上向后下的，就适合做中空螺钉固定。如果骨折面是由后上向前下的，在用螺钉对骨折端加压时会使骨折移位，这样的病例不适合做中空螺钉固定。

Ⅲ型骨折用一枚中空螺钉内固定是不可靠的。这是因为骨折的位置低，螺钉在骨折近端的长度太短；骨折端的骨髓腔宽大，螺钉相对较细。Ⅲ型骨折比较适合保守治疗，有文献报道用头环背心固定，Ⅲ型骨折的愈合率可以达到98.5%。

五、枢椎峡部骨折

枢椎峡部骨折也称枢椎椎弓骨折，是发生于枢椎椎弓峡部的垂直或斜行的骨折，它可使枢椎椎弓和椎体分离，进而引发枢椎体向前滑移，所以也称为创伤性枢椎滑脱。常由交通事故、跳水伤或坠落伤造成。

Effendi 将该骨折分为三型，并结合其损伤机制提出了治疗方式。Levein 和 Edwards 改进了该分型（图9-6）。

绝大多数枢椎峡部骨折都可以在支具的固定下得到良好愈合。对于没有移位的骨折（Ⅰ型），推荐用 Philadephia 围领和枕颏胸固定支具治疗。如果颈2相对于颈3前移4 mm 或有11°以上的成角（Ⅱ型），仅靠支具保护是不易自然愈合的，头环背心效果较好。手术治疗仅仅适用于那些用头环背心不能维持良好复位、骨折陈旧不愈合或合并 $C_{2\sim3}$ 关节突关节脱位（Ⅲ型）的病例。

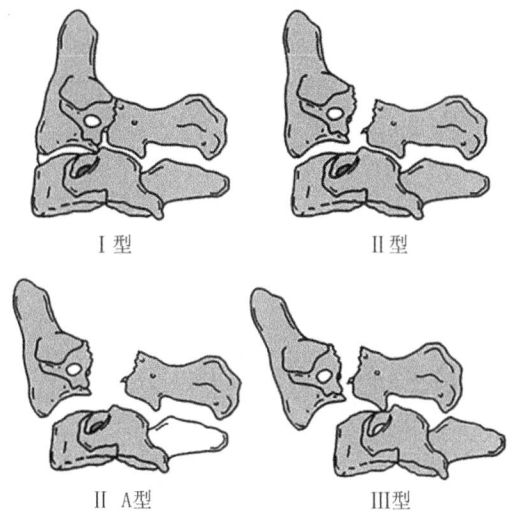

I 型　　　　　　　　　　II 型

II A型　　　　　　　　　　III型

图 9-6　枢椎峡部骨折的分型

如果只有枢椎椎弓骨折分离而没有 $C_{2\sim3}$ 椎间关节的损伤，而患者又无法接受外固定治疗，可以选用后路枢椎椎弓根(即椎弓峡部)螺钉固定。使用拉力螺钉可以将骨折端加压对合。这种固定方法更适合骨折接近枢椎下关节突的病例，这样的病例螺钉在骨折的远端有更长的固定长度，固定效果更好。如果枢椎椎弓骨折分离很严重，伴发枢椎体前滑移或成角移位，就需要对 $C_{2\sim3}$ 椎间关节施以固定并植骨融合。前路 $C_{2\sim3}$ 椎间关节植骨加椎体间钢板螺钉固定是比较可靠的方法。对于 $C_{2\sim3}$ 脱位严重的病例，应在使用颅骨牵引将枢椎尽量复位后再做植骨、固定。也有从后路做 $C_{2\sim3}$ 固定、植骨的方法：枢椎做椎弓根螺钉固定，技术难度并不高，利用拉力螺钉还可将枢椎椎弓的骨折分离加以复位。但如果 C_3 用关节突螺钉固定，则稳定性不可靠，如用椎弓根螺钉固定，在操作上有相当的难度，风险较大。

六、枢椎椎体骨折

枢椎椎体骨折即发生在齿突基底与椎弓峡部之间区域的骨折，这一定义将部分 Anderson 定义的III型齿突骨折也收入枢椎椎体骨折的范畴。

Benzel 将该骨折分为三型：I 型骨折，侧位 X 线可见类似于枢椎峡部骨折的表现，即表面上看为双侧椎弓峡部骨折、同时伴有 C_2 相对 C_3 的前移，轴位 CT 可见冠状面骨折线位于 C_2 椎体后缘。鉴于损伤机制的不同，伸展型骨折可在椎体前下方看到泪滴样撕脱骨折片，这通常是由于 $C_{2\sim3}$ 水平过伸所致。一般 $C_{2\sim3}$ 水平椎间盘也有撕裂，$C_{2\sim3}$ 椎间隙前方增宽；而屈曲型损伤可看到 $C_{2\sim3}$ 背侧间隙增宽，同时可能在 C_2 椎体后下方看到泪滴样撕脱骨折片，轴位 CT 可能见到骨折线累及横突孔。Benzel II 型骨折，矢状位 CT 重建能更清楚显示骨折位置，冠状位 CT 重建可见到 C_2 椎体呈矢状位的骨折线，寰椎侧块向下压到枢椎椎体，这也印证了 II 型骨折的损伤机制主要是轴向负荷。若轴向负荷的暴力稍偏外侧，可能造成 II 型骨折的变异型，骨折线仍垂直，但可以累积横突孔及椎板。Benzel III 型即为 Anderson III 型齿突骨折，开口位 X 线及 CT 矢状位重建可见骨折线位于齿突基底，呈水平位，而单纯轴位 CT 扫描有可能会漏诊骨折。

绝大多数枢椎椎体骨折均可行非手术治疗获得痊愈。若骨折存在较多的成角或移位，可以先行颅骨牵引复位,1~2周后进行外固定。根据患者损伤的稳定性可选用颈部围领、枕颏胸支具,或头环背心,固定时间8~16周。保守治疗骨折愈合率90%以上。由于该节段椎管储备间隙较大,该病合并神经损伤的概率相对下颈椎椎体骨折少,保守治疗后大多预后较好。

(任志远)

第三节　下颈椎损伤

一、概述

所有钝性损伤中,颈椎外伤占2%~6%。大约40%的颈椎外伤患者合并神经功能损伤。颈椎外伤尤其是骨折脱位后,经保守治疗后死亡率及致残率均较高,现在随着诊断及治疗手段的提高和内固定技术的发展,颈椎外伤的死亡率及致残率有了显著的改善。

二、病史及体格检查

对于清醒患者可简要了解既往病史及这次外伤的发生经过,包括坠落高度、汽车撞击的方向、重物击打的方向及部位等,由此可推测加重外伤发生的机制。体格检查要包括脊柱及身体其他部位的系统检查,避免遗漏肢体及脏器损伤,检查脊柱时要逐一触摸棘突,检查有无压痛、骨擦音及台阶,观察瘀斑、裂伤及穿通伤口的部位,颈前部的肿胀及饱满提示颈椎前方的血肿及颈椎外伤的发生。头部及颈椎的旋转畸形往往提示颈椎单侧小关节交锁,头面部的瘀斑往往是外力直接作用的结果,提示外力的播散方向。在清醒患者要进行详细的神经学检查,包括所有皮节及肌节感觉、运动及相应反射,肛门周围感觉存在提示骶髓功能残留,是不全损伤的体征,提示治疗后会有所改善,脊髓损伤可按照美国脊柱损伤协会的分级标准进行分级。在不清醒的患者,神经学检查受到限制,但肛门张力可以评价,球海绵体反射也可检查,其恢复提示脊髓休克结束,通常在48小时内结束。

三、初期影像检查

对于创伤患者应常规进行颈椎侧位、胸部及骨盆的X线检查,颈椎侧位片可发现85%的颈椎外伤,对于$C_7 \sim T_1$部位的损伤仅有57%的病例在X线上能显示。目前CT检查已经普及,因此CT检查在颈椎外伤早期的影像检查中已经变得不可缺少,一方面可以准确显示颅底及颈胸段的损伤,另一方面可以更精确显示细微的脱位、关节突交锁及骨折,特别是CT重建影像可显示椎体间的顺列及椎间隙的改变情况。

CT检查可显示椎体纵向骨折线,骨块突入椎管程度、椎体粉碎程度及椎板椎弓的骨折,重建影像可显示颈椎序列特别是小关节对合情况。

MRI检查可显示脊髓影像,椎间盘及后方韧带结构影像,还可以评价血管情况。

四、下颈椎损伤的分类

良好的损伤分类可以帮助判断损伤程度及预后,同时也可以指导治疗方式和手术入路的选

择。目前常用的分类有两种

（一）Ferguson&Allen分类

1.根据颈部受伤时的方向（屈曲/伸展）及损伤后解剖结构的改变（压缩/分离）分为 6 类：①屈曲压缩；②伸展压缩；③垂直压缩；④屈曲分离；⑤伸展分离；⑥侧方屈曲型损伤。

2.根据损伤严重程度不同,各类骨折又分为不同级别

（1）屈曲压缩损伤：常表现为椎体前方有泪滴样骨折,严重时椎体压缩,上位椎体后脱位（图 9-7）。

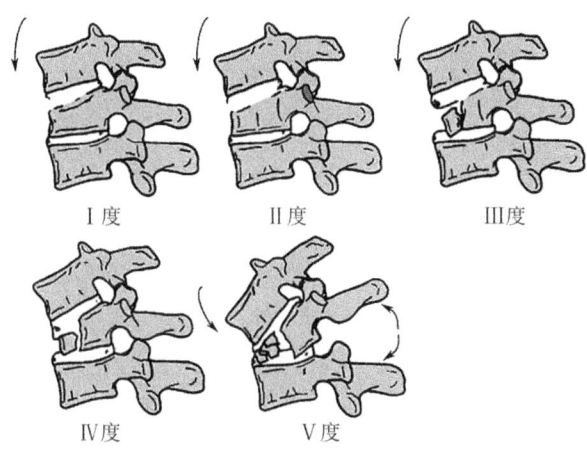

Ⅰ度 Ⅱ度 Ⅲ度

Ⅳ度 Ⅴ度

图 9-7 下颈椎屈曲压缩损伤

Ⅰ度：椎体前缘变钝,上终板损伤,后方结构完整。

Ⅱ度：椎体前方高度丢失,上、下终板损伤。

Ⅲ度：椎体压缩骨折伴纵裂。

Ⅳ度：椎体压缩骨折并向后移位＜3 mm。

Ⅴ度：椎体压缩骨折并向后移位＞3 mm,后方韧带结构损伤。

（2）伸展压缩损伤：主要表现为后方结构损伤,严重时上位椎体前脱位（图 9-8）。

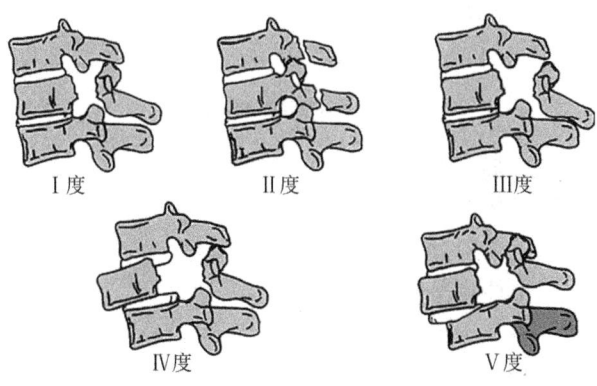

Ⅰ度 Ⅱ度 Ⅲ度

Ⅳ度 Ⅴ度

图 9-8 下颈椎伸展压缩损伤

Ⅰ度：单侧椎弓骨折。

Ⅱ度：双侧椎板骨折,无其他结构损伤。

Ⅲ度：双侧椎弓骨折伴单侧或双侧椎板、关节突骨折,椎体无移位。

Ⅳ度：Ⅲ＋椎体部分前脱位。

Ⅴ度：Ⅲ＋椎体完全脱位。

（3）垂直压缩损伤：主要表现为椎体爆散骨折（图9-9）。

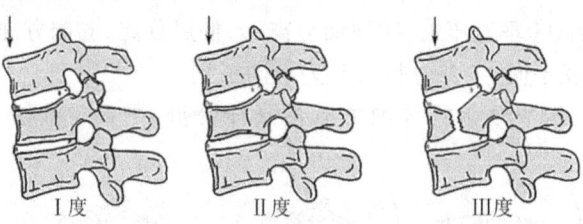

图9-9 下颈椎垂直压缩性损伤

Ⅰ度：上或下终板骨折。

Ⅱ度：上、下终板均骨折伴纵裂，无移位。

Ⅲ度：爆散骨折，向椎管内移位。

（4）屈曲分离损伤：主要表现为小关节脱位（图9-10）。

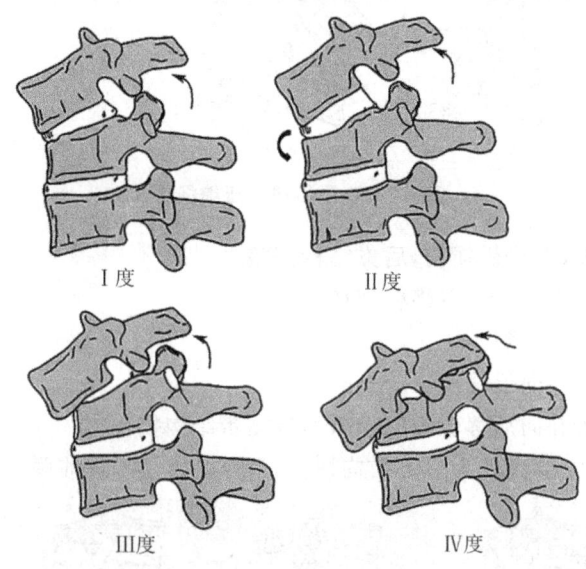

图9-10 下颈椎屈曲分离损伤

Ⅰ度：小关节半脱位，后方韧带结构损伤。

Ⅱ度：单侧小关节脱位，椎体脱位＜50％。

Ⅲ度：双侧小关节脱位，关节对顶，椎体脱位≈50％。

Ⅳ度：双侧小关节脱位，椎体完全脱位。

（5）伸展分离损伤：主要表现为上位椎体后脱位（图9-11）。

Ⅰ度：前方韧带结构损伤或椎体横骨折，椎间隙增宽。

Ⅱ度：后方韧带结构损伤，椎体向后脱位。

（6）侧方屈曲型损伤：主要表现为椎体侧方结构损伤（图9-12）。

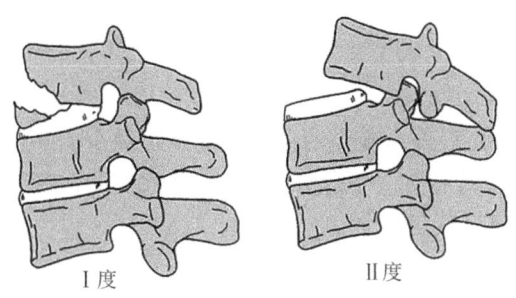

图 9-11　下颈椎分离损伤

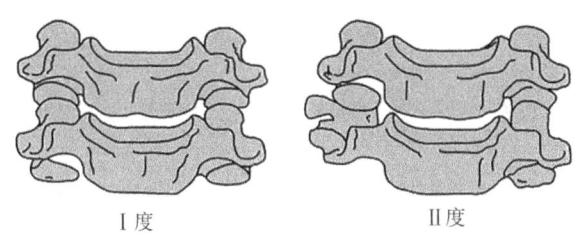

图 9-12　下颈椎侧方屈曲损伤

Ⅰ度：单侧椎体压缩骨折伴同侧椎弓骨折无移位。

Ⅱ度：单侧椎体压缩骨折伴同侧椎弓骨折有移位，或对侧韧带断裂及关节突分离。

（二）AO 分类

主要用于胸腰椎骨折脱位的分类，也可用于下颈椎骨折脱位的分类，对于指导手术入路的选择有帮助。

五、颈椎外伤的治疗

（一）保守治疗

部分颈椎外伤可采取保守治疗，保守治疗的适应证：①颈部软组织损伤；②颈椎附件骨折包括单纯棘突、横突骨折；③椎体轻度压缩（<25%），不合并神经损伤，椎间盘损伤及后方韧带损伤；④因身体原因或其他技术原因暂时不能采取手术治疗或需要转移的患者。

（1）最常用的方法是颈椎围领固定。在应用颈椎围领时要注意相关并发症，包括皮肤压疮，特别是枕骨、下颌骨及胸骨部位，合并严重颅脑损伤的病例约 38% 会发生皮肤压疮并发症，早期除外颈椎外伤避免不必要的时间过长的围领制动。

（2）颈胸固定装置可使固定延续到上胸椎，制动作用比颈围领强，研究显示 79%～87% 的屈伸活动、75%～77% 的旋转活动及 51%～61% 的侧屈活动得到限制。其缺点是不方便拆卸，同样存在皮肤压迫问题，对枕颈及颈胸段固定效果差。

（3）颅骨牵引也是颈椎外伤保守治疗的方法之一，对不稳定的颈椎外伤可获得即刻制动，对等待手术固定或转运的患者是非常有益的。通过牵引可达到颈椎骨折脱位的复位。牵引可以部分恢复颈椎顺列，部分复位突入椎管的骨块，创伤性后凸也可得到部分矫正，因此可使脊髓压迫减轻。实施牵引要避免过度，过度牵引可造成脊髓损伤加重。

（4）头环背心固定：随着颈椎内固定技术的普及，头环背心在治疗下颈椎骨折脱位的应用越来越少。但对不适合手术的病例，头环背心是控制颈椎旋转和移位的最好方法，但其缺乏对抗纵向负荷的功能。

(二)外科手术治疗

1.术前治疗

正确、及时、有效的术前处理也是确保治疗成功的不可缺少的一步。

(1)吸氧：面罩吸氧，浓度维持在40%，保持PaO_2为100%，$PaCO_2<45\%$，如果患者的PaO_2与$PaCO_2$比值<0.75应考虑行气管插管。

(2)维持血压，不低于8.0/12.0 kPa(90/60 mmHg)，否则容易造成脊髓损伤加重。

(3)脱水治疗：可减轻继发性脊髓损伤。

甲强龙：仅在伤后8小时内给药有效。首次剂量30 mg/kg，15分钟内给入，如伤后少于3小时，用法按5.4 mg/(kg·h)，持续24小时，如伤后超3小时但仍在8小时内，用法为5.4 mg/(kg·h)，持续48小时。

单唾液酸神经节苷脂：仅在伤后72小时内给药有效，用法为100 mg/d，持续18~32天。

2.手术治疗

(1)复位：可以达到稳定脊柱和间接减压的目的。因此，对于脊椎骨折脱位的患者，在做CT及MRI或检查前必须有颈部支具保护或行颅骨牵引，对于爆裂骨折或有脱位的患者必须尽早进行复位，应争取在伤后6小时内复位。目前颈椎骨折脱位的复位方式有以下方式。

全麻下颅骨牵引复位：术前应有MRI检查结果，除外椎间盘突出，椎管内有椎间盘组织占位者不适合闭合牵引复位，以免造成脊髓损伤加重，应尽快准备外科手术复位，经前方入路取出椎间盘组织再复位椎体。我们的经验证明，绝大部分骨折脱位可经此方法得到复位。其复位时间明显短于传统方式，平均23分钟，牵引重量轻，平均11 kg，患者无痛苦，复位成功率达98%，且未出现牵引后神经损伤加重。需要在全麻下进行，必须有透视监测，最好有神经电生理监测。具体方式为：全麻后于双侧耳上1.5 cm同时拧入Gardner-Well牵引弓螺钉，患者头颈部屈曲30°，起始重量5 kg，间隔5分钟增加2.5 kg，每次增加重量后在透视下观察有无过度牵引，并用电生理仪监测脊髓传导功能有无损害，透视见交锁小关节出现"尖对尖"对顶后将颈部改为仰伸位，使之完全复位后总量减为5 kg维持牵引。

床旁牵引复位：此法复位成功率较低，所用牵引重量较大，由于是在患者清醒状态下实施，患者较为痛苦和恐惧。具体方式为抬高床头，先在局麻下安放Gardner-Wells牵引弓，患者颈部屈曲30°，起始牵引重量为5 kg，C_1以下每增加一节段加2.5 kg，即C_2脱位加2.5 kg，C_3脱位加5 kg，C_4脱位加7.5 kg，以此类推。以后每30分钟增加2.5 kg并拍床旁片直至交锁小关节出现"尖对尖"对顶后将颈部改为仰伸位，使之完全复位后总量减为5 kg维持牵引。最大重量可加至体重的50%并持续一小时，如仍不能复位或在牵引过程中神经损伤程度加重则将重量减少到5 kg维持，改为手术复位。

闭合复位存在脊髓损伤加重的风险，其中重要的致病因素是椎间盘突出，复位前进行MRI检查是必要的，特别是对昏迷不清醒患者或在麻醉下进行复位时，MRI检查除外椎间盘突出更为必要。

手术切开复位：如果闭合复位失败，可以采用手术切开复位。复位方式可依手术方式选择前路或后路切开复位。临床多采用前路，先切除脱位椎体间的椎间盘，用Caspar椎体牵开器或椎板撑开器复位，在术中透视的监控下逐渐撑开椎间隙至小关节突对顶，此时将上位椎体向后推移至复位。后路切开复位相对直观简单，可用两把鼠齿钳分别夹持上下两个脱位脊椎的棘突，向头

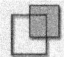

尾两端牵开棘突,在肉眼直视下观察小关节,直至复位,有时脱位时间较长复位困难时则需要切除部分下位椎体的上关节突以达到复位目的。

(2)手术时机选择:手术时间的选择目前尚无定论,早期手术可尽早解除脊髓压迫,稳定脊柱方便护理。动物试验研究显示早期减压手术可促进脊髓功能恢复,临床上尚无证据表明早期减压可改善脊髓功能恢复。早期复位及减压固定不但可以减轻由创伤导致继发的脊髓损伤的程度,还可以达到稳定脊柱,便于护理及翻身,防止肺部感染等致命并发症。脊髓不完全损伤的患者应力争在24小时内进行,完全损伤的患者也应力争在72小时内手术治疗。

(3)手术指征:颈椎外伤后如果出现不稳定性骨折脱位和/或脊髓神经根功能损害均应进行手术治疗,保守仅适应于稳定性骨折及无脊髓损伤患者。

颈椎外伤手术指征:继发脊髓损伤;椎体滑移≥3.5 mm;后突成角≥11°;椎体高度丢失≥25%;椎间盘损伤;任何形式的脱位;双侧关节突、椎板、椎弓骨折;后方韧带结构损伤伴前方或后方骨性结构损伤。

(4)手术方式:根据骨折脱位的类型,采用不同的手术入路。主要为3种手术入路:前路、后路及前后联合入路。一般均在全麻下进行,术中全程颅骨牵引。其选择的适应证如下。

前路:是目前治疗下颈椎骨折脱位的最常用术式。前路手术适合于椎间盘突出压迫脊髓、椎体骨折脱位及椎体小关节交锁合并椎间盘突出的病例,可进行单纯椎间盘切除减压融合前路钛板螺钉固定术、椎体次全切除钛网融合固定及椎间盘切除撑开复位椎间融合固定手术。撑开复位时避免过度撑开损伤脊髓,不能复位者可再行后路手术复位。植入钛网或骨块时因外伤造成不稳定要避免过度撑开,可通过推压头顶使椎间加压固定。

体位的摆放:在患者的肩胛间区垫一个毛巾卷。然后让患者的颈部向对侧旋转15°。轻度后伸位往往也有一定帮助。在麻醉和肌松状态下,椎管狭窄的患者极易出现脊髓过伸损伤,摆放体位时要格外当心,此时常需采用纤维气管镜辅助气管插管。

肩部及上肢固定:为了提高术中透视检查的可视性,尤其对于低位颈椎,应将双臂放在两侧(裹住双手并保护好腕管),然后用胶布固定,维持双肩向下的位置,但不要用过大的力量,以防止臂丛损伤的发生。也可用布圈套在两个手腕上,在需透视时施行牵引。

重要结构保护:在显露中,做深层剥离前要用手指触摸血管搏动,仔细辨清颈动脉鞘。事先留置鼻饲胃管有助于认清食管结构并防止食管损伤。

邻近节段保护:在进行深层剥离时,应避免损伤相邻节段的椎间盘。另外过度牵拉颈长肌会导致颈交感链的损伤并出现术后 Horner 征。

椎动脉保护:在整个手术过程中确认中线非常重要。偏向一侧操作可损伤椎动脉。在椎间盘切除过程中可将钩椎关节作为确定椎间盘过界的标志。此外,也可用神经剥离子或小探子探察椎体外缘。

食管及气管保护:当手术减压需较长时间时,应每间隔一定时间将拉钩取下一小会儿,使受牵拉的软组织结构得到放松。

前路钢板的放置:根据以下原则选择钢板:钢板的长度既要使螺钉(最好是可以变换角度的)能够拧入椎体,又不能遮盖相邻的椎间隙。将钢板放在准备拧入螺钉的位置,X 线透视观察钢板的位置和长度。拧入第一攻螺钉但是暂时不要完全拧紧。重新观察钢板的位置,并在对角线(上方或下方)拧入螺钉,将钢板固定在最后的位置上,拧入其他的螺钉。X 线检查确定螺钉的位置,确认螺钉不在植骨块上或者椎间隙内。

后路：后路手术应沿后正中线切开分离，避免进入椎旁肌以减少出血，尽可能保留棘间棘上韧带，沿骨膜下剥离暴露椎板，只暴露需要复位固定的侧块关节，很少需要椎板切除减压，合并发育性或退变性椎管狭窄者可在复位后进行椎板成形脊髓减压术，同时进行侧块固定融合术。复位时可纵向牵引使交锁的关节解锁，同时应用刮匙或神经剥离子撬拨复位，复位困难者可切除部分下位颈椎的上关节突再复位。后方固定目前最常用的是侧块螺钉加钛板或钛棒固定，侧块螺钉以 Margal 法安装，长度可突破侧块前侧骨皮质，对手法复位困难者可在安装侧块螺钉之后固定远端钛棒，应用提拉装置撑开复位再适度加压恢复小关节对合关系。固定节段要根据复位后侧块的稳定性决定，关节交锁复位对合良好无缺损可单纯固定两侧脱位的侧块关节，头尾端各1枚螺钉。局部稳定性差，关节突缺损或侧块骨折，前方椎体骨折时可头尾端各固定2个节段。脱位节段小关节表面粗糙化并植骨融合。颈椎椎弓根固定技术要求高，风险比侧块固定大，应慎重使用。侧块螺钉的连接可使用钛板或钛棒，使用万向螺钉和钛棒可允许螺钉安装不需要根据钛板螺钉孔的位置进行，安装螺钉时可根据解剖选择最佳位置不必担心螺钉间连接的问题。

3.常见并发症及处理

(1)多尿及低钠、低钾：颈脊髓损伤多尿低钠血症于伤后4天左右开始出现，伤后14天左右达到高峰，伤后40天左右恢复，尿量最多可达14 000 mL/d，在严重颈脊髓损伤患者中的发生率几乎为100%。治疗主要应给予高张含钠液，应用肾上腺皮质激素，而过度限水可能会加重病情。

(2)中枢性高热：体温升高时间多为伤后2~7天，平均为3.8天，体温为38~40 ℃，持续2~3周，平均为18.2天。严重颈脊髓损伤患者发生中枢性高热比例占76%，临床特点为高热、无汗、面部潮红、鼻塞、惊厥、抽搐、呼吸困难等，药物降温效果不佳，受外界环境温度影响而变化。血常规检查白细胞无显著升高。对此类高热要严密观察体温变化，积极行颈椎牵引制动，早期应用脱水剂、肾上腺皮质腺激素以减轻脊髓损伤和水肿，早期减压固定，不能因高热而延误手术时机。采取物理降温措施，冰袋冷敷或冰水灌肠或酒精擦浴，并调节室温在18~20 ℃。鼓励患者多饮水。在高热时，持续中流量吸氧，提高脊髓的耐受性，利于其康复，给予足够的电解质、体液、糖、氨基酸，以补充能量消耗。

(3)前路手术相关并发症：①最常见的并发症是取骨区的不适，包括疼痛、感染、髂骨骨折及股外侧皮神经麻痹。位于其次的并发症是咽喉疼痛或吞咽困难，主要为过度牵拉气管所致。②血肿压迫气管：由于伤口出血量较大而引流不畅造成。如患者出现缺氧、窒息症状，颈部明显肿胀增粗而引流量少或无，应立即切开伤口清理血肿、止血，否则会出现植物人甚至死亡的灾难性后果。③食管和气管的损伤少见，食管损伤的漏诊会导致早期食管瘘。随即会出现纵隔炎，其发病率和死亡率均很高。可通过小心放置拉钩来避免。④喉返神经损伤导致声带麻痹发生率可高达11%，但常为单侧或一过性，多为过度牵拉所致。如术后6周症状无改善应进行喉镜检查。⑤交感链的损伤可导致 Horner 综合征，常为过度牵拉颈长肌所致，表现为上睑下垂、瞳孔缩小和无汗症。⑥神经损伤和脑脊液漏，据报告总的发生率约为1%。一过性 C_5 神经根损伤最为常见。但灾难性的脊髓损伤也有报告。⑦术后10年内25%的病例可见相邻节段退变。此种情况多见于老年患者，尤其是以前已有退变或手术融合水平达 C_5 及 C_6 者。⑧血管损伤(包括颈血管鞘和鞘内的血管，其被胸锁乳突肌前缘所保护)的报告少见。自动撑开器放置不合适可伤及血管鞘。手持的牵开器如过度牵拉也可引起灾难性后果。减压范围过于偏外可损伤椎动脉，也可损伤左侧颈胸交界处的胸导管。

(4)后路手术相关并发症。①眼部受压:使用马蹄形的头架时未将前额放置在头架上而直接压迫了眼部或在术中头部位置移动造成。避免的方法是术前仔细检查眼部位置,使用 Mayfield 头架,如无此头架用颅骨牵引或宽胶布固定头部。此并发症一旦出现患者有可能终身失明。②血肿压迫脊髓:由于伤口出血量较大而引流不畅造成。主要特点是进行性加重脊髓损害症状及体征,引流量少或无。疑似患者应 B 超或 MRI 确诊,确诊后应立即行手术清除血肿、止血重新放置引流,否则将造成永久性脊髓损害。③C_5 神经根麻痹:多为一过性。术后出现肩部及上臂痛,三角肌和肱二头肌无力。主要由脊髓后移导致的神经根牵拉造成。非甾体抗炎药、颈部制动可缓解疼痛,肌无力在 12 个月内逐渐恢复。④椎动脉损伤:为椎弓根螺钉或侧块螺钉位置不当所导致。⑤内固定松动、断裂:最常见于最头端或尾端的螺钉,可以更换。如已经融合可以取出钢板。

4.术后处理及康复

(1)常规放置负压引流,引流留置 48 小时或直至 8 小时内引流量<10 mL(前路)或 30 mL(后路)。

(2)术后 48 小时应用抗生素。

(3)引流拔除后拍摄术后片,内固定位置满意即可鼓励患者坐起或下床活动。术后当晚即可翻身,应鼓励早期活动。

(4)术后佩戴硬质颈椎围领 6~12 周。一般患者除洗浴时间而外,应持续佩戴围领。

(5)限制运动直至融合。避免提取重物、体力劳动、屈曲、扭转等。

(6)于术后 1 个月、3 个月、6 个月和 12 个月进行门诊随访及常规影像学检查,以了解神经功能恢复情况和植骨融合情况。

(任志远)

第四节 中上胸椎骨折

一、中上胸椎损伤的力学特点

上胸椎由于胸廓的支撑,胸椎犹如存在一外固定支架,其稳定性好于其他脊柱节段,因此该部位骨折脱位损伤,往往是由于较大的外力所致。由于胸椎的椎管管径小,除脊髓外,无额外的缓冲间隙,骨折块的压迫容易造成脊髓的损伤,脊髓前方的轻度压迫就可致脊髓严重创伤。脊髓前动脉由这一区域进入,损伤后脊髓血液循环差,神经功能恢复不佳,因此上胸椎脊髓损伤后预后往往较差。当致伤外力强大到发生骨折脱位时,椎体的骨折往往呈明显的压缩或爆裂,同时合并小关节骨折或脱位交锁,由于胸廓肋骨架的存在,一旦脱位发生后,复位往往也较为困难。同时,因为受伤暴力可同时作用于胸廓,可引起胸廓、肺的损伤,导致血气胸,对患者的生命体征造成影响。

二、中上胸椎骨折的诊断

根据病史和严格查体,判断脊柱受损部位,拍摄 X 线后,仔细阅读,多可发现 胸椎骨折的异常形态。对于下肢出现运动感觉障碍,而颈椎和胸腰段未见骨折征象者,应考虑到上中胸椎骨折的可能性,必要时要进行胸椎重建CT以及MRI检查。重建CT可以清晰地反映胸椎脊柱结构,对骨折移位特点,受损节段可以提供详尽的信息。MRI可以了解脊髓受损情况。

三、中上胸椎骨折的治疗

胸椎骨折的治疗应充分考虑骨折类型、稳定性、脊髓损伤的程度以及合并其他损伤的程度。根据骨折分型,对不同类型的胸椎骨折应采用个体化的治疗。对于不稳定性中上胸椎骨折的治疗,应采取手术治疗。上胸椎骨折前路手术由于其操作要劈开胸骨,对纵隔的干扰大,创伤大,出血多,部位较深,不易进入,尤其上胸椎骨折往往受伤于较大暴力,脊髓损伤严重,不宜施行创伤很大的开胸手术,并且术后合并有肺不张及感染的机会也增多。对于上胸椎骨折,经后路切开复位、脊髓减压、长节段内固定、植骨融合术是一种合理、有效的治疗方法,达到恢复脊柱稳定及生理曲度,解除脊髓压迫和患者早期功能锻炼的目的。近来椎弓根螺钉在胸椎骨折上的应用渐多,椎弓根钉技术已经成熟,且能提供良好的三维固定,并可获得良好的固定效果。

(一)前路手术

中上胸椎骨折选择前路手术应该慎重。前正中入路手术由于其操作要劈开胸骨,对纵隔的干扰大,创伤大,出血多,部位较深,不易进入。侧前方入路,因受到肩胛骨的遮挡,且由于上中胸椎的后凸曲线,$T_{1\sim6}$的侧前方显露多有困难。因此中上胸椎的前路手术,在位于$T_{6\sim9}$节段的椎体A3骨折,椎体骨折粉碎,骨折块突入椎管超过50%,或骨折块有翻转,此时可考虑进行前路手术。选择侧前方手术入路,首选在胸膜外入路,减少对胸腔的干扰。

(二)后路手术

普遍认为对多数中上胸椎骨折,后路手术可以满足椎体骨折脱位的复位和脊髓的彻底减压,特别是B型、C型骨折脊柱的序列破坏严重,关节突脱位交锁病例。后路手术时,椎弓根螺钉固定系统可以帮助术者获得满意复位。在减压方面,脊柱脱位复位即可做到良好减压,即使不能通过牵拉后纵韧带处理来自前方的压迫,也可以通过切除伤椎的关节突,从侧后方完成腹侧骨折块的减压。

四、手术要点

(一)前路

1.经胸入路(显露$T_{2\sim5}$)

患者麻醉采用气管插管全身麻醉,应使用双腔导管进行气管插管,以使左右两侧的主干支气管可以分别进行通气。这样可以进行一侧肺萎缩来暴露脊柱结构。侧体位可以使用左侧卧位,亦可使用右侧卧位。患者的下方一侧腋窝远端放置衬垫,以防止出现臂丛的牵拉麻痹。使用臂托使前臂处于自然位置,肩关节90°前屈,避免超过90°,以减少臂丛麻痹的发生。

切口经过皮肤和皮下到达深筋膜,自$T_{2\sim5}$,很重要的一点是保护胸长神经。肋骨显露后应再次透视定位,确定所切肋骨。在需切肋骨的内外侧面进行骨膜下剥离,切除肋骨,在胸膜外进行小心剥离,如果胸膜撕裂,则要进入胸腔操作,术后要放置胸腔闭式引流。切除所需切除肋骨,自动撑开器撑开切口,拉钩下垫湿纱布保护软组织。此时可进行同侧肺萎陷。

显露椎体、椎间盘所在位置,在椎间盘所在位置插入克氏针,透视定位手术节段。处理伤椎及所需固定椎体的节段间血管,于椎体前1/3处结扎切断之。沿椎体向前推移胸膜暴露椎体和间盘,拉钩置于胸膜后,保护前方的大血管。切除伤椎两侧椎间盘,至对侧,再切除受伤椎体,自椎体松质骨到后方白色皮质骨逐层切除,骨折块进入椎管可以神经剥离子将其与硬膜分离,再切除之。

行椎体前方椎间撑开,恢复脊柱序列,选择髂骨块、椎间钛网或人工椎体,植入椎间,髂骨块应取三面骨皮质的骨块,以提供最好的支撑。正侧位透视将钛网置于椎体中央,安装侧方钛板固定结构。钛板的固定螺钉应尽量靠近伤椎。

2.经胸入路(显露 $T_{4\sim9}$)

全麻,选择双腔插管以便于需要时一侧肺萎陷。患者侧卧位于手术台腰桥的折曲点处,选择躯体左侧在上的侧卧位,以便于必要时处理主动脉及其分支。以肋骨为标志确定需手术节段(例如, $T_{7\sim8}$ 的显露则切除第5肋)。做切口前用透视确定位置,如不能确认,则摄X线。切口起始于椎旁肌边,斜行沿肋骨切 7~8 cm,必要时有些肌肉可横断,沿肋骨切开骨膜并游离肋骨,注意沿肋骨上缘操作,以保护肋间神经血管,用肋骨剥离子游离肋骨骨膜,注意保护胸膜,然后切开下这一段肋骨并保留做椎间融合用。肋骨断端应修整平滑。用手指自仍保留的肋骨和椎体上钝行剥离胸膜,如果胸膜破损则立即缝合。用骨膜起子游离去除肋骨头显露椎间盘的后侧角。

暴露壁胸膜,在神经孔与大血管之间将其切开。暴露并确认椎体后,行X线检查以确认合适的脊柱水平。识别受损椎体表面上的节段血管,此处不要用电凝,将节段血管结扎切断。用电刀和骨膜起子将胸膜、节段血管和骨膜提起,在椎体前缘与主动脉之间放入一个钝性 Homan 牵开器。从神经孔内放入一个窄的 Homan 牵开器或4号神经剥离子至椎管的外侧缘,以方便牵开软组织。用刮匙、咬骨钳和髓核钳将邻近的椎间盘一小块一小块地切开、去除。接下来,暴露椎弓根的上下缘,如有必要可用枪式咬骨钳和磨钻去除椎弓根,此时可暴露出神经根及神经根出硬膜囊处。在胸椎上,肋骨头与相应脊椎的椎体形成关节,用咬骨钳将该关节去除后可以暴露底下的椎弓根。椎弓根去除后,可以暴露椎体的后缘,以方便椎体的去除。开始的时候可以用骨刀去除椎体的前三分之二,保留椎体前壁以防止随后放置的移植骨移位。随后可以用骨刀和刮匙去除后纵韧带下的剩余的椎体,一直到暴露对侧椎弓根的内侧缘为止,减压手术才完成。

(二)后路

胸椎骨折后路手术的步骤和胸腰段相同,也应先放置椎弓根钉,再行减压、固定及植骨。不同节段的胸椎其进钉点略有不同)。椎弓根的内倾角在 T_1 最大,约35.8°,由上向下随椎序递减, T_8 为8°, T_{10} 以上为正值, $T_{11\sim12}$ 可达0°甚至负角。下斜角 T_1 为14°,向下随椎序略减,为 7~10°。

如果在正位X线上椎弓根看上去过于细小(椎弓根大小受横径所限),那么应在拟操作层面进行CT扫描以确定所用螺钉直径。在上胸椎建议使用直径 3~4 mm,中胸椎 4~5 mm,下胸椎 5~6 mm 椎弓螺钉。如果解剖条件不容许或椎弓根钉规格不齐而不能植入椎弓根钉,建议使用椎板钩、横突钩及椎弓根钩等固定脊柱。

胸椎椎弓根相对细小,先用较粗骨锥扩开的钉道如有偏差就再无可能改变钉道方向,从而使椎弓根钉无法正确打入。预先在要打入椎弓根螺钉的位置打入 2.0 mm 克氏针,透视后根据克氏针的位置进行调整,满意后再用骨锥扩开钉道,这样就能保证每个椎弓根钉都能正确的打入。

由于小关节突构成胸椎椎管的后壁的一部分,因此胸椎的后路减压除了切除椎板以外还应切除部分小关节约1/2左右才能达到充分减压。

对于椎体、椎板粉碎骨折病例,应切除后侧骨折棘突椎板,显露椎管内结构,小心分离保护硬膜囊,将压迫硬膜的骨折块清除,充分进行神经减压。如果受伤脊柱序列不稳定,则临时在邻近椎弓根螺钉上安装短棒,进行临时固定。

螺钉安装结束后,连接棒的连接顺序非常关键。此时脊柱序列还没有得到纠正。第一步,安装最近端的和最远端的两组椎弓根螺钉连接棒,轻轻撑开,使脱位的脊柱部分复位,并维持序列稳定;第二步,连接靠近伤椎的螺钉,使脊柱序列进一步复位;如伤椎置钉,则连接伤椎上的螺钉,使脊柱的序列完全恢复,拧紧各椎弓根螺钉,根据稳定情况决定是否安装横联接;第四步,植骨,范围在伤椎及邻近椎体的两侧横突(肋横突关节),椎体后外侧皮质粗糙化,将椎管减压所得骨质剪成颗粒状,如量不够则取自体髂骨,植于后外侧。放置负压引流,冲洗关闭伤口。

(任志远)

第五节　胸腰段损伤

胸腰段($T_{11} \sim L_2$)脊柱骨折脱位最是常见的脊柱损伤。近年来有文献报道指出汽车交通事故所造成的脊柱骨折要比其他原因所造成的脊柱骨折更严重,老年患者的致伤因素主要为低能量损伤,约60%为跌倒造成。15%～20%胸腰段骨折脱位患者合并神经功能损伤。

一、胸腰椎的解剖生理

胸腰段是脊柱活动度的转换区域,由相对固定的胸椎到活动度较大的腰椎过渡。胸腰段关节突方向的变化也改变了作用于脊柱的应力分布,这种改变了的应力导致了胸腰段不同的骨折类型。胸腰段的转换特点使得其比胸椎或腰椎更容易发生骨折。轴向加压的生物力学试验表明胸椎比腰椎更僵硬。在伸展、轴向扭转、侧方弯曲方面,胸腰段与腰椎没有明显的区别。因为T_{11}、T_{12}肋是浮肋,没有和胸骨之间形成固定。

维持脊柱稳定的一个重要结构是连接骨结构的软组织。这些复杂的结构包括韧带、间盘及肌肉组织,控制脊柱的运动及参与维护脊柱的稳定性。椎间盘结构包括纤维环和髓核组织。髓核组织镶嵌于纤维环内,作为脊柱轴向运动负荷的吸收结构。

二、脊柱损伤机制

脊柱受到外力时,可能有多种外力共同作用,但多数情况下,只是其中一种或两种外力产生脊柱损害。作用于胸腰椎的外力包括轴向压缩、屈曲、侧方压缩、屈曲-旋转、屈曲-分离、剪切、伸展。

(一)轴向压缩

在胸椎因为生理后凸的存在,轴向压缩应力主要在椎体产生前侧屈曲负荷。在胸腰段主要产生相对垂直的压缩负荷。这将导致终板的破坏,进而导致椎体压缩。在作用力足够大的情况下,将会产生椎体爆裂骨折。如果作用力很大时,将会导致后侧结构的破坏。

(二)屈曲

屈曲暴力将会导致椎体、间盘前缘压缩,同时椎体后缘产生张应力。后侧韧带可能没有撕裂,但是可能会产生撕脱骨折。中柱结构通常保持完整。但是,当后侧韧带和关节囊破坏后,将会产生局部不稳定。如果椎体前柱压缩超过40%,将可能会导致后侧韧带、关节囊的损坏,后期将会出现不稳定及进行性后凸畸形。屈曲压缩损伤伴有中柱结构的破坏将会导致脊柱的不稳定以及神经损害。

(三)侧方压缩

侧方压缩的作用机制类似于椎体前侧的压缩损伤,只不过作用力于椎体的侧方。

(四)屈曲-旋转

屈曲-旋转损伤机制包括屈曲和旋转两种作用力。随着旋转暴力的增加,韧带和关节囊结构将会受到破坏,这将会导致前柱和后柱结构的损坏。伴随着后侧关节囊结构和前柱间盘、椎体的破坏,高度不稳定的损伤类型将会产生。在胸椎或腰椎,单纯脱位是很少见的,这决定于关节突的结构。当关节突受到屈曲-旋转暴力作用的时候,关节突发生骨折,继而才可能出现脊柱的脱位。

(五)屈曲-分离

Chance 最先描述了骨损伤类型,骨折从棘突,向前通过椎板、横突、椎弓根,到达椎体。这种单纯的骨损伤通常发生于 $L_{1\sim3}$ 椎体,虽然在早期是急性损伤造成的不稳定,但是其后期的骨愈合能力强,稳定重建好。骨韧带损伤或单纯的软组织损伤通常发生于 $T_{12}\sim L_2$ 水平,这种损伤应被认为是不稳定的,自行愈合机会很少。

屈曲分离损伤在胸椎和胸腰段可以产生双侧关节突脱位,韧带、关节囊、间盘被撕裂,但前纵韧带通常保留完整;如果轴向屈曲外力足够大,前纵韧带将会被撕裂从而导致严重的不稳定。

(六)剪切

Roaf 最先报道了单纯剪切外力的作用机制,其作用机制类似于屈曲-旋转作用。这可以产生脊柱的前、侧、后滑椎畸形。创伤性前滑椎是最常见的损伤类型,常伴有严重的脊髓损伤。

(七)过伸损伤

过伸损伤产生于躯体上部向后过伸外力作用。其受伤机制与屈曲损伤正好相反。外力作用于前纵韧带和纤维环的前部,同时后部结构受到压缩应力。这将会导致关节突、椎板和脊突的骨折。椎体的前下部将会发生撕脱骨折,多数情况下这种损伤是稳定的,除非上位椎体相对于下位椎体发生后滑移。

三、胸腰椎骨折的分类

脊柱骨折分为小骨折和大骨折。小骨折包括单独的关节突骨折、横突骨折、棘突骨折和关节突间骨折。四类大骨折包括压缩骨折、爆裂骨折、屈曲分离损伤和骨折脱位。

(一)压缩骨折

压缩骨折发生于椎体的前部骨折,中柱结构保持完整。在一些病例,后柱可能受到张力产生破坏,这是由于以中柱为轴的张力作用引起。椎体压缩可发生于前柱或椎体侧方。椎体的压缩可发生于上终板,也可以发生于下终板,或双侧终板受累,或者终板保持完整,而椎体皮质发生骨折。Denis 报道的 197 例压缩骨折中没有一例发生神经损害,椎体压缩少于 40% 的、没有后侧韧带损伤的骨折是稳定的低能量损伤。但是如果年轻人椎体前缘 40%~50% 的压缩而后侧结构完整的损伤应当考虑后侧韧带结构损伤的可能性。

(二)爆裂骨折

爆裂骨折的是指涉及椎体中柱的骨折,特点是椎体后侧壁的骨折(中柱损伤),这是与压缩骨折的区别。爆裂骨折的损伤机制是由极度的轴向负荷引起,这类骨折占胸腰椎主要骨折的

15%。椎体的爆裂骨折程度由外力的作用速度决定。快速的作用力将主要导致椎体爆裂骨折。在伴有屈曲暴力的爆裂骨折中,常见椎管后壁骨折块向椎管内突入。有学者发现 CT 扫描可以看到 50% 的椎体爆裂骨折患者存在椎板骨折。在其 30 例椎体爆裂骨折患者中,70% 的骨折存在骨折块向椎管内突入。所以在椎管减压重建的过程中要考虑椎管侵占的情况。一些爆裂骨折伴随有后柱的水平骨折线。这种类型骨折与屈曲分离骨折不同,后者通常还伴有中柱的损伤。这种类型的骨折与没有后柱劈裂骨折的类型相比,前者更需要外科手术稳定,以防止后凸畸形的出现。

爆裂骨折患者中大约 50% 的人会出现神经损害症状。为了研究椎管侵占率与神经损害之间的不一致关系,有学者使用动态损伤模型,发现在动态情况下测量椎管侵占与伤后静态椎管侵占的程度不一样。他们的模型显示动态下椎管侵占为 33%,而伤后静态下椎管侵占仅为 18%。这个明显的区别可以解释伤后静态椎管测量与神经损害之间的不协调性。

(三)屈曲分离损伤

屈曲和分离的损伤机制,多发生于交通事故中乘客使用安全带肩部没有束缚,导致后柱和中柱承受张力损伤,前柱作用相当于支点。Denis 将这种损伤分为两类。①在一个水平通过骨结构,类似于 chance 骨折,或者主要通过韧带损伤;②在两个水平通过中柱骨结构或韧带、间盘结构。这个分类的缺点是没有包括后柱分类损伤而前柱、中柱承受轴向负荷导致椎体压缩和爆裂骨折的病例。Denis 的病例中因屈曲分离导致的神经损害较少。这种损伤应被认为是不稳定的损伤。

(四)骨折脱位

骨折脱位是由于压缩、张力、旋转、或剪切应力导致脊柱三柱的损伤。骨折脱位损伤可分为三类:A 型损伤为屈曲旋转损伤,可发生于患者在交通事故中从车辆内弹出或者高处坠地伤引起;B 型损伤发生于脊柱长轴受到垂直暴力打击所致;C 型损伤指由屈曲分离外力所致双侧关节突脱位。这种损伤发生于前侧间盘或椎体损坏。前纵韧带从伤椎的前下缘撕裂,导致脱位更加明显。这类损伤的特点是脊柱的三柱结构均受到损害,且伴有较高的神经损害概率。

虽然这种基于脊柱解剖的三柱理论对判断脊柱的稳定性有所帮助,但是此分类方法中没有考虑脊髓及神经根的存在。虽然脊髓和神经根不能提供给脊柱稳定支持,但是在考虑脊柱损伤时也不应该忽视。

McAfee 根据中柱损伤类型,用 CT 影像学分析后,建立了一个简化的分类。通过对 100 例胸腰椎骨折的患者平片、CT 的观察,提出中柱的损伤原因有轴向压缩、轴向分离、横向平移,这些损伤可能影响脊柱稳定性。McAfee 将损伤分为六类:楔形压缩骨折、稳定的爆裂骨折、不稳定爆裂骨折、Chance 骨折、屈曲分离骨折和平移损伤。这套系统是在椎弓根系统出现之前,钩棒在广泛应用的时代。McAfee 提出椎体损伤应该通过牵引分离或加压实现脊柱的稳定的观点。

目前较为全面的分类系统是 AO 的分类系统,是由多中心统计分析 1 400 例患者的平片和 CT 总结出来的。该分类主要基于脊柱损伤的病理形态学特点及损伤的外力,损伤的类别取决于损伤的病理形态是否一致。损伤类型主要由几个易于认识的影像学特征来判定。因为这种损伤模式能够明确反映损伤的外力以及外力的效应,作为常见的损伤类型(用英文字母表示),三种简单的机制可被分为:①压缩外力,它引起压缩性和爆裂性损伤;②牵张外力,它引起的损伤伴有横向结构的损伤;③轴向扭转外力,它引起旋转性损伤。形态学的依据用来将每一主要类型进一步分为不同的亚型(用数字表示),利用更详细的形态学所见可再分为次亚型,甚至可以更进一步的划分，以达到对几乎所有创伤的精准描述。在此分类中，损伤的等级是根据损伤的严重程度从上往下排列的。即是损伤的严重程度从 A 到 C 逐渐加重，同样在各型、亚型及次亚型中也是如此。进一步的亚型主要用以区分骨折的位置、形态以及区分骨、韧带损伤和移位的方向。损伤的等级主要是根据不稳的程度来决定的。预后也与损伤的等级尽量相关。该分类可以用来判断骨折的严重程度及预后，并可以指导治疗方式的选择。

各种类型骨折的特征：A 型损伤的特点是椎体骨折，后柱基本没有损伤。这类损伤由轴向压缩力引起，伴有或不伴有屈曲外力，仅累及椎体，椎体高度丢失，但后方韧带结构完整，不出现矢状面损伤。B 型损伤主要特点是单一或两个柱的横贯伤。屈曲牵张外力导致后方的结构损伤及延伸（B1 及 B2 型），过伸伴或不伴有前后的剪切力导致前方结构的破坏及延伸（B3 型）。在 B1 及 B2 型损伤，前方的损害可能是经椎间盘或 A 型椎体骨折。因此，A 型骨折存在于这两个亚型的骨折中。为了准确定义不同类型的损伤，必须对这些骨折的描述有所区别。更严重的 B1 及 B2 型损伤可以累及骶棘肌，或者肌肉及其筋膜，因此，后方的损伤可以扩大到软组织。

矢状面方向的横向脱位也可能发生，即使在影像学上没有被发现，也应警惕横向脱位的潜在可能性。不稳定的程度可以从不完全到完全，神经损伤的发生率明显高于 A 型损伤的。

C 型损伤的特点是在多种损伤形式以外，有三种具有相同损伤形式的骨折：①A 型骨折伴有旋转；②B 型骨折伴有旋转；③旋转剪切伤。除少许病例外，旋转损伤表示有严重的胸椎和腰椎损伤，并且神经损伤的发生率最高。神经损伤是由突入椎管的骨块或椎体间脱位造成。

常见的特点包括双柱的损伤、旋转移位、在水平位上各方向移位的可能、所有纵向走行的韧带及间盘的损伤、通常为单侧的关节突骨折、横突骨折、肋骨脱位或近脊柱端的骨折、终板的外侧撕脱骨折、椎弓骨折和不对称的椎体骨折。这些都是典型的轴向扭力所造成的损伤，同时还有 A 型和 B 型损伤。由于在前面已经详细讨论了 A 型和 B 型损伤，对于 C 型损伤的描述仅限于其常见表现及一些损伤的特有表现。

由于目前多数关于脊柱脊髓损伤的分类都没有将脊柱和脊髓损伤结合起来进行综合评定，Vaccaro 等通过多中心大宗病例观察建立了 TLICS 评分（Thoracolumbar Injury Classification and Severity Score，TLICS）。TLICS 系统是目前指导临床用于判断手术与否的唯一的分类评估系统，其将神经损伤和后纵韧带复合的状态融入评估体系，试图用具体分值来回答"保守还是手术"的问题。按创伤形态、神经功能、后方韧带复合体（PLC）完整性三部分进行评估。建议≥5 分采用手术治疗，再根据有无神经损伤、后韧带复合体损伤等情况选择前路、后路、前后路联合手术。由于每个患者的实际情况不同，TLICS 可以指导治疗的选择，但无法完全替代临床的判断（表 9-1）。

三项评分只计算最大的分数，然后求和，TLICS 分数≤3 分：非手术；4 分：手术或非手术；≥5 分：手术。有后部韧带复合体损伤时建议后路手术，有不全脊髓损伤时建议前路手术，不全脊髓损伤或马尾综合征同时有后部韧带复合体断裂时建议前后联合手术。

随着人们对脊柱后侧张力带对脊柱稳定性影响的认识，TLICS 建议 PLC 损伤行后路手术，重建脊柱张力带的稳定性，但未具体描述 PLC 损伤到何种程度需要手术。虽然 MRI 对软组织敏感度较高，但单纯通过 MRI 来判定 PLC 损伤有时并不十分确切，一定程度上影响临床医师对手术方式的正确选择。PLC 损伤常见于屈曲牵张样损伤，即 AO 分型 B1 和/或 B2 型多见。TLICS 考虑到了神经功能的重要性，不全脊髓损伤或马尾神经损伤建议前路手术减压，重建前中柱的稳定。但 TLICS 对椎体的碎裂程度和椎管骨块占位评分缺少细化且所占分值权重较轻，椎体压缩骨折为1分,椎体爆裂骨折为2分。临床上常见一些爆裂骨折椎体碎裂严重,椎管占位大,同时因伴有椎板骨折却没有神经症状患者,此时按TLICS评分结果建议后路手术,很明显这类损伤前路手术减压及重建对远期效果更具优势。

临床常用的是AO分型,因为该分型是以受伤外力和骨折形态结合的分类法,其分类的级别与神经损伤程度有较大相关性,可以用来判断预后,也可以根据骨折的类型决定手术与保守治疗的选择及手术入路的选择,同时因为它是字母和数字的编码分类,也便于资料收集。

表 9-1 TLICS 评分标准

形态学	评分	神经功能	评分	后部韧带复合体	评分
压缩骨折	1	完整	0	完整	0
爆裂骨折	2	神经根损伤	2	不确定损伤	2
平移、旋转损伤	3	脊髓、圆锥不全损伤	3	损伤	3
牵张性损伤	4	脊髓、圆锥完全损伤	2	马尾综合征	3

四、骨折与神经损伤的关系

胸腰椎骨折是最常导致脊髓损伤的原因之一。一些学者认为受伤时,椎体骨折块向椎管内突入暴力造成的脊髓伤害,其强度是静态的CT平扫所不能反映的。Fontijne对139例胸腰椎爆裂骨折的患者进行研究认为CT平扫所见椎管的狭窄与神经损害之间存在正相关的联系。他们报道椎管狭窄在25%、50%、75%,神经损害的概率在胸腰段是29%、51%和71%,在腰椎是14%、28%和48%。但是研究中不能确定椎管狭窄的程度与神经损害的程度之间建立明确的关系。

脊髓损伤程度的评估是脊柱损伤研究的核心课题之一。脊髓损伤后,及时、准确地进行检查,全面了解和评价脊髓损伤程度,对拟定治疗方案,提高和观察治疗效果以及正确评估预后都具有重要的指导意义。近年来,随着脊柱外科迅速发展,脊髓损伤引发了一系列相关学科的兴趣和广泛研究,显得异常活跃,取得了多方面的进展。但目前,脊髓损伤严重程度的研究角度、表达方式繁多,评价方法不一,标准不一。要从众多评价脊髓损伤的标准中选择一个较准确、可靠的标准也有一定难度。

(一)Frankel 脊髓损伤程度分类法

其将脊髓损伤平面以下感觉和运动存留的多少分为5个级别(表9-2)。

表 9-2 Frankel 脊髓损伤分级法

等级	感觉、运动功能情况
A	损伤平面以下深浅感觉完全消失,肌肉功能完全消失
B	损伤平面以下运动功能完全消失,仅存某些包括骶区感觉
C	损伤平面以下仅有某些肌肉运动功能,无有用功能存在
D	损伤平面以下肌肉功能不完全,可扶拐行走
E	深浅感觉肌肉运动及大小便功能良好,可有病理反射

Frankel法对脊髓损伤的评定有较大的实用价值,但对脊髓圆锥和马尾神经损伤的评价有缺陷,也缺乏反射、括约肌功能的内容,尤其对膀胱、肛门括约肌神经功能表达不全。

（二）ASIA 脊髓损伤程度分类法

1.特点

对精心筛选出来的,最具代表性的、最基本的神经系统检查目标,即感觉的 28 个关键点、运动的 10 条关键肌——进行检查和评分。感觉评分的总和即代表患者的感觉功能状况;运动评分的总和即代表患者的运动功能状况。

2.具体做法

(1)感觉的检查和评分:在 28 个关键点上,用针刺测试锐痛觉,用棉絮测试浅触觉。按 3 个等级评分:缺失为 0 分,障碍为 1 分、正常为 2 分,不能区分锐性和钝性刺激的应评 0 分。这样,每个关键点的检查有 4 种情况:即左、右两侧皮区的针刺锐痛觉和棉絮浅触觉。如正常人每个关键点应得 8 分,全身 28 个关键点满分总共 $28 \times 8 = 224$ 分。

(2)运动的检查和评分:按自上而下顺序,对规定的 10 条关键肌(肌节:指每个节段神经根运动轴突所支配的肌、肌群)进行检查,各关键肌肌力仍用原临床 5 分法评定。0 分:受检肌完全瘫痪;1 分:可触感肌力收缩;2 分:不需克服地心引力能主动活动关节;3 分:对抗地心引力进行全关节主动活动;4 分:对抗中度阻力进行全关节主动活动;5 分:正常肌力。这样,左、右两例共 20 条关键肌,正常人所有关键肌均为 5 分,其运动功能满分 $20 \times 5 = 100$ 分。

目前 ASIA 已建议增加检查两侧示指和拇指的位置觉和深痛觉。同时要做肛门指诊,检查肛门括约肌的自主收缩、深感觉是否存在。借以判断脊髓损伤是完全性还是不完全性。均以缺失、障碍、正常 3 个等级表示。

（三）ASIA 脊髓损伤分级

A:骶段(S_4、S_5)无任何运动及感觉功能保留。

B:神经损伤平面以下,包括骶段(S_4、S_5)存在感觉功能,但无任何运动功能。

C:神经损伤平面以下有运动功能保留,一半以上的关键肌肌力<3 级。

D:神经损伤平面以下有运动功能保留,至少一半的关键肌肌力≥3 级。

E:感觉和运动功能正常。

五、影像学检查

影像学检查是脊柱骨折治疗前所必需的评估损伤手段。对于急性多发损伤,如果患者有脊柱损伤的表现,或者患者处于意识丧失状态,但怀疑有脊柱的损伤时,都应该进行全脊柱的彻底检查。

（一）X 线检查

怀疑胸腰椎骨折时,常规的正位和侧位平片是最基本的检查方法。在初始阶段的评估中,胸腰段及腰椎的顺列可以在正侧位平片上很好的观察出来。许多胸腰椎骨折不仅存在椎体的骨折同时还存在损伤区域的后凸畸形。正位平片可以提供很多信息,椎弓根的位置帮助医师了解脊柱的顺列,侧凸的存在与否,棘突的位置。侧位平片可帮助医师了解椎体的顺列,腰椎生理前凸的存在,椎体高度的丢失与否,椎体受伤后,局部的后凸角度。椎间隙狭窄的情况,观察损伤椎体的后上角可以看到椎管侵占的情况。还可观察到椎体骨折脱位后椎体间脱位对应关系。

（二）CT 检查

CT 可以获得关于损伤椎体的任何平面的信息,三维重建 CT 可以观察脊柱的序列情况,CT 最基本的价值是在轴位平面上,可以清楚地显示椎管及骨折块与椎管的位置关系。扫描速度的增快和扫描层距的增密减少了患者搬动，获得了更多关于脊柱的信息。

CT 检查作用：①确定平片影像不能肯定的图像；②提供详尽的骨结构损伤情况以给外科医师选择治疗提供帮助；③了解平片正常患者存在疼痛的原因；④上胸椎棘下颈椎区域平片信息不清楚的地方；⑤了解椎体骨折块与椎管的关系；⑥评估术后内固定的位置及并发症的情况；⑦评价术后椎体骨折愈合情况。

三维重建 CT 可以了解椎体半脱位及脱位情况，螺旋 CT 可以提供给医师清楚的，高质量的影像。

(三)MRI 检查

MRI 是检查中枢神经系统的有力工具。优点：①在任何平面上对脊髓成像；②与其他影像系统相比，MRI 对软组织，包括韧带组织的辨别具有较高的敏感度；③脊髓周围空间成像诊断血肿，骨折块，间盘组织和骨刺，且不需要使用造影剂；④直接显像脊髓诊断挫伤，血肿，或裂伤；⑤以 MRI 影像为基础预测患者将来脊髓功能恢复状况；⑥观测脊髓血流状况，评估主要血管的供血情况，而不需要使用造影剂；⑦不需要使用造影剂了解脊髓形态。

MRI 可以清楚地显示脊髓和软组织图像。MRI 检查可以辨别椎间盘损伤、硬膜外血肿、脊髓水肿、软组织损伤情况，这在其他影像学检查时不能替代的。当患者的损伤节段与神经损伤不符，或者有神经损伤但没有证据说明骨结构损伤，MRI 检查将会提供脊髓节段的影像，了解损伤的情况。这些信息对治疗和判断预后将会提供较大的帮助。

六、治疗

(一)保守治疗

保守治疗是胸腰椎骨折的一种基本治疗方法，主要方法是支具外固定或者卧床休息治疗，包括一段时间的卧床休息直到全身症状的缓解，接着应用支具固定 10～12 周，并逐步进行功能锻炼。

保守治疗适应证选择得当将会取得良好的治疗效果。有学者认为稳定的没有神经损害的椎体压缩骨折和爆裂骨折可以进行保守治疗。包括：①骨折椎体高度丢失少于 10% 的不需要外部支具；②骨折椎体高度丢失在 30%～40%，后凸角度在 20°～25° 可以通过矫形支具固定。

胸腰椎的外固定支具的作用是限制脊柱的运动，减少肌肉组织的活动，增加腹部压力稳定脊柱，减少脊柱的承重负荷。最有效的胸腰支具是 Jewett 设计的三点固定支具，其前侧在胸骨和耻骨联合，后侧在胸腰段，可将脊柱固定于伸直位。这种支具允许脊柱过伸，但限制屈曲，重量轻，易于调节。Jewett 外固定架适用于 T_6～L_3 节段的损伤。

保守治疗的指征可简单归纳为：①无神经病损者；②脊柱三柱中至少两柱未受损；③后凸角度<20°；④椎管侵占<30%；⑤椎体压缩≤50%。

(二)手术治疗

与支具外固定或者卧床治疗相比，手术治疗有几方面的优点。首先，对于那些不能耐受支具或者卧床的患者可以提供即刻的稳定。在一个多发创伤的患者，长期的卧床将可能会产生严重的危及生命的并发症。及时的外科手术稳定可以允许患者早期坐起和康复治疗；其次，外科手术可以很好地恢复脊柱的序列，纠正畸形；最后，解除对神经系统的压迫。一些文献报道手术减压稳定可以增加神经损害的恢复概率，减少康复所需时间。

1.手术目的

减压；为神经功能恢复创造最佳条件；恢复和维持脊柱的高度和曲线；减少脊柱活动度的丢失；保持脊柱的稳定性；坚强固定以利早期护理和康复；防止创伤后后凸畸形及神经病损。

2.手术的时机

对脊髓或马尾损伤的患者进行手术干预(减压和稳定)的时机还不十分明确。尽管人体临床研究没有足够的证据，但是可能存在一个重要的时间窗(可能<3小时)，在该时间窗内减压可能会促进脊髓神经功能的恢复，改善预后。多数学者同意进行性神经损害加重是急诊手术的适应证。急性外伤导致脊柱畸形、脊髓损伤的患者应当急诊手术，以恢复脊柱序列，给脊髓恢复创造最大的可能性。在那些完全脊髓损伤或静止的不完全脊髓损伤，一些学者认为应当延迟几天手术以减轻脊髓的水肿，而另外一些学者支持早期手术稳定。然而，迄今为止唯一的一个脊髓损伤临床前瞻性随机对照研究发现，在损伤早期(3天内)或晚期(5天后)施行手术，神经功能的恢复并没有显著差别。有研究表明，如果胸腰段脊髓受压持续存在，即使是在损伤晚期才进行减压，也有利于改善神经功能。因后路手术是通过韧带整复缓解椎管压迫的一项间接减压方法，故在创伤早期能更顺利地进行。

3.外科手术的适应证

对于胸腰椎骨折，不同类型的骨折应当选择相适应的手术方式。

(1)椎体压缩骨折：是指椎体前柱压缩，中柱结构保持完整。这种类型骨折的治疗决定于后侧结构的损伤程度。椎体前柱压缩超过40%，或者后凸角度超过25°，则考虑后柱的韧带结构受到损害，很难恢复正常的结构功能。MRI可以清楚地显示后侧韧带复合体的损伤情况。这种骨折被认为是极度不稳定的骨折，应当考虑手术治疗。对于椎体损伤处于临界状态的患者，如果是年轻人，高能量的损伤，首先选择手术治疗。严重的椎体压缩骨折可以选择后路椎弓根固定系统进行固定和融合。对于老年患者，低能量所造成的椎体压缩骨折，特别是伴有骨质疏松的椎体压缩骨折，后路固定的选择应当慎重，因为较差的骨质量会影响固定的强度。可考虑椎体成形术。前路手术对于此类患者一般来说是不需要的，因为中柱结构没有受到破坏。

(2)爆裂骨折：爆裂骨折包括前柱和中柱的破坏，伴有或不伴有后柱结构的损坏。有三个因素在选择治疗时应当考虑：椎管受侵占的比例，受伤区成角畸形的角度，神经损害的程度。

手术应当考虑三方面的因素：神经损伤程度，稳定程度和畸形程度。如果患者具有神经损害同时伴有不稳定，脊髓压迫，明显的后凸畸形，后者两种上述条件同时存在，这些都是手术治疗的指征。如果椎管侵占>50%，或者后凸角度>30°，不管是否伴有神经损害都具有手术的适应证。

(3)屈曲分离损伤：屈曲分离损伤可以经过骨或者软组织结构，可累及一个或多个运动节段。韧带损伤愈合能力较差，常会导致局部不稳定和疼痛。累及三柱的屈曲分离损伤是极度不稳定的。脊髓损伤有较高的发生率。这种损伤最好的治疗手段是手术治疗。进行局部节段的固定和后侧融合。

(4)骨折脱位：在骨折脱位，脊柱的三柱结构均遭到损伤。这种类型的损伤常伴有较高的神经病损率，多数患者需要进行手术治疗。如果出现骨折脱位的患者没有神经损害，手术的目的是稳定脊柱、恢复脊柱序列、防止继发神经损害、争取早日下床活动。如果骨折脱位伴有部分神经损害，亦应手术稳定脊柱和对神经进行减压。如果神经损害是完全的，亦应进行脊柱稳定，减少患者住院和卧床时间，给脊髓恢复创造最大的可能性。

手术指征：有神经损伤；所有AO分类C型骨折；AO分类A3型及B型中成角>30°、椎体压缩＞50％、椎管侵占＞30％；MRI 证实有椎间盘损伤。

4.手术入路的选择

(1)前路手术：前路手术进行胸腰椎骨折减压稳定，无论单独使用还是与其他手术方式结合使用，在过去几十年来一直受到骨科医师的推崇。前路经胸腔减压和融合适用于胸椎和胸腰段骨折($T_2 \sim L_1$)。前路手术的指征是伴有神经损害的椎体爆裂骨折，在急性期进行减压和稳定；纠正陈旧创伤所引起的畸形；重建脊柱前柱的支撑结构。随着内固定技术、植骨方式以及手术安全性的提高，前路手术越来越为外科医师所接受。

随着内固定技术的发展和自体骨植骨之外植骨方法的改进，前路手术治疗胸腰椎爆裂骨折作为一种独特的技术手段获得了更多的接受。随着前路钢板的日趋成熟，前路减压固定胸椎和胸腰椎骨折的手术治疗质量得到很大提高。现代的内固定技术多采用一个椎体两枚螺钉的固定技术，一枚螺钉靠后，平行于椎管后壁，另一枚螺钉靠前自前侧向后侧斜行打入，两枚螺钉之间呈三角形，增加了抗拔出力。在邻近的两个椎体之间，可以完成撑开或加压的操作。

对于脊柱结构的两柱(前柱和中柱)损伤，Denis 分类的椎体爆裂骨折，AO 分类的 A 型损伤，单纯前路固定获得了良好的疗效。对于不稳定的三柱损伤，即 Denis 分类的屈曲分离损伤，AO 分型的 B 型或 C 型骨折，单纯前路手术能否解决这种损伤的稳定问题还有争议。有学者研究 203 例胸腰椎骨折，按照 AO 分类标准，40 例不稳定骨折(三柱损伤)实行了单纯前路固定手术治疗。术后没有患者出现神经损害加重的表现，不全损伤患者中 90％有一级以上的神经功能恢复。术前椎管侵占平均 68.5％，后凸角度平均是 22.7°。术后随访后凸角度平均是 2.1°，37 例患者在随访中显示局部很好地稳定。

(2)后路手术：后路治疗胸腰椎骨折主要应用内固定器械在损伤节段实行撑开和复位并间接减压。撑开力量被证明在使突入椎管的椎体后壁骨块复位方面有着明确的作用，特别是在伤后几天内更有效。

Harrington 棒：是最早的用以治疗胸椎和腰椎骨折后路棒钩系统之一，因其坚强和稳定程度不够，现在已很少使用。

节段间固定系统：椎弓根螺钉固定系统可以很好地纠正后凸和侧凸畸形。有多个连接的钩与椎弓根钉可以完成撑开和加压的作用，因此可以矫正复杂的畸形和提供脊柱强有力的稳定支持。在应用横向连接后，两侧的钉棒结构变为一个整体，更有效地提供稳定支持。节段间固定系统与单钩棒系统相比明显增加了对椎体的把持力，减少了内固定失败的概率，其另一个好处是可以实行单个节段间的加压和撑开。

在胸腰段，椎弓根有较大的直径，可以考虑全部采用椎弓根钉进行固定。椎弓根系统的优点是使得短节段固定成为可能，经常采用的固定方式是在伤椎上一个节段和下一个节段进行固定。这种固定方式在腰椎显得优点更为突出。

在完成后路椎弓根固定的同时，根据椎管侵占情况，可以完成椎管减压。单纯平片不能作为判断椎管减压与否的依据。术前的 CT 平扫与三维重建，MRI 检查可以提供关于椎体结构破坏情况，椎管侵占情况的完整信息。后路减压的优点是不需要再次另外切口，缺点是减压需要切除椎管后壁结构或者后外侧结构，这将会影响脊柱的稳定性，并可能对植骨融合造成不利影响。另外一个缺点是此种减压不如前路减压直接，可能形成不彻底或减压失败。

5.手术技巧及注意事项

(1)手术入路：胸腰段骨折的手术入路主要为侧前方入路及后侧入路。前路减压固定的绝对指征是椎体爆裂骨折,后壁骨块翻转向前,其特点是在 CT 横断面可见椎体后壁骨皮质位于椎体内并指向前方。而其他类型骨折的手术入路的选择除了根据术者的经验外主要取决于前柱的结构是否稳定。大部分胸腰椎骨折脱位可通过后方入路达到减压、复位及固定的目的;但如果出现椎管侵占超过 50%,椎体高度丢失超过 70%,应选择前方入路。如何判断前柱的稳定性目前还存在争议,可以参考 Gaines 载荷分享评分(图 9-13)来指导入路的选择。如果<6 分可选择选择后路手术,如果≥6 分可选择前路手术,而对于 B2、B3 及 C 型骨折同时 Gaines 评分≥6 分者可以选择前后联合入路。

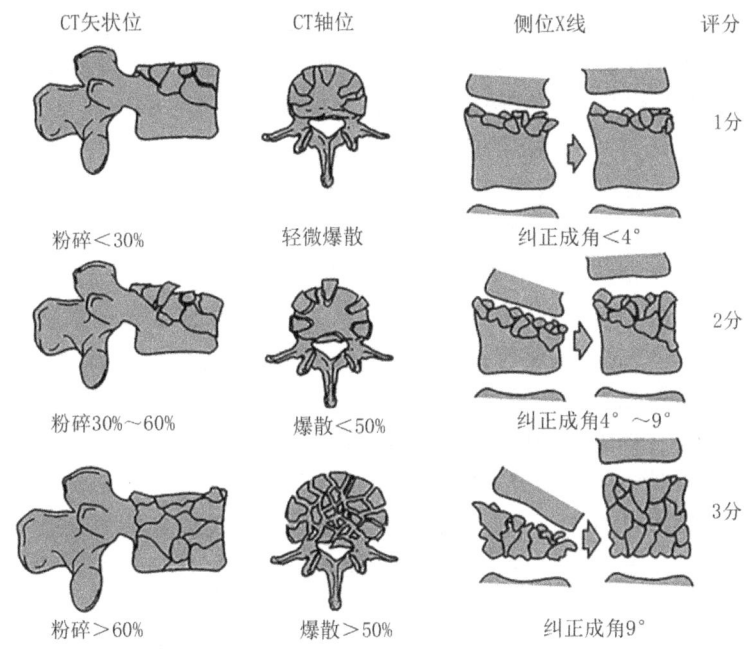

CT矢状位	CT轴位	侧位X线	评分
			1分
粉碎<30%	轻微爆散	纠正成角<4°	
			2分
粉碎30%~60%	爆散<50%	纠正成角4°~9°	
			3分
粉碎>60%	爆散>50%	纠正成角9°	

图 9-13 Gaines 载荷分享评分

(2)胸腹联合入路(显露 $T_{10} \sim L_1$)和腹膜后入路(显露 $T_{12} \sim L_5$):患者右侧卧位,右侧腹跨过手术台腰桥处。切口沿肋骨(T_{10}、T_{11}、或 T_{12}),从肋横突关节直到腹直肌外侧缘。腹膜后分离可以在不影响胸膜腔的同时切除肋骨。在肋横突关节处或近端切断肋骨。注意保留横膈和腹壁肌肉止点;找到腹膜外脂肪后,钝性分离定位腹膜后间隙。

用"花生米"钝性分离腹膜,将外斜肌和内斜肌分开来。用"花生米"分离腹膜后脂肪和腹膜,辨认腰大肌。确定并没有进入胸膜腔;如果已进入,在最后需用胸管置入胸膜腔。辨认椎间盘(注意,椎间盘是突出来的部分而不是凹进去的部分);男性患者的腰大肌常常跨过中线完全覆盖脊柱,这时,用"花生米"钝性分离直至看到椎间盘,然后透视,确认手术节段。在 L_1 和 L_2 节段,为充分暴露要切断横膈脚并在最后修复。

侧前方椎体切除术减压的关键在处理椎间盘,要将切除的椎体上下的椎间盘在减压之前清除掉。干净地切除了椎体上下的椎间盘后,失血量将被控制在最少,而且术者可看到后纵韧带。下一步要去除一小部分后纵韧带以辨认硬脊膜。一旦硬脊膜显露清楚了,就可应用高速磨钻或咬骨钳进行椎体切除了,将椎体切除直至仅剩一薄壳附于后纵韧带上。

当从前外侧入路进行椎体切除时,用宽骨刀从椎弓根基部开始。薄壳和后纵韧带沿整个椎体长度一并切除。切除宽度是一侧椎弓根到另一侧椎弓根,要使椎管和神经根彻底减压。

自体的髂骨、肋骨、腓骨及钛网、人工椎体都是椎体切除术后的植骨替代材料。但独立应用的稳定性差,应联合应用后方椎弓根固定或前外侧钉板或钉棒固定。

(3)腰段后路减压及椎弓根螺丝钉内固定术的技术要点:全麻,患者俯卧于支架或枕垫上,腹部不施加压力,双臂置于头侧,双肩前倾。术前应确定 C 形臂透视是否能够在正、侧位方向均能拍摄到骨折固定节段。一般先置椎弓根钉,再行减压、固定及植骨。

椎弓根钉向内侧偏移是最危险并发症,可以伤及脊髓,正确的放置椎弓根螺钉应该遵循以下原则:①选择正确的椎弓根进钉点。②选择正确的进钉方向:椎弓根钉的方向取决于椎弓根的内倾角和下斜角。内倾角为椎弓根轴线在椎体横断面上的投影与椎体冠状面垂线的夹角,在胸腰段及腰椎为 5°~15°,下斜角为椎弓根轴线在矢状面上的投影与椎体水平面之成角,在胸腰段及腰椎一般 0°,但应参考侧位片。③钉深度:一般认为深度达到椎弓根轴线长度的 80% 已获得足够的生物力学强度。但进钉越深,固定越牢固,最佳深度为进入椎体前侧但不穿透皮质,否则易损伤血管。④术中透视判断椎弓根螺钉位置:侧位片螺钉应于椎弓根内,钉尖不超过椎体前缘皮质,正位片顶尖向内不能超过棘突中线,否则可能进入椎管内。

对于椎体有楔形变及椎体高度有丢失的骨折,术中要恢复椎体的形态及高度,主要依靠椎弓根钉对椎体间撑开,通过紧张后纵韧带将骨折推向前方,恢复椎体后壁的高度,再通过拉近椎弓根钉的延长杆或 Schanz 钉的尾端使前方展开达到恢复椎体前方高度的目的。

新鲜的胸腰椎骨折脱位复位并不困难,通过提拉复位装置均可达到满意复位。陈旧的脱位或难复性的脱位需要切除部分交锁的关节及瘢痕组织才能达到复位。

腰椎骨折和胸腰段骨折的手术方式略有不同。由于 L₂ 以下没有脊髓结构而且椎管宽大,所以可以安全的采用后路减压方式,而 L₂ 以下腰大肌及的覆盖造成侧前方入路显露困难,因此后路减压固定的方式在腰椎骨折脱位的治疗上应用较多。

6.并发症

(1)前路手术的并发症。①损伤胸导管:胸导管行经的路径变异很大,但通常伴行于主动脉右侧。并发症主要发生在左侧胸廓切开术,可导致乳糜胸。治疗通常采取保守方法——胸腔闭式引流,但对于个别无脂饮食的患者,大量淋巴液的丢失需要手术治疗结扎胸导管。②损伤奇静脉和半奇静脉:切断肋间血管时过于偏向中间,或是准备时没有靠近前纵韧带或骨膜下,都有可能损伤到奇静脉和半奇静脉,一旦损伤,应手术缝合或结扎。③损伤大血管:损伤大血管是很严重的并发症。患者短时间内丢失大量血液,手术野很快被血液充满。这时应用事先准备好的血管圈套器止血,没有圈套器应手动止血。钳夹血管需要将血管前移,静脉的撕裂通常发生在底面,操作比较困难,应将血管充分翻转,使得缝合不受限制。④损伤输尿管:输尿管由于其圆柱形的外形及其可蠕动的特点比较容易识别。对于完全或是不完全的断裂,首先应使两断端保持足够长度,平行长轴切开输尿管,置入导管进入膀胱并固定,用可吸收线作单排全层间断缝合。⑤腹膜穿孔:穿孔主要发生在膈下。手术中应尽可能地将腹膜推至旁边。可以行连续缝合修补穿孔。⑥腹壁神经支配异常:躯干前侧的肌肉受胸神经前支的感觉和运动神经支配,应根据神经的分布情况决定必要的切口,避免腹壁疝的形成。⑦下腹部神经丛损伤:在处理大血管时可能会损伤这些神经丛,可以导致逆行射精。⑧错误估计病变节段:由于解剖上的个体差异,错误估计节段的情况时有发生,所以术中透视及术后影像学的复查是绝对必要的。

(2)椎管减压相关的并发症。①神经损伤:在脊髓和脊髓圆锥水平发生神经损伤的风险要大于马尾水平。损伤的原因大多是技术上的错误,但有少数病例的病因不清。神经损伤的风险可

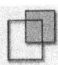

以通过以下的方法避免:用磨钻和刮匙谨慎的处理椎体的后壁;入路应选择在狭窄程度相对较轻的节段;③操作时应尽可能远离椎管,避免神经结构受压。②椎管减压不完全:术后需要进行CT复查。对于术后仍存在椎管狭窄的病例,应根据其具体情况决定是否需要再次手术修正。③硬脊膜撕裂:其发生率为4%～10%。可以行连续缝合修补。当撕裂的范围较长时,应行椎板切除术使撕裂完全暴露。如果裂口没有完全缝合,应把肌肉组织缝合到该区域,并使用生物蛋白胶。胸椎节段的持续性脑脊液瘘需要引流数天。④器械操作和稳定性相关的并发症:胸弓根螺钉置入位置偏差或错误,术后松动或断裂等。⑤感染:其发生率在2%左右。手术切口感染常导致切口延迟愈合或不愈合,必要时需进行清创处理,而深部感染若累及到内固定物,在清创时要考虑取出内固定物以控制感染。髂骨取骨处也有发生感染的可能。术后肺部感染和泌尿系统感染也比较常见。这与患者术后长时间卧床有关,特别是前路术后的患者,会因为术后疼痛和胸壁肌肉损伤而导致呼吸功能受限,增加术后肺部感染的可能,应特别加强术后护理。⑥下肢深静脉血栓:其发生率在1%左右。伴有神经损伤的胸腰椎骨折患者,术后下肢深静脉血栓形成的风险更大,这与术后长时间卧床和下肢缺少活动有关。病情较轻的下肢深静脉血栓,若早诊断早治疗,可无明显的后遗症,但病情较重特别是继发了肺动脉栓塞时,可导致患者死亡。

(任志远)

第六节　骶椎损伤

　　骶椎骨折的种类繁多但发病率低,导致骨科医师对该疾病的认识很有限,漏诊率高达30%。骶椎是躯干骨骼的力学中心,既是脊柱的基底,也是骨盆环的关键部分。虽然骶椎具有如此重要的作用,但由于其处在脊柱与骨盆的交界区,导致创伤医师和脊柱医师均容易漏诊骶椎骨折。

　　骶椎骨折的漏诊和治疗不当会造成进一步的神经损伤和后期的脊柱畸形,其矫形手术困难,且疗效不如新鲜骨折,因此早期诊断治疗骶椎骨折非常重要。

一、相关解剖

　　骶椎是腰椎和骨盆的连接部分,一组骨与韧带复合体组成了该承重平台,并起到保护腰骶神经丛和髂血管的作用。躯体的重量通过第一节骶椎传递给髂翼,进而髋臼。后方坚强的腰骶及髂腰韧带稳定了该移行区域的骨骼。骶椎为一后凸结构,其矢状面的后凸角从0°到90°。这种后凸结构是由于S_1上终板的倾角造成,并且该后凸也造成了腰椎的代偿性前凸。骶椎的后方是由多块肌肉和腰骶筋膜组成的,它可以阻挡钝器对骶椎的伤害。

　　骶管的容积相对较大,除容纳马尾外还有很多剩余空间。对于骶神经前支,S_1只占据骶前孔容积的1/3。越向下,骶神经占据骶孔容积的比例越小,S_4只占据1/6。$S_{2～5}$神经根前支分布于直肠和膀胱,可以控制性功能和二便功能。腹腔下神经丛的交感神经节从$L_5～S_1$椎体的前外侧缘向下延伸至$S_{2～4}$骶前孔的内侧缘,具有纤细细感觉纤维的骶神经后根分布于会阴部的皮肤。

二、损伤评估

　　特异的骶椎骨折征象为骶椎后方台阶感以及广泛的软组织脱套伤。

直肠指诊是骶椎骨折的标准检查,对怀疑骶椎骨折的患者要进行骶神经功能全面的评估,包括肛门括约肌的自发收缩和最大收缩力,肛门周围由 $S_{2\sim5}$ 根支配的轻触觉和针刺觉,球海绵体反射和肛门括约肌反射等。女性患者需行阴道检查,以排除隐性的骨盆开放性骨折。对于可以行走的患者,与姿势相关的下腰痛和臀部疼痛提示骶椎骨折的可能。

在评估骶椎骨折时,必须考虑以下 5 个因素。

(一)活动性出血

骶椎骨折可以合并致命性的髂血管、骶前静脉丛和臀上动脉出血。血流动力学的稳定是早期治疗的关键。

(二)开放性骨折

开放性骨折影响骨折的治疗方案和治疗后的疗效。大部分骶椎开放性骨折为 Gastilo Ⅲ A 型骨折。此外还存在更多的隐性开放性骨折,如骨折合并直肠或阴道、泌尿系统损伤。还有一种比较严重的开放性骨折即 Morel-Lavelle 综合征,它是腰骶筋膜广泛的脱套伤。表面上看该损伤为闭合性的,但是治疗时必须意识到其软组织损伤的严重程度以及术后伤口感染的危险性。

(三)神经损伤

神经功能损伤是决定患者长期预后的关键因素。骶椎骨折可能损伤马尾神经、腰骶丛、骶丛、交感神经和副交感神经。

(四)骨折的形式和稳定性

骨折的稳定性是决定骨折治疗方式的关键因素,由于骨盆环的稳定性大部分来源于后方坚强的韧带组织,故其损伤为不稳定因素之一。像其他骨折一样,骶椎或骨盆骨折移位>1 cm 为不稳定骨折。

(五)全身多发损伤

患者外伤时外力的大小和作用时间决定了患者的预后,某些单发的骨折可行非手术治疗,但是如果合并全身其他系统的多发伤,则需考虑手术治疗。

三、影像学检查

怀疑骨盆、骶椎骨折患者应行骨盆正位 X 线检查。但是由于骶椎的后凸角,正位像可以观察的结构有限,应同时摄骨盆的入口位和出口位片。在入口位可以分辨出骶管和 S_1 的上终板,出口位像才是真正的骶椎前后位像。骶椎的侧位像对于判断骶椎骨折是一种既简单又有效的方法。某些 X 线表现可能提示骶椎骨折,如 L_5 横突骨折(61%合并骶椎骨折),X 线上显示骨盆入口骨质不连续(92%患者合并骶椎骨折),折梯征提示骶前孔损伤。

CT 是诊断骨盆后环损伤的准确方法。窗宽 2 mm 或更薄的 CT 扫描加上冠状面和矢状面的重建可以非常细致的观察骨盆的结构,对比较复杂的骨盆骨折诊断很有帮助。骶椎 MRI 可以用来检查创伤后骶神经功能不全患者。

四、骨折类型

(一)Denis 分型

Denis 认为骨折部位与中线的距离和损伤程度及神经功能损害发生率密切相关,并据此将骶椎骨折分为三个区(图 9-14、图 9-15)。

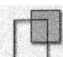

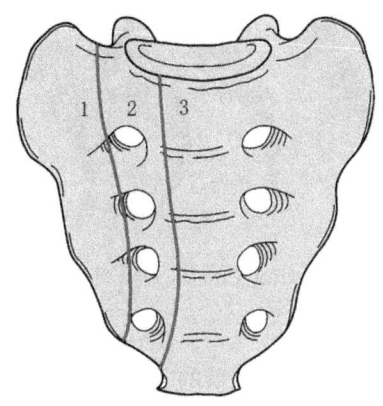

图 9-14 Denis **骶骨骨折分区**

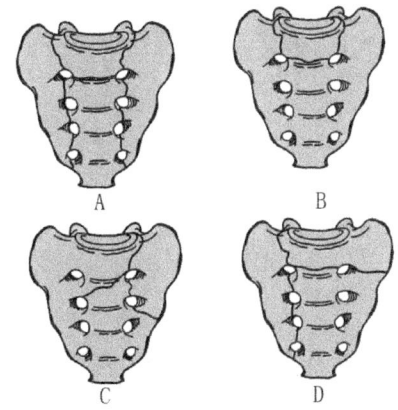

图 9-15 Denis **骶骨骨折分型**

Ⅰ区骨折最常见,占 50%,位于骶孔的侧方,主要累及骶椎翼,骨折可延伸至骶髂关节,6%存在神经损伤,其中较多见为 L_4、L_5 根损伤。

Ⅱ区骨折占 34%,为骶孔区的纵形骨折,但是未累及骶管,58%合并神经损伤,多数为 L_5、S_1、S_2 根损伤。该区骨折稳定性的判断非常重要,因为该区骨折不愈合时预后较差。

Ⅲ区骨折占 16%,累及骶管,神经损伤率为 81%。而神经损伤患者中又有 76%存在膀胱和直肠功能障碍。

另外还有 2 个需要考虑的因素,即骨折是否累及双侧及骨折的平面。双侧Ⅰ、Ⅱ区骨折不常见,但常合并Ⅲ区骨折及横行骨折。S_1、S_2、S_3 骶椎横行骨折患者较 S_4、S_5 患者更容易出现膀胱功能障碍。35%骶椎横行骨折合并神经横断,创伤性神经横断在 Denis Ⅲ区 Roy-Camille 3 型骨折中最常见。腰骶神经撕脱伤与严重的Ⅱ区骨折相关,如垂直剪切骨折。

(二)Roy-Camille 分型

Roy-Camille 将 Denis 的Ⅲ区骨折进一步分型(图 9-16)。

1 型:骶椎轻度成角但无移位。

2 型:成角并部分的移位。

3 型:完全移位。

4 型:垂直暴力所致 S_1 椎体粉碎骨折。

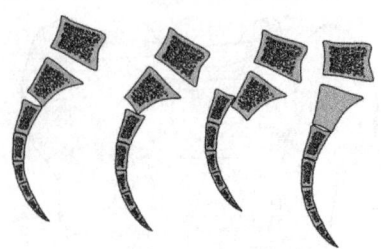

图 9-16　Roy-Camille 骶骨骨折分型

(三)Isler 分型

根据骶椎骨折部位与 L_5 和/或 S_1 后方小关节的关系,评价腰骶部损伤稳定性的分类(图 9-17)。

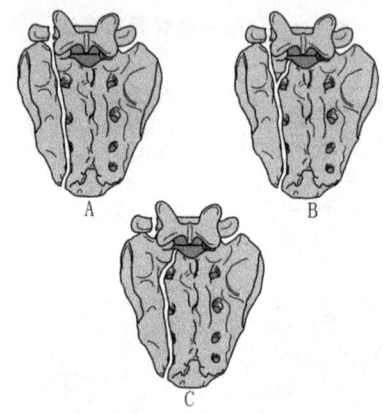

图 9-17　Isler 骶骨骨折分型

A 型:L_5 和/或 S_1 小关节外侧的骨折,不影响腰骶部稳定性但影响骨盆环的稳定性。

B 型:骨折延伸经过 L_5 和/或 S_1 小关节,常伴有不同程度的不稳定及神经损伤。

C 型:骨折延伸至椎管,为不稳定骨折,需内固定。

五、治疗

(一)非手术治疗

卧床休息、支具及石膏固定,及单侧或双侧的人字石膏固定,支具制动,或支具保护下早期锻炼。骨盆环骨折愈合时间为 2~4 个月,后 1~2 个月可在支具保护下负重活动。非手术治疗时间长,疗效差,对于不稳定骨折这种治疗已现被手术治疗所取代。

(二)手术治疗

骶椎骨折手术治疗复杂,故术前应该制订明确、实际的手术目标,如稳定骨折与恢复腰骶关节的顺列,选择最有利神经功能恢复的手术时机,对开放性损伤彻底的清创,并且减少致残率等。

1.手术时机

应该根据治疗的目标,患者的一般情况及手术创伤的大小而定,过早的手术会导致术中大量失血,软组织损伤及感染,但是过迟的手术如伤后 2 周,又会失去神经功能恢复的机会。对于无神经损伤的骨折可选择伤后 7~10 天手术,有神经损伤的骨折争取在 72 小时内手术。

2.减压技术

骶椎骨折造成神经损伤可以从单支神经根不全损伤到完全性马尾损伤,骶神经根由骨折成角、移位或直接卡压造成的挫伤、压迫及牵拉伤理论上是可以恢复的,神经根的横断和撕脱是无法恢复的。各种治疗的神经功能总改善率为 80％左右,而手术减压的时间仍存在争议,从神经恢复的角度,减压需尽早,应在伤后 24～72 小时完成,减压可以通过间接复位骨折完成,也可直接行椎板切除,但早期手术会使失血量增加,并且由于合并软组织损伤伤口不易愈合,也会增加脑脊液漏的可能,减压的同时必须行骨折固定。手术减压对于神经横断患者无效,神经撕脱伤的重建目前也是不可能的,如果能保留部分骶神经功能,哪怕仅仅为单侧也需行手术治疗。因为单侧神经功能即可使患者保留完整的直肠、膀胱括约肌功能。

3.手术固定技术

手术固定主要目的是保持腰骶关节稳定。前方减压内固定术式并发症多,使用范围有限,大部分骶椎损伤可从后方手术治疗。

骶椎骨折较常见的治疗方法是早期微创治疗,骶髂螺钉技术可以用来治疗各种骶椎骨折。如果固定已满意但仍存在骶孔或骶管压迫,可以在受伤后两周内附加一个小范围的减压手术。该技术的缺点是如未完全复位时即行内固定会造成畸形愈合。经皮置入骶髂螺钉的禁忌包括腰骶移行区解剖结构异常或骨折无法行闭合复位,适应证为可以闭合复位的 Denis Ⅰ、Ⅱ、Ⅲ 区骨折。而 Denis Ⅲ 区 Roy-Camille 2、3、4 型损伤,由于很难通过闭合方法复位而不能行该治疗。同样,移位明显 Ⅱ 区骨折用此方法固定也较困难,而粉碎性的 Ⅱ 区骨折如置入骶髂螺钉可能造成继发骶孔压迫及骨折进一步压缩,故此类骨折应行双侧骶髂钉固定或髂腰固定。

在骶髂钉基础上辅助后方髂骨张力带钢板可以增加其强度,用来治疗开放性骨折,但该方法缺点是后方有两个切口,增加了伤口不愈合的危险。

如果患者损伤过重或骨折复位困难,无法行微创治疗,则可行后方减压固定手术。从生物力学角度来看,最稳定的固定是使用下腰椎椎弓根钉和髂骨钉棒系统外加横联的髂腰固定技术,可以用于神经减压后的固定也可对移位的骶椎椎体进行复位。为了使复位的骨折更加稳定,骶髂螺钉也可作为该技术的补充。由于髂腰固定的巨大稳定性,大部分患者术后可不带支具负重下地活动。

(任志远)

第七节 脊柱及脊髓损伤的康复

一、脊柱骨折的康复治疗原则

(一)单纯脊柱骨折

促进骨折愈合,防治脊柱周围肌肉萎缩,增加脊柱的稳定性和柔韧性,防止慢性疼痛,消除长期卧床对机体的不利影响。

(二)合并脊髓损伤的脊柱骨折

在促进骨折愈合,恢复脊柱序列及稳定性的同时积极开展脊髓损伤的康复治疗,尽量争取恢复功能,重新回归社会。

二、胸腰椎骨折脱位的康复治疗

(1)伤后或术后1周内卧床休息,辅以四肢的主动运动,训练强度及时间应逐渐增加,训练中要避免引起骨折不稳的动作。脊柱骨折患者的下地时间,目前多主张如果骨折稳定或手术后骨折固定牢靠可在支具保护下1周内下床活动。

(2)伤后或术后2~3周疼痛基本消失,开始躯干肌的渐进性等张收缩练习和翻身练习。

(3)伤后或术后4~8周,骨折逐渐愈合,应进一步增加腰背肌及腹肌练习的强度,逐步增加腰椎柔韧性练习。

(4)物理治疗:直流电钙、磷离子导入;磁疗;超声波疗法;音频电疗法。

三、脊髓损伤的康复治疗

(一)脊髓损伤平面与功能恢复的关系

由于脊髓损伤后神经元的再生及支配作用的恢复仍是一个尚未解决的难题,脊髓损伤后的功能恢复与伤员是否为完全性损伤及其损伤平面有着密切的关系,下表为完全性脊髓损伤所在平面的康复目标,对于不完全性损伤的伤员要根据其残存的肌肉力量及感觉功能的恢复相应修正康复目标(表9-3)。

表 9-3　脊髓损伤的康复目标

脊髓损伤平面	康复目标	康复辅具
C_5	生活基本不能自理,大部分需要帮助	电动轮椅
C_6	生活部分自理,需要中等帮助	电、手动轮椅,适配多种自助具
C_7	生活基本自理,移乘轮椅活动	手动轮椅,专用小车
$C_8 \sim T_4$	生活自理,轮椅活动,支具站立	同上,骨盆长支具,双拐
$T_{5\sim 8}$	同上,支具治疗性步行	同上
$T_{9\sim 12}$	同上,长下肢支具治疗性步行	轮椅,长下肢支具,双拐
L_1	同上,家庭内支具功能性步行	同上
L_2	同上,社区内支具功能性步行	同上
L_3	同上,肘拐社区内支具功能性步行	短下肢支具,肘拐
L_4	同上,可驾驶小车,不需轮椅	同上
$L_5 \sim S_1$	足托功能性步行,驾驶小车,无拐	足托,短下肢支具

(二)不同节段脊髓损伤的康复

1.脊髓损伤康复功能训练的条件

(1)脊柱必须稳定。

(2)能坐直,不能做到者此条首先进行康复训练达到此目标。

(3)无头晕、心悸等直立性低血压的表现。

2.不同损伤水平的功能训练

(1)C_4损伤:有条件的情况下,学习环境控制系统的使用,该系统是智能化的环境控制系统,患者通过口控开关可以控制电动床、电动轮椅、家用电器及辅助进食等。若手无功能,需用颏控或气控轮椅。

（2）C_5损伤：由于患者三角肌、肱二头肌尚有功能，可以完成一些动作。训练利用辅助工具进食；使用手控电动轮椅；在他人帮助下完成从床到椅等转移。将手伸入固定在轮椅背柱上的套环，使臀离椅坐骨区减压。通过肩、上臂的肌腱移位重建伸肘功能。可通过前臂肌腱移位及关节固定，重建拇示指侧捏功能。

（3）C_6损伤：患者有伸腕的功能，但不能屈指。训练自己穿简单和改制过的衣服；利用头上方的三角框架或横木做转移活动。使用加大手轮圈摩擦力的轮椅，利用屈肘力带动手，推动轮椅。用手驱动抓捏支具补偿抓捏功能，训练持笔、写字。手功能的重建同 C_5，还可通过肌腱固定改善抓握功能。

（4）$C_7 \sim T_2$损伤：患者能伸肘，但手指功能仍较差。①坐位或在轮椅上的减压：臀部在躯干左右倾和前后倾位撑离椅面，使坐骨结节区减压。用滑板做各种转移活动。②肌力训练：三角肌、胸大肌，肱三头肌，特别是背阔肌，此肌为 $C_{6 \sim 8}$ 支配，肌纤维一直向下分布到骨盆，因此它是将骨盆和下部脊柱的信号传向中枢的重要桥梁，故称桥肌；此外也是撑起动作中下压和固定肩的重要肌肉。抓握力弱的患者，学习用腕驱动抓握支具训练等与 C_6 相似。③斜床站立：斜床站立不仅能克服直立性低血压，而且还有与治疗性站立和步行的相似作用。④手功能重建，$C_8 \sim T_1$ 损伤者，手功能绝大部保留，可通过将肌腱固定重建拇指对掌功能。

（5）$C_{3 \sim 12}$损伤：重点在站立和治疗性步行。①在步行训练双杠内活动训练站立平衡：训练包括头、躯干和骨盆稳定在内的平衡。②迈步：由治疗师辅助进行，用双拐和支具在步行双杠外重复上述步行练习迈至步和迈越步。迈至步：握双拐同时向前，着地后抬起躯干，双足离地向前迈进，双足的落地点不超出双拐的着地点。是一种较稳定的步态。迈越步：握双拐向前，着地后抬起躯干，双足离地向前越过双拐的着地点，双足落地点超过拐的落点。只有 $T_{9 \sim 12}$ 损伤才可试用这种步法。

（6）$L_{1 \sim 2}$损伤：患者能进行 $C_{3 \sim 12}$ 损伤的一切活动，能在家中进行功能性步行，进一步利用支具在社区内功能性步行，长久户外活动时应使用轮椅。训练步骤与 $C_{3 \sim 12}$ 基本相同。步行：迈步训练时，长支具作迈至步、迈越步和四点步训练。四点步向前顺序依次为右拐、左足，左拐、右足。试行在不平的地面上行走。上下楼梯：利用扶手上下楼梯。

（7）$L_{3 \sim 5}$损伤：步行训练步骤基本与 $L_{1 \sim 2}$ 损伤者相同，迈步训练做四点步、迈至步、迈越步的训练。其他训练同 $L_{1 \sim 2}$ 损伤。用肘拐及支具社区内功能性步行，有条件时进行驾驶专用小车训练。

（三）脊髓损伤康复具体内容

1.脊髓损伤早期的康复

脊髓损伤从开始至 1 个月内为脊髓损伤的早期。脊髓损伤康复从早期就应开始。脊髓损伤早期康复主要内容如下。

（1）急诊时及手术后应按脊柱、脊髓术后常规护理，特别注意瘫痪以下躯体的护理，防止压疮及其他并发症的发生。

（2）颈椎术后患者，注意手术内固定和颈围外固定的护理，翻身时头和躯干必须同时翻转，否则会因颈椎部位扭动造成严重后果。

（3）注意大小便处理，尿道口应注意清洁，保留导尿每周应更换一次尿管，用防止反流尿袋，如果不是防反流尿袋，应注意翻身时尿袋不能高于膀胱位置。大便应定时，可口服缓泻剂。超过 6 天无大便应及时处理，以免诱发自主神经反射亢进。

（4）鼓励患者早期床上康复训练，尤其是瘫痪肢体的被动关节活动，防止关节挛缩，防止造成足下垂。另外，经常活动残肢亦可防止深静脉血栓形成。

（5）经常给患者叩击胸背部，鼓励患者咳嗽、咳痰，防止坠积性肺不张、肺炎。

（6）心理支持：突如其来的伤残、残障会给患者带来极大的心理打击，所以对于早期患者积极的心理支持极为重要。

2.脊髓损伤中后期的康复

脊髓损伤受伤后 2～6 个月为脊髓损伤的中后期。这个时期患者病情稳定、脊柱骨折已愈合，全面进入康复训练阶段，是为配合回归家庭和社会做好准备的关键阶段。康复是患者终身健康管理的重要组成部分，应使患者本人和家属在集中康复训练期间掌握所有康复内容，预防各种并发症的发生，保证患者顺利回归社会。所以，这一阶段的康复工作尤显重要。具体内容如下。

（1）大小便处理：中后期脊髓损伤患者的泌尿系统康复重点是膀胱功能训练及防治泌尿系统感染。

用尿流动力学和 B 超检查，帮助确定后期乃至终身排尿方式。如果患者膀胱逼尿肌和尿道括约肌协调性能好，残存排尿能力尚可，残余尿量<50 mL，且未发生上泌尿道积水，则患者的排尿方式较为理想。若患者膀胱逼尿肌和括约肌协同失调，膀胱内压力高，造成尿液反流且反复发生泌尿系统感染，则应行清洁间歇导尿。目前大多数学者认为手法加压排尿对上尿路风险较大，不主张采用。还要注意记录排尿时间和尿量、尿的外观，有异常及时处理。

后期患者出院前要教会患者本人或家属清洁导尿方法。对于使用扳机点排尿的患者应定期检查残余尿量，若残余尿量>100 mL，应及时处理。如果尿道括约肌痉挛，可给予肉毒素注射、尿道括约肌切开、尿道支撑架或耻骨上膀胱造瘘术，术后则应指导患者选用适合的集尿器并指导患者学会观察尿液变化。

排便康复训练同早期，要指导患者学会坐在马桶上自己注入开塞露，便后清洁肛门，在医师指导下使用缓泻剂有利于大便排出。

骶髓以上脊髓损伤患者伤后出现高张力、高反射的痉挛性膀胱。可行 $S_{2～4}$ 前根植入刺激器及骶神经后根切断，依靠电刺激 $S_{2～4}$ 前根及膀胱顺应性的提高，患者可以获得自主控制性排尿，有效根除尿失禁；术后残余尿量明显减少，泌尿系统感染，尿毒症发生显著降低，生活质量明显提高。

（2）康复训练：卧床时进行半卧位训练，摇起上半身从 30°渐抬高至 80°左右，以利于防治直立性低血压。后进行站立斜床训练，训练时双下肢绑弹性绷带。

（3）防止压疮：轴向翻身，坐轮椅的患者嘱其每半个小时抬高臀部一次，卧床时一定要用软垫垫起骨突起部分，定时翻身。有条件者可选用防压疮床垫。

（4）呼吸训练：鼓励患者多做深呼吸运动，体位引流排痰，教会家属叩击胸背部协助排痰。高位颈髓损伤患者应戒烟，防止上呼吸道感染。病房必须配备呼吸骤停抢救器械，床旁负压吸引器要保证处于完好状态。

（5）消化系统及营养：要注意患者饮食结构合理，与营养师合作，制订适合患者的食谱。保证足够营养和维生素的摄入，多吃富含纤维素的食物以利排便。需注意加强钙的摄入，防止骨质疏松。

（6）轮椅、拐杖及矫形支具的使用：协助患者在物理治疗师、作业治疗师指导下完成从床至轮椅、从轮椅至厕所马桶等的转移动作；佩戴矫形器，使用拐杖。

（7）心理康复:脊髓损伤患者心理适应是一个痛苦、复杂的过程,要成为患者的知心朋友,而不要以一种简单的同情心去对待患者,更不能居高临下以指导者身份出现。要深入地了解患者个人、事业、家庭、社会、经济等各方面情况,在心理医师指导下,细心地做好心理工作,及时向医师、心理医师反映患者心理状态,患者有自杀等危险倾向时,要及时处理。

（8）日常生活动作和文体活动训练:按阶段在指定时间内完成各种生活动作的训练,这是回归家庭和社会的重要前提。配合文体训练师,鼓励患者多参加各种文体活动。

3.脊髓损伤并发症的康复

脊髓损伤并发症的康复是脊髓损伤中晚期护理的重要内容。

（1）压疮的防护:脊髓损伤患者不论是卧床还是坐轮椅都应注意压疮的防护。

（2）深静脉血栓形成的防治:嘱患者卧床抬高患肢,如果有深静脉血栓形成,2周内减少患肢活动,以防止血栓脱落。B超检查观察血栓位置、大小和变化。患肢的被动活动要轻柔,患肢不可做静脉输液。使用溶栓或抗凝剂时,要加强巡视和护理,防止肺栓塞出现。鼓励患者适当增加饮水,防止脱水或其他原因引起血液浓缩。严密观察患肢肿胀程度和变化,并进行测量和记录。

（3）自主神经反射亢进的处理:C_6以上脊髓损伤患者易出现自主神经反射亢进,表现为面色潮红、出汗、头痛、缓脉、血压升高、烦躁不安等。发现后要及时寻找原因,常见的原因有膀胱过度充盈;尿管插入过深或有梗阻;直肠内有大量粪块未排出;残肢部分位置不当、压迫、外伤或骨折;压疮或深部感染;发现问题后应及时解决。

（4）肢体痉挛的康复:上胸段损伤及颈髓损伤的患者易出现痉挛状态,严重影响患者日常生活。要配合改变常规训练方法,避免过度关节活动,以免痉挛过度引起肌肉拉伤、撕裂伤。应用抗痉挛药物时,观察患者有无嗜睡、乏力、腹痛等不良反应并及时通报医师。转移活动时要保护好患者,避免跌伤。

（5）泌尿系统感染的处理:鼓励患者多饮水,开放留置导尿管,注意观察体温和尿液的变化并做好护理记录。进行尿常规和尿培养检查,合理使用抗生素。

（6）残肢痛的处理:脊髓损伤患者的残肢痛大多由于中枢性疼痛引起,也可能存在局部原因。要观察患者疼痛发作时间、部位、性质、止痛有效的方法,按医嘱治疗后要观察疗效。还应解除心理压力,以减少疼痛发作。

（7）骨质疏松及异位骨化的处理:脊髓损伤患者瘫痪后长期卧床,导致骨钙丢失,出现骨质疏松。站立训练,每天应不少于2小时;指导患者在饮食和药物中适当补充钙,并多到户外活动。骨质疏松患者在体位变化、穿脱衣裤及被动活动时都应动作轻柔,以防引起病理性骨折。更应避免坠床和跌伤。

异位骨化多发生于髋关节前、内侧,严重时可以影响关节正常活动,使髋关节屈曲困难,导致患者穿脱裤子、鞋袜、转移动作、坐轮椅等出现困难。预防异位骨化的发生,应嘱患者家属在髋关节被动运动时不要过度用力,尤其不能过度屈伸。每天在关节正常活动范围轻轻活动几次即可,康复训练也应注意这一点。

（任志远）

第十章

骨科护理

第一节　颈椎间盘突出症

一、概述

颈椎间盘突出症(LDH)是指颈椎间盘的髓核和相应破裂的纤维环突向椎管内,而引起的颈髓后神经根受压的一系列临床表现,致压物是单纯的椎间盘组织。它与颈椎病属于不同病理变化的颈椎疾病。颈椎间盘突出症临床上并不少见,是较为常见的脊柱疾病之一,发病率仅次于腰椎间盘突出。严重时可发生高位截瘫危及生命。

颈椎间盘突出临床多见于 20～40 岁的青壮年,约占患者人数的 80%。有一定的职业倾向性如长期保持固定姿势的人群:办公室职员、教师、手术室护士、长期观看显微镜者、油漆工等较易发生。颈椎间盘突出男性明显多于女性,农村多于城市。女性多发于孕产后,往往是突然发生的腰痛异常剧烈,活动有障碍。另外长期生活、工作在潮湿及寒冷环境中的人也较易发生。

二、分类

(一)根据病程分类

1.急性颈椎间盘突出症

有明确的外伤史,伤前无临床症状,伤后出现。影像学检查证实有椎间盘破裂或突出而无颈椎骨折或脱位,并有相应临床表现。

2.慢性颈椎间盘突出症

无明显诱因缓慢发病或因为颈部姿势长期处于非生理位置,如长期持续低头工作者,不良嗜睡姿势者或强迫性屈曲头颈者等。

(二)根据症状分类

1.神经根型

颈神经受累所致。

2.脊髓型

脊髓型是椎间盘突出压迫脊髓引起的一系列症状,临床此类型多见。

3.混合型

同时表现以上两种症状。

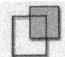

(三)根据颈椎间盘向椎管内突出的位置不同分类

1.侧方突出型

突出部位在后纵韧带的外侧,钩椎关节的内侧。该处是颈脊神经经过的地方,因此突出的椎间盘可压迫脊神经根而产生根性症状。

2.旁中央突出型

突出部位偏向一侧而在脊髓与脊神经之间,因此可以同时压迫二者而产生单侧脊髓及神经根症状。

3.中央突出型

突出部位在椎管中央,因此可压迫脊髓双侧腹面而产生双侧症状。

三、病因机制

椎间盘是人体各组织中最早最易随年龄发生退行性改变的组织,椎间盘的退变多开始于20岁以后,随着年龄的增长退变程度不断加重,以 $C_{5\sim6}$ 的退变最常见,其次是 $C_{6\sim7}$,两者占颈椎间盘突出症的90%。颈椎间盘突出症常由颈部创伤、退行性变等因素导致。致伤原因主要是突然遭受到意外力量作用或颈椎突然快速屈伸旋转运动,使髓核突破纤维环,造成脊髓或神经根受压,出现急性发病,多见于交通事故或体育运动。临床还有部分患者呈慢性发病。

四、临床表现

颈椎间盘前部较高较厚,正常髓核位置偏后,且纤维环后方薄弱,故髓核容易向后方突出或脱出,而椎间盘的后方有脊髓、神经根等重要结构,因此突出的髓核容易刺激或压迫脊髓或神经根,产生临床症状。

(一)症状

症状呈现多样性:颈部不适、疼痛,并肩部酸痛、疲劳。单侧上肢及手部放射性疼痛、麻木、无力。双侧手麻木无力,跨步无力,步态不稳,腿有打软踩棉花感,容易跌倒,病重者可出现瘫痪等。

(二)一般体征

当椎间盘突出压迫颈神经根时,颈部可出现颈肌痉挛,颈发僵,生理前凸减小或消失,部分节段棘突有压痛,上肢可查出受压神经根分布区的痛觉过敏或麻木,肌肉力量减弱,肌萎缩,肌腱反射减退或消失。压迫脊髓时可表现为四肢肌张力增高,腹壁反射、提睾反射减退或消失,病理反射多呈阳性。当脊髓半侧受压时可出现典型 Brown-Sequard 征(即末梢性麻痹、与病变脊髓分节相应的皮肤区域感觉消失)。

(三)特殊体检

1.颈椎间孔挤压试验

颈椎间孔挤压试验为患者取坐位,头颈后仰并向侧方旋转,检查者立于背后,用双手按压患者额头顶部,出现上肢放射痛或麻木者为阳性。对症状轻者可采用头顶叩击法检查。

2.神经根牵拉试验

神经根牵拉试验为患者端坐,检查者一手轻推患侧头颈部,另一手握住患侧腕部,对抗牵拉,可诱发上肢放射痛或麻木。

五、治疗

对颈椎间盘突出症诊断明确;对保守治疗无效、顽固性疼痛、神经根或脊髓压迫症状严重者应采取手术治疗。

(一)前路椎间盘切除融合

适用于中央型和旁中央型椎间盘突出症患者,对原有退变者应同时去除增生的骨赘,以免残留可能的致压物。

(二)后路椎间盘切除术

适用于侧方型颈椎间盘突出症或多节段受累、伴椎管狭窄或后纵韧带骨化者。单纯的椎间盘突出可采用半椎板及部分关节突切除术,通过减压孔摘除压迫神经根的椎间盘组织。若伴有椎管狭窄或后纵韧带骨化则可采用全椎板减压术。

(三)经皮椎间盘切除术

具有创伤小,出血少等优点,国内尚未广泛开展。

(四)经皮激光椎间盘减压术

首先用于治疗腰椎间盘突出症,近年来国内外学者将其用于颈椎间盘突出症的治疗。

(五)融核术

年轻患者,经非手术治疗数周无效则可选用此法。虽有不少学者报道该法疗效不亚于外科手术治疗,但诸多因素限制其广泛应用:①该法采用颈前路穿刺途径,而颈前方解剖结构密集,如血管神经束、气管食管束等,增加了穿刺的难度和危险性;②使用木瓜凝乳蛋白酶有损伤脊髓的潜在危险性。

六、护理

(一)术前护理

1.术前健康宣教

为保证患者术前训练质量和有一个良好的状态,积极配合治疗并安全渡过围术期,减少术后并发症,护理人员须做好患者的术前健康教育,以配合手术治疗的顺利开展,内容应包括以下几点。

(1)首先护理人员要有一个认真的工作态度、良好的精神面貌和熟练的操作技术;在对待患者及家属时要热情和蔼,以取得他们的信任。

(2)对术前准备的具体内容、术后需要进行监测的设备、管道以及术后可能出现的一些状况,如切口疼痛、渗血以及因麻醉、插管造成的咽喉部疼痛、痰多、痰中带血以及恶心、呕吐等情况仔细向患者和家属进行交代,消除因未知带来的恐惧、不安情绪,使在精神上、心理上都有所准备,以良好的心态迎接手术。

(3)护士应在医护观点一致的前提下进行健康教育。在进行术前健康教育时,不可将该手治疗效果绝对化,避免引起患者的误解,成为引发医疗纠纷的隐患。另外患者也经常通过护理人员来了解手术医师的情况,患者非常注重主刀医师的技术与经验,担心人为因素增加手术的危险性。提示在进行术前健康教育时,可将同病种术后效果好的患者介绍给术前患者,让其现身说法,增加患者对术者的信赖。

2.心理护理

颈椎手术部位特殊,靠近脊髓,危险性大,患者对手术抱有恐惧心理,顾虑大,思想负担重。因此满足其心理需求是必要的,要通过细心观察,与患者及时沟通,缓解心理压力。

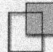

3.指导训练

术前训练项目较为重要且不易掌握动作要领,医护人员要在训练中给予指导,并对训练效果给予评价,以减少患者自行训练所致效果偏差而影响手术。

(1)气管食管推移训练:主要用于颈前路手术。要求在术前3~5天即开始进行。方法:患者自己或护理人员用手的2~4指插入一侧颈部的内脏鞘与血管鞘间隙,持续向对侧牵拉;或用大拇指推移,循序渐进,开始时每次持续1~2分钟,逐渐增加至15~30分钟,每天2~3次。要求每次推拉气管过中线,以适应手术时对气管的牵拉,减轻不适感,注意要保护皮肤,勿损伤。

(2)有效咳嗽排痰训练。方法:嘱患者先缓慢吸气,同时上身向前倾,咳嗽时将腹壁内收,一次吸气连续咳三声,停止咳嗽将余气尽量呼出,再缓慢吸气,或平静呼吸片刻后,再次进行咳嗽练习。时间一般控制在5分钟以内,避免餐后、饮水后进行,以免引起恶心。患者无力咳痰时,可用右手示指和中指按压气管,以刺激咳嗽,或用双手压迫患者上腹部或下腹部,增加膈肌反弹力,帮助患者咳嗽咳痰。同时要向患者解释通过有效咳嗽可预防肺部感染,并告知患者术后咳嗽可能会有些不舒服或疼痛,但不影响伤口愈合。对于接受能力较弱的老年患者和儿童,可通过指导其进行吹气球的练习方法来达到增加肺活量的目的。具体方法:准备一些普通气球,练习时每次将气球吹得尽可能大,然后放松5~10秒,重复以上动作,每次10~15分钟,每天3次。

(3)体位训练:颈椎前路手术时患者的体位是仰卧时颈部稍稍地过伸,因此术前患者需要练习去枕平卧或颈部稍稍地处于过伸仰卧位,以坚持2~3小时为宜,以免术中长期处于这一固定体位而产生不适感;俯卧位的练习,主要用于颈后路手术患者,患者俯卧在床上,胸部用高枕头或叠好的被子垫高20~30 cm,额部垫一硬的东西如书本等,以保持颈部屈曲的姿势,坚持时间应超过手术所需的时间,一般以能坚持3~4小时为宜。

(4)床上大小便及肢体功能锻炼:强调其对手术及术后康复的积极意义,使患者在术前两日学会床上解大小便;教会患者术后如何在床上进行四肢的主动活动;讲解轴线翻身的配合要点和重要性。

4.感染的预防

住院患者要保持口腔清洁,经常用含漱液含漱;有吸烟习惯的患者应在入院时即劝其停止吸烟,以减少呼吸道的刺激及分泌物,对痰多黏稠者应给以雾化吸入,或使用祛痰药。指导患者训练深呼吸运动,可增加肺通气量,也有利于排痰,避免发生坠积性肺炎。

5.手术前日准备

(1)药敏试验:包括抗生素试验、碘过敏试验(手术中拟行造影者)。如过敏试验呈阳性者,及时通知医师,并做好标记。

(2)交叉配血:及时抽取血标本,送血库,做好血型鉴定和交叉配血试验。

(3)皮肤准备:按照手术要求常规备皮,范围分别为颈椎前路(包括下颌部、颈部、上胸部)、颈椎后路(要理光头,包括颈项部、肩胛区);若需要取自体移植,供骨区(多为髂骨区)同时准备。另外,还要修剪指甲、沐浴、更换清洁衣裤。

(4)选配颈托:为达到充分减压的目的术中需切除椎间盘组织及部分椎体骨质,并进行植骨,颈椎稳定性受到一定影响,因此术后需佩戴颈托进行保护。目前多采用前后两片式颈托,松紧可自由调节,根据患者个体选择不同的型号,术前试戴一段时间,达到既能控制颈部活动,又无特别不适为宜。让患者立、卧位试戴均合适,便于术后佩戴,预防术后并发症,因此要求护士应详细讲解颈托的佩戴、脱取、使用、保养等方法,并要求患者及家属能正确复述且能在护士指导下正确操作。佩戴颈托松紧适宜,维持颈椎的生理曲度,过松影响制动效果,过紧颈托边缘易压伤枕骨处皮肤,并影响呼吸;颈托勿直接与患者皮肤接触,因其材料为优质泡沫,吸汗性能差,故颈托内应垫棉质软衬垫,有利于汗液吸收,每天更换内衬垫1～2次,确保颈部舒适、清洁;佩戴期间,保持颈托清洁,必要时用软刷蘸洗洁精清洗干净,毛巾擦干,置阴凉处晾干;加强颈部皮肤护理,向患者及家属详细讲解佩戴颈托期间皮肤护理的重要性,指导、协助并教会家属定时检查颈托边缘及枕部皮肤情况,并定时按摩。

(5)胃肠道准备:术前一天以半流质或流质为佳,对于择期手术患者、大便功能障碍导致便秘及排便困难的患者,为了防止麻醉后肛门松弛,不能控制粪便的排出,增加污染的机会或避免术后腹胀及术后排便的痛苦,易在术前晚及术日晨用0.1%～0.2%的肥皂水各清洁灌肠1次。

6.手术当日的护理

(1)观察:夜班护士要观察患者的情绪,精神状况、生命体征、禁食禁饮情况;若患者体温突然升高、女性患者月经来潮及其他异常情况要及时与医师联系,择期手术的患者应推迟手术日期。

(2)饮食:术日晨患者禁食禁水,术前禁食12小时以上,禁饮4～6小时,防止麻醉或手术过程中呕吐而致窒息或吸入性肺炎。但抗结核药、降糖药、降血压药应根据情况服用。

(3)用物准备:准备好带往手术室的各种用物,包括颈托、术中用药、影像学资料、病历等并全面检查术前各项准备工作是否完善,应确认所有术前医嘱、操作及医疗文书均已完成。

(4)着装准备:要求患者仅穿病员服,里面不穿任何内衣。告知患者不要化妆、涂口红、指甲油,以免影响术中对皮肤颜色的观察。请患者取下佩戴的饰物、义齿、手表、隐形眼镜等,贵重物品交由家属保管。

(5)交接患者:向接患者的手术室工作人员交点术中用物、病历等,扶患者上平车,转运期间把患者的安全放在首位。并仔细核对确认患者为拟行手术的患者。

(6)病床准备:患者进入手术室后,病床更换清洁床单、被套等物,准备输液架、氧气装置、吸引器、气管切开包、监护仪、两个沙袋及其他必需用物。

(二)术后护理

1.体位

患者术后返回病房,搬运时至少有3人参与,当班护士应协助将患者抬上病床,手术医师负责头颈部,搬运时必须保持脊柱水平位,头颈部置于自然中立位,局部不弯曲,不扭转,动作轻稳,步调一致,尽量减少震动,注意保护伤口,如有引流管、输液管要防止牵拉脱出。因术后均戴有颈托,将患者放置适当体位后,需摘下颈托,头颈部两侧各放一沙袋以固定并制动,局部制动不仅可减少出血,还可以防止植骨块或内固定的移位。交接输血、输液及引流管情况。

2.密切观察病情变化

术后进行心电监护,术后6小时内监测血压、脉搏、呼吸、血氧饱和度每15～30分钟1次,病情平稳后改为1～2小时1次。因手术过程中刺激脊髓导致脊髓、神经根水肿,可造成呼吸肌麻痹;牵拉气管、食管、喉上、喉返神经可出现呼吸道分泌物增多、声嘶、呛咳、吞咽和呼吸困难等异常情况,应重点观察呼吸的频率、节律、深浅、面色的变化以及四肢皮肤感觉、运动和肌力情况。低流量给氧12～24小时。用醋酸地塞米松、硫酸庆大霉素或盐酸氨溴索加入生理盐水行超声雾化每天2～3次。鼓励患者咳嗽,促进排痰,必要时使用吸痰器,保持呼吸道通畅。如出现憋气、呼吸表浅、口唇及四肢末梢发绀,血氧饱和度降低,应立即报告医师并协助处理。

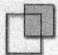

3.观察伤口敷料情况有无渗出

如有渗出及时更换潮湿的敷料,并观察渗出液的量和色;妥善固定引流管并保持通畅,一般术后 24～48 小时,引流量少于 50 mL,且色淡即可拔管。并注意观察有无脑脊液漏。

4.皮肤护理

避免皮肤长时间受压,注意保持床单清洁、平整,协助翻身,叩背每 2 小时 1 次。更换体位时脊柱保持中立位,防止颈部过屈、过伸及旋转。

5.预防肺部、泌尿系统感染

卧床期间给予口腔护理每天 2 次,术后第 2 天即可嘱患者做深呼吸及扩胸运动。每天 1：5 000呋喃西林或生理盐水 500 mL 密闭式冲洗膀胱 2 次,会阴擦洗 2 次,每天更换尿袋,定时放尿,并嘱其多饮水,每天不少于 2 500 mL。

6.活动护理

下床时先坐起,逐渐移至床边,双足垂于床下,适应片刻,无头晕、眼花等感觉时,再站立行走,防止因长时间卧床后突然站立导致直立性低血压而摔倒。

7.加强锻炼

术后第一天协助患者做肢体抬高、关节被动活动及肌肉按摩等,第二天嘱患者练习握拳、抬臂,伸、曲髋、膝、肘各关节,每天 2～3 次,每天 15～30 分钟,循序渐进,以患者不疲劳为主。

(三)出院指导

(1)嘱患者术后 3 个月内继续佩戴颈托保护颈部,避免颈部屈伸和旋转运动。

(2)术后继续佩戴颈托 3 个月,保持颈托清洁,松紧适中,内垫小毛巾或软布确保舒适,防止皮肤压伤;始终保持颈部置中立位,平视前方,卧位时去枕平卧或仅垫小薄枕,保持颈椎正常曲度;禁止做低头、仰头、旋转动作;避免长时间看电视、电脑、看书报,防颈部过度疲劳;避免用高枕,保持颈部功能位,有利于康复,特殊情况遵医嘱。

(3)继续加强功能锻炼,保持正常肌力,加大关节活动度。持之以恒,促进颈部肌肉血液循环,防止颈背肌失用性萎缩。

(4)术后 3 个月门诊复查随访。若颈部出现剧烈疼痛或吞咽困难,有梗塞感,应及时来院复查,可能为植骨块、内固定松动、移位、脱落。

(5)6 个月后可恢复工作,工作中注意不能长时间持续屈颈,保持颈椎正常曲度防复发;术后 3 个月内禁抬重物。

(6)营养神经药物应用 1～3 个月。

(杨　佳)

第二节　腰椎间盘突出症

一、概述

腰椎间盘突出症是指因腰椎间盘变性、破裂后髓核组织向后方或突至椎板内,致使相邻组织遭受刺激或压迫而出现的一系列临床症状。腰椎间盘突出症为临床上最为常见的疾病之一,多见于青壮年,虽然腰椎各节段均可发生,但以 $L_{4\sim5}$、$L_5\sim S_1$ 最为多见。

二、病因

(一)退行性变

腰椎间盘突出症的危险因素(又称诱发因素)有很多,其中腰椎间盘退行性变是根本原因。椎间盘的生理退变从 20 岁即开始,30 岁时退变已很明显。此时,在组织学方面可见到软骨终板柱状排列的生长层消失,其关节层逐渐钙化,并伴有骨形成和血管的侵入。

(二)职业特性

腰椎间盘突出有明显的职业特性。从业有反复举重物、垂直震动、扭转等特点者,腰椎间盘突出症的发病率高。腰椎间盘长期受颠簸震荡,产生慢性压应力,使椎间盘退变和突出。长期弯腰工作者,尤其是蹲位或坐位如铸工和伏案工作者,髓核长期被挤向后侧,纤维环后部长期受到较大的张应力,再加之腰椎间盘后方纤维环较薄弱,易发生突出,所以并非重体力劳动者是腰椎间盘突出的高危人群。

(三)外伤

外伤是腰椎间盘突出的重要因素,特别是儿童与青少年的发病与之关系密切。

(四)遗传因素

腰椎间盘突出有家族性发病的报道,而有些人种的发病率较低。

(五)腰骶先天异常

腰骶椎畸形可使发病率增高,包括腰椎骶化、骶椎腰化、半椎体畸形等。

(六)体育运动

很多体育活动虽能强身健体,但也可增加腰椎间盘突出发生的可能性,如跳高、跳远、高山滑雪、体操、足球、投掷等,这些活动都能使椎间盘在瞬间受到巨大的压应力和旋转应力,纤维环受损的可能性大大增加。

(七)其他因素

寒冷,酗酒,腹肌无力,肥胖,多产妇和某些不良站、坐姿,也是腰椎间盘突出症的危险因素。

三、临床表现

(一)疼痛

腰痛是最早的症状。由于腰椎间盘突出是在腰椎间盘退行性变的基础上发展起来的,所以在突出以前的椎间盘退行性变即可出现腰腿痛。腰部的疼痛多数是由慢性肌肉失衡、姿势不当或情绪紧张引起。椎间关节引起的牵涉性疼痛是由椎旁肌肉、韧带、关节突关节囊、椎间盘或硬膜囊受损引起,疼痛在腰骶部或患侧下肢。若是腰部的肌肉慢性劳损,其疼痛一般局限于腰骶部,不向下肢放射。神经根引起的牵涉性疼痛,其支配的皮节易出现刺痛、麻木感,若前根的运动神经受压,可出现支配肌肉的力量下降和萎缩。

(二)下肢放射痛、麻木

主要是因为突出的椎间盘对脊神经根造成化学性和机械性刺激,表现为腰部至大腿及小腿后侧的放射性疼痛或麻木感。肢体麻木多与下肢放射痛伴发。麻木是突出的椎间盘压迫本体感觉和触觉纤维引起的。有少数患者自觉下肢发凉、无汗或出现下肢水肿,这与腰部交感神经根受到刺激有关。中央型巨大突出者,可出现会阴部麻木、刺痛、排便及排尿困难,男性阳痿,双下肢坐骨神经疼痛。

(三)肌肉萎缩

腰椎间盘突出较重者,常伴有患下肢的肌萎缩,以姆趾背屈肌力减弱多见。

(四)活动范围减小

腰椎间盘突出常引起腰椎的活动度受限,前屈受限病变多在上腰椎,侧屈受限有神经根受刺激的情况存在,伸展受限多有关节突关节的病损。

(五)马尾神经症状

主要表现为会阴部麻木和刺痛感,排便和排尿困难。

(六)体格检查

可发现腰椎生理曲度改变,腰背部压痛和叩痛,步态异常,直腿抬高试验阳性等。

四、诊断

(一)病史

详细了解与患病有关的情况,如有无外伤,从事何种职业,治疗经过等。

(二)体格检查

观察患者步态,是否跛行,腰椎生理曲线,脊柱是否出现侧突,直腿抬高试验等。

(三)辅助检查

摄腰椎正侧位、斜位 X 线检查,CT、MRI 检查,对有马尾神经损伤者行肌电图检查。

五、治疗

(一)非手术治疗

首次发病者、较轻者、诊断不清者以及全身及局部情况不宜手术者。方法包括卧床休息,卧床休息加牵引,支具固定,推拿、理疗、按摩,封闭、髓核溶解术。

(二)手术治疗

(1)诊断明确,病史超过半年,经过严格保守治疗至少 6 周无效;或保守治疗有效,经常复发且疼痛较重者影响工作和生活者。

(2)首次发作的腰椎间盘突出症疼痛剧烈,尤以下肢症状者,患者因疼痛难以行动及睡眠,被迫处于屈髋屈膝侧卧位,甚至跪位。

(3)出现单根神经麻痹或马尾神经受压麻痹,表现为肌肉瘫痪或出现直肠、膀胱症状。

(4)病史虽不典型,经脊髓造影或其他影像学检查,显示硬脊膜明显充盈缺损或神经根压迫征象,或示巨大突出。

(5)椎间盘突出并有腰椎管狭窄症。

六、护理

(一)术前护理

1.心理护理

腰椎间盘突出症患者大多病程长,反复发作、痛苦大,给生活及工作带来极大不便,心理负担重,故深入病房与患者交流谈心,了解患者所思所虑,给予正确疏导解除患者各种疑虑。针对自身疾病转归不了解的患者,护理人员应根据患者的年龄、性别、文化背景、职业、性格特点,耐心向患者介绍疾病的病因、解剖知识、临床症状、体征,使患者对自己和疾病有一概括的了解,且能正确描述自己的症状,掌握本病的基本知识,能配合治疗及护理。对担心手术不成功及预后的患者,要向患者介绍主管医师技术水平及可靠性,简明扼要介绍手术过程、注意事项及体位的要求,介绍本病区同种疾病成功患者现身说法,增强患者对手术信心,使患者身心处于最佳状态接受手术。

2.术前检查

本病患者年龄一般较大,故术前应认真协助患者做好各项检查,了解患者全身情况,是否有心脏病、高血压、糖尿病等严重全身疾病,如有异常给予相应的治疗,使各项指标接近正常,减少术后并发症的发生。

3.体位准备

术前 3~5 天,指导患者在床上练习大小便,防止术后卧床期间因体位改变而发生尿潴留或便秘。

4.皮肤准备

术前 3 天嘱患者洗澡清洁全身,活动不便的患者认真擦洗手术部位,术前 1 天备皮、消毒,注意勿损伤皮肤。

(二)术后护理

1.生命体征观察

术后监测体温、脉搏、血压、呼吸及面色等情况,持续心电监护,每 1 小时记录 1 次,发现异常立即报告医师。观察患者双下肢运动、感觉情况及大小便有无异常,及时询问患者腰腿痛和麻木的改善情况。如发现患者体温升高同时伴有腰部剧烈疼痛是椎间隙感染的征兆,应及时给予处理。

2.切口引流管的护理

观察伤口敷料外观有无渗血及脱落或移位,伤口有无红肿、缝线周围情况。术后一般需在硬膜外放置负压引流管,观察并准确记录引出液的色、质、量。保持引流通畅,防止引流管扭曲、受压、滑出。第 1 天引流量应小于 400 mL,第 3 天应小于 50 mL,此时即可拔除引流管,一般术后 48~72 小时拔管。若引流量大,色淡,且患者出现恶心、呕吐、头痛等症状,应警惕脑脊液漏,及时报告医师。有资料报道腰椎间盘突出症术后并发脑脊液漏的发生率为 2.65%。

3.体位护理

术后仰卧硬板床 4~6 小时,以减轻切口疼痛和术后出血,以后则以手术方法不同可以侧卧或俯卧位。翻身按摩受压部位,必要时加铺气垫床,避免压疮发生,翻身时保持脊柱平直勿屈曲、扭转,避免拖、拉、推等动作。

4.饮食护理

术后给予清淡易消化富有营养的食物,如蔬菜、水果、米粥、汤类。禁食辛辣油腻易产气的豆类食品及含糖较高食物,待大便通畅后可逐步增加肉类及营养丰富的食物。

5.尿潴留及便秘的护理

了解患者产生尿潴留的原因,给予必要的解释和心理安慰,给患者创造良好排便环境,让患者听流水声及用温水冲洗会阴部,必要时用穴位按摩排尿或导尿解除尿潴留。指导患者掌握床上大便方法,术后 3 天禁食辛辣及含糖较高的食物,多食富含粗纤维蔬菜、水果。按结肠走向按摩腹部,每天早晨空腹饮淡盐水 1 杯。必要时用缓泻剂灌肠解除便秘。

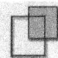

6.并发症的护理

(1)脑脊液漏:由多种原因引起,如锐利的骨刺、手术时硬膜损伤。表现为恶心、呕吐和头痛等,伤口负压引流量大,色淡。去枕平卧,伤口局部用1 kg沙袋压迫,同时减轻引流球负压。遵医嘱静脉输注林格液。必要时探查伤口,行裂口缝合或修补硬膜。

(2)椎间隙感染:椎节深部的感染,多见于椎间盘造影、髓核化学溶解或经皮椎间盘切除术后。表现为背部疼痛和肌肉痉挛,并伴有体温升高,MRI是可靠的检查手段。一般采用抗生素治疗。

七、健康教育

(1)向患者说明术后功能锻炼对恢复腰背肌的功能及防止神经根粘连的重要性。因为虽然手术摘除了突出的髓核,解除了对神经根的压迫和粘连,但受压后(尤其是病程较长者)所出现的神经根症状以及腰腿部功能恢复,仍需一个较长的过程,而手术又不可避免地引起不同程度的神经根粘连;进行功能锻炼对防止神经根粘连,增加疗效起着重要作用,科学合理的功能锻炼,可促进损伤组织的修复,使肌肉恢复平衡状态,改善肌肉萎缩,肌力下降等病理现象,有利于纠正不良姿势。功能锻炼的原则:先少量活动,以后逐渐增加运动量,以锻炼后身体无明显不适为度、持之以恒。

(2)直腿抬高锻炼:术后2～3天,指导患者做双下肢直腿抬高锻炼,每次抬高应超过40°,持续30秒到1分钟,2～3次/天,15～30分/次,高度逐渐增加,以能耐受为限。

(3)腰背肌功能锻炼:术后应尽早锻炼以恢复腰背肌的功能,缩短康复过程。腰背肌功能锻炼时应严格掌握锻炼时间及强度,遵循循序渐进、持之以恒的原则。一般开窗减压,半椎板切除术患者术后1周,全椎板切除术3～4周,植骨融合术后6周开始。具体锻炼方法:五点支撑法,患者先仰卧位,屈肘伸肩,然后屈膝伸髋,同时收缩背伸肌,以双脚双肘及头部为支点,使腰部离开床面,每天坚持锻炼数十次。1～2周后改为三点支撑法,患者双肘屈曲贴胸,以双脚及头枕为三支点,使整个身体离开床面,每天坚持数十次,持续4～6周。飞燕法:先俯卧位,颈部向后伸,稍用力抬起胸部离开床面,两上肢向背后伸,两膝伸直,再从床上抬起双腿,以腹部为支撑点,身体上下两头翘起,3～4次/天,20～30分/次。功能锻炼应坚持锻炼半年以上。

八、出院指导

(一)日常指导

保持心情愉快,注意饮食起居,劳逸结合。要注意保证正常食饮,防止因饮食不当引起便秘,少吃或忌吃辛辣,多吃蔬菜、水果。注意腰部及下肢的保暖、防寒、防潮。避免因咳嗽、打喷嚏等而增加腹压。

(二)休息

指导患者出院后继续卧硬板床休息,3个月内尽可能多卧床。

(三)正确的姿势

说明正确的身体力学原理及规则,保持正确姿势的坐、走、站及举物的正确姿势运动的重要性。日常生活中指导患者站立时挺胸、脊背挺直,收缩小腹;坐位时两脚平踏地面,背部平靠椅背,臀部坐满整个椅背面;仰卧时,双膝下置一软枕;捡东西时尽量保持腰背部平直,以下蹲弯曲膝部代替弯腰,物体尽量靠近身体;取高处物品时,用矮凳垫高,勿踮脚取物;起床时,先将身体沿轴线翻向一侧,用对侧上肢支撑床铺,使上半身保持平直起床;另外,半年内禁止脊柱弯曲、扭转、提重物等活动或劳动。

(四)功能锻炼

继续进行腰背肌功能锻炼指导,指导患者根据自己的体力在原有锻炼基础上,增加锻炼的强度,做到循序渐进,持之以恒。

（杨　佳）

第三节　腰椎管狭窄症

一、概述

腰椎管狭窄症是指由各种原因引起的骨质增生或纤维组织增生肥厚,导致椎管或神经根管的矢状径较正常者狭窄,刺激或压迫由此通过的脊神经根或马尾神经而引起的一系列临床症状。它是导致腰痛或腰腿痛的最常见原因之一。腰椎管狭窄包括 3 个部分,即主椎管、神经根管及椎间孔狭窄。发育性腰椎管狭窄症发病大多在中年以后,而退变所致者多见于老年。本病男性多于女性。

二、病因

(一)先天性椎管狭窄

在先天发育过程中,腰椎弓根短而致椎管矢径短小。此种情况临床甚为少见。

(二)退变性椎管狭窄

临床最为多见,是腰椎退变的结果,随年龄增长,退行变性表现如下。

(1)腰椎间盘首先退变。

(2)椎体唇样增生。

(3)后方小关节也增生、肥大、内聚、突入椎管,上关节突肥大增生时,在下腰椎（L_4、L_5 或 L_3、L_4、L_5）由上关节突背面与椎体后缘间组成的侧隐窝发生狭窄,该处为神经根所通过,从而可被压迫。

(4)椎板增厚。

(5)黄韧带增厚,甚至骨化,这些均占据椎管内一定空间,合起来成为退变性腰椎管狭窄。

(三)其他原因所致的椎管狭窄

(1)腰椎滑脱:该平面椎管矢状径减小。

(2)中央型腰椎间盘突出,占据腰椎管的空间,可产生椎管狭窄症状。此两种情况均有明确诊断,临床上并不称其为腰椎管狭窄症。

(3)继发性,如全椎板切除之后形成的瘢痕再使椎管狭窄,或椎板融合之后,椎板相对增厚,致局部椎管狭窄。此种情况均很少见。

(4)腰椎爆裂骨折,椎体向椎管内移位,急性期休息,无症状,起床活动后或活动增加后,可出现椎管狭窄症状。

三、临床表现

(1)间歇性跛行表现为患者行走后,出现一侧或双侧腰酸、腰痛、下肢麻木无力,以至跛行;但若蹲下或坐下休息片刻,症状即可缓解或消失,患者继续行走,上述症状又会出现。

(2)腰部后伸受限及疼痛。

(3)腰骶痛伴单侧或双侧臀部、大腿外侧胀痛、感觉异常或下肢无力。

(4)主诉多而体征少患者均有许多主诉,但体格检查时多无阳性所见,直腿抬高试验常为阴性。

四、诊断

(一)病史

详细了解与患病有关的情况,如有无先天性脊柱发育不良,腰椎有否外伤及手术史等。

(二)体格检查

本病阳性体征少,有时表现为膝反射、跟腱反射减弱。

(三)辅助检查

X线表现椎管矢状径小,小关节增生,椎板间隙狭窄;CT扫描检查能清晰显示腰椎各横截面的骨性和软组织结构,MRI检查可显示腰段椎管情况,硬膜后方受压节段黄韧带肥厚,腰椎间盘膨出或突出或脱出,马尾有无异常等。

五、治疗

(一)非手术治疗

腰椎管狭窄症是慢性疾病,有急性加重者常因走路过多、负重或手提重物、劳累而引起,腰椎管内软组织及马尾神经根可能有水肿,对此应卧床休息;腰部理疗,按摩等有助于水肿消退;而慢性腰椎管狭窄症者,可练习腹肌,使腰椎管生理前突得到暂时减轻,从而缓解症状,此仅对早期病例有效,如伴有急性腰椎间盘突出症,除休息外,可行牵引治疗,需知单独腰椎管狭窄症,牵引并无效果。

(二)手术治疗

适应证:①经较正规的非手术治疗无效;②自觉症状明显并持续加重,影响正常生活和工作;③明显的神经根痛和明确的神经功能损害,尤其是严重的马尾神经损害;④进行性加重的滑脱、侧凸伴相应的临床症状和体征。

六、护理

(一)术前护理

1.心理护理

该病多发生于中老年,病情较重,病程长,发病后不但影响工作,生活难以自理,且易反复发作,逐渐加重,易出现焦虑、悲观情绪,又由于缺乏医学知识,对手术持怀疑态度,担心手术安全及术后肢体康复程度,劳动能力是否丧失,表现为紧张焦虑。护士要针对患者不同的心理特点,多与患者交谈,给患者以关心、理解和安慰,向患者讲解腰椎管狭窄症的有关知识、手术疗效以及目前对此病的治疗水平,以典型病例作现身说法,让患者与术后患者交流,了解手术的可靠性,消除患者紧张焦虑情绪,使患者增加战胜疾病的信心,以最佳的心理状态配合手术。

2.床上排便训练

以防术后因创伤、姿势、体位的改变不习惯卧位排便,导致尿潴留、排便困难,术前需要在床上进行排便训练。所以术前2~3天要指导患者在床上练习大小便,同时要向患者讲解术前在床上训练大小便的重要性,使其自觉的接受,以减少术后便秘和排尿困难的发生。

3.体位及翻身的训练

腰椎管狭窄症手术中多采用俯卧位,术前2~3天要指导患者在床上练习俯卧位,练习3~4次/天,时间从1小时延长为3~4小时,使全身肌肉放松,呼吸平稳。同时术前要指导患者练习轴位翻身,翻身时脊柱成一直线,不可扭转,以适应术后翻身需要。

4.一般术前护理

完善术前各项检查,如肝功能、血糖、心电图等,对于老年患者的常见病如糖尿病、高血压、心脏病等,应积极进行治疗,排除不利手术的因素。指导术前禁烟禁酒,教会患者做深呼吸和有效地咳嗽,预防肺部感染,加强营养支持,以增强体质。术前备皮、交叉配血、抗生素过敏试验,术前晚予以灌肠。

(二)术后护理

1.生命体征监测

术后给予心电监护,密切观察患者生命体征变化,每0.5~1小时测量血压、脉搏、呼吸及血氧饱和度1次,做好记录,同时应注意观察患者的神志、面色、口唇颜色、尿量,询问患者有何不适,予氧气吸入。每4小时测体温1次。

2.脊髓神经功能观察

腰椎管狭窄症若在融合时应用内固定,神经根损伤较常见;而伤口负压引流不畅,血留于伤口内致血凝块压迫神经根或硬脊膜,亦加重术后粘连;术中因神经牵拉,可致术后神经根水肿。因此术后应密切观察神经功能恢复情况,全身麻醉清醒后,以钝形针尖如回形针尖轻触患者双下肢或趾尖皮肤,观察有否知觉或痛觉,早期发现神经功能异常非常重要,脊髓功能恢复与症状出现的时间有直接关系。

3.切口引流管的护理

应保持切口敷料干燥完整,注意观察切口敷料渗血情况,如渗血较多,要及时通知医师,更换敷料,观察切口有无红肿,警惕感染的可能。术后切口处放置负压引流管,目的是为了防止切口内形成血肿压迫硬脊膜造成再手术的危险,并防止血肿感染、机化、粘连。在放置引流管期间,应确保引流管的固定、畅通,一般术后6小时每30分钟挤管1次,以后每1~2小时挤管1次,以防血块堵塞,并观察记录引流液的性质、颜色和量。引流液应为暗红色血性液,术后当天100~300 mL,24小时后引流液明显减少或无引流液,最多20~40 mL,如引流液24小时多于500 mL,呈粉红色,患者诉头痛头晕应警惕脑脊液漏,首先应把负压引流改为一般引流,并协助患者取去枕平卧位或适当抬高床尾10°~20°,同时报告医师给予及时恰当的处理。一般引流管放置24~48小时,48小时后引流液逐渐减少,可拔除引流管。

4.体位护理

一般手术回病房后予去枕平卧6小时,头偏向一侧,以利于后路手术切口压迫止血和预防全身麻醉术后呕吐,过早翻身会引起伤口活动性出血。由护士协助患者,一手置患者肩部,一手置患者臀部,两手同时用力,作滚筒式翻身,动作应稳而准,避免拖、拉、推动作。翻身时要保持整个脊柱平直,勿屈曲扭转,避免脊柱过度扭曲造成伤口出血,一般平卧2~3小时,侧卧15~30分钟,左右侧卧及平卧交替使用。

5.排泄的护理

术后向患者讲明及时排便可消除腹胀、尿潴留,减轻腹内压以减少切口出血,有利于切口愈合,术后4～6小时,要督促患者自行排尿,1～3天排大便1次,不能自行排尿者,可按摩下腹部、听流水声等诱导排尿,无效者采用无菌导尿术保留尿管,采取间断夹闭尿管定时放尿,以训练膀胱功能,要用碘伏棉球擦洗外阴,2次/天,以预防泌尿系统感染,3天无大便者要及时通知医师,采用开塞露塞肛或番泻叶泡茶饮,同时指导患者进食高热量、高蛋白易消化富含纤维素的饮食。

6.并发症的护理

(1)硬膜外血肿:脊柱手术创面大、剥离深,术后渗血较多,若引流不畅,易造成硬膜外血肿。术后密切观察双下肢感觉、运动情况及双下肢肌力,如发现双下肢感觉、运动功能较术前减弱或出现障碍应及时报告医师。予以CT及MRI检查,如诊断明确,应立即再次手术行血肿清除术。

(2)脑脊液漏:脑脊液漏在腰椎管狭窄症手术时发生率约5%,临床表现为切口敷料渗出增多,渗出液颜色为淡红或淡黄色,患者自觉头痛、头晕、恶心。一旦出现脑脊液漏,立即报告医师,患者去枕平卧位,将负压引流改为普通引流,或者减低负压球负压,必要时拔除引流管,加强换药,保持切口敷料清洁,并用消毒棉垫覆盖后沙袋加压,保持床单清洁干燥,静脉应用抗生素及等渗盐水,必要时抽吸切口皮下脑脊液,探查伤口,行裂口缝合或修补硬膜。

(三)健康教育

1.术后功能锻炼

向患者说明术后功能锻炼对防止神经根粘连及恢复腰背肌的功能的重要性,以争取患者的积极配合。术后第1天练习股四头肌收缩及直腿抬高训练,以防脊神经根粘连。方法是膝关节伸直,踝关节为功能位,下肢抬起坚持5～10秒,两腿重复此动作,锻炼次数以患者能耐受为宜。术后1周进行腰背肌功能训练,提高腰背肌肌力,增加脊柱的稳定性。指导患者仰卧做腰背肌功能锻炼,根据病情及患者体质,循序渐进,由腰背半弓直至全弓,由五点支撑到三点、四点支撑,还可采用飞燕法:患者取俯卧位,颈部后伸,稍用力后抬起胸部离开床面,两上肢向背后伸,形似飞燕点水。术后12～14天在支具保护下床活动。

2.出院指导

指导患者出院后卧硬板床休息1个月,尽量少做弯腰及扭腰动作、注意腰部保暖,避免受凉。应用人体力学的原理来指导患者的坐、立、行、卧及持重的姿势。指出患者不正确的姿势和活动方法,指导其生活和工作中保持正确的姿势和习惯,身体不能过早和过度负重,并应避免腰部长时间保持同一种姿势和直体弯腰动作,同时积极参加适当体育锻炼,尤其是注意腰背肌功能锻炼,以增加脊柱的稳定性,同时加强营养,以减缓机体组织和器官的退行性变。

(杨 佳)

第四节 腰 肌 劳 损

一、概述

腰肌劳损是指腰部肌肉、筋膜、韧带等软组织的慢性损伤,有人称为功能性腰痛,是由于长期下蹲,弯腰工作,腰背肌经常性的过度负重与疲劳,或工作时姿势不正确,并有腰部解剖特点缺陷等所致,可因腰部急性损伤治疗不及时或治疗不当,反复受伤后,遗留为慢性腰痛。临床表现为腰背疼痛,多为隐痛,时轻时重,反复发作休息后疼痛减轻,劳累后或阴雨天疼痛加重,喜用双手捶腰。

二、治疗原则

一般采用非手术疗法,手法治疗包括揉按,捏拿,理筋,从而达到舒筋活血,解痉止痛的目的。针灸配合艾灸、火罐、封闭疗法、穴位注射疗法、理疗、中药熏洗、药物治疗等。

三、护理措施

(一)休息

急性腰痛患者宜卧硬板床休息,平时可佩戴腰围保护。

(二)观察病情变化

深入病房,观察患者的疼痛性质、部位、规律,缓解或加重的原因,给予心理安慰,必要时口服活血化瘀或通络止痛的药物,观察药物作用及不良反应。

(三)推拿按摩

治疗时让患者排空大小便,稳定情绪,全身放松;在治疗过程中随时观察患者病情,如有不良反应,应停止治疗。

(四)理疗护理

(1)保持室内清洁、安静、空气流通,遮挡患者,保护隐私。

(2)加强巡视,注意倾听患者的主诉,观察患者面色、呼吸等。

(3)注意温热度,以患者舒适为宜,以防烫伤。

(4)根据个体的耐受能力,调节电流强度。

(5)使用电极者,应观察安放电极处皮肤的反应,有无接触性皮炎,治疗完毕后除去电极片,清洁皮肤。

(五)中药熏洗

中药熏洗时,按中药熏洗护理措施护理。

(六)加强腰背部肌锻炼

如拱桥式、飞燕式,每天 2~3 次,每次 5~10 分钟,以不疲劳为度。

四、出院指导

(1)继续腰背肌锻炼。

(2)慎起居避风寒,禁止吸烟。

(3)掌握正确搬重物的姿势,弯腰搬重物时,屈髋屈膝。

(4)工作中避免久坐,适当活动。工作一段时间后应站起来活动变换姿势。

(5)长时间站立时,避免将身体的重心放在一侧肢体上。

(6)专业体育运动者,每天剧烈运动前要做充分的准备活动,活动后不宜立即行冷水浴。

(7)睡眠姿势以侧卧为宜,让髋膝处于适当的屈曲位。使腰部肌肉,韧带处于松弛状态,床垫不宜过软。

(刘海恩)

第五节 骨盆骨折

一、基础知识

在多发性损伤中,骨盆骨折多见。除颅脑损伤外,骨盆骨折也是常见的致死原因,其病死率可高达20%。主要致死原因是由血管损伤引起的难以控制的大出血,并发的脂肪栓塞,或由于腹内脏器、泌尿生殖道损伤和腹膜血肿继发感染所产生的严重败血症和毒血症。骨盆骨折合并神经损伤,日后也可能影响患者的肢体、膀胱、直肠功能和性功能。故骨折脱位的早期复位固定,辅以正确的护理不仅有助于控制出血,减少并发症,也有利于功能康复。

(一)解剖生理

1.骨盆

骨盆是由骶骨、尾骨和两侧髋骨(髂骨、耻骨和坐骨)连接而成的坚强骨环,形如漏斗。两髋骨与骶骨构成骶髂关节,髋臼与股骨头构成髋关节,两侧耻骨借纤维软骨构成耻骨联合,三者均有坚强的韧带附着。骨盆是躯干与下肢连接的桥梁,有承上启下、保护盆腔脏器和传递重力的功能。骨盆分为前后两部,后方有两个负重的主弓,一是在站立位时由两侧髋臼斜行向上通过髂骨增厚部到达骶髂关节与对侧相交而成,称骶股弓(图10-1),此弓站立时支持体重;二是由两侧坐骨结节向上经髋骨后部至骶髂关节与对侧相交而成,称骶坐弓(图10-2),在直立位或坐位时承受体重。此二弓较坚固,不易骨折。前方上下各有1个起约束稳定作用的副弓,称连接弓,由双侧耻骨相连合,上束弓经耻骨体及耻骨上支,防止骶股弓分离;下束弓经耻骨下支及坐骨下支,支持骶坐弓,防止骨盆向两侧分开。副弓远不如主弓坚强有力,受外伤时副弓必先分离或骨折。当负重主弓骨折时,副弓大多同时骨折(耻骨联合分离时可无骨折)。

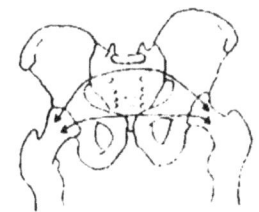

图10-1 骶股弓

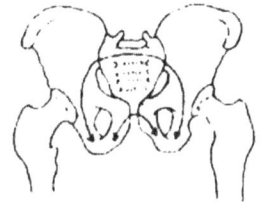

图10-2 骶坐弓

2.骨盆外围

骨盆外围是上身与下肢诸肌的起止处,如后方有臀部肌肉附着(臀大、中、小肌);坐骨结节处有二头肌、半腱肌、半膜肌附着;缝匠肌起于髂前上棘,股直肌抵止于髂前下棘;在耻骨支、坐骨支及坐骨结节处有内收肌群附着。骨盆的上方,在前侧有腹直肌、腹内斜肌、腹横肌分别止于耻骨联合及耻骨结节和髂嵴上;在后侧有腰方肌抵止于髂嵴。这些肌肉的急骤收缩均可引起附着点的撕脱骨折,同时也是骨盆骨折发生移位的因素之一。

3.盆腔内

盆腔内的主要血管与骨盆的关系密切,耻骨上支前后方各有髂外动、静脉及闭孔动、静脉经过,耻骨下支,坐骨支内缘有阴部内动、静脉经过,当耻骨、坐骨骨折或耻骨联合分离时,上述血管由于贴近骨面易受损伤;髋臼窝处有闭孔动、静脉经过,髋臼骨折或中心型脱位时可伤及此血管;骨盆后段的骶髂关节周围有髂内动、静脉及其主要分支,如臀上动、静脉经坐骨切迹到髂骨后面,骶外侧动脉走在骶骨前面,髂腹动、静脉越过骶髂关节到髂骨前面,髂内动、静脉壁支紧靠盆壁行走,此段血管排列稠密,骨折时常引起损伤,如伴骶髂关节脱位则髂腰动、静脉的分支最易撕裂。骨盆对盆腔内的内脏器官和组织(如膀胱、直肠、输尿管、性器、血管和神经)有保护作用,严重的骨盆骨折除影响负重功能外,常引起血管神经的损伤,尤其是大量出血会造成休克,盆腔脏器破裂可造成腹膜炎而危及生命。

(二)病因

骨盆骨折多由强大的外力所致,也可通过骨盆环传达暴力而发生他处骨折,如车轮碾轧碰撞、房屋倒塌、矿井塌方、机械挤压等外伤所造成。由于暴力的性质、大小和方向的不同常可引起各种形式的骨折或骨折脱位。

(1)前后方向的暴力主要作用于骶骨和耻骨,在外力作用下,骨盆前倾,既增加了负重弓前份的宽度,骶髂关节接触面又更加紧密,加之其后部有非常坚强的韧带,故常造成耻骨下支双侧骨折、耻骨联合分离,并发骶髂关节脱位、骶骨骨折和髂骨骨折等,引起膀胱和尿道损伤。

(2)侧方暴力挤压骨盆,可造成耻骨单侧上下支骨折或坐骨上下支骨折、耻骨联合分离,骶髂关节分离、骶骨纵形骨折、髂骨翼骨折。

(3)间接传导暴力经股骨头作用于髋臼时,还可引起髋臼骨折,甚至发生髋关节中心型脱位,与骶髂关节平行的剪式应力则可导致该关节的后上脱位。

(4)牵拉伤,如急剧的跑跳,肌肉强力收缩,则会引起肌肉附着点撕脱性骨折,常发生在髂前上棘和坐骨结节处。

(5)直接暴力,如由高处坠落,滑倒臀部着地可引起尾骨骨折或脱位、骶骨横断骨折。

(三)分类

骨盆骨折的严重性,取决于骨盆环的破坏程度及是否伴有盆腔内脏、血管、神经的损伤。因此,在临床上可将骨盆骨折分为两大类:即稳定型和不稳定型。

1.稳定性骨折

指骨折线走向不影响负重,骨盆整个环形结构未遭破坏,其中包括不累及骨盆环的骨折如髂骨翼骨折,一侧耻骨支或坐骨支骨折,髂前上、下棘或坐骨结节处撕脱骨折、骶骨裂纹骨折或尾骨骨折脱位(图10-3)。

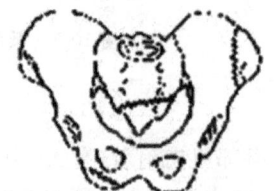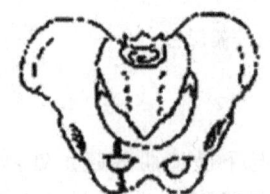

图 10-3　稳定性骨折

2.不稳定性骨折与脱位

不稳定性骨折与脱位是指骨盆环的连接性遭到破坏,至少有前后两处骨折或骶髂关节松弛、脱位及骨盆变形,如耻骨或坐骨上、下支骨折伴耻骨联合分离,耻骨或坐骨上、下支骨折伴骶髂关节错位,耻骨联合分离伴骶髂关节错位等(图10-4)。上述骨折的共同特点是不稳定性。骨折同时发生在耻骨及髂骨部,将骨盆纵向分裂为两半,半侧骨盆连同下肢向后上移位,造成畸形和肢体短缩,导致晚期活动和负重功能严重障碍,而且常伴有其他骨折或内脏损伤,尤以尿道、膀胱损伤多见。也可发生盆腔大血管或肠道损伤,产生严重后果,治疗时需要针对不同情况进行处理。

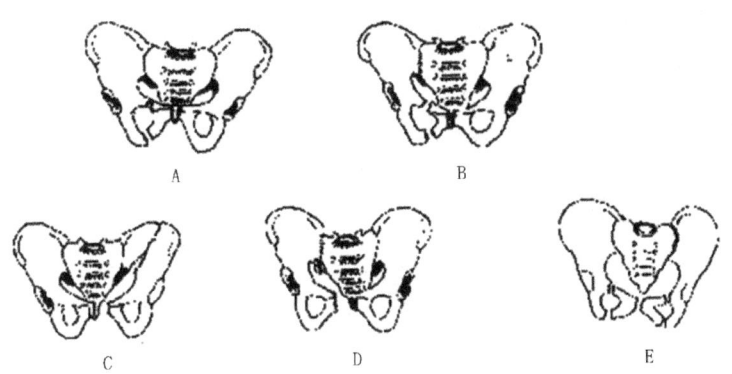

图 10-4 骨盆不稳定性骨折与脱位
A.一侧耻骨上下支骨折合并耻骨联合分离;B.一侧耻骨上下支骨折合并同
侧骶髂关节脱位;C.髂骨翼骨折合并耻骨联合分离;D.单侧骶髂关节脱位
合并耻骨联合分离;E.双侧耻骨上下支骨折合并骶髂关节脱位

(四)临床表现

患者有明显的外伤史,伤后局部疼痛、肿胀、瘀斑。骨盆骨折多由强大暴力造成,可合并有膀胱、尿道、直肠及血管神经损伤而造成大出血。因此,常有不同程度的休克表现。单处骨折骨盆环保持完整者,除局部有压痛外,多无明显症状。其他较重的骨折,如骨盆环的完整性被破坏,患者多不能翻身、坐起或站立,下肢移动时疼痛加重,局部肿胀、皮下瘀斑及压痛明显。在骶髂关节脱位时,患侧髂后上棘较健侧明显凸起,并较健侧为高,与棘突侧间距离也较健侧缩短,从脐到内踝的长度患侧缩短。交叉量诊对比测量两侧肩峰至对侧髂前上棘之间的距离,可发现变短的一侧骶髂关节错位或耻骨联合分离,或骨折向上移位。骨盆挤压试验和分离试验时在骨折处出现疼痛。尾骨骨折或脱位可有异常活动和纵向挤压痛,肛门指诊能摸到向前移位的尾骨。X线检查可显示骨折类型和移位情况,可摄左、右45°斜位片及标准前后位片,必要时做CT检查。

(五)稳定性骨折的治疗

1.单纯前环耻骨支、坐骨支骨折

不论是单侧或双侧,除个别骨折块游离突出于会阴部皮下,需手法推挤到原位,以免影响坐骑之外,一般不需整复。卧硬板床休息,对症治疗,3～4周即可下床活动。

2.撕脱性骨折

需改变体位,松弛牵拉骨折块的肌肉,有利于骨折块的稳定和愈合。如髂前上、下棘撕脱骨折,可在屈膝屈髋位休息3～4周即可下床活动;坐骨结节骨折,可在伸髋屈膝位休息4～6周下床锻炼。

3.尾骨骨折移位

尾骨骨折移位可通过肛门内整复,如遗留疼痛或影响排便者,可行切除术。

(六)不稳定性骨折的治疗

对不稳定性骨折的治疗,关键在于整复骶髂关节脱位和骨盆骨折的变位,最大限度地恢复骨盆环的原状。治疗方法应根据骨折脱位的类型,采取相应手法,配合单相或双相牵引,或用外固定架、石膏短裤、沙袋垫挤等综合措施来保证复位后的稳定和愈合。

(1)单纯耻骨联合分离,分离轻者用侧方对挤法使之复位,两侧髂骨翼外侧放置沙袋保持固定。分离宽者,用上法复位后再用布兜悬吊以维持对位,或用多头带固定即可。

(2)骶髂关节脱位合并骶骨骨折或髂骨翼骨折,半侧骨盆向上移位而无髂翼内、外翻者,可在牵拉下手法复位,并配合同侧髁上牵引或皮牵引,重量 10~15 kg。维持牵引重量不宜过早减轻,以免错位。8 周拆除牵引,下床锻炼。

(3)骶髂关节脱位并髂翼骨折外翻变位者,手法复位后给单向下肢牵引即可。

(4)髂翼骨折外翻变位并耻骨联合分离,骶髂关节无后上脱位者,可用骨盆夹固定。耻骨上、下支或坐骨上、下支骨折伴同侧骶髂关节错位,或耻骨联合分离并一侧骶髂关节错位者,复位后多不稳定,除用多头带固定外,患肢需用皮牵引或骨牵引,床尾抬高。错位严重行骨牵引者,健侧需用一长石膏裤做反牵引,一般牵引时间为 6~8 周。

(5)髋臼骨折并股骨头中心型脱位,采用牵伸扳拉复位法和牵引复位法。牵引固定 6~8 周方可解除。

二、护理

(一)护理要点

(1)骨盆骨折一般出血较多,且多伴有休克征象。急诊入院时,病情急,变化快。接诊人员首先应迅速、敏捷、沉着冷静地配合抢救,及时测量血压、脉搏以判断病情,同时输氧、建立静脉通道,并备好手套、导尿包、穿刺针等,以便待病情稳定后配合医师检查腹部、尿道、会阴及肛门。若有膀胱、尿道、直肠、血管损伤需要紧急手术处理者,护士应迅速做好术前准备:备皮、留置导尿管、配血、抗休克、补充血容量、做各种药物过敏试验。操作时动作要轻柔,以免加重损伤,同时要给患者以心理安慰,解除其紧张、恐惧情绪。对病情较轻者,除密切观察生命体征的变化外,还要注意腹部、排尿、排便等情况,警惕隐匿性内脏损伤发生。

(2)牵引治疗期间,要观察患者的体位、牵引重量和肢体外展角度,保证牵引效果,要将患者躯干、骨盆、患肢的体位联系起来观察。要求躯干要放直,骨盆要摆正,脊柱与骨盆要垂直。同时要注意倾听患者的主诉,如牵引针眼疼痛、牵引肢体麻木、足部背伸无力等,警惕因循环障碍而导致的缺血性痉挛,或因腓总神经受压而致的足下垂发生。

(3)预防并发症,长期卧床患者要加强基础护理,预防压疮及呼吸、泌尿系统并发症发生。尤其是年老体弱者,长期卧床,呼吸变浅,分泌物不易排出,容易引起坠积性肺炎及排尿不全、尿渣沉淀。要鼓励患者加强深呼吸,促进血液循环。病情允许者,利用牵引架向上牵拉抬起上身,有助于排净膀胱中尿液。

(二)护理问题

(1)有腹胀、排便困难或便秘的可能。

(2)有发生卧床并发症的可能。

(3)活动受限,自理能力下降。

(4)有骨折再移位的可能。

(5)患者体质下降。

(6)不了解功能锻炼方法。

(三)护理措施

(1)由于腹膜后血肿的刺激,造成肠麻痹或自主神经功能紊乱,可导致腹胀、排便困难或便秘,加之患者长期卧床,肠蠕动减弱,也可引起便秘。①鼓励患者多食富含粗纤维的蔬菜、水果,必要时服用麻仁润肠丸、果导片等缓泻剂。②在排除内出血情况下,可行腹部热敷,并做环形按摩,以促进肠蠕动。按摩时动作要轻柔,不可用力过猛过重。③通过暂禁食,肛管排气,必要时行胃肠减压以减轻肠胀气,逐步恢复胃肠功能。

(2)骨盆骨折后需要牵引、固定,卧床时间长,易发生压疮、肺部及泌尿系统感染等并发症,应予以积极预防。

(3)由于骨折的疼痛或因牵引固定,患者活动功能明显受到限制,给生活起居带来诸多不便。①对于轻症患者或有急躁情绪者,应讲明卧床制动的重要性和必要性及早期活动的危害,取得患者的配合。②主动关心患者,帮助患者解决饮食、生活起居所需,鼓励患者要安心养病。

(4)预防骨折再移位的发生:①每天晨晚间护理时检查患者的卧位与牵引装置,及时调整患者因重力牵引而滑动的体位、外展角度,保持脊柱放直,骨盆摆正,肢体符合牵引力线。②指导并教会患者床上排便的方法,避免因抬臀坐便盆而致骨折错位。③告知患者保持正确卧位的重要性,以及扭动、倾斜上身的危害,取得配合。

(5)因出血量多,卧床时间长,气虚食少,营养不足而致患者体质下降。①做好饮食指导,给高热量、高营养饮食,早期宜食清淡的牛奶、豆腐、大枣米汤、水果和蔬菜,后期给鸡汤、排骨汤、牛羊肉、核桃、桂圆等。②每天做口腔护理2次,以增进食欲。③病情稳定后可指导患者床上活动,如扩胸、举臂等上肢活动,以促进血液运行,增强心肺功能;每天清晨醒后做叩齿、鼓漱、咽津,以刺激胃肠蠕动。

(6)指导功能锻炼。①无移位骨折:单纯耻骨支或髂骨无移位骨折又无合并伤,仅需卧床休息者,取仰卧与侧卧交替(健侧在下),早期可在床上做股四头肌舒缩和提肛训练及患侧踝关节跖屈背伸活动。伤后1~2周可指导患者练习半坐位,做屈膝屈髋活动。3周后可根据患者情况下床站立、行走,并逐渐加大活动量。4周后经拍片证明临床愈合者可练习正常行走及下蹲。②对耻骨上、下支骨折合并骶髂关节脱位,髂骨翼骨折或骶髂关节脱位合并耻骨联合分离者,仰卧硬板床。早期可根据情况活动上肢,忌盘腿、侧卧,以防骨盆变形。2周后可进行股四头肌等长收缩及踝关节的跖屈背伸活动,每天2次推拿髌骨,以防关节强直。4周后可做膝、髋关节的被动伸屈活动,动作要缓慢,幅度由小到大,逐渐过渡到主动活动。6~8周去除固定后,可先试行扶拐不负重活动,X线显示骨折愈合后,可逐渐练习扶拐行走。

(四)出院指导

(1)轻症无移位骨折回家疗养者,要告知患者卧床休息的重要性,禁止早期下床活动,防止发生移位。

(2)对耻骨联合分离而要求回家休养的患者,要教会其家属正确使用骨盆兜,或掌握沙袋对挤的方法及皮肤护理和会阴部清洁的方法,防止压疮和感染,禁止侧卧。

(3)临床愈合后出院的患者,要继续坚持功能锻炼。

(4)加强营养,以补虚弱之躯,促进早日康复。

(孙洪涛)

参 考 文 献

[1] 黄麒霖,孙炜,崔彦江.骨科与神经外科手术学[M].沈阳:辽宁科学技术出版社,2023.

[2] 连世超.骨科常见病临床诊治与康复[M].长春:吉林科学技术出版社,2023.

[3] 方锡池.现代骨科学精要[M].长春:吉林科学技术出版社,2023.

[4] 张本武,鞠克丰,牟明辉,等.常见骨科临床实践[M].上海:上海交通大学出版社,2023.

[5] 蒋协远,王军强.机器人辅助创伤骨科手术技巧[M].北京:人民卫生出版社,2023.

[6] 刘宁,徐宁,李贵东.膝关节疾病的诊断与治疗[M].北京:中国纺织出版社,2022.

[7] 王永彬,吴开学,李双玉.现代骨科基础与临床[M].上海:上海交通大学出版社,2023.

[8] 闵云,鞠克丰,徐海波,等.实用骨科理论进展与临床实践[M].上海:上海交通大学出版社,2023.

[9] 曲本彩,种道凤,王秋梅.骨科康复护理理论与应用[M].成都:四川科学技术出版社,2022.

[10] 李敏龙.骨科疾病诊断及处理措施[M].北京:中国纺织出版社,2023.

[11] 向明,沈海.肱骨近端骨折的髓内钉治疗[M].成都:四川科学技术出版社,2022.

[12] 董玮.临床骨与脊柱常见病处置[M].北京:中国纺织出版社,2022.

[13] 樊仕才,侯志勇.骨盆骨折腰骶丛神经减压术[M].北京:科学出版社,2022.

[14] 张宏伟.骨科疾病外科处置方法[M].北京:中国纺织出版社,2022.

[15] 夏德志.临床外科诊疗与骨科学[M].长春:吉林科学技术出版社,2022.

[16] 宋磊.临床常用骨科基础及骨科创伤诊疗[M].北京:中国纺织出版社,2022.

[17] 顾广飞.微创经椎间孔腰椎椎体间融合术[M].上海:同济大学出版社,2022.

[18] 罗斌,陈行灿,聂鹏.骨科临床诊疗学[M].北京:世界图书出版公司,2022.

[19] 卞泗善,张文涛,翟生.临床骨科常见病诊疗技术[M].北京:科学技术文献出版社,2021.

[20] 翟燕.实用骨科临床护理[M].济南:山东科学技术出版社,2023.

[21] 王久夏,陈世海,李永刚.实用骨科诊疗技术[M].兰州:兰州大学出版社,2022.

[22] 肖映平,许琼,聂志芳.全彩骨科手术护理[M].长沙:湖南科学技术出版社,2022.

[23] 周立峰.临床实用骨科新进展[M].上海:上海交通大学出版社,2023.

[24] 张硕,张家金,常荣刚,等.临床骨科疾病诊治精要[M].北京:科学技术文献出版社,2022.

[25] 张玉梅,唐永利,陈小华.骨科常用护理与康复技术[M].北京:化学工业出版社,2023.

[26] 张爱萍,孙国权,燕东展,等.骨科疾病临床诊疗与康复[M].上海:上海交通大学出版社,2023.

[27] 于春波.实用骨科疾病临床处置与手术技巧[M].北京:中国纺织出版社,2022.

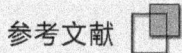

[28] 花奇凯,张启栋,夏睿.骨科外固定架应用及康复[M].北京:科学出版社,2023.

[29] 刘玉龙.精骨科常见疾病诊疗经验与手术[M].上海:上海交通大学出版社,2023.

[30] 张庆云.实用临床骨科学进展[M].上海:上海交通大学出版社,2023.

[31] 张洪美.临床膝骨关节炎学[M].北京:中国医药科技出版社,2023.

[32] 赵立伟,秦泗河,张晓玉.矫形器与肢体重建[M].北京:北京大学医学出版社,2023.

[33] 卢漫,姜义彬,成雪晴,等.超声引导肌骨疾病及疼痛介入治疗[M].北京:人民卫生出版社,2023.

[34] 史斌,符彦基,郑晓玲,等.现代骨外科诊治精要[M].北京:世界图书出版公司,2023.

[35] 杨猛,李平,闫晨.创伤骨科疾病诊疗与影像学诊断[M].沈阳:辽宁科学技术出版社,2022.

[36] 杨娜.针刺疗法在骨科术后镇痛临床价值的定量研究[J].临床医学研究与实践,2023,8(10):7-10,15.

[37] 刘源城,温湘源,黄复铭,等.直接前方入路联合直接后方入路治疗 Pipkin Ⅳ 型股骨头骨折[J].中华骨科杂志,2021,41(1):26-32.

[38] 温俊臣,胡益斌,王欣.微型钢板与克氏针内固定治疗掌指骨骨折的疗效分析[J].系统医学,2023,8(13):119-123.

[39] 陈志达,林斌,蒋元杰,等.上颈椎合并不连续下颈椎骨折的临床特点及外科治疗[J].中华骨与关节外科杂志,2023,16(5):414-420.

[40] 俞沁圆,王斌,沈小芳,等.先天性并指畸形康复专家共识[J].组织工程与重建外科杂志,2022,18(3):193-208.